قصة التدخين الكاملة

تاريخه – أثره – شرعيته – علاجه

تأليف

الدكتور المهندس خالد فائق العبيدي

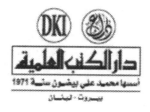

DKI

دار الكتب العلمية

أسسها محمد علي بيضون سنة 1971

بيروت - لبنان

Title: **Qiṣṣat al-tadḫīn al-kāmilah**
(The complete story of smoking
History, effect, legitimacy and cure)

Author: Dr. Ḫālid fā'iq al-'Ubaydī

Publisher: Dar Al-kotob Al-ilmiyah

Pages: 376

Year: 2007

Printed in: Lebanon

Edition: 1st

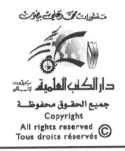

الكتاب: **قصة التدخين الكاملة**
تاريخه - أثره - شرعيته - علاجه

المؤلف: د. خالد فائق العبيدي

الناشر: دار الكتب العلمية - بيروت

عدد الصفحات: 376

سنة الطباعة: 2007 م

بلد الطباعة: لبنان

الطبعة: الأولى

ISBN 2-7451-5215-7
9 782745 152152 90000

منشورات محمد علي بيضون
دار الكتب العلمية
بيروت - لبنان

الطبعة الأولى
٢٠٠٧ م - ١٤٢٨ هـ

منشورات محمد علي بيضون
دار الكتب العلمية
بيروت - لبنان

Mohamad Ali Baydoun Publications Dar Al-Kotob Al-ilmiyah

الإدارة: رمل الظريف، شارع البحتري، بناية ملكارت
Ramel Al-Zarif, Bohtory Str., Melkart Bldg., 1st Floor
هاتف وفاكس: ٣٦٤٣٩٨ - ٣٦٦١٣٥ (١ ٩٦١)

فرع عرمون، القبة، مبنى دار الكتب العلمية
Aramoun Branch - Dar Al-Kotob Al-ilmiyah Bldg.

هاتف: ١٢/١١/ ٨٠٤٨١٠ ٥ ٩٦١+
فاكس: ٨٠٤٨١٣ ٥ ٩٦١+

ص.ب: ٩٤٢٤ - ١١ بيروت - لبنان
رياض الصلح - بيروت ١١٠٧ ٢٢٩٠

http://www.al-ilmiyah.com
e-mail: sales@al-ilmiyah.com
info@al-ilmiyah.com
baydoun@al-ilmiyah.com

قصة التدخين
الكاملة

تاريخه..

أثره..

شرعيته..

علاجه..

الدكتور المهندس
خالد فائق العبيدي

من مدخن قديم تاب الله تعالى عليه فترك, أهدي هذا الكتاب إلى كل من يستفيد منه.. وإلى كل من تشبع جسمه وعقله بالدخان المدمر أهدي هذه الخاطرة:

إلى كل الذين ظنوا بالدخان الظن الحميد
وزعموا بأنه مزيل الهم مجلي الغم صديق فريد
ووسوس لهم أهل الهوى فاتبعوا كل شيطان مريد
فسمحوا للسم والخبث أن يملآ الجسم والعقل السديد
واستبدلوا الذي هو أدنى بكل ما هو طيب ومفيد
وأصبحوا للتبغ وللشيشة للإدمان إماء وعبيد
وارتضوا رقا ممن وصفه الرحمن بالعذاب الشديد
وكلما نصحوا بالإقلاع قالوا بكل عناد هل من مزيد
أقول لمن له عقل ولب أو ألقى السمع فهو شهيد
تمعنوا وتدبروا بما أنتم عليه من الضلال الأكيد
فاقرأوا في هذا المقال والبحث الجديد
ثم دعوني أسأل.. أليس منكم رجل رشيد
إذ ليس الأمر أن تقول أريد أو لا أريد
إنما الأمر أنك مدخن إذن أنت قاتل عتيد
مذموم قبل ذلك شنيع الفعل عنيد
فأقلع يرحمك الله ولا تكن شقيا بل سعيد
ولا تكن كمن ألقى نفسه في قعر بركان مظلم رعيد
واحذر أن يصيبك ما أصاب قوما ليسوا منك ببعيد
فإن ينل منكم فلن يذر أحدا قائما أو قعيد
وإن كان قد اعتراك شك من هذا النشيد
فإليك القصة كاملة من أول القطران لآخر اللف المديد
وآخر القول أن الحمد لله رب العرش المجيد
ثم الصلاة على المصطفى وآله وصحبه وكل تابع إلى يوم الوعيد

بسم الـلـه الرحمن الرحيم

المقدمة

الحمد لله رب العالمين والصلاة والسلام على خاتم الأنبياء والمرسلين سيدنا محمد النبي الأمين وآله وصحبه أجمعين، وبعد:

لا يخفى على حضرات الإخوة القراء والأخوات الكريمات ما كان من خطر التدخين وأثره المدمر، ولكن الكلام عندما يكون عاما يصعب السيطرة عليه والإحاطة الشاملة بمكامنه وزواياه، أما عندما نكون موضوعيين علميين نطرح المشكلة من أهل الاختصاص، من بحوثهم وكتبهم ومحاضراتهم, وتحليلاتهم واستنتاجاتهم سنصل بالتأكيد لحقائق بأقصر الطرق..

ومعلوم لدى حضراتكم أنه كلما كان البحث رصينا دقيقا مفصلا، كانت طرق التحليل للمشكلة أنضج وأنجح، وهذا يعني أننا سنحصر المشكلة المتداولة، وبالتالي يكون بإمكاننا تهيئة الأجواء المناسبة وحث الجهود لاختراق الصعوبات التي تواجهنا في حلها والقضاء عليها امتثالا لأمر الـلـه ورسوله صلى الـلـه عليه وسلم بأمر بالمعروف والنهي عن المنكر وعمل الخير ونشر الفضيلة والرحمة بين الناس (لا خير في كثير من نجواهم إلا من أمر بصدقة أو معروف أو إصلاح بين الناس ومن يفعل ذلك ابتغاء مرضاة الـلـه فسوف نؤتيه أجرا عظيما (114)) (النساء:114). وكذلك مساهمة متواضعة في نشر الوعي الصحي والبيئي والثقافي بين الناس من أمتنا الإسلامية الخيرة أو بين إخواننا في الإنسانية التي ابتليت بهذه الحضارة الظالمة.

كما وأنه من الخطأ الكبير تصور مشكلة التدخين كظاهرة مدمرة للفرد والمجتمع بمعزل عن المشكلة الأكبر ألا وهي المنظومة الشاملة للتدمير سواء للبيئة أو للإنسان، ونقصد بها التلوث. فلا يخفى على الإخوة القراء بأن الأمرين متداخلان، فالمدخنون يلوثون أنفسهم وبيئتهم، وكذلك البيئة الملوثة بالدخان وبالأصناف الأخرى للتلوث تساعد وتدفع على زيادة نسبة المدخنين سواء بشكل مباشر أو بتأثير السلوك المتأثر بأنواع الدخان الأخرى.

على هذا الأساس قمنا بعمل هذا الكتاب المتواضع الذي أسميناه (قصة التدخين الكاملة)، والذي ابتغينا منه محاولة عرض الموضوع من وجهة النظر الإسلامية التي تحرم الخبث والقذر والدرن وتأمر بالنظافة والصحة والخير والبركة والطيبات. فقمنا بجمع الأدلة العلمية واتبعنا المقارنات والاستقصاءات والإحصاءات، واستشهدنا ببحوث المختصين وأهل العلم من الأطباء والصيادلة والكيميائيين واختصاصات العلوم المرتبطة بالموضوع للوصول بكل شفافية وموضوعية ودون إقحام وكما سيجد القارئ الكريم ذلك بنفسه خلال فصول الكتاب...

ومن منطلق النظر للأمر من منظاره الواسع لم يكن مدخلنا لهذه المشكلة في هذا الكتاب بشكل منفصل عن موضوع التلوث الدخاني، فبدأنا بالتعريف للاحتراق مدعوما بما يسببه من تلوث للبيئة ليأتي موضوع التدخين ضمن هذا السياق، ثم تدرجنا في الفصول الخاصة بمشكلة التدخين والإدمان وأسبابها وعلاجاتها وكل ما جد من بحوث لكبار الاختصاصيين في هذا الموضوع.

كما واستخدمنا أسلوب أخذ الآراء المختلفة لأهل الشريعة والفقه حول الموضوع، وبدأنا نتدرج بالمسألة من أصولها الشرعية وقواعدها الفقهية للوصول بعد ذلك للحقيقة التي سيجد القارئ الكريم أنه وبعيدا عن كل عاطفة أو تحيز تميل بالقطع لصالح تحريم هذا السم القاتل.

في الفصل الأول تطرقنا للتعريف العلمي المتعلق بأمور ذات صلة بل هي الأساس في موضوع التدخين بدءا من النار والاحتراق والدخان بأنواعه ثم انتقلنا لتعريف التدخين وتاريخه وأنواعه ونباته الذي يتكون منه ألا وهو التبغ وأساليب زراعته وتصنيعه.

في الفصل الثاني تكلمنا بالتفصيل العلمي عن آخر المستجدات في التأثيرات المدمرة والكارثية للتدخين في كل المجالات الصحية، البيئية، الاجتماعية، الاقتصادية، النفسية وغير ذلك حسب آخر بحوث المختصين من جميع أنحاء العالم مستعينين بالكتب والبحوث والمجلات والشبكة العالمية الدولية -الإنترنت- والموسوعات الحاسوبية وغير ذلك من المصادر الرصينة والحديثة، ليتبين للقارئ مقدار هذه الكارثة التي علينا جميعا محاربتها والقضاء عليها ليس أسوة بالدول التي صدرتها لنا ثم قامت بمحاربتها عندها بل احتراما للنفس البشرية ولإنسانيتنا ولنظافة بيئتنا وقبل ذلك طاعة لديننا القويم.

في الفصل الثالث قمنا باستخدام أسلوب حديث في البرهنة على تحريم التدخين وعلى خطورته التي تفوق المخاطر الأخرى كالخمر وبقية المدمنات والمسكرات.. فقمنا بدراسة مقارنة بين الخمر مع التدخين من جهة، وبين البصل والثوم والكراث مع التدخين من جهة أخرى لنبرهن على دقة اختيار التحريم للتدخين والدخان والشيشة وما شاكلها.

في الفصل الرابع استعرضنا الآراء الفقهية والشرعية حول الموضوع مستعينين بكبار أئمة المسلمين وعلمائهم من السلف والخلف وصولا للرأي القاطع بتحريمه.

في الفصل السادس استعرضنا الطرق المختلفة للإقلاع عنه ومحاربته من تجارب شخصية لأفراد وشركات ومجموعات ودول، وضربنا أمثلة كثيرة منها تجربة المؤلف الشخصية وتجربة الدكتور رامي مدير موقع مدرسة الإسلام اليوم وتجربة الأستاذ عمرو خالد في برنامجه صناع الحياة، فضلا عن استعراض أنجح وأحدث الطرق العلاجية والجراحية والدوائية والوقائية لعلاج هذا الداء العضال مستعينين بأوثق المصادر والباحثين.

لم نرد من هذه التسمية للكتاب -قصة التدخين الكاملة- المعنى الحرفي للكمال، أو

القطع بأن كل ما تكلم أو بحث أو قيل في الموضوع قد ذكر في الكتاب، وإنما أردنا من معناه القول إنه لاستخدامنا أوثق ما وصل له العلم الحديث من حقائق خطيرة حول الموضوع فإنه لم يعد مجالا لشك أي عاقل بخطورته ووجوب محاربته لأنه خرج من مضمار الحرية الشخصية ليدخل في باب أسلحة الدمار الشامل التي لا تكتفي بالقضاء على صاحبها بل تفتك بمن حوله من بشر وبيئة سواء بالقتل المباشر أو العاهات والأمراض الفتاكة أو بالتأثير في الجينات والسلوك والهرمونات والإنزيمات البشرية والحيوانية لتؤدي بالتالي لدمار شامل لا يبقي ولا يذر قد يصل لحد تهديد الجنس البشري بالانقراض بالتكامل مع بقية مسببات التلوث والمكملة لدائرة منظومة التدمير الشامل ..

نعم أيها الأخوة لا تتصوروا ذلك من باب التهويل، فأمامكم الكتاب لتتمعنوا في حقائقه المستندة لأوثق المصادر العالمية وتكتشفوا بأنفسكم حقيقة المأساة..

حاولنا أن لا نكون تقليديين في عرض الموضوع كي يكون الكتاب مميزا عن بقية الكتب التي تؤلف حول الموضوع والتي هي بالتأكيد كثيرة كإشارة لاهتمام أهل العلم والفكر بعلاج هذا الداء القاتل.. قمنا بمزج ومزاوجة بين الحقيقة العلمية وتجارب الآخرين والأسلوب العرضي الشيق قدر الإمكان.

أسأل الـلـه تعالى أن يكون هذا الجهد معينا لكل من يريد الفكاك من أسر هذا الدخان الخبيث والإدمان اللعين لينطلق إلى رحب الدنيا ويستنشق الهواء النقي.

وأخيرا أتوجه بشكري الخالص للأخوة الناشرين الذين لم يألوا جهدا في طبع الكتاب وإخراجه بأفضل صورة فجزاهم الـلـه ألف خير..

وآخر دعوانا أن الحمد لله رب العالمين وتمام الصلاة وأكمل التسليم على من بعث رحمة وإنقاذا لهذه الأمة وآله صفوة الخلق الطيبين الطاهرين وصحبه الغر المحجلين ومن تبعهم إلى يوم نلقاه أجمعين.

الساعي لرحمة ربه
مؤلف الكتاب
جماد الأول- 1425هـ
تموز-يوليو/ 2004م

الفصل الأول

مدخن رغم أنفه

الاحتراق...

الدخان ...

التدخين...

علميا

الفصل الأول

مدخن رغم أنفه
الاحتراق، الدخان، التدخين علميا

المقدمة

بينا في كتبنا الأخرى [1] أن منظومة التدمير الشامل التي نعيشها تفرض علينا نمطا حياتيا معقدا ضمن وعاء دخاني أو ملوث بأنماط متعددة من الملوثات وكما فصلنا، ولعل استنشاق الدخان الخارج من العوادم والمعامل والمحروقات وغير ذلك أصبح قدرنا المحتوم الذي لا مفر منه.. ويشكل موضوع التدخين أحد أنواع المصادر المكونة لهذا العذاب والشقاء الدخاني..

في هذا الفصل سنمر سريعا على تعريف الاحتراق المكون للدخان بشكل عام لنعرف مكوناته وأنواعه، ومن ثم نعرف التدخين ومصدره وتاريخه وآثاره العامة.

احتراق وفناء المادة [2]

تعرف النار علميا كل عملية احتراق أو تدمير ذري يصاحبه طاقة حرارية أحس بها الإنسان أم لم يحس. وعادة ما يصاب الاحتراق تحرر لعنصر الكربون ومركباته وخصوصا غاز أول أوكسيد الكربون وكذلك غاز ثاني أوكسيد الكربون (CO_2) الذي له وزن جزيئي مقداره 44 على هيئة دخان. وكل مادة من مواد الكون لها درجة اتقاد أو اشتعال تبدأ بالاحتراق عندها، وعند اشتعالها تتحرر المادة المكونة لها فتدمر ذراتها محررة طاقة حرارية تبدو للعين البشرية بهيئة لهيب أو ضوء براق على شكل غازي ذي ألوان مختلفة تبعا لنوعية المادة المكونة. وتختلف درجات حرارة النيران تبعا للمواد التي تحترق، فهناك من النيران ما تصل درجة حرارته إلى آلاف الدرجات المئوية, وهناك ما تكون درجات حرارته مئات الدرجات, بينما هناك نيران ذات درجات حرارية قليلة وقسم منها يسمى النيران الباردة أي التي لا تؤذي الإنسان لأن درجة حرارتها أقل من درجة حرارة الجسم.

---

(1) يراجع كتاب (لسنا بمأمن) للمؤلف.

(2) عن كتابنا (المادة والطاقة، ص 71-72) وهو الكتاب الثاني ضمن سلسلة (ومضات إعجازية من القرآن والسنة النبوية- 15 جزء).. وانظر كتابنا (المنظار الهندسي للقرآن الكريم), الباب الثاني, الفصل الأول, النيران, ص 333-339, ففيه تفاصيل إضافية.

كما ويمكن زيادة درجة حرارة النار بعدة طرق منها حصرها في حيز ضيق مما يشكل ضغطا حراريا يضاعف درجات الحرارة كما هو الحال في قدر الضغط والأفران, أو بإضافة مواد له درجات ذوبان وصهر واشتعال عالية تزيد من درجات حرارة الحريق, وعلى العكس من هذا يمكن أن نقلل من درجة حرارة الحريق باستخدام طرق معاكسة للطرق في الحالة الأولى. وقد يكون الاحتراق هو أكسدة أي تفاعل المادة مع الأوكسجين كما هو الحال في حالات لا حصر لها من التفاعلات الحاصلة في الكيمياء الحياتية وغيرها ومنها احتراق أو أكسدة الكلوكوز داخل الجسم وكما سنفصل لاحقا. تعرف موسوعة إنكارتا العلمية النار بأنها:

هي الضوء والحرارة الناتجة من اتحاد الأوكسجين وفي بعض الحالات الكلور بشكله الغازي مع مواد أخرى. الضوء يكون بشكل لهيب ناتج من توهج دقائق المادة المحترقة مع نواتج غازية معينة والتي تكون مضيئة بدرجة حرارة المادة المشتعلة. الشروط اللازمة لتكون النار هي وجود جوهر احتراقي, درجة حرارة تصل بالمادة إلى درجة اتقادها, وجود الأوكسجين في بيئة الاحتراق أو الكلور لتمكين الاحتراق من الاستمرارية. ويمكن الوصول بالمواد إلى درجة اتقادها من سبيلين الاحتكاك والطرق, فبالأولى ترتفع درجة حرارة المادة حتى تصل إلى درجة الاتقاد فيبدأ الاشتعال, وبالثانية تحصل شرارة يبدأ بعدها الاشتعال. فإذا ما توفر الأوكسجين أو الكلور الغازي استمر الحريق وإلا فإنه يخمد, أما إذا توفر وقود يساعد على الاشتعال فإن الحريق سيكون أكبر وأطول عمرا. حصل في القرون الثلاثة الأخيرة تطور كبير في كيفية تكوين الشرارة اللازمة لإحداث الحريق, إذ تم استخدام تقنية الطرق بين الصوان والحديد للحصول على شرارة قدح, ثم في عام 1827م تم اكتشاف طريقة أعواد الثقاب للحصول على شرارة, حيث عن طريق الاحتكاك تصل المركبات الموجودة في رأس العود إلى درجة اتقادها فيبدأ اشتعال المادة فيها. هناك طرق أخرى للحريق اكتشفت لاحقا منها تركيز ضوء الشمس على نقطة من المادة المطلوب حرقها بواسطة عاكس إلى أن تصل إلى درجة اتقادها فتبدأ بالاشتعال . وقد عرف الإنسان النار منذ حقب زمنية سحيقة بعد أن عرفها تخرج من البراكين ومن الأشجار المشتعلة بسبب الحرارة العالية, ثم عرف أهميتها فاستخدمها كما هي من ما حوله, ثم عرف كيف يكونها, وأخيرا عرف كيف يكافحها ويسيطر عليها. وعموما لا يمكن لحياة الناس أن تستقيم بدون النار وفوائدها التي لا تحصى إذ إنها في عصر التقنية اليوم أصبحت تشكل العمود الفقري لكل الفعاليات المتطورة في مجالات عديدة كالهندسة والصناعة والمواصلات والاتصالات

وغيرها الكثير [1].

كما وتعرف النار أيضا بأنها كل عملية احتراق أو تدمير كيميائي حراري ناتج من تفاعل الأوكسجين بمواد الاحتراق، لينتج عنه أكسدة وتحرر لحرارة قد تكون بلهب مرئي أو غير مرئي تبعا للمادة المحترقة أو مجموعة المواد المحترقة وعوامل أخرى. ويحصل الاشتعال نتيجة احتكاك فيزيائي أو بمصدر حراري تصل بالمادة إلى درجة اتقادها ثم بسبب وجود الأوكسجين في الجو فإنه يساعد على الاشتعال، وقد يستعان بمواد ذات قابليات كبيرة للحرق كالمواد النفطية ومشتقاتها.

وللنار أنواع وألوان عديدة حسب المواد الداخلة فيها، كما أن حرارتها تختلف حسب تلك المواد، فمن النار ما يصل إلى ملايين الدرجات المئوية كاحتراق مادة مراكز الشموس أو النجوم، ومنها ما درجته آلاف الدرجات المئوية كالسبائك المعدنية التي تدخل بها المعادن الثقيلة كالحديد والذهب والفضة والنحاس والكوبلت وغيرها، وفي الطرف الآخر من النار ما لا يحرق الجسم البشري، إذ تحترق بعض المواد دون درجة حرارة 37مئوي التي هي الدرجة الطبيعية للجسم البشري السليم من المرض فلا تحرقه إذا ما مسته [2].

---

(1) الموسوعة العالمية, موسوعة انكارتا 2000, النار, بتصرف.
(2) التعاريف والمعلومات والصور عن عدة مصادر منها موسوعة إنكارتا 2003م.

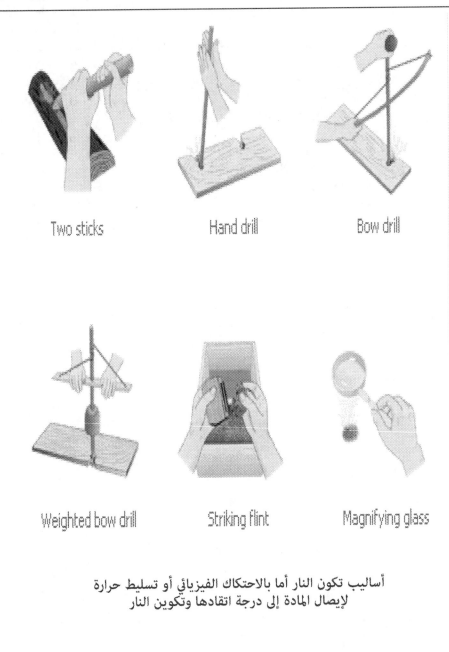

Two sticks   Hand drill   Bow drill

Weighted bow drill   Striking flint   Magnifying glass

أساليب تكون النار أما بالاحتكاك الفيزيائي أو تسليط حرارة
لإيصال المادة إلى درجة اتقادها وتكوين النار

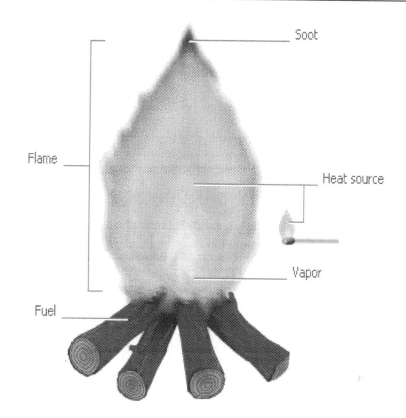

النار ومكوناتها كالوقود واللهب ومصدر الحرق والدخان

شجرة وشجر جمعها شجيرات وأشجار يعني ما قام على ساق مـن نبـات الأرض، نبـات خشبي عال يؤلف اجتماعه غابة أو حرجة، وهي تنسب إلى كل أصناف الفصائل النباتية التي يقسمها الخبراء إلى فئتين دائمة الخضرة، والأشجار التي يسقط ورقها في الشتاء أي النفضيات.. أما كلمة النار فإن معانيها في القرآن الكريم كثيرة نذكر منها:

1- النار تقال للهيب الذي يبدو للماسة، قال تعالى: (أفرأيتم النار التي تورون (71) (الواقعة: 71).

2- للحرارة المجردة ولنار جهنم، قال تعالى: (وإذا تتلى عليهم آياتنا بينات تعرف في وجوه الذين كفروا المنكر يكادون يسطون بالذين يتلون عليهم آياتنا قل أفأنبئكم بشر من ذلكم النار وعدها اللـه الذين

كفروا وبئس المصير (72)) (الحج:72)، (فإن لم تفعلوا ولن تفعلوا فاتقوا النار التي وقودها الناس والحجارة أعدت للكافرين (24)) (البقرة: 24)، (نار الله الموقدة (6)) (الهمزة: 6).

3- نار الحرب، قال تعالى: (وقالت اليهود يد الله مغلولة غلت أيديهم ولعنوا بما قالوا بل يداه مبسوطتان ينفق كيف يشاء وليزيدن كثيرا منهم ما أنزل إليك من ربك طغيانا وكفرا وألقينا بينهم العداوة والبغضاء إلى يوم القيامة كلما أوقدوا نارا للحرب أطفأها الله ويسعون في الأرض فسادا و الله لا يحب المفسدين) (المائدة: 64)(*).

وبالنسبة لتفسير الآيات المباركات لخص الباحث ما يأتي:

1- قال الحجازي: و الله يضرب الأمثال لهم بأنه جعل من الشجر الأخضر نارا فإذا من ذلك الشجر الأخضر توقدون، والشاهد أن الرجل يأتي الشجر السنط وهو أخضر مورق فيوقد فيه النار فتلتهب، وهم يقولون: إن المشهور بذلك شجر المرخ والعفار فيحتكان بشدة ليوقدا نارا مع أنهما أخضران يقطران ماء. (عن التفسير الواضح لمحمد محمود الحجازي – 15/23).

2- قال الطبري: أي الذي جعل لكم بقدرته من الشجر الأخضر نارا تحرق الشجر، لا يمتنع عليه فصل ما أراد، ولا يعجزه إحياء العظام البالية وإعادتها خلقا جديداً. (عن جامع البيان في تفسير القرآن لأبي جعفر بن جرير الطبري 21/23).

3- وقال أبو حيان: ذكر تعالى لهم ما هو أغرب من خلق الإنسان من النطفة، وهو إبراز الشيء من ضده، وذلك أبدع بشيء وهو اقتراح النار من الشيء الأخضر، ألا ترى الماء يطفئ النار ومع ذلك خرجت مما هو مشتمل على الماء، والأعراب توري النار من المرخ والعفار، وفي أمثالهم (في كل شيء نار، واستجمر المرخ والعفار)، ولقد أحسن القائل:

جمع النقيضين من أسرار قدرته هذا السحاب به ماءٌ به نار

فإذا أنتم منه توقدون)، أي فإذا أنتم تقدحون النار على هذا الشجر

(*) نقلها المؤلف الدكتور دلاور محمد صابر عن مفردات ألفاظ القرآن الكريم للراغب الأصفهاني، تحقيق صفوان داوودي، دار القلم، ط/1، 1992، ص828.

الأخضر. (عن تفسير البحر المحيط - أبو حيان الأندلسي 348/7).

4- وقال الزمخشري صاحب تفسير الكشاف: ثم ذكر من بدائع خلقه انقداح النار من الشجر الأخضر، مع مضادة النار الماء وانطفائها به وهي الزناد التي توري بها الأعراب وأكثرها من المرخ والعفار، وعن ابن عباس رضي الله عنهما: ليس من شجرة إلا وفيها النار إلا العتاب. (عن تفسير الكشاف للزمخشري 31/4).

مما تقدم من كلام المفسرين أنهم أشاروا إشارة سريعة إلى بيان عظمة الخالق من خلال استخدام الشجر الأخضر للنار مع أن الشجر الأخضر يحوي على الماء الذي يطفئ النار.

يقول صاحب الظلال في تفسيره لهذه الآية :

(والمشاهد الأولية الساذجة تقنع بصدق هذه العجيبة التي يمرون عليها غافلين عجيبة أن هذا الشجر الأخضر الريان بالماء، يدلك بعضه ببعض فيولد ناراً، ثم يصير هو وقود النار بعد اللدونة والاخضرار، والمعرفة العلمية العميقة بطبيعة الحرارة التي يخزنها الشجر الأخضر من الطاقة الشمسية والتي يمتصها، ويحتفظ بها وهو ريان بالماء ناضر بالخضرة، والتي تولد النار عند الاحتكاك كما تولد النار عند الاحتراق.. هذه المعرفة العلمية تزيد العجيبة بروزا في الحس ووضوحا. والخالق هو الذي أودع الشجر خصائصه هذه. والذي أعطى كل شيء خلقه ثم هدى. غير إننا لا نرى الأشياء بهذه العين المفتوحة ولا نتدبرها بذلك الحس الواعي. فلا تكشف لنا عن أسرارها العجيبة ولا تدلنا على مبدع الوجود. ولو فتحنا قلوبنا لباحت لنا بأسرارها ولعشنا معها في عبادة دائمة وتسبيح!).

وهنا لنتدبر الآية جيدا، لماذا قال الله تعالى الشجر الأخضر أليس هذا من باب جلب انتباه المتلقي إلى التناقض بين الخضرة والماء من جهة وبين الاحتراق والنار من جهة أخرى وكيف يجتمعان في مكان واحد دون تأثير أحدهما على الآخر. والمعروف أن النار كانت معروفة منذ القدم وقبل مبعثه ﷺ والناس اعتادوا حرق الأشجار اليابسة والأخشاب التالفة، أما كون استخدام الشجر الطري في الاشتعال لتخرج منه النار فهذا يجرنا على عملية تقصي الآية وتدبرها جيدا والعمل على إيجاد التأويل العلمي الدقيق لهذا[1].

(1) عن كتابنا (المادة والطاقة، ص 105-111، بتصرف) وهو الكتاب الثاني ضمن سلسلة (ومضات إعجازية من القرآن والسنة النبوية- 15 جزء-).. وانظر كتابنا (المنظار الهندسي للقرآن الكريم)، الباب الثاني، الفصل الأول، النيران، ص 333-339، ففيه تفاصيل إضافية.

عالم دخان.. دخان

كما بينا وفصلنا في كتابنا (لسنا بمأمن) إن أخطر أنواع التلوث هو التلوث الهوائي الناتج من زيادة التصنيع الثقيل في العالم وما ينتج عن مداخن المصانع والمفاعلات من دخان يحمل معه السموم التي أدت إلى حصول ما عرف لاحقا بالاحتباس الحراري والتلوث الحراري والدخاني.

إشارة وتحذير رباني:

ذكرنا في كتبنا الأخرى [1] بعض ما بينه الإسلام الحنيف من موضوع الإفساد في الأرض بمختلف أنواعه وحثه على إشاعة النظام والنظافة وحب البيئة والتناغم معها ليأخذ كل ذي حق حقه. وذكرنا الأيات وبعض الأحاديث الواردة في ذلك، ولعل من أهم الأيات التي بينت ما يخلفه الدخان من آثار مدمرة وعذابات كبيرة قوله تعالى في الآية الكريمة التي سبق وأن أشرنا إليها في الفصل الأول من سورة الدخان: (فارتقب يوم تأتي السماء بدخان مبين (10) يغشى الناس هذا عذاب أليم (11))، إذ تجد فيها إشارة إلى ربط الأذى والألم الذي يسببه الدخان للناس وللمخلوقات، وفيها تضمين واضح يحذر الناس من مخاطر هذا الدخان

يتكون الدخان بشكل عام من عدة غازات منها السام، ومنها المؤذي، ومنها غير ذلك حسب نوع المواد المحترقة أو الداخلة في التفاعل. إلا أن أهم هذه المركبات الشائعة في أغلب أنواع الدخان ثاني أوكسيد الكاربون، المكون الأساسي للدخان، وهو غاز خانق خصوصا إذا زاد تركيزه عن 5000 جزء من المليون، وأول أوكسيد الكاربون وهو غاز سام ينتج عن الاحتراق غير التام للمواد العضوية، وثاني أوكسيد النايتروجين وثاني أوكسيد الكبريت وهما غازان سامان مسؤولان عن تكون الأمطار الحامضية التي تتلف النباتات والمنشآت. كما ويحتوي الدخان أيضا على بعض المركبات العضوية المتطايرة والناتجة من الاحتراق غير التام للوقود، وكذلك على مواد صلبة معلقة على شكل غبار [2]....لاحظ الأشكال أدناه التي توضح الدخان وما يسببه من تلوث في جو الأرض وبيئتها [3].

---

(1) تراجع كتب (المنظار الهندسي للقرآن الكريم)، (لسنا بمأمن) للمؤلف.

(2) عن كتابنا (المنظار الهندسي للقرآن الكريم)، ص 226، بتصرف. وانظر مجلة الإعجاز، العدد الخامس، بحث الدكتور محمد بن صادر الصاعدي، ص52 بتصرف.

(3) انظر كتابنا (المنظار الهندسي للقرآن الكريم)، ص 226، بتصرف.

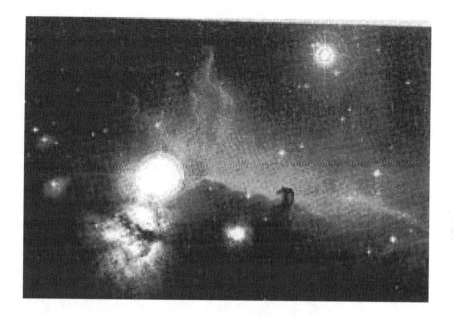

السدم الكونية المكونة من غبار ودخان وفي الصورة
عمود دخاني كوني بارتفاع 10000كم

وتبرز هنا مرة أخرى الثوابت القرآنية الشاملة التي فصلناها في كتابنا (المنظار الهندسي للقرآن الكريم) لتعطي لنا الرقم (44) الذي يمثل تسلسل سورة الدخان ضمن سور القرآن الكريم ويعطي في الوقت نفسه الوزن الجزيئي لغاز ثاني أوكسيد الكاربون.

وقد تكلم الشيخ جوهري طنطاوي في تفسيره في سورة الدخان وربطها مع ما يغزو الأرض اليوم من ضباب ودخان للآلات والمكائن ووسائل النقل المختلفة وانفجارات القنابل وكذلك من المعامل وما يسببه هذا كله من أذى للإنسان والطبيعة.. ولا أريد هنا ان ادخل في تفاصيل البحوث الكثيرة التي كتبت في هذا المجال حتى أنه أصبح علما وهندسة مستقلين بذاتهما، بل اترك المجال لذوي الاختصاص ليكتبوا عن هذا الأمر وعلاقة الآية المباركة بما يجري لنا في عالم اليوم ليوضحوا لنا عظيم ما جاء في كتاب الله المعجز[1].

(1) انظر كتابنا (المنظار الهندسي للقرآن الكريم)، ص 227-228، بتصرف.

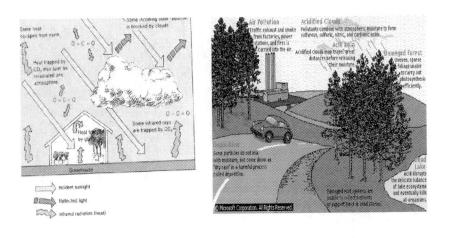

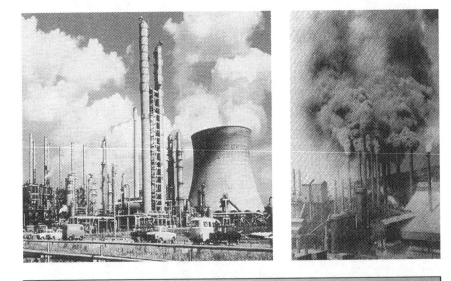

شكل يبين التلوث الحاصل في الأرض وظاهرة الاحتباس الحراري الناتجة بسبب عوامل عديدة أهمها التلوث الحاصل بسبب ازدياد الدخان من المعامل والعوادم والتدخين وغير ذلك.
المخطط يوضح أيضاً الأمطار الحامضية الناتجة عن تلوث البيئة..

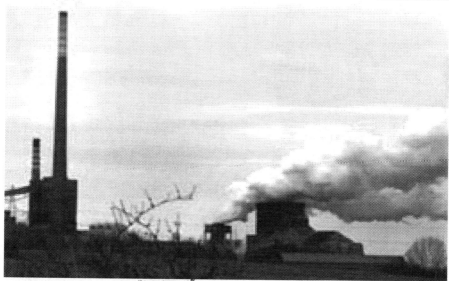

عذابات الدخان وآثاره القاتلة

ولعل الإشارات القرآنية الكريمة لعذاب الدخان وتخصيص سورة له، وذكر العلماء الأجلاء أنه من علامات القيامة وانتهاء العالم، يبين لنا أن ما تمر به البشرية من عذابات التلوث الدخاني الذي تحدثنا عن تفاصيله في الفصل الأول هو مؤشر واضح لما ذكره القرآن الكريم وقد يكون فعلا بداية النهاية للجنس البشري وانقراضه كما استعرضنا في الفصل الأول، و الله تعالى أعلم.

ومن ذلك ما حصل ويحصل من عذاب الدخان الذي تشهده كل مدن العالم الصناعية الكبيرة.. وكمثال واحد ما شهدته القاهرة من حدث السحابة الدخانية السوداء التي غطت المدينة وأرعبت السكان في الفترة الواقعة ما بين 20 – 30 /10 / 1999م .

تعرضت سماء الدلتا والقاهرة حتى الجيزة لتلوث هوائي شديد ... غطت أجواء القاهرة خاصة منطقتي مدينة نصر ومصر الجديدة ومناطق وسط البلد ومصر القديمة ... الدخان الكثيف الذي يمتد من حلوان إلى المعادي والمنيل والمهندسين ... نتيجة لهذا الدخان الخانق، الذي لف القاهرة ... فوق سماء القاهرة وعدد من محافظات الدلتا ... التي خيمت على مدى الأيام الماضية فوق محافظة الشرقية ... تجدد انتشار الدخان في سماء القاهرة الكبرى من الساحل وشبرا مصر ومصر الجديدة ، ومدينة السلام والعجوزة والمنيل والهرم.

اختناق القاهرة الذي استمر لثلاثة أيام متتالية ... وأيا كانت أسبابها الحقيقية فقد

انزعج العديد من الأهالي ... تسبب في حالة من القلق بين سكان القاهرة ... أثار ذعر السكان ... المبالغة في قلق ووصف الحدث ، بالكارثة ...

الأعراض المبدئية للتعرض لها، تشمل التهاب العيون والأنف والأذن والصدر والحلق وصعوبة في التنفس ... وسبب بعض حالات الاختناق ... أزمات تنفسية نتيجة لزمتة الهواء وغياب الأوكسجين الكافي ، وأصابت الأطفال وكبار السن بالاختناق ... عدم القدرة على التنفس رغم إغلاق نوافذ الشقق ... لا نستطيع التنفس ونكاد نصاب بحالة اختناق شديدة ... أصيب بحالة اختناق شديدة وحرقان بعينيه ، لم يستطع معها الإبصار بصورة جيدة ... وغطت الطرق الرئيسية مما أدى إلى إعاقة الرؤية ، أمام سائقي السيارات وعرضتهم إلى ارتكاب حوادث التصادم ... وقد أغلق المواطنون النوافذ لشعورهم بالاختناق . تهيج في الأغشية المخاطية للعين والأنف لمن تعرضوا له ، وأدى ذلك إلى إصابتهم بضيق في التنفس نتيجة تهيج هذه الأغشية ، فارتفع عدد الحالات المصابة وزاد عدد المترددين على أقسام الصدر بالمستشفيات العامة والخاصة .

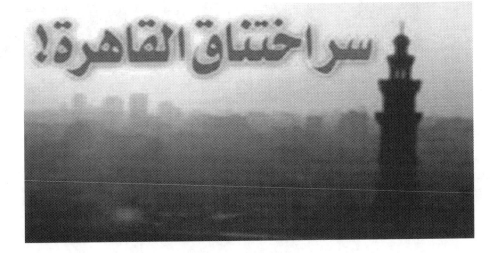

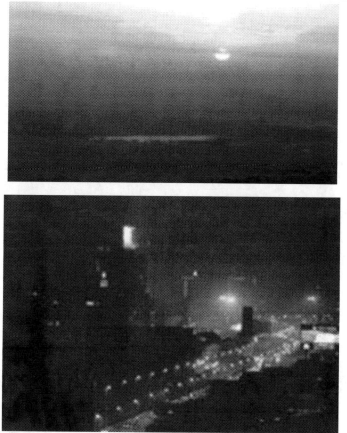

صور نهارية وليلية للسحابة السوداء المرعبة التي ظهرت في مدينة القاهرة عام 1999م. والتي أدت لازدياد حالات الربو والأمراض التنفسية والصداع بل وحتى الوفيات.

وشرح الدكتور محمود نصر الله مدير معمل تلوث الهواء، أنه من المتوقع أن تكون الأدخنة (وليس من المؤكد) ناتجة عن احتراق وقود البترول أو القمامة ! هذه الأدخنة عبارة عن جسيمات عالقة من الدخان الأسود المكون من : ثاني أكسيد الكربون ، . وثاني أكسيد الكبريت ، أول أكسيد الكربون ، وأكاسيد النيتروجين .

إن السبب وراء زيادة نسبة الدخان في الجو كما بينت الدوائر المختصة بجمهورية مصر العربية وقتئذ، هو ظهور المرتفع الجوي الذي ساد منطقة شمال الجمهورية، وأدى إلى تحرك كتلة من الهواء المشبع ببخار الماء باتجاه الدلتا والقاهرة ، وقالت : إن هذه الكتلة

كونت طبقة عازلة فوق الهواء ، تمنع انسياب الملوثات إلى طبقات الجو العليا . وأضافت في مؤتمر صحفي عقد في حينها خصيصا لهذه الظاهرة العجيبة: أن ذلك تزامن مع انخفاض سرعة الرياح وحرق المخلفات الزراعية داخل الحقول، في محافظات الدلتا القريبة وهي القليوبية والشرقية ، بالإضافة إلى مصادر التلوث الموجودة على مدار العام ، مما أدى إلى تكون سحابة من الدخان غطت أجواء القاهرة الكبرى ، وشعر بها المواطنون نتيجة لتركيز تلك الملوثات وعدم تشتتها أو انسيابها إلى طبقات الجو العليا .

إن الابتلاء الذي مثلته السحابة السوداء الغامضة، قد يكون مجرد إشارة تحذير وشد للأذن،.وإن العذاب النفسي والصحي والبيئي الذي عانته القاهرة جراء هذه السحابة تعانيه أغلب مدن العالم اليوم الذي يسير بخطى حثيثة كما بينا في الفصل الأول نحو هاوية سحيقة.

وفي بلداننا الإسلامية تجد عدم التجانس بين التهافت لجلب التقنيات الصناعية والمعامل من جهة وعدم الاهتمام بالبيئة من جهة أخرى قد سبب انحدارا كبيرا في سلامة البيئة فكانت السحب الدخانية الناتجة من التلوث الهوائية سمة واضحة في هذه البلدان...

وفي بلد مثل العراق عانى من الحروب فضلا عن عدم التجانس هذا مضافا إليه الحصار الاقتصادي الذي دام لأكثر من 13 عاما أدت لتراكم السيارات القديمة ذات المحركات المستهلكة والتي أثرت بعوادمها المدمرة فأدت لتراكم هذا التلوث ثم كانت أزمة الكهرباء بما جلبته من مولدات قديمة ومتهالكة للطاقة بيعت للناس لحل أزمتهم وما تنتجه من مخلفات احتراق، كل ذلك ضاعف المأساة لتتحول بغداد وكبريات المدن العراقية إلى أكبر مناطق العالم تلوثا في الهواء والماء والتربة وخصوصا الهواء، ونظرة متفحصة إلى الأفق من أعلى البنايات الموجودة في بغداد عند الفجر تبين للناظر حجم المأساة الدخانية التي تعاني منها هذه المدينة المنكوبة..

هذا الدخان شكل عذابا أليما لأهل بغداد فزادت الأمراض عند الصغار والشباب والكبار واستفحال الإحباط وانتشرت الأمراض النفسية المختلفة... هذا من أثر دخان بسيط، فكيف بدخان يغطي المكان ويغشى الناس؟!!.. اللهم إنا نسألك العافية. . وصدق الشريف الرضي بقوله:

دخان تلهب الهبوات منه .... مدى بين البسيطة والسماء

التدخين

التدخين هو إستنشاق لأبخرة وأدخنة التبغ المحروق.. أوراق نبتة التبغ تدخن بعدة طرق، فبعد إجراء عمليات التجفيف والمعالجة، يمكن أن يطوى ورقةٌ الوزن الخفيف وتحشى بالتبغ لتشكل ما يعرف بالسيجارات وهي الطريقة الأكثر شعبية في التدخين، كما

ويمكن أن يتم التدخين عن طريق ما يعرف بأنابيب التدخين أما بإدخال السيجارة نفسها بأنبوب ضيق أو بوضع التبغ في نوع آخر من الأنابيب المعروفة اصطلاحا بالبايب (pipe). هناك طرق أخرى للتدخين لا يدخل التبغ فيه كما هو الحال بما يعرف بالـ (شيشة) أو (النركيلة) وهي مص واستنشاق سائل معين يتم حرقه بشكل معين لينتج غاز أو دخان يتميز بحرقته وحراراته يخرج من الأنف[1]..

تعرف موسوعة موسبي الطبية موضوع التدخين بأنه: إستنشاق هذا الدخان، والتنفس من الأدخنة الضارة أو تغضب الغبار الذي ربما يسبب ضررا حادا للرئة. مرض الرئة , اختناقا، جرحا جديا في الرئة والحنجرة ربما يحدثان. الأعراض تتضمن تقرح الحنجرة والرئات، حرقا أنفيا، ضيقا بالتنفس، نقصا في الأوكسجين، بصاقا رماديا متربا، تنفسا صاخبا، تعبا وعدم راحة، عصبية، سعالا، وبحة في الصوت . وقد يتطور الأمر خلال 48 ساعة بعد التعرض إلى تشكل سائل في الرئات ..

smoke inhalation, the breathing in of toxious fumes or irritating dust that may cause severe lung damage. Lung disease, suffocation, and serious injury to the lungs and throat may occur. Symptoms include irritation of the throat and lungs, singed nasal hairs, shortness of breath, a lack of oxygen, dusty gray spittle, wheezing, noisy breathing, restlessness, nervousness, cough, and hoarseness. Fluid in the lungs may develop up to 48 hours after exposure[2] .

هناك 48 مليون شخص يدخنون السجائر والبايب في الولايات المتحدة، وأكثر من 430 بليون سيجارة كل عام.. حتى العام 1940 كان التدخين يعتبر غير مؤذ، لكن منذ ذاك تم اختبار وبحثٌ سريريٌ لحالات التدخين أكدت أن دخان التبغ يقدم خطرا إلى الصحة. دخان السيجارة المتوسطة تحتوي حوالي 4,000 مادة كيمياوية، بعض منها سام إلى حد كبير وعلى الأقل 43 من هذه المواد يسبب السرطان بأشكاله المختلفة وخصوصا سرطان الصدر والرئتين فضلا عن أمراض القلب والشرايين وكما سنفصل لاحقا. كما تحتوي دخان السيجارة على عدة مركبات سرطانية من نوع خماسية حلقة البنزين..

ويعتبر النيكوتين، المكون الرئيسي لدخان التبغ، وهو سام جدا وأحد أكبر العوامل المسببة للإدمان ونتائجه المدمرة.. وطبقا للإحصائيات والدراسات الحديثة فإن التدخين هو العامل الأكبر المسبب للموت في العالم اليوم، وبمنعه تكون البشرية قد خطت خطوات

---

(1) موسوعة إنكارتا 2003، موضوع التدخين.

عظيمة نحو تقليل الأمراض المسببة للموت[1].

تاريخ التدخين

لاحظ مستكشفون أوروبيون الذين وصلوا في نصف الكرة الأرضية الغربية في عام 1500م أن الأمريكان المحليين يدخنون أوراق نبتة تبغ في الأنابيب. المستعمرون الذين تلوهم نموا نباتات تبغ كحاصل بيع للتصدير. فيما بعد أصبح التدخين جزءا من الثقافة الأوروبية الجديدة عند 1600م.

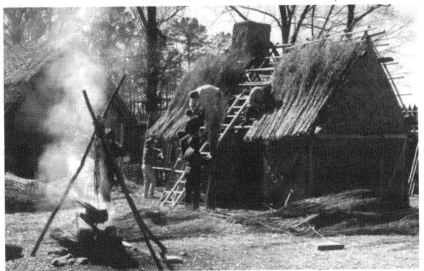

The first permanent English settlement in North America was Jamestown, Virginia, established in 1607. The colony was the project of the London Company, which was chartered in the previous year by King James I. Under the leadership of John Smith of the London Company, the colony barely survived famine, Native American attacks, and an outbreak of malaria. New settlers and supplies arrived in 1610, and commercial development of tobacco crops finally enabled the colony to thrive. The marriage in 1614 of colonist John Rolfe and Pocahontas, the daughter of an Algonquian chief, brought several years of peace with the Native Americans...
Microsoft ® Encarta ® Reference Library 2003. © 1993-2002 Microsoft Corporation. All rights reserved.

قبل حوالي 2,000 سنة مضت، استخدمت شعوب الأمريكتين الأصليين التبغ في

(1) موسوعة إنكارتا 2003، موضوع التدخين، بتصرف.

الطب كدواء، وكتقاليد وطقوس في المراسيم الدينية (hallucinogen) كمنح إلى الأرواح التي يقدسونها.. وعندما جاء المستكشفون الاسبانيون والبرتغاليون والإيطاليون ومنهم كرستوفر كولومبوس إلى الأمريكتين في عام 1492م, لاحظ قبائل وشعوب الآراواك الكاريبية تستخدم التبغ للتدخين، فتطويه بشكل طليق في ورقة تبغ كبيرة. وكذلك استخدمت هذه الشعوب الإنبوب أيضا للتدخين، وكانت تدعوه (tobago)، ومن هنا نشأ الاسم الذي ارتبط بهذا المحصول لاحقا (التبغ). قام فريق كولومبوس بنقل هذا المحصول إلى إسبانيا كي تزرعه هناك ويستعمله الإسبان ومن بعدهم الأوربيون خلال الـ50 سنة اللاحقة، إذ قام البحارون، المستكشفون، والدبلوماسيون الأوربيون بالمساعدة في انتشار تدخين الإنبوب والسيجار في أغلب مناطق أوروبا. وكان الموضوع في باديء الأمر يقتصر على الاستخدامات الطبية كمعالجة يستفاد منها للأمراض المختلفة مثل علاج الطاعون الدبلي، أمراض الشقيقة، آلام العمل، الربو، والسرطان. ثم خلال الـ 100 سنة اللاحقة، أصبح التدخين مشاعا للاستخدام للسرور والمتعة.

في عام 1612م المستعمرة البريطانية في جيمس تاون، فرجينيا، بدأت بتصدير التبغ بشكل غير مسبوق وكبير إلى إنجلترا. إذ تم نقل التبوغ ومنها التبغ العام، وهو النوع الأكثر إعتدالا والذي ينمو في جزر الهند الغربية والأكثر رغبة في أوروبا. ثم ما لبث أن أصبح المحصول الرئيسي وبشكل سريع في بقية المستعمرات. وقد كان مربحا جدا، إذ لولاه كما يذكر المؤرخون، فإن المستعمرات الإنكليزية في أمريكا الشمالية كانت ستفشل.

زراعة التبغ توسعت خلال المستعمرات، وقام المزارعون بجلب السجناء والمدينين البريطانيين ليعملوا في حقول زراعة التبغ. هؤلاء الخدم الملزمين كسبوا حريتهم بعد خمس إلى اثني عشرة سنة من العمل. المزارعون وجدوه أكثر ربحا فقاموا بجلب العبيد من إفريقيا لأنهم ببساطة ليسوا ملزمين بإعطائهم حرياتهم، وهذا يعني عملهم الأبدي في الحقول. العبودية لهؤلاء الأفارقة مكنت المزارعين من أن يفلحوا ويزرعوا مساحات أكبر، فأصبحت مزارع التبغ عملاقة. بعد عام 1776م زراعة التبغ توسعت من جنوب فرجينيا إلى شمال كارولينا ومن ثم إلى الغرب حتى وصلت ميزوري. في غضون 1864م تمكن مزارعو أوهايو من الحصول على نوع جديد لسلالة تبغ متطورة قليلة الكلوروفيل تدعى البيرلي الأبيض (white burley)، والذي اصبح لاحقا المكون الرئيس لمزيج التبوغ الأمريكية.

بعد انتقالها إلى إسبانيا من الأمريكيتين، صنعت السجائر في عام 1614م من قبل الشحاذين في إشبيلية، إسبانيا، والتي غدت المركز الرئيس لإنتاج السيجار. وقد قام الشحاذون بجمع التبغ القديم والمستهلك ليطووه في الورقة. وبمرور الزمن أصبحت السجائر،

الشم، السيجارات، والأنابيب الوسائل الأكثر شعبية لاستعمال التبغ لأكثر من قرنين ونصف من الزمن. ثم تنامى استخدام وشعبية السيجارة لدى مختلف طبقات الشعب حتى أن الجنود البريطانيين الذين قاتلوا في حرب القرم بين الأعوام (1853 - 1856)م الذين وجدوا سجائر حلفائهم الأتراك أكثر ملائمة وتناسبا من الأنابيب أو السيجارات. السجائر نمت في الشعبية في الولايــات المتحدة بعد الحرب الأهلية بين الأعــوام (1861 - 1865) م، لكن الغالبية كانوا بشكل نسبي يستخدمون السجائر الملفوفة يدويا.

أكثر التبغ قد استهلك في الأنابيب والسيجارات أو بواسطة الشم (يسحق التبغ بشكل رفيع ليستنشق في خياشيم). ولكن هذا النمط تم تغييره في بدايات القرن الـعشرين الميلادي، فأصبح المدخنون في ذلك الزمن يستهلكون أكثر من 1,000 سيجارة لكل فرد كل سنة في الولايات المتحدة وبعض البلدان الأوروبية.. في ذلك الوقت لم تكن هناك بحوث تعرف أضرار التدخين وكان الاعتقاد والموقف العام للمجتمع هو أن التدخين يريح الأعصاب ويزيل التوتر ولا ينتج تأثيرات مرضية، فكان الحث على التدخين يبرز على شكل دعايات هائلة لشراء السجائر والتبغ وخصوصا بعد اختراع المذياع والتلفاز، مما أدى إلى ازدياد الطلب على التدخين من قبل الناس على أساس أنها من متطلبات الإنسان المتحضر.

خلال الحرب العالمية الثانية (1939-1945)م قام أطباء أمريكيون بإجراء بحوث على جنود إرسلوا للجبهات يستخدمون التبغ والسجائر، ثم جرت العادة على إجراء فحوص دورية على موظفي القوات المسلحة الأمريكية. ولقد لاحظ بعض علماء وخبراء الأوبئة، أن ما يعرف بسرطان الرئة - الذي كان نادرا قبل القرن الـعشرين الميلادي - قد زاد بشكل مثير منذ حوالي 1930م.

بدأت المنظمات والهيئات المتخصصة والمنظمات الأخرى بإجراء مقارنات ومن ثم دراسات مقارنة بين موتى المدخنين وغير المدخنين على فترة بضع من السنوات. وقد تبين بما لا يدع مجالا للشك خلال هذه الدراسات فناء وموت المزيد بين المدخنين بسبب أمراض عديدة كالسرطان وغيرها. هذا فضلا عن دراسات تجريبية أخرى أجريت لعدة حيوانات بينت بأن العديد من المواد الكيمياوية التي يحويها دخان السيجارة تعتبر مؤثرة سلبا على نواحي صحية فيها بل أنها تعتبر مدمرة وقاتلة.

في العام 1962م قامت الحكومة الأمريكية بتعيين فريق من عشرة علماء لدراسة الأدلة المتوفرة حول آثار التدخين السلبية. كانت النتيجة في الـ1964 م أن خاتمة بحوث هذا الفريق مع رأي جراحين اخصائيين قد تضمنت في تقرير ذلك العام، والذي صرح بأن " تدخين سيجارة هو من الخطورة بمكان على صحة الفرد والمجتمع في الولايات المتحدة

بحيث يتطلب ويوجب ضمان فعل علاجي ملائم".. بعد نشر هذا التقرير للتدخين في البالغين بدأ يهبط بثبات بعد الـ1964م، وقد تم رصد تقليل في متوسط المدخنين سنويا بأكثر من 40 بالمائة.

تقلصت أسعار السيجارة بشكل واضح بعد أن قام مخترعٌ أمريكي اسمه جيمس أي. بونساك باختراع ماكنة تطوي السجائر وتلفها، وقد سجلت له براءة اختراع بذلك عام 1880م. هذه المكائن يمكنها أن تنتج أكثر من 10,000 سيجارة في الساعة. وبحلول عام 1919م، أصبحت السجائر الأكثر شعبية من السيجارات. استمر التدخين بالنمو في الشعبية حتى الستينات والسبعينات من القرن العشرين الميلادي عندما بدأت البحوث العلمية تثبت للناس أنهم امام عدو حقيقي، وتنامي الإدراك بحقيقة الأخطار المحدقة بهم وبصحتهم، وهاهي اليوم تصبح المنتج الصناعي الأكثر محاربة من قبل هيئات ومؤسسات ودول.

في المراجع القديمة البريطانية ينسب الرق القديم لمزارعي التبغ في فيرجينيا ... كما ذكر الدكتور هشام عبد الستار أخصائي الأمراض الصدرية في ورشة عمل حضرتها لها مشكورا .... ويبدو أنهم هم أنفسهم استفادوا من التقنيات الحديثة ووفروا النفقات الضخمة للسفن التي كانت تغزو أفريقيا وتأتي بالعبيد واستعملوا خيال الموت مكانها والإعلانات ورشاوي شركات السينما والممثلين ليخرجوا علينا وهم يدخنون وقت التفكير والمرح والشدة والتخطيط والتخبيط وفي كل أحيانهم ... وبما أن إدمان النيكوتين ضعف إدمان الحشيش والهيروين فقد وفر عليهم النيكوتين الكثير من الشرطة والسجون ... لتبقى العبودية وليبقى أطفال العالم الثالث يسرقون المال ليرسلوه لأسيادهم هناك وليقعوا في الزنى والخمر واللواط ليسددوا لهم ضرائب الرق في كل صبيحة يوم من الأيام[1].

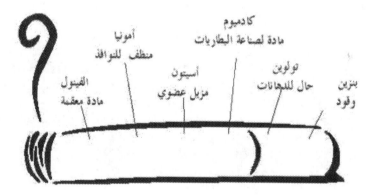

صورة لبعض المواد الصناعية التي يستنشقها المدخن وما خفي كان أعظم

---

(1) عن موسوعة إنكارتا 2003، موضوع التدخين وموضوع التبغ، بتصرف .

ستمائة مادة كيمائية في السيجارة الواحدة : كشفت الحكومة البريطانية أن موادا كيمياوية تستخدم في صناعة الأصباغ ووقود الصواريخ هي بين قائمة تتكون من ستمئة مادة كيميائية تدخل في صناعة السجائر .. فقد أعلن وزير الصحة البريطاني ألان ميلبورن عن تفاصيل المواد المسموح بإضافتها حاليا في صناعة منتجات التبغ، وذلك ضمن الحملة التي تقوم بها حكومته لمكافحة التدخين، والتي تكلف خمسين مليون جنيه إسترليني. وتشمل القائمة مادتي الأسيتين، والأمونيا، اللتين تدخلان في تكوين المنظفات، والبوتان، وهو نوع من الوقود الخفيف، وبيتا، وهي المادة الداخلة في صناعة مبيدات عثة الملابس والمنسوجات .. ويخاطر المدخنون أيضا باستنشاق مادة سيانيد الهيدروجين، وهو السم المستخدم في غرف حرق الغاز، والميثانول، الذي يدخل في صناعة وقود الصواريخ، وأول أكسيد الكربون الذي يخرج من عادمات السيارات .. ويرى وزير الصحة البريطاني أن الإعلان عن مكونات السجائر سوف يقنع المدخنين بجدية الأخطار التي يواجهونها بإقدامهم على التدخين.. ويتزامن هذا الإعلان من وزارة الصحة البريطانية مع جهود البرلمان الأوروبي لإجبار مصنعي السجائر على إدراج المكونات على علب السجائر، وهو إجراء تؤيده بريطانيا .

ويقول أحد مساعدي وزير الصحة البريطاني إن مصنعي السجائر كانوا قد قدموا هذه القائمة إلى حكومة المحافظين السابقة واشترطوا عدم نشرها.. غير أن جون كارلايل، المتحدث باسم جمعية مصنعي السجائر، ينفي وجود أي صفقة مع الحكومة السابقة بعدم نشر قائمة المواد المضافة الداخلة في تكوين السجائر، لكنه اعترف بأن شركات السجائر لا ترغب في نشر تفاصيل المواد المضافة الخاصة بأنواع السجائر المختلفة لأسباب تجارية . وبالإضافة إلى المواد الكيماوية القاتلة هناك مكونات تضاف إلى السجائر لتحسين نكهتها مثل السكروز والفواكه المجففة، بالإضافة إلى مواد أخرى لتسريع تأثير النيكوتين .. وتقول أمندا ساندفورد المتحدثة باسم حملة مكافحة التدخين، المعروفة بـ آش (أو رماد باللغة الإنجليزية)، إن صناعة السجائر قد سمح لها بوضع مواد مضافة في السجائر لمدة ثلاثين عاما دون أية رقابة حكومية.

ولقد بينت البحوث اللإحصائية عن أسباب اندلاع الحرائق أن 8 من كل 10 حرائق سببها التدخين عالميا !!. وفي بحث نشر في 2001/5/16م عن طريق باحثين بيئيين متخصصين ونشر في كندا، تبين ان تقنيات التهوية الأكثر تطورا المستخدمة في البنايات والمساحات المغلقة تعمل على تحسين البيئة من تلوث الدخان ولكنها لا تؤدي إلى القضاء عليه، لأن 17 مادة كيمياوية من مواد التبغ التي أشرنا لها يبقى أثرها لزمن طويل مما يبقي احتمالية الإصابة بالأمراض التي يسببها التدخين قائمة، ومنها كما يشير البحث أعراض الموت بسبب القلب والرئتين وتعطيل النمو الجنيني عند النساء والتهاب القصبات وأمراض القلب والسرطانات المختلفة ومشاكل الأطفال المختلفة .. يقول روبيرتا فرينس مدير

وحدة بحوث التبغ في أونتاريو وعالم أقدم في مركز الإدمان والصحة العقلية: (إن نظام التهوية الأفضل في العالم غير كاف لأن يجعل من البيئة المغلقة نقية ومقبولة علميا.. صحيح إنه يزيل 90% من التلوث لكن حتى الـ 10 % المتبقية تشكل تجاوز 2000 مرة عن الحد المقبول بيئيا لمساحة صحية لإسكان البشر، وهذه البيئة تبقى فيها مواد ضارة كيمياويا تصيب العمال أو الساكنين بشتى الأمراض والعلل).

وعلى هذا الذي استعرضناه في الفصل الأول وهذا الفصل يكون الناس اليوم مدخنين رغم أنوفهم، فهم بين عدة مطارق دخانية يستنشقونها لتطحنهم شاؤوا أم أبوا.. دخان الحروب والتفجيرات، دخان المعامل والعوادم والملوثات والمزابل، دخان الكوارث والحرائق، ودخان التدخين والشيشة والمدمنات.. فأين المفر!!!.

دخان الحروب
دخان الكوارث والحرائق
دخان السجائر والمدمنات
مدخن
الإنسان
رغم
أنفه
دخان المعامل والعوادم
عالم ..... دخان....... دخان

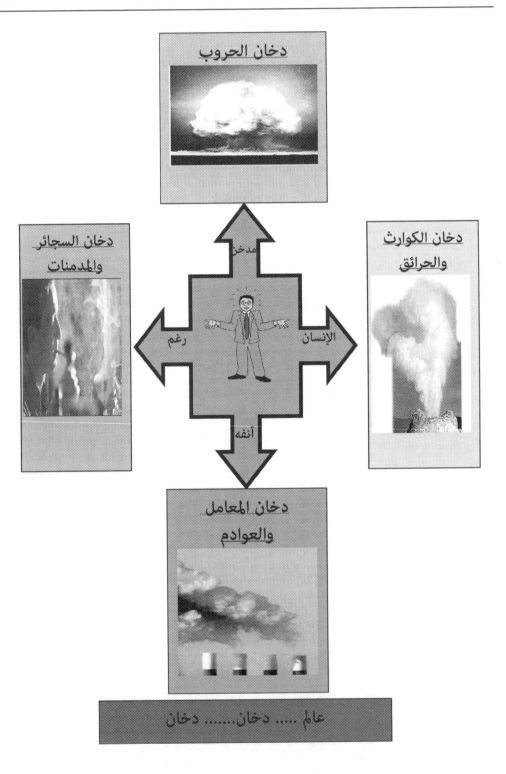

التبغ

التبغ، نبتة تزرع لفوائدها التجارية في أوراقها وجذوعها، اللتان تستخدمان في صناعة السجائر، للإستعمال في السجائر والأنابيب، ويمكن معاملته للاستخدام في المضغ، أو للشم، أو كمسحوق رفيع للاستنشاق خلال الأنف. التبغ هو المصدر الرئيسي للنيكوتين الذي هو عقار إدماني، وهو أيضا القاعدة المهمة في صناعة العديد من مبيدات الحشرات.

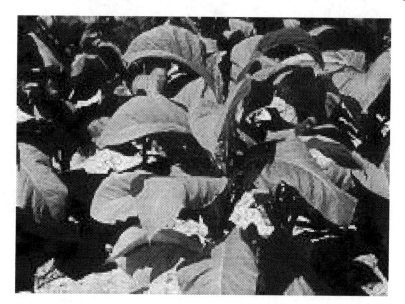

زراعة نبات التبغ

التبغ هو عضو عائلة نبات الثلثان (the nightshade family) والتي منها أيضا حشيشة ست الحسن وعنب الثعلب والبنج. هناك أكثر من 70 فصيلة من التبغ، التي منها 45 محلية تعود لسكان أمريكا الأصليين. الفصيلتان المفلوحتان أي المحروثة والمهذبة، تبغ عام وتبغ برية،، وهما سنويان - أي موسمهما سنوي- ويعيشان فقط في فصل نام واحد. التبغ الشائع وهو النوع الأول أي العام طوله من 1- 3 متر (أي 3 -10 فوت) وعنده جذع خشبي سميك، مع بضعة تفرعات جانبية.. تنتج النبتة النموذجية الواحدة لها عشر إلى عشرين ورقة واسعة من الفرع الناتج بشكل متعاقب من القصبة المركزية. يعتمد حجم الورقة على السلاة التي ينحدر منها نوع التبغ. الزهور تكون بشكل بوق ضيق، وهي مخملية وردية مظلمة إلى البيضاء تقريبا. التبغ البري طوله حوالي 0,6 متر أي حوالي 2 فوت وعنده جذع أقل خشبية وأكثر رشاقة من التبغ العام. الأوراق عندها قصبة قصيرة تربط إلى

الجذع. إن الزهور صفراء شاحبةٌ مع خمس شحمات اذان منفصلة[1].

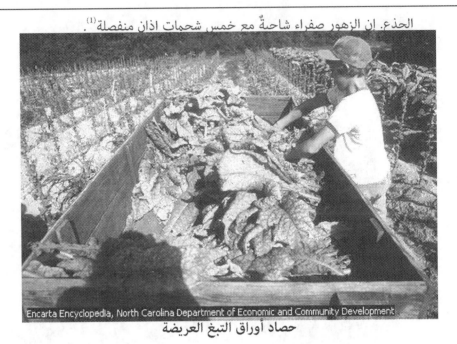

Encarta Encyclopedia, North Carolina Department of Economic and Community Development

حصاد أوراق التبغ العريضة

أساليب الزراعة:

التبغ ينمو في كل المناطق الإستوائية والمعتدلة، وهو يمكن أن ينمى أقصى الشمال مثل كندا والنرويج. يزدهر أفضل في المساحات بفصل نام خال من الصقيع من 120 إلى 170 يوم، اعتمادا على نوع التبغ. يتطلب التبغ ذي النوعية الجيدة تربة رطبة مصرفة بشكل جيد، خصبة، ودرجات حرارة دافئة. أكثر أنواع تبغ تنمو في شمس كاملة. عوامل بيئية تؤثر على خصائص النبتة. التربة، كمثال، يمكن أن تؤثر على حجم الورقة، القوام، واللون... الترب الرملية تميل أن تنتج ورقة كبيرة بشكل نسبي فاتحة في اللون ورقيقة في الجسم، غرامة في القوام، مع رائحة ضعيفة عند احتراقها. في الترب الأثقل، التي تحتوي غرين وطين، يميل أن ينتج ورقة مظلمة صغيرة، بجسم ثقيل ورائحة قوي عند احتراقها.

البلدان الرئيسة التي ينمو فيها محصول التبغ هي الصين، الولايات المتحدة، تركيا، كوبا، الهند، البرازيل، وزامبابوي.. بعض السلالات من التبغ العام تنمو للإستعمال الأولي في منتجات التبغ المختلفة. في الولايات المتحدة، التبغ الفرجيني هو التبغ الرئيسي المستعمل في السجائر؛ أغلبه ينمو في شمال كارولينا، جورجيا، وفرجينيا. وهناك تبغ بورلي، الذي ينمو في الغالب في كينتوكي وتينيسي، يستعمل في السجائر والأنابيب.

---

(1) موسوعة إنكارتا 2003، موضوع التبغ، بتصرف.

نباتات التبغ عرضة لأن تهاجم من قبل مجموعة عريضة من الحشرات والفطريات الجرثوميات، والأمراض الفيروسية. ولحل هذه المشاكل، يقوم مزارعو التبغ بإكثار وإنماء سلالات من التبغ الذي يقاوم الأمراض والحشرات. فيقوم المزارعون مثلا:

• يقومون بتدوير المحاصيل، أي يزرعون التبغ لسنة معينة ثم يزرعون محصولا مختلفا في نفس الحقل في السنة القادمة .

• تتم مراقبة زراعة المحصول ووجود الحشرات والأمراض فيه، فإن حصل يتم حرمان زارعي التبغ من زراعة نباتات التبغ خلال السنوات المتعاقبة.

• قبل زراعة المحصول يقوم المزارعون باستخدام مبيد الفطريات في التربة لغرض السيطرة على الأمراض الفطرية.

• كذلك يقومون بتدخين التربة أيضا لكي تتم السيطرة على الديدان المجهرية التي تزعج الجذور. والمعروفة بالـ (nematodes).

• المزارعون يستعملون أيضا الـ (herbicides) لغرض السيطرة على الأعشاب الضارة ومبيدات الحشرات للقضاء على الحشرات.

تبدأ دورة الفلاحة السنوية للتبغ بزراعة البذور، وقي الولايات المتحدة، تبدأ الزراعة بالبذر في شهر آذار في الولايات الجنوبية وفي شهري حزيران/يونيو في الولايات الشمالية. بذور التبغ تكون صغيرة بشدة، فمليون بذرة أو محصول نبتة بالغة وحيدة يزن حوالي 80 غرام أي 3 أونز، لذلك فهي تحتاج لعناية خاصة وزراعة في ترب طليقة خصبة وأسلوب سقي معين، والمحافظة عليها رطبة وبعيدة من التجفيف.

التبغ يحصد بعد 70 إلى 130 يوم من تاريخ الوضع. وطريقة الحصاد المتبعة تعتمد على نوع التبغ. لبعض التبوغ، يقوم المزارعون بقطع النباتات كاملة من الأرض ويقطعونها إلى أعواد صغيرة بطول حوالي متر واحد أي تقريبا 3 فوت، تدعى عود التبغ. كل عود يحمل حوالي ستة نباتات. للتبوغ الأخرى، المزارعون يزيلون الأوراق البالغة ويوترونها على الأسلاك، وتترك بقية النبتة لتستمر بالنمو.

طرق المعالجة للتبغ:

بعد الحصاد التبغ يترك ليعالج ويجفف، ومن ثم يشيخ كي تحسن نكهته. هناك أربعة طرق عامة من المعالجة والإشفاء، والطريقة المستخدمة تعتمد على نوع التبغ وإستعماله المقصود:

1. طريقة المعالجة الهوائية للتبغ هي إحدى طرق الإشفاء والمعالجة المستخدمة بكثرة، إذ يمنع تعريضه للريح والشمس في حضيرة مهوية بشكل جيد، حيث يجفف هوائيا لستة إلى ثمانية أسابيع. التبغ المعالج هوائيا يكون بخواص معينة، فالسكر الذي يعطي دخان التبغ نكهة حلوة واحتراق أكثر إضاءة يكون

منخفضا فيه، بينما يكون عاليا في النيكوتين. تبوغ السيجار والبيرلي تكون من هذا النوع.

2. هناك طرق معالجة بواسطة النار، فالدخان المتصاعد من نار محرقة منخفضة على طابق الحضيرة تتخلل الأوراق. وهذا يعطي الأوراق رائحة ونكهة مدخنة متميزة لتشبعها بالدخان. هذه الطريقة للمعالجة بالنار تأخذ ثلاثة إلى عشر أسابيع وتنتج تبغ منخفض في السكر وعالي في النيكوتين. تبغ الإنبوب، وعلكة التبغ أو التبغ الممضوغ، من هذا النوع.
3. تبغ المدخنة أو التبغ المعالج بالمداخن يحفظ في حضيرة مرفقة سخنت بالمداخن، أو الأنابيب، من الهواء الحار، لكنه لا يعرض بشكل مباشر لدخانها. هذه الطريقة تنتج تبغ سيجارة يكون عالي السكر ولديه محتويات نيكوتين تتراوح من الوسط إلى العالية. إنه الطريقة الأسرع للإشفاء، ويتطلب حوالي الإسبوع. التبغ الفرجيني الذي يعالج بالمدخنة يدعى أيضا بالتبغ الساطع ، لأن المعالجة بالمدخنة تجعل من أوراقه ذهبية، برتقالية، أو صفراء.
4. هناك أيضا تبغ معالج بالتجفيف بواسطة الشمس، إذ يترك غير مغطى في الشمس ليجف. هذه الطريقة تستعمل في اليونان، تركيا، وبلدان البحر الأبيض المتوسط الأخرى والتي تنتج التبغ الشرقي. هذا النوع من التبغ منخفض في السكر والنيكوتين ويستعمل في السجائر.

بعد الانتهاء من المعالجة يقوم العمال بربطه في حزم صغيرة، حوالي 20 ورقة للحزمة، تدعى الأيادي، أو تستعمل الماكنة لتشكل كتل كبيرة، تدعى البالات. هذه الأيادي أو البالات تترك لتشيخ وتهرم بشكل حذر لسنة إلى ثلاث سنوات كي تحسن نكهتها وتخفض مرارتها.

مما تقدم يتبين أنه حتى معالجة التبغ بعد حصاده تكون بتطوير المادة السمية التي تحتويها الأوراق أصلا، فتعرضه للدخان بشتى أصنافه يجعله يتشبع بمكوناته الكيميائية التي تحدثنا عنها في بداية الفصل والتي ذكرنا مدى تدميرها للصحة والبيئة.

تحظير منتجات التبغ

منتجات التبغ تتضمن عدة أصناف تستخدم في السجائر، السيجارات (النوع الطويل cigars)، وتبغ الإنبوب. كذلك التبغ الذي يدخن؛ يشم، أو يستنشق في الأنف؛ وكذلك التبغ الممضوغ الذي يمضغ لكن لا يبتلع. التبغ يستعمل أيضا لمنتجات النيكوتين، مثل مبيدات الحشرات والأدوية التي قد تساعد الناس لترك التدخين. إن القصبات التي تترك بعد حصاد تكون غنية بالنتروجين فتستعمل كمخصب في مناطق نمو التبغ.

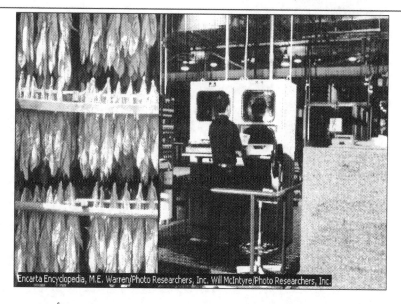

Encarta Encyclopedia, M.E. Warren/Photo Researchers, Inc. Will McIntyre/Photo Researchers, Inc.

في المراحل الأولى للمعالجة، الجذوع والعروق يتم إزالتهما والأوراق يتم قطعها بشكل أشرطة. سلالات التبغ المتعددة بعد ذلك يتم مزجها بواسطة دوارات خاصة. كمثال، مزيجٌ من التبوغ الساطعة، وتبوغ بيرلي (burley)، والتبوغ الشرقية تستعمل في صناعة السجائر. تتم إضافة بعض المضافات للمزيج كالمواد الرطوبة ونكهات مطيبة، فمثلا يضاف عصير التفاح أو الغليسرين، كذلك العسل، وعرق السوس، أو النعناع. بعد ذلك تقطع التبوغ الممزوجة بشكل قصاصات صغيرة.

التبوغ المستعملة في السجائر والسيجارات يجب أن تكون مطوية. مكائن طي السجائر تطوي التبغ في ورقة خاصة بحيث تحرق ببطء وبانتظام. غالبا ما يضاف مرشح في نهاية السيجارة لكي يجمع الملوثات ويجعل الدخان أقل قساوة للاستنشاق. السيجارات (النوع الطويل cigars) تتضمن على ثلاثة أنواع من التبوغ. الحشوة، أو الصميم، يتضمن على القطع الصغيرة من الأوراق، أو أوراق كاملة صغيرة. بينما يحمل الرباط الحشوة في المكان الصحيح وبدوره يغطى بالغلاف، الذي يجرح بشكل حلزوني، بدأ من النهاية التي سيتم إشعالها أولا. ولو أن بعض سيجارات النوعية العالية تجعل بالكامل باليد، ولكن أكثر السيجارات تصنع بالماكنة.

التبوغ الممضوغة تصنع عموما من الدرجات السميكة من الأوراق والتي تضاف لها مواد رابطة ونكهات. التبوغ الممضوغة تصنع عموما بضغط التبغ على شكل كتل تعرف بالسدادات. تبوغ الشم تصنع بطحن التبغ بشكل مسحوق دقيق، والذي يسمح له أن يتخمر لفترة طويلة من الوقت،ثم يشمم بشكل متكرر بالتوابل، مثل الياسمينة أو الفصوص.

صناعة التبغ

تقريبا 7 مليون طن من التبغ التجاري ينمو كل سنة، بقيمة إجمالية تقدر بـ 39 بليون دولار أمريكي. البلدان الأكثر إنتاجا للتبغ هي الصين، الولايات المتحدة، الهند، البرازيل، تركيا، وزامبابوي. التبغ هو محصولٌ مهمٌ بشكل إقتصادي للعديد من الأمم حوالي 2 مليون طن من أوراق التبغ غير المعاملة صناعيا، بقيمة إجمالية تقدر بحوالي 6,500 دولار للطن الواحد تصدر عالميا كل سنة. تعتبر البرازيل الرائدة في مجال الصادرات، إذ إنها تغطي حوالي 15 بالمائة من مجموع الصادرات العالمية لهذا الحصول.. تليها الولايات المتحدة، بحوالي 11 بالمائة من المجموع العالمي للصادرات، كما وتعتبر الولايات المتحدة الأكثر تصديرا للسجائر ومنتجات التبغ المصنوعة الأخرى، فحوالي الـ 635 بليون سيجارة تم صناعتها في الولايات المتحدة عام 1999م, ربعها تم تصديره.

كان الاستهلاك الأكثر عالميا لسجائر التبغ موجودا في الولايات المتحدة، إذ وصل هذا الاستهلاك إلى 4,345 سيجارة لكل شخص سنويا في عام 1963م. لكن هذا العدد قد سقط بثبات منذ 1964 م، عندما أعلن عن التقرير الخاص بالتدخين من قبل هيئة متخصصة - وكما بينا آنفا – وأنه أي تدخين السيجارة مرتبطٌ بسرطان الرئة، وأمراض الشريان التاجي، وأمراض أخرى. وبدأ يقل سنويا مع ازدياد البحوث المبينة لضرره والوعي العام بذلك، وبحلول 1999 م فإن إستهلاك كل فرد سنويا من السجائر في الولايات المتحدة قد نزل إلى حوالي 2,100 سيجارة.

التدخين اليوم أصبح أقل شعبية في الولايات المتحدة وأوروبا، ولكن منتجي السيجارة قد وجدوا أسواقا جديدة في أوربا الشرقية، آسيا، أفريقيا، والإتحاد السوفيتي السابقة.. وبسبب جهود التسويق العدوانية لصناعة التبغ الدولية، فإن استهلاك تبغ في هذه المساحات تتوقع أن ترتفع بنسبة تقريبا 3 بالمائة سنويا.

ومنذ ذلك التاريخ المحزن لصناع السجائر، بدأت الحكومة الإتحادية في الولايات المتحدة تدعم الأسعار الخاصة بمنتجات أخرى غير التبغ بسبب تدني أرباحه، وبدأ التنويع لتصدير المنتجات الزراعية يزداد بشكل أكثر من ذي قبل، بضمن ذلك الرز، الفول السوداني وغيرها. على أن دعم التبغ استمر لمنع تدهور صناعته. وقد أعد برنامج لذلك، هذا البرنامج يدعم أسعار التبغ فيجعلها تستقر أكثر ويضمن للزراع دخلا ثابتا بإنصاف. تسجيل المزارعين في هذا البرنامج يعود إلى الجمعية التعاونية التي تبيع تبغهم في المزاد[1].

(1) موسوعة إنكارتا العالمية، 2003م، موضوع التبغ، بتصرف.

الدعاية وشركات التبغ .. صناعة التبغ تدين نفسها[1] :

لما كان أربعة ملايين من المدخنين يموتون سنويا فأن الهدف الإستراتيجي الاساسي للشركات المصنعة للسجائر هو كسب مدخنين جدد بالعدد نفسه في الأقل، لذا فقد توجهت تلك الشركات إلى الأطفال والشباب بإعلانات مغرية وفعالة تروج للتبغ يوميا. وتنفق تلك الشركات مليارات الدولارات كل عام لترويج سلعها ومنتجاتها، وهي مبالغ هائلة إلى الموارد المتوافرة لبرامج مكافحة التبغ. ولهذا فان المتطلبات كبيرة جدا لجعل برامج منع التدخين برامج فعالة قادرة على الحد من مقدرة صناعة التبغ على اجتذاب جيل جديد من المدخنين عن طريق الإعلان ... لقد تم أخيرا نشر بعض الوثائق الخاصة بشركات التبغ التي تشير إلى الاهتمام القديم لتلك الشركات باغراء الصغار بالتدخين...تم مؤخرا نشر بعض الوثائق الخاصة بشركات التبغ والتي عرضت أثناء المحاكمات ومارافقها من تحقيقات، وهذه الوثائق تقدم أدلة دامغة على الاهتمام القديم لشركات التبغ بإغراء الصغار بالتدخين، وفي ما يأتي مقتطفات عن بعض وثائق هذه الشركات:

1. ((ثمة دلائل تشير إلى أن الفئة العمرية 14 - 18 سنة تمثل قطاعا متزايدا من المدخنين، ولذلك فأن شركة أرجيه رينولدز لا بد أن تطرح قريبا سجائر تحمل أسما تجاريا جديدا ناجحا في هذا الحيز من السوق، أن هي أرادت ان تحافظ على مركزها في صناعة التبغ على المدى الطويل.)).. توقعات آرجيه رينولدز التخطيطية ممهورة بخاتم سري 15 آذار/ مارس 1976 .
2. ((إن توصياتنا المرفقة - تعد خطوة أخرى نحو تحقيق أهدافنا التسويقية وهي زيادة حصتنا من الشباب الصغار، إن ضمان زيادة نمو سجائر "كاميل فلتر" واستمرار نموها على المدى الطويل يحتم زيادة حصتها من المدخنين في الفئة العمرية 14 -24 سنة فهذه الفئة هي الأكثر تحررا في قيمها وهي تمثل سوق السجائر في المستقبل.))... جيه. دبليو. هند. آر. جيه رينولدز-23/كانون الثاني - يناير- 1975م.
3. ((إذا اردنا لشركتنا البقاء والازدهار على المدى الطويل فلا بد من الحصول على حصتنا من سوق الشباب. وفي رأيي يتطلب هذا طرح أنواع تعمل أسماء جديدة تكون مصممة لسوق الشباب بالذات .))... كلود تيغ، آر، جيه رينولدز، باحثة 1973.
4. ((إذا كانت السنوات العشر الماضية قد علمتنا شيئا ما، فهو أن هذه الصناعة تسيطر عليها الشركات التي تتجاوب بفعالية أكبر مع احتياجات المدخنين الصغار.)).. الاحوال العامة في السوق 1988، شركة امبريال توباكو ليمتد .
5. ((" لا شك ان ما يشعر به المدخن الجديد اليوم له آثاره في مستقبل صناعة التبغ

(1) بحث (التدخين القاتل الطليق)، الأساتذة الدكتور عبد الحافظ عبد الوهاب.. الدكتور آياد نوري فتاح.. مجلة علوم، العدد 110، شهري تموز-آب / 2000م، ملف العدد، الصفحات 20-25، بتصرف.

ولذا فان اجراء دراسة في هذا المجال أمر كبير الأهمية، ولقد صمم "المشروع 16" ليقوم بذلك، أي أن يتعرف على كل شيء تجب معرفته عن كيفية بداية التدخين، وما هي أحاسيس طلاب المدارس الثانوية بالنسبة لكونهم مدخنين، وكيف ينظرون إلى استخدامهم للتبغ في المستقبل "... " لا بد ان تكون الإعلانات الموجهة إلى المراهقين متميزة بعدم التصنع وبأن طابعها هو الأمانة". "وتبذل جهود جادة لتعلم التدخين في سن الثانية عشرة والثالثة عشرة في معظم الحالات "... " ويسعى المراهق إلى إظهار رغبته الجديدة في الاستقلال بحيث يكون لديه رمز لهذا الاستقلال والسجائر تعطيه هذا الرمز. نظرا لانها ترتبط مع تصرف الكبار، بينما يحاول الكبار في الوقت نفسه ان يمنعوا الصغار من تدخينها.")).. شركة كيوشينسكي لأبحاث التسويق، تقرير مقدم إلى شركة امبريال توباكو ليمتد، الموضوع: "المشروع 16" تاريخ 18 تشرين الاول/ اكتوبر 1977 .

6. ((يفترض أن البادئين بالتدخين وهم في سن صغيرة جدا يتناولون نوع اكسبورت A نظرا لأنها تعطيهم طابعا فوريا من الرجولة، فتتجاوب مع طبيعتهم المتمردة وتعزز مركزهم بين اقرانهم.)).. وثيقة استراتيجية اكسبورت فاميلي، 22 آذار/ مارس 1982، شركة ارجيه آر- ماكدونلد.

7. ((نظرا لأن لدينا أعلى حصة من أصغر المدخنين فإننا سنكون أكثر تعرضا للضرر من سائر الشركات إذا تقلص عدد المدخنين من المراهقين.)).. مايرون جونستن، فيليب موريس الولايات المتحدة، مراسلات بين المكاتب، مارس/ آذار 1981 .

8. ((لا بد لنا ان نبيع فكرة استخدام التبغ عن طريق الفم، وان نجتنب الشباب الصغار. وستكون إعلاناتنا هذا العام مسايرة لفكرة أن استخدام النشوق ومضغ التبغ أمر يسير ونأمل أن نشجع بذلك الاقبال عليها بشكل كبير..)).... شركة التبغ الامريكية US Tobacco Co محضر اجتماع النشوق والتبغ الممضوغ وابحاثه وانتاجه وتسويقه 22 – 23 كانون الثاني/ يناير 1968.

9. ((تعترف شركة ليغيت أن صناعة التبغ تسوق منتجاتها للفتيان والفتيات، وهذا يعني الشباب الذين هم دون الثامنة عشرة من العمر. لا مجرد الشباب الذين هم بين الثامنة عشرة والرابعة والعشرين . وتندد شركة ليغيت بهذا العمل وتتعهد بان لا تسوق منتجاتها للأطفال.)).. اتفاقية التسوية مع النائب العام في الولايات المتحدة مع مجموعة بروك جروب، ليغيت أند مايرز المحدودة وليغيت جروب المحدودة في 20 آذار / مارس 1977 .

الفصل الثاني

ساهم في تدمير
الجنس البشري

التأثيرات الكارثية
للتدخين

الفصل الثاني

ساهم في تدمير الجنس البشري
التأثيرات الكارثية للتدخين

مقدمة

وبعد أن بينا في الفصل السابق كيف أن البيئة التي أمننا اللـه تعالى عليها ومنها أجسامنا وصحتنا أصبحت تصرخ مستنجدة لما يحصل لها من تدمير بفعل التلوث ومنه التلوث بالدخان، ننتقل إلى الآثار الرهيبة للتدخين والسجائر لنعلن أن المدخن لا يعرض نفسه وأهله ومجتمعه للخطر الماحق حسب، بل يساهم بشكل مباشر في تدمير البيئة وعلى رأسها الجنس البشري!.

كانت الاعتبارات الاجتماعية لا تسمح للأبناء بالتدخين أمام آبائهم أو أمام من يكبرونهم ولا تسمح بالتدخين علنا في الأماكن العامة ولا تسمح بتدخين النساء مطلقا، وكانت تلك الاعتبارات هي التشريعات التي تلتزم بها ذاتيا ونحن قانعون سعداء.. ولكن التسامح التي حظيت بها عادة التدخين أدى إلى تغلغلها في حياتنا اليومية حتى أصبحت لكثرة شيوعها مقبولة اجتماعيا وهذا ما يزيد خطورتها إذ لم يعد أفراد المجتمع يعدونها خطأ لا بد من رفضه ومحاربته.

ولكن هذا لا يعني أن نقف متفرجين ورافعين الاستسلام والعجز بل يجب أن يكون دافعا وحافزا لكل العقول النيرة والمفكرة والقلوب المؤمنة المخلصة لأن تعمل أكثر ونقف أمام هذا الوباء.. ومساهمة في هذا المضمار نقدم هذه الحقائق عن بعض جوانب التدخين وآثاره حيث سنتطرق إلى الاضرار الصحية وموقف الشركات العالمية بهذا الشأن ونأمل أن نقدم في أعداد قادمة حقائق عن جوانب أخرى للموضوع [1].

لقد عرف التدخين والتبغ عند الهنود الحمر في أمريكا اللاتينية والمكسيك وكوبا، ومن ثم انتقل إلى أرجاء العالم . لقد اعتاد كثير من الناس على تدخين السجاير أو الغليون أو النرجيلة ، وتفشت هذه العادة السيئة في كثير من المجتمعات الإسلامية ، بل والأسر المسلمة والبيوت المتدينة والمحافظة ، وذلك نتيجة للاحتكاك والاختلاط الاجتماعي والدولي والتجاري منذ القديم وإلى الآن بصورة أوسع وأسرع . وللأسف لقد ساد مفهوم خاطئ عند

---

(1) بحث (التدخين القاتل الطليق)، الأساتذة الدكتور عبد الحافظ عبد الوهاب.. الدكتور آياد نوري فتاح.. مجلة علوم العراقية، العدد 110، شهري تموز-آب / 2000م، ملف العدد، الصفحات 20-25، بتصرف.

البعض بأن التدخين يمثل وجها حضاريا جديدا ، ومعبرا عن الرقي والمكانة الاجتماعية ، ودليلا على المستوى الثقافي والمركز العلمي .. بل اعتبره البعض دلالة على الرجولة وعلامة على القوة والشباب ، ودلالة على الفتوة والنشاط .

وقد تفشت هذه العادة حتى عند النساء والسيدات في مجتمعاتنا بدعوى التمدن والتقدم والرفعة الاجتماعية ... ومع هذا برزت مغريات ، وراجت دعايات خاطئة بأنه يريح النفس ، ويهدئ الأعصاب ، ويساعد على قوة التركيز ، وزيادة النشاط الذهني . ونسي أو تناسى أولئك أن هذا السلوك هو اتجاه خاطئ وعادة خطيرة .. سواء على مستوى الفرد أو المجتمع ، بل إنه انتحار بطيء مع سبق الإصرار والتصميم وقتل النفس ، وطريق للهلاك ، والدمار . يقول تعالى : (ولا تلقوا بأيديكم إلى التهلكة) [البقرة : 195] . ومن هذه التهلكة تأثير التدخين (بشتى أنواعه) على معظم أجهزة الجسم بشكل تدريجي وبطيء . ومنذ البدء نشير إلى أن التأثير الضار للتدخين يكون باتجاهين مهمين :

1 - تأثير ضار موضعي مباشر : عن طريق استنشاق أغبرة ودخان السجاير أو الغليون والنرجيلة.

2 - تأثير ضار عام : بما يحتويه من مواد كيماوية ضارة ومسرطنة كالنيوكوتين والقطران وتأثيراتها على الجسم وأجهزته .

ورغم انتشار التدخين في البلاد الغربية ، فحملات التوعية ومكافحة التدخين والمراقبة على شركات تصنيع السجاير لتنقيته من القطران والمواد المسرطنة، وبالرغم من التوضيحات الضارة على علب السجاير ، واتخاذ القوانين الصارمة ببعض المجالات ، ما زالت السجاير تشكل نسبة كبيرة من أسباب الوفيات في العالم والتي تقدر بالملايين سنويا ، وللأسف ما زلنا نحن في مجتمعاتنا ، كبقية بلدان العالم الثالث نروج للسجاير بوسائل الإعلام المختلفة ، فضلا عن فقدان المراقبة لما تحويه السجاير من المواد المسرطنة والضارة ، ومن نسبة تركيزها في السجاير .

يسير العالم نحو حرب ضد السجاير والتدخين .. فحري بنا نحن المسلمين أن نكون أول من يتخذ خطوات إيجابية للوقوف أمام تفشي هذه العادة السيئة والخطيرة . وطبقا لتقرير منظمة الصحة العالمية ، فإن التدخين يعتبر أخطر وباء عرفه الجنس البشري ، والوفيات الناتجة عنه تعد أكثر الوفيات التي عرفها تاريخ الأوبئة ، وخصوصا في الدول الفقيرة ، حيث تكثف شركات التدخين دعايتها ، وتروج أردأ أنواع الدخان وأخطرها ضمن خطة تستهدف الربح المادي أولا وتدمير لبنية تلك الشعوب ثانيا... نسأل اللـه لكل مدخن أن يرزقه الإقلاع الفوري عن هذا الوباء القتال[1] .

(1) التدخين ذاك السّم القتال، مقال للدكتور خالد الموسى في مجلة البيان السعودية، العدد 28، (ص 83)، شوال 1410هـ/مايو 1990م.

التأثيرات الصحية المؤذية لتدخين التبغ كانت تروج منذ وقت طويل وكان معترف بذلك. فمنذ وقت مبكر من القرن الـ19 الميلادي، كانت قد روجت تقارير تبين أن تدخين السيجار وتدخين الإنبوب يسببان سرطان الفم. ولكن في الحقيقة حتى أواسط القرن الـ20 الميلادي لم يكن هناك دليل علمي قوي لتأسيس جبهة مواجهة علمية ضد أخطار التدخين.. إذ لم يكن قبل العام 1950 م الدليل القوي الذي يبين بشكل علمي لا لبس فيه ولا مراء أن التدخين هو له علاقة مباشرة وربط رئيسي لتأسيس مسببات سرطان الرئة، ومن ثم تبين أن سرطان الرئة هو النوع الأكثر شيوعا بين موتى السرطان في رجال أكثر البلدان الغربية. لأن تدخين السيجارة اصبح منتشرا ومستشريا بين الناس فغدا عادة واسعة الإنتشار بين الرجال خلال الحرب العالمية الثانية، ولأن هذا المرض عنده فترة إختفاء طويلة، أصبح الصعود في عدد حالات حوادث سرطان الرئة خلال الجزء الثاني من القرن الـ20 الميلادي أمرا متوقعا. وفي أواخر القرن الـ20، وفي العديد من البلدان، نسبة واحد إلى كل ثلاثة من موتى السرطان بين الرجال، و10 بالمائة لأولئك بين النساء ينسبون إلى تدخين السيجارة[1].

لقد اصبح معروفا ان التدخين يسبب الكثير من المخاطر والأضرار الصحية والاقتصادية والاجتماعية. وسنتطرق هنا إلى الأضرار الصحية فقط والتي تنشأ من المكونات والمواد الكثيرة الضارة التي يحتويها الدخان. وفيما يأتي أهم المواد والمكونات التي ثبتت أضرارها الصحية علميا، والتي سنتكلم بإيجاز عن الخطوط العامة لها.

1- الإدمان:

تعاني الدول المعاصرة من مشاكل عديدة ومتنوعة مثل الطلاق ، العنوسة (العزوبية) والهجران الزوجي والأمراض الجنسية وآخرها الإيدز ، والبغاء والشذوذ الجنسي والاجهاض ، والاغتصاب والخيانة الزوجية والأطفال غير الشرعيين والعنف الأسري والتحرشات بالمرأة العاملة في سوق العمل وهتك العرض وما شابه ذلك وفي الميدان الاجتماعي تعاني دول العالم المعاصر من مشاكل الإجرام سواء كان ضد الملكية أو النفس ، والتشرد وحوادث الطرق وانحراف الأحداث والعنف وانخفاض معدلات نمو السكان (في الدول الغربية) وظاهرة المجتمع الشائخ ، والانحراف السلوكي والانتحار ، والإدمان على الكحول والتبغ والمهدئات والمنومات والمنشطات والمخدرات والمسكنات ، ومشاكل التمييز العنصري والأمراض والاضطرابات النفسية والعقلية والعصابية ، والفساد الإداري والجرائم الاقتصادية والمشاكل العاطفية بين المرأة والرجل والرشوة وفي الميدان الاقتصادي تشكو المجتمعات العلمانية المعاصرة من التضخم (ارتفاع الأسعار) والبطالة والدورات الاقتصادية والفقر وسوء

(1) الموسوعة العالمية إنكارتا 2003م، التدخين.

توزيع الدخل والثروة وانخفاض معدلات النمو الاقتصادي ، والعجز في الموازنة العامة وميزان المدفوعات ، والديون الخارجية (لدى دول العالم الثالث) ، وسوء تخصيص الموارد واستنفاد الموارد الطبيعية وفي المجال البيئي هناك مشاكل تلوث البيئة (الهواء والماء والبحار والمحيطات) والضجيج وتضرر طبقة الأوزون ، والتصحر والتعرية وانقراض بعض الأنواع بفعل الصيد الجائر والارتفاع العالمي في درجات الحرارة وغيرها [1] .

والإدمان أنواع منها الإدمان على المخدرات والكحول والسجائر والعقاقير المهدئة والمسكنة وغير ذلك.. وسنبين أدناه بعض ما توصلت له البحوث الحديثة حول الإدمان بشكل عام، أسبابه ونتائجه، على أن ما يهمنا في كتابنا هذا هو إدمان السجائر وما يتعلق به:

- **تطوير علاج لإدمان الكوكايين بالفيروسات:** تمكن باحثون من معهد سكريبس للأبحاث من تطوير أداة ذات إمكانات واعدة في علاج الإدمان على الكوكايين، وذلك بتخليق فيروس (إلتهام) معدل (وراثيا) وقادر على امتصاص المادة المخدرة داخل الدماغ.. وخلال هذه الأبحاث قام العلماء بتغليف الفيروسات بأجسام مضادة تلتصق بجزيئات الكوكايين وتساعد على إخلاء الدماغ منها، مما يخمد نوازع الإدمان المؤدية إلى معاودة التعاطي، عن طريق استئصال التأثيرات المصطنعة التي يحدثها تعاطي المخدر.. ومع أنه ينظر عادة للفيروس بكثير من الخطورة، إلا أن هذه الدراسة استفادت من خاصية قدرة الفيروس على الوصول إلى الجهاز العصبي المركزي.. ويؤدي تعاطي الكوكايين إلى انتقاله لمجرى الدم، ثم عبوره لحاجز الدورة الدموية في الدماغ، وتراكمه في منطقة السيراء (الغلاف) الباطنة من الدماغ بسرعة، وهذه المنطقة بدورها متصلة بمركز اللذة في الدماغ بواسطة الخلايا العصبية.

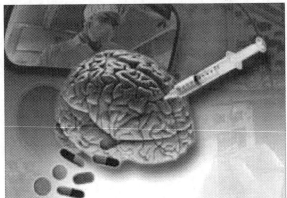

(1) نحو مفهوم موضوعي للتنمية، جمال حسن الحمصي، مجلة البيان، العدد 57، ص 22، جمادي الأولى 1413هـ/نوفمبر1992م.

وهناك تتداخل جزيئات الكوكايين مع عملية التنظيم الاعتيادي لمادة كيميائية في الدماغ هي الدوبامين، وذلك من خلال الارتباط بناقلات الدوبامين ومنعها من إعادة تدوير الناقلات العصبية.. وكالعديد من الفيروسات، يمكن لكائنات "إلتهام" الوصول إلى الدماغ عبر الأنف، وقد استخدم الباحثون هذه الإمكانية لتوصيل الجسم المضاد إلى الجهاز العصبي المركزي في حيوانات القوارض.. يؤدي ذلك إلى ارتفاع مستويات الدوبامين في منطقة مركز اللذة بالدماغ، مما ينتج عنه حالة مصطنعة من الشعور بالانتعاش والنشاط لدى متعاطي الكوكايين، وهي تحدث بعد ثوان من تعاطي المخدر، وتستمر لعدة دقائق.. ويتعرض المدمنون لانتكاسات (تكرار التعاطي) بسبب رغبتهم في معاودة الوصول إلى حالة الانتعاش المصطنعة التي يحدثها الكوكايين في منطقة اللذة بالدماغ، هذه الحالة من اللذة هي المسؤولة عن وصول متعاطي الكوكايين إلى الإدمان بسبب رغبته في استعادة اللذة وتكرارها.. ويمكن استخدام تقنية مماثلة في علاج الإنسان من مظاهر وأسباب الإدمان على المخدرات، وإن لم يتم بعد اختبار هذا الأسلوب إكلينيكيا، وسيحتاج الباحثون إلى سنوات من التجريب والإتقان قبل أن تتحول هذه التقنية إلى علاج جاهز لمرضى الإدمان.

- **اكتشاف جينات مسؤولة عن الإدمان والاكتئاب:** قال باحثون أميركيون إنهم حددوا منطقة الجينات المسؤولة عن جعل البعض أكثر عرضة لإدمان الكحول أو الإصابة بالاكتئاب، وهما مرضان قد تتكرر الإصابة بأي منهما في بعض الأسر.. وأضاف الباحثون في تقرير نشرته الدورية الأميركية للطب النفسي أن الكروموزوم البشري (1) به منطقة مرتبطة بمدى تعرض شخص ما لإدمان الكحول والاضطرابات العاطفية الانفعالية وبالأخص الاكتئاب. وقالوا إن الجين أو مجموعة من الجينات قد تلعب أيا من الدورين حسب الظروف. وأوضحت الدراسة أيضا أن الاكتئاب يأتي في حالات عديدة نتيجة لإدمان الكحول. وقال مدير معهد بحوث الطب النفسي بمستشفى جامعة إنديانا جون نورنبرغر الذي قاد فريق البحث إن توافر هذه المعلومات الجديدة يمكن بشكل أفضل دراسة أساليب تشخيص إدمان الكحول والاكتئاب اللذين قد تتوالى الإصابة بهما في بعض الأسر.. وأضاف نورنبرغر "في المستقبل ربما يصبح بإمكاننا التوقع بأن شخصا ما سيصاب على الأرجح بهذه الاضطرابات".. وجرت هذه الدراسة في إطار بحث مستمر يجرى في تسعة مراكز بحثية أميركية جمع الباحثون عبره بيانات إكلينيكية وبيولوجية خاصة بعدة مئات من الأسر التي تعاني من أكثر من حالة إدمان للكحول.

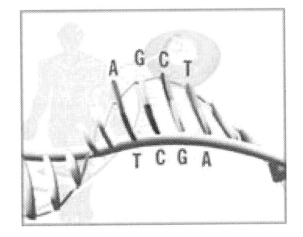

• **الأطفال يدمنون بسرعة على النيكوتين** : قال باحث أميركي إن الأطفال يدمنون بسرعة على النيكوتين حتى وإن دخنوا عددا قليلا من السجائر, وأوضح أن سيجارتين أسبوعيا كافيتان لحدوث هذا الإدمان. وذكر الباحثون في مقال نشرته مجلة (توباكو كونترول) الصادرة عن مجموعة (بريتش ميديكال جورنال) أن الأطفال يدمنون على النيكوتين بسرعة مدهشة وبكميات قليلة جدا. وتابع الباحثون 679 تلميذا بعمر 12 و13 سنة على مدى ثلاثين شهرا, ومن بين 332 تلميذا جربوا التدخين, حتى ولو نفثة واحدة, ظهرت لدى 40% منهم أعراض الإدمان, أي الحاجة إلى التدخين وصعوبة التوقف عنه والانزعاج أو القلق في حال عدم التدخين. وتبين أن حصول الإدمان أسرع لدى الفتيات من الفتيان, وإذ يحدث بعد ثلاثة أسابيع في المتوسط, مقابل 183 يوما لدى الصبيان, بعد البدء بالتدخين بين حين وآخر. وقال معد البحث الطبيب جوزف ديفرانزا من جامعة ماساتشوستس إن "بعض الأطفال تحولوا إلى التدخين المنتظم بعد بضعة أيام من بدء التدخين", وأضاف أن الأبحاث التي أجريت على الإنسان والحيوان تدفع إلى الاعتقاد بأن الإدمان على النيكوتين يبدأ في كثير من الحالات مع أول سيجارة.

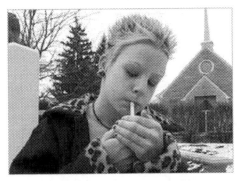

وأضاف الباحثون أن المدهش في الأمر السرعة التي ظهرت فيها أعراض الإدمان، فحتى الآن كان الاعتقاد السائد أن الإدمان يظهر بعد أن يبدأ الفتيان بتدخين عشر سجائر يوميا على الأقل. وأبان البحث أن نصف الشبان الذين ظهرت عليهم علامات الإدمان كانوا يدخنون سيجارتين أسبوعيا, وظهر الإدمان لدى الثلثين قبل أن يصبح التدخين عادة يومية لديهم. وأوضح الباحثون أيضا أن الأطفال يختلفون عن الكبار في ما يتعلق بتأثرهم بالنيكوتين، فدماغ الفتية الذي يكون لا يزال في طور النمو أكثر عرضة لآثار المواد المسببة للإدمان من الكبار, وأثر النيكوتين يكون عليه أقوى وأطول مدة.

- **فحص البول يكشف المدخنين من الأطفال:** أفادت دراسة نشرتها مجلة أرشيف طب الأطفال والمراهقة الأميركية أن بضع أسئلة يوجهها الطبيب مع اختبار للبول يساعدان في تحديد المراهقين المبتدئين في تدخين السجائر بهدف مساعدتهم قبل وصولهم إلى الإدمان... وقال باحثون بكلية طب جامعة نورث ويسترن إن استبيانا صغيرا وسريا بشأن عادات المدخنين، تبعه إجراء اختبارات للبول لاكتشاف مادة النيكوتين وهي إحدى المنتجات الثانوية للدخان، أتاح للأطباء التعرف على 92% من المدخنين بين 124 طالبا في المرحلة الثانوية. وقالت الدراسة "بالرغم من أن الأسباب الرئيسية للتدخين تظل اجتماعية يصعب معها علاج إدمان النيكوتين، فإن الأطباء مازالوا هم أكثر من يمكن الوثوق بهم في مكافحة التدخين".. وأثبتت دراسة أخرى في المجلة نفسها أجراها باحثون بالمركز القومي للصحة البيئية في أطلنطا أن التدخين السلبي للتبغ له آثار سيئة على الجهاز التنفسي للأطفال. وأسوأ تلك الآثار تقع على الأطفال الأصغر سنا حيث ثبت وجود ارتباط بين تعرضهم لدخان التبغ وبين احتمال إصابتهم بالربو. وفي الأطفال الأكبر سنا أظهرت الدراسة ارتباطات لها دلالة بين التدخين السلبي وتزايد معدلات الغياب عن المدرسة وضعف الرئة. . يذكر أن الباحثين توصلوا إلى هذه النتائج بعد دراسة بيانات خاصة بحوالي 5400 طفل أميركي أجري عليهم مسح في الفترة بين عام 1988 و1994.
- **العلاقات السيئة مع الآباء تدفع الأبناء إلى الإدمان:** حذر باحثون أميركيون من أن العلاقات السيئة بين الأبناء وآبائهم بالذات, تدفعهم إلى الإدمان والانحراف وتبني التصرفات السيئة والعدوانية. وأظهرت دراسات نفسية أن خطر توجه الأولاد إلى التدخين وشرب الكحول والمسكرات وتعاطي المخدرات, يزيد بنسبة 68% عند وجود علاقات سيئة مع الوالدين وخاصة مع الأب, مبينة أن هؤلاء الأولاد أكثر ميلا للعنف والسلوكيات السيئة من نظرائهم الذين ليس لديهم آباء.

وأوضح علماء النفس في المركز الوطني الأميركي للإدمان وسوء استخدام العقاقير, أن

على الآباء أن يهتموا بأطفالهم تماما كما يهتمون بأعمالهم, ويوفروا لهم الأمان والرعاية والعطف, ويغمروهم بالحب والحنان لينشؤوا بصورة سليمة, ومراقبتهم بشدة وخاصة في سنوات المراهقة, ومحاولة تفهم احتياجاتهم ومتطلباتهم من خلال الحوار والنقاش وتبادل الآراء وتقديم النصح والإرشاد.. وأكد الباحثون أن كلا الوالدين يلعبان دورا رئيسيا في حياة أطفالهما, فلا يكفي وجودهما في حياتهم فقط, بل لابد من بذل جهدهما لتوفير سبل الرعاية السليمة, والتمتع بالصبر والتفهم لتنشئة أجيال صالحة سليمة عقليا ونفسيا وجسديا.

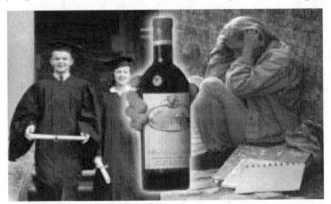

- **بحوث تشير إلى علاقة بين الوضع الاجتماعي وكيمياء المخ:** رجح خبراء أميركيون أن تكون هناك علاقة بين كيمياء المخ والوضع الاجتماعي وذلك من خلال أبحاث لجامعة ويك فورست بنورث كارولينا على قرود آسيوية اعتبرت في مرتبة دنيا بين مجموعاتها نزعت إلى تعاطي جرعات كوكايين أكثر من القرود التي في مرتبة أعلى.. وقال العلماء في دراسة نشرتها أمس دورية نيتشر نيوروساينس أن كيمياء المخ المرتبطة بالوضع الاجتماعي تفسر الظاهرة. . وأشار العلماء إلى أن وضع القرد بين رفاقه ينعكس في كيمياء للمخ على صلة وثيقة بإدمان المخدرات. وكشفت التجارب المعملية أن الطبقة العليا من القرود أقل عرضة لتعاطي الكوكايين من القرود التي تقبع في مكانة اجتماعية أدنى. . وقال رئيس الفريق البحثي مايكل نادر إن الدراسة تظهر أن التغييرات البيئية يمكن أن يكون لها تأثير عميق على كيمياء المخ فيما يتعلق بالحساسية لتعاطي مخدر، وهو ما قد ينطبق أيضا على البشر. وانشغل الباحثون كثيرا بمعرفة الأسباب التي تجعل البعض مدمنا للمخدرات دون آخرين.. وقال نادر في مقابلة إن التجربة المعملية أظهرت أن تحسن الوضع الاجتماعي لمجموعة من القرود أدى إلى تغيرات سريعة في كيمياء

المخ ساعدت بدورها في هذه الحالة الخاصة على حماية تلك القرود من إدمان المخدرات. وأشار إلى إمكانية أن ينطبق ذلك على الإنسان أيضا.. غير أنه أضاف أن نتائج الأبحاث لا تعني فيما يتعلق بالبشر أن أولئك الذين هم في قمة السلم الاجتماعي أقل عرضة لإدمان المخدرات.. وأوضح "لا أعتقد أن الأمر يتعلق بكون الإنسان في مرتبة دنيا أو أنه يشغل مناصب مرموقة.. أعتقد أن النقطة الأساسية هي أن تحسن الوضع المحيط بالإنسان يمكن أن يسفر عن تغييرات سريعة وقوية في المخ".

* **مركب كيماوي يعالج إدمان الحشيش والسمنة:** قال علماء إن إغلاق ما يعرف بالمستقبلات الموجودة في الدماغ وهي مناطق تتأثر بالمركبات الرئيسية للحشيش من شأنه أن يحد من رغبة متعاطي الحشيشة، وتعتمد هذه الطريقة الحديثة لعلاج الرغبة بتعاطي هذا النوع من المخدرات على طرق كيميائية. وأكد عدد من الباحثين العاملين في المعهد القومي الأميركي لمضار المخدرات (NIDA) صحة تقارير أشارت إلى نجاح العلماء في إغلاق مستقبلات الحشيش (receptors Cannabinoid) الموجودة ضمن خلايا القشرة الدماغية، مما وضع حدا للتأثيرات السامة الناتجة عن تدخين الماريغوانا. وشملت التجارب والدراسات التي أجريت للتأكد من كفاءة هذه الطريقة 63 متطوعا من متعاطي الحشيش.

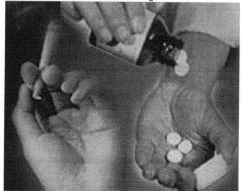

وقال الباحثون المشرفون على بحث نشر في مجلة طب النفس العام إنهم لاحظوا بواسطة تجارب أجريت في البداية على الحيوانات، أن المادة الفعالة الموجودة في الحشيش والمسماة تتراهايدروكينبول (Tetrahydrocannabinol) تلتحم مع مستقبلات معينة من مستقبلات الحشيش. وعمد الأطباء إلى استخدام مركب كيماوي يطلق عليه الإسم إس آر 141716 (SR141716) قادر على الالتحام مع

مستقبلات الحشيش مما يمنع مادة تتراهايدروكينبول من الالتحام مع مستقبلات الحشيش والتأثير على متعاطيه. وعمد الباحثون إلى تقسيم الأشخاص الذين شملهم البحث إلى مجموعتين، المجموعة الأولى أعطيت المركب إس آر 141716 أما المجموعة الثانية فأعطيت عقارا زائفا (Placebo)، وطلب بعد ساعتين من المجموعتين تدخين الحشيش، فلوحظ أن المجموعة الأولى لم تتأثر بالحشيش في حين بدا التأثير السلبي للحشيش واضحا على أفراد المجموعة الثانية والتي تناولت عقارا زائفا. ولاحظ العلماء انخفاض حالة النشوة بمعدل 43% لدى الأشخاص الذين تناولوا أعلى جرعة من المركب إس آر 141716، وارتفع معدل نبضات قلوبهم بنسبة 59%. ويقول العلماء إن مستقبلات الحشيش تنتشر بكثافة في الدماغ، "وتقع عليها مسؤوليتا التفكير والتذكر والانتباه والسيطرة على الحركة"، وأظهرت تجارب أجريت على الحيوانات أن استثارة هذه المستقبلات يؤدي إلى تعطيل التعلم والتذكر ويزيد من شهية الإنسان ونهمه للطعام. وتعقب الدكتورة مارلين هيستوس (Marilyn Huestis) من المعهد القومي الأميركي لمضار المخدرات والباحثة الرئيسية بالقول "ساعدت هذه الدراسة على تمهيد الطريق نحو علاج محتمل للأشخاص المدمنين على تعاطي الحشيش". وقالت أيضا إن فوائد المركب إس آر 141716 لا تقتصر على علاج الإدمان، فقد يستفاد من هذا المركب لتحسين الذاكرة وعلاج السمنة والاختلالات العقلية متمثلة بمرض الفصام "الشيزوفرينيا". وكانت شركة سانفوي- سينثلابوا قد انتهت من تجارب سريرية لعلاج السمنة بواسطة المركب إس آر 141716، وتجري الشركة حاليا اتصالات مع إدارة الغذاء والدواء الأميركية حول الاختبارات الجديدة التي ستجريها لمعرفة التأثيرات المختلفة للمركب على الإنسان.

• **الغربيون مدمنون على العقاقير المخدرة:** لاحظت الهيئة الدولية لمراقبة المخدرات التابعة للأمم المتحدة في تقريرها السنوي للعام 2000 أن الغربيين يستهلكون بطريقة قانونية كثيرا من الأدوية التي تصنف ضمن المخدرات، لمعالجة مشاكل الأرق والقلق والسمنة والأوجاع.

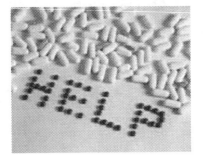

وأعربت الهيئة -التي تتولى الإشراف على تطبيق المعاهدات الدولية على صعيد المخدرات وتنشر سنويا خلاصة ملاحظاتها- عن قلقها من عدم توافر هذه الأدوية الضرورية أحيانا لغايات طبية في أنحاء أخرى من العالم. وفي مؤتمر صحفي عقد الثلاثاء أعرب رئيس الهيئة الدولية حامد غودسي عن أسفه لأن العالم يشهد عدم مساواة إلى حد كبير حيال علاج الألم, وذكر بأن 80% من أدوية معالجة الآلام التي تعطى خصوصا للمصابين بالسرطان تستخدم في عشر دول فقط, في حين تتقاسم بقية دول العالم الـ20% المتبقية. وقد دقت الهيئة الدولية ناقوس الخطر من استخدام المهدئات والمنبهات التي يكثر استخدامها لمعالجة مشكلات صحية ناجمة عن مشكلات اجتماعية لدى سكان الدول المتقدمة. وحذرت الهيئة من الإفراط في استهلاك الأدوية التي تخضع لرقابة طبية كالأدوية المنومة وتلك المؤثرة على الجهاز العصبي. وأعربت الهيئة عن أسفها لأنه يتم عبر الاستخدام الكثيف لهذه الأدوية البحث عن حلول مؤقتة, فيما تهمل غالبا التأثيرات السلبية على المدى البعيد. وأكدت أن هذه الأدوية عاجزة عن معالجة أسباب المرض "لأننا لم نحرز أي تقدم على الصعيد العلمي في العقود المنصرمة يتيح معرفة العمليات النفسية التي تتسبب في مشاكل كالسمنة أو اضطرابات التركيز والانتباه". وفي تقريرها السنوي حول المخدرات لاحظت الهيئة أن هذه الآفة تسجل انتشارا في أفريقيا حيث يزداد عدد النساء والأطفال الذين يتناولون المخدرات كما يتدنى عمر بدء تعاطيها. وأكدت الهيئة أن القنب يبقى المخدر الأكثر انتشارا وخطرا في كندا والولايات المتحدة والمكسيك, وأعربت عن ارتياحها لأن الولايات المتحدة تمول دراسات علمية حول تأثير المخدرات المنشطة التي يزداد وصفها للعلاج خاصة لأطفال دون ست سنوات, وتأثيرها على الوعي. وقالت الهيئة إن إيران هي الدولة التي تعاني أكثر من غيرها من مشكلة المخدرات التي تصل إليها من أفغانستان "رغم الجهود الكبيرة المبذولة للقضاء على هذه الآفة". وتشهد منطقة جنوب شرق آسيا زيادة ملحوظة في صناعة الأدوية المنبهة والاتجار بها. وتشهد أوروبا كذلك ارتفاعا في انتشار المخدرات المصنعة والكوكايين. ومازالت أوروبا الشرقية تستخدم لتخزين الهيروين والكوكايين المرسلة إلى أوروبا الغربية وخصوصا عبر دول البلقان. وخلصت الهيئة إلى القول إن ألبانيا -إحدى دول العبور- هي الوحيدة في أوروبا التي لم تنضم إلى أي من المعاهدات الدولية المتعلقة بمراقبة المخدرات.

● **عقار تجريبي يخفف إدمان الكوكايين:** قال باحثون في الولايات المتحدة والمكسيك إنهم طوروا عقارا تجريبيا ساعد ثمانية من بين 20 مدمنا للكوكايين على

التخلص من إدمانهم في فترة علاج لم تتعد أربعة أسابيع.. وأظهرت التجارب أن العقار الذي يعرف باسم "غاما فينيل غابا" ويختصر باسم (GVG) يخفف من شدة الرغبة في تعاطي الكوكايين.. وتصرح المكسيك باستخدام العقار لعلاج الصرع، لكن الاختبارات التي أجريت على الحيوان أظهرت أنه قد يفيد في علاج الإدمان من الكوكايين والسجائر أيضا.

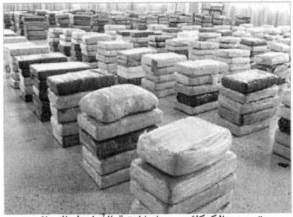

تهريب الكوكائين يحتل المرتبة الأولى في الجرائم بأميركا اللاتينية (أرشيف-رويترز)

ويطور مختبر بروكهيفن القومي بنيويورك التابع لإدارة الطاقة الأميركية العقار منذ سنوات، لكن سلطات الصحة الأميركية لم تصرح باستخدامه بسبب دراسات أشارت إلى أن استخدامه لمدد طويلة يمكن أن يضر بالنظر. وقال الباحثون في تقريرهم إن من أجريت عليهم الدراسة هم من متعاطي الكوكايين بكثرة ويتعاطونه يوميا أو خمسة أيام في الأسبوع، وذلك لمدد تفاوتت ما بين ثلاثة وخمسة عشر عاما.

• **تدخين الماريجوانا في الصغر يقود لإدمان المخدرات:** قال باحثون أميركيون إنه كلما كان الشخص أصغر سنا عند تدخينه الماريجوانا للمرة الأولى كلما زاد احتمال إدمانه للمخدرات. ووجد الباحثون أن 62% من البالغين في سن الـ 26 أو يزيد والذين بدؤوا تدخين الماريجوانا قبل سن الـ 15 جربوا أيضا الكوكايين. وذكر أكثر من 9% منهم أنهم تعاطوا الهيروين، واستخدم أكثر من نصفهم عقاقير طبية. وذكر التقرير الذي أعدته إدارة خدمات الصحة العقلية في الولايات المتحدة أن أقل من 1% ممن قالوا إنهم لم يدخنوا الماريجوانا مطلقا جربوا الكوكايين أو الهيروين بينما تعاطى 5% فقط عقاقير طبية. واكتشف التقرير أن 18% من البالغين الذين قالوا إنهم دخنوا الماريجوانا قبل سن الـ15 أدمنوا

المخدرات أو الكحوليات أو العقاقير المحظورة مقابل 2.1% من البالغين قالوا إنهم لم يجربوا الماريجوانا مطلقا. وقال مدير الإدارة تشارلز كوري في بيان إن هذه النتائج تثير مخاوف كبيرة لأن الدراسات تظهر أن تدخين الماريجوانا يؤدي إلى تغييرات في المخ تشبه تلك التي يحدثها الكوكايين والهيروين والكحوليات. من جانبه صرح مدير مكتب مكافحة المخدرات بالبيت الأبيض جون والترز أن في الولايات المتحدة نحو ثلاثة آلاف شخص معظمهم تحت سن الـ 18 يدخنون يوميا الماريجوانا للمرة الأولى، مؤكدا أن تدخينها يعرضهم في هذه السن الصغيرة إلى مخاطر إدمان المخدرات بالإضافة إلى عواقب جسدية وعقلية طويلة الأجل والمشاكل الاجتماعية.

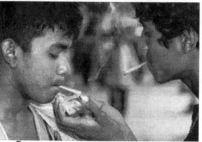

• **تعاطي المخدرات يزيد من انتشار الإيدز بآسيا**: ذكرت تقارير صحية أن تعاطي المخدرات عن طريق الحقن في آسيا يسهم بشكل كبير في تسريع انتشار الإيدز والفيروس المسبب له، وأوضحت التقارير أن الحكومات في عدد من الدول الآسيوية لا تبذل سوى مجهود قليل فيما يتعلق بمكافحة تفشي الإيدز. وقال تقرير لمركز تقليص العدوى -وهو من المراكز الطبية والبحثية البارزة في آسيا- إن العديد من الحكومات الآسيوية تبذل مجهودا مقدرا في مكافحة فيروس الإيدز الذي ينتقل عن طريق الاتصال الجنسي. وأضاف التقرير الذي درس الإيدز في 22 دولة آسيوية أن تلك الدول نفسها لا تفعل الشيء نفسه حين يتعلق الأمر بانتقال الفيروس عبر تعاطي المخدرات عن طريق الحقن.

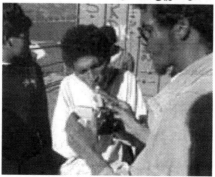

وطالب التقرير الحكومات الآسيوية ببذل المزيد من جهود مكافحة فيروس الإيدز وخاصة في أوساط متعاطي المخدرات، وحذر من أن تتحول آسيا إلى أخطر بقاع الإيدز في الأرض. وشدد التقرير على ضرورة زيادة برامج مكافحة انتشار فيروس الإيدز الذي ينتقل عبر تبادل وسائل الحقن. وحذر من أن إندونيسيا على وجه الخصوص من الدول المهددة بانتشار الفيروس بسبب ارتفاع نسبة متعاطي المخدرات عن طريق الحقن فيها. وذكر التقرير أن نسبة المصابين بفيروس الإيدز المنقول عبر تبادل وسائل الحقن قد ارتفعت من 1% قبل عام 2000 إلى 19% من جملة المصابين حاليا[1].

بعد هذه الجولة في بعض ما توصلت له البحوث الحديثة حول الإدمان بأشكاله، دعونا نركز على إدمان السجائر وهو موضوع الكتاب بل وموضوع العالم الشاغل.

تحتوي كل منتجات التبغ على كميات كبيرة من النيكوتين. الذي يعد مادة تسبب الادمان ويصنف الاعتماد على التبغ على أنه اضطراب نفسي- وسلوكي استنادا إلى التصنيف الدولي العاشر للأمراض كما ان الخبراء في هذا المجال يعدون الإدمان على التبغ أقوى أو مماثلا في قوته للإدمان على المواد الأخرى مثل (الهيروئين والكوكائين).

المادة	التأثير
القطران	مسرطنة
Polynuclear aromatic hydrocarbons	مسرطنة
النيكوتين	عقار يسبب الأدمان
Phenol	مسرطن ومخرش
Cresol	مسرطن ومخرش
B – Naphthylamine	مسرطن
N –Nitrosornicptine	مسرطن
Benzo (a) pyrene	مسرطن
Nickel	مسرطن
Arsenic	مسرطن
Indole	عامل مساعد للسرطان
Carbazole	عامل مساعد للسرطان
اول أوكسيد الكاربون	يؤثر على عملية نقل الأوكسجين واستعماله

(1) البحوث عن الإدمان عن موقع الجزيرة على شبكة الإنترنت/علوم وتكنلوجيا- عام 2004م.

	من قبل الأنسجة
Hydrocyanic acid	غازات مخرشة ومؤذية لبطانة القصبات
Acrolein Ammonia	
Formaldehde	
Formaldehyde	
Oxides of nitrogen	
Nitrosamines	غازات مسرطنة
Hydrazine	

2- الوفيات:

يموت في كل ثانية نحو ثمانية أشخاص نتيجة مرض يكون التدخين واحدا من أسبابه وهذا يعني وفاة أربعة ملايين شخص في جميع بلدان العالم عام 1999 وستزيد الوفيات التي يسببها تدخين التبغ على الوفيات الناجمة عن أمراض الايدز، السل، وفيات الأمومة، حوادث السيارات والانتحار وجرائم القتل مجتمعة حيث سيتسبب بموت عشرة ملايين شخص عام2030 وسيكون 70% منهم في الدول النامية.

3- الأمراض التي يسببها التدخين .

أ- السرطانات :

أثبتت البحوث الحديثة التي تنشرها المؤسسات الطبية المعنية بأمراض السرطان أن التدخين هو المسؤول الأول عن أمراض سرطان الفم، الحنجرة، الرئة، المرئ، المثانة، البنكرياس، الكلية، المعدة وعنق الرحم.. اما استخدام التبغ بطرق لا تنشر دخانا، مثل المضغ والشم فيعد من أكبر أسباب سرطان الفم في الدول التي تنتشر فيها هذه الممارسات وخصوصا في شبه القارة الهندية .

ب- أمراض القلب :

احتشاء عضلة القلب، ارتفاع ضغط الدم، مرض القلب التنفسي- المنشأ، الذبحة الصدرية، نقص الدورة الدورة الدموية في الاطراف، الموت البطيء للأصابع .

ج- أمراض الشرايين الدماغية:

السكتة الدماغية.

الخرف المبكر .

د- أمراض الجهاز التنفسي :

التهاب القصبات، الانتفاخ الرئوي (Emphysema) الربو، السل، انسداد المجاري التنفسية المزمن .

وفي ما يأتي ندرج إحصائيات عن نسبة المراضة للأمراض أعلاه محليا وعالميا: في العراق يسبب تدخين التبغ نحو 30% من مجموع حالات السرطان المسجلة وازدادت

الأمراض التي يلعب التدخين دورا فيها بشكل ملحوظ من عام 1988 - 1995 فقد زادت أمراض الجهاز التنفسي بنسبة 80% وأمراض القلب بنسبة 40% ... اما على المستوى العالمي فأن التدخين يسبب 90 - 95% من حالات السرطان و 80 -85% من حالات التهاب القصبات و 20 -25% من أمراض القلب والسكتة الدماغية .

4- التدخين والمرأة : يؤثر التدخين على المرأة بشكل خاص وكما يأتي:

أ- التدخين والانجاب: يؤثر التدخين بشكل سلبي على وظيفة المبايض ويقلل الانجاب والقوة الجنسية للنساء. (كذلك يؤثر على الحيامين والقوة الجنسية للرجال). كما ان التدخين مع استعمال حبوب منع الحمل يزيد من تعرض المرأة للإصابة بأمراض القلب .

ب- مضاعفات الحمل: الإجهاض والنزف، تمزق المشيمة وتمزق الاغشية المبكر، والولادة المبكرة، نقصان وزن الوليد بمعدل 200 غم أقل من الطبيعي.

ج- ارتفاع احتمال وفاة الوليد: كما يسبب تقليل إنتاج حليب الأم الوالدة نسبة إلى مثيلاتها من غير المدخنات .

د- المرأة المدخنة تصل سن انقطاع الطمث مبكرا .

5- أمراض الاطفال: إذا كانت الأم مدخنة فإن أطفالها أكثر عرضة للاصابة بالاضطرابات الصحية الآتية :

أ- نقص وزن الوليد .

ب- متلازمة الضائقة التنفسية .

ج- أمراض الجهاز التنفسي لدى الأطفال حديثي الولادة .

د- متلازمة الوفاة المفاجئة للرضيع .

هـ- قصور النمو البدني .

6- التدخين ومخاطر المهنة : أقل مهنة مخاطرها الناتجة عن المواد المستخدمة في العمل وقد ثبت ان المدخنين يصابون بهذه المخاطر أكثر من غير المدخنين ولجميع أنواع المهن.. يتعرض العاملون لمخاطر مهنية ناتجة عن المواد المستخدمة في عملهم, والمدخنون منهم يتعرضون لمخاطر أكبر نتيجة لتدخينهم وكما مبين في الجدول أدناه:

المهنة	المواد التي يتم التعرض لها	المرض	تفاعل التدخين والمهنة
عمال الاسبستوس (او الاميانت) وعمال البناء وغيرهم ممن لهم صلة بالاسنستوس (او الاميانت)	الاسبستوس (او الاميانت)	سرطان الرئة	تضاعفي
عمال صهر الالمنيوم	الهيدروكربونات متعددة النوى	سرطان المثانة	إضافي أو تضاعفي

عمال الاسمنت	غبار الاسمنت	التهاب القصبات أو الالتهاب المزمن، مرض الرئة الانسدادي	إضافي
تصنيع الكلورين	الكلورين	مرض الرئة الانسدادي المزمن	إضافي
عمال مناجم الفحم	غبار الفحم	مرض الرئة الانسدادي المزمن	إضافي
عمال صهر النحاس	ثاني أوكسيد الكبريت الزرنيخ	مرض الرئة الانسدادي المزمن سرطان الرئة	إضافي إضافي أو تضاعفي
عمال الحبوب	غبار الحبوب	التهاب القصبات المزمن، مرض الرئة الانسدادي	إضافي
المواد الكيميائية العضوية	المسرطنات	سرطان في أعضاء وانسجة مختلفة	إضافي أو تضاعفي
قاطعو الصخر، عمال سبك المعادن	غبار السيليكا	مرض الرئة الانسدادي المزمن	إضافي
عمال النسيج	القطن، القنب، الكتان، الغبار	انسداد حاد في مجرى الهواء (السحار القطني)، التهاب القصبات أو الالتهاب الشعبي المزمن	قد يكون تضاعفيا
عمال مناجم اليورانيوم وكثير من عمال المناجم الآخرين في بيئات مشعة	اشعاع ألفا (الرادون)	سرطان الرئة	قد يكون تضاعفيا
اللحامون	غازات مخرشة، أبخرة المعادن، أغبرة	التهاب القصبات المزمن، مرض الرئة الانسدادي	إضافي

التدخين السلبي [*]: لا تفسر اضرار التدخين الصحية على المدخنين أنفسهم بل يتعرض الاشخاص من غير المدخنين عند استنشاقهم السلبي دخان التبغ (التدخين السلبي أو القسري) وقد لوحظ أن كميات المواد السامة بما في ذلك المواد المسرطنة التي تنشأ نتيجة

(*) رغم أننا سنبين آخر ما توصل إليه العلم الحديث حول التدخين السلبي إلا أننا هنا سنبين بعض التأثيرات السلبية المعروفة..

لاحتراق التبغ التي تكون في الدخان المستنشق بشكل غير مباشر من الجو المحيط أكثر من التي يتم استنشاقها مباشرة وتدل آخر التقديرات للعلاقة بين التدخين اللا إرادي وسرطان الرئة على أن 20 –30 بالمئة من حالات هذا المرض بين غير المدخنين ترجع أساسا إلى استنشاق دخان التبغ المنتشر في البيئة . والتدخين السلبي خطر جدا خصوصا على الاطفال حيث يعرضهم لأضرار صحية كثيرة رغما عنهم فهم :

- يصابون بالسعال والبرد بشكل يزيد على سائر الأطفال، ومن المرجح أن يتعرضوا إلى الالتهابات الحادة في الجهاز التنفسي العلوي والسفلي. إذ تدل إحدى الدراسات على أن الأطفال الذين يتعرضون لدخان التبغ في الجو المحيط في الثمانية عشر شهرا الاولى من حياتهم يتعرضون إلى خطر الاصابة بأمراض الجهاز التنفسي- السفلي، التهاب القصبات (الشعب الرئوية)، والتهاب القصيبات (الشعيبات)، وذات الرئة بنسبة 60% عن باقي الاطفال غير المتعرضين للتدخين السلبي.
- أكثر عرضة للاصابة بالربو. أما إذا كانت لديهم أصلا حالة من الربو فإن استنشاقهم دخان سجائر المدخنين يمكن ان يسبب حصول أزمات الربو ويزيدها حدة .
- ويتعرضون لخطر الاصابة بالقصور في وظيفة الرئة، وقد يتعرضون لمشكلات تنفسية في المستقبل.
- وتكرر إصابتهم بالتهابات الأذن الوسطى التي قد تؤدي إلى إضعاف السمع .
- ضحايا وفاة الرضيع المفاجئة .

الآثار الصحية للاخطار المهنية مع التدخين : يعد التبغ سببا مباشرا في كثير من حالات السرطان والأمراض الرئوية الانسدادية المزمنة والأمراض القلبية الوعائية، وتعد الأخطار المهنية على الصحة كذلك سببا للوفاة بأمراض مماثلة ولذا فمن الضروري أن تنظر إلى الاخطار في أماكن العمل والأخطار المتعلقة بالتدخين أثناء العمل في إطار واحد نظرا لأن هناك عدة طرق يمكن ان تتفاعل فيها العوامل الضارة الموجودة في مكان العمل مع التدخين فيكون لها آثار صحية واضحة.

وبشكل عام، فإن خطر تطوير تعلق التبغ بالسرطان يعتمد على عدة عوامل منها مثلا كثافة وشدة عادة التدخين وتقاس بعدد السجائر التي تدخن يوميا، محتوى قطران السيجارة، وعمق الإستنشاق. الدراسات الحديثة كانت أيضا قد بينت أن مواقع السرطان المتعددة تتأثر بشكل مختلف بمنتجات التبغ المختلفة أي أنواعه، وأيضا بالكثافة المختلفة.. عامل آخر هو ما يعرف بالتدخين السلبي، والذي هو استنشاق الدخان من قبل المدخنين في فضاء مرفق، فقد أظهرت الدراسات أثر ذلك في ازدياد احتمالية الإصابة بالسرطان وعلى رأسها خطر تطوير سرطان الرئة.

بعض الدراسات قد وجدت أنه وعلى المدى البعيد إذا كان أحد الأزواج من المدخنين -الرجل أو المرأة- يتعرضون لخطر الإصابة بسرطان رئة بنسبة مضاعفة تقريبا عن أقرانهم من الأزواج الذين لا يدخنون إطلاقا. وأن خطر الموت بسبب سرطان الرئة لمدخن ثقيل 20 إلى 30 مرة أعظم من ذلك الذي لا يدخن.

التدخين هو أيضا عامل خطر بـارز في أمراض نظـام القـلب والأوعيـة الـدموية (cardiovascular)[*]. النيكوتين يعمل على تقليص الأوعية الدموية ويطلق هورمونات التي ترفع ضغط الدم. كل التأثيرات يمكن أن تأخذ تأثيرا مضادا على القلب. المدخنون عندهم مستويات أعلى بشكل متميز لأول أكسيد الكاربون في دمهم من أقرانهم غير المدخنين. يختلط أول أكسيد الكاربون بكل قوة بالهيموغلوبين، فيسبب العديد من التأثيرات الفسلجية.

ولعل أحد تلك التأثيرات التناقص الكبير في كمية الهيموغلوبين المتوفر الذي يحمل الأوكسجين، وتأثيرات سلبية للأوكسجين المتوفر في الهيموغلوبين. وهذا بدوره يعمل على تخفيض توفر الأوكسجين المنقول للأنسجة عبر الهيموغلوبين. كما بينت بحوث عديدة بأن حتى هناك علاقة وطيدة بين هذا الذي يحدث جراء تلك التأثيرات لأول أوكسيد الكاربون مع مقدرة المرضى للتعرض لمرض الشريان التاجي المعروف[1].

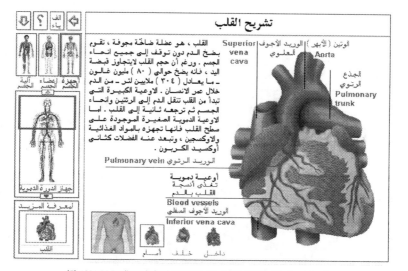

(C) 1994-95 Dorling Kindersley Multimedia & (C) 1996 Laleh Computer Inc.

(1) الموسوعة البريطانية (بريتانيكا 2002م)، موضوع التدخين.

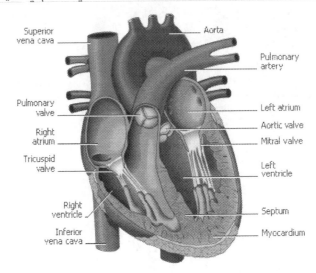

شكل يوضح مقطع في قلب بشري: إن القلب الإنساني عضو كمثري حوالي حجم قبضة يد، وهو متكون من عضلات تتقلص أو تضرب لتضخ دم خلال الجسم. يتدفق دمٌ خلال الصمام التاجي في البطين اليسار. يملأ البطين اليسار ويبدأ يتقلص، وصمام التاجي بين الغرفتين يغلقان. من الطور النهائي لتدفق الدم خلال القلب، البطين اليسار يتقلص ويجبر دم في الشريان الأبهر... مكتبة مرجع إنكارتا مايكروسوفت 2003. جميع الحقوق محفوظة.

أعضاء الصدر

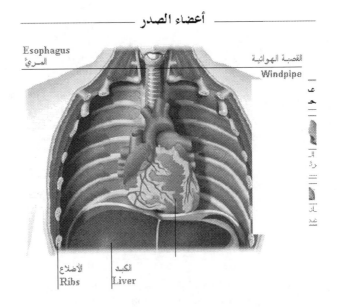

!Error

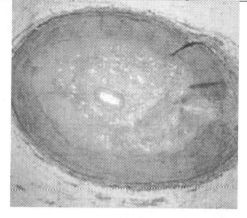

أثروسكليروزيس، أو تضييق الشرايين بسبب تعزيز اللوحة على طول البطانة الداخلية، الوحيد الشرط الأكثر قتلا في الولايات المتحدة. شظايا اللوحات لربما تتوقف وتسافر خلال مجرى الدم لتعرقل الأوعية الأصغر. اللوحات تصبح أكبر لسوء الحظ وأكبر بالعمر، خاصة في الناس بالمستويات العالية للكوليستيرول في غذائهم ومجرى دمهم... مكتبة مرجع إنكارتا مايكروسوفت 2003..

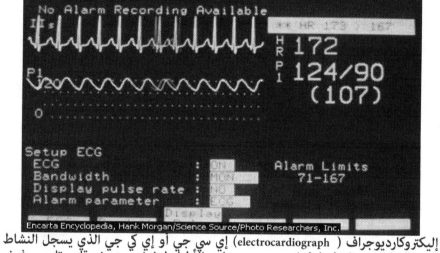

إليكتروكارديوجراف (electrocardiograph) إي سي جي أو إي كي جي الذي يسجل النشاط الكهربائي للقلب.. الشذوذ في إي سي جي يساعد الأطباء لتشخيص مرض قلب تاجي وفوضى أخرى في العضلة، وتجهيز الدم، أو سيطرة عصبية من القلب... مكتبة مرجع إنكارتا مايكروسوفت 2003.

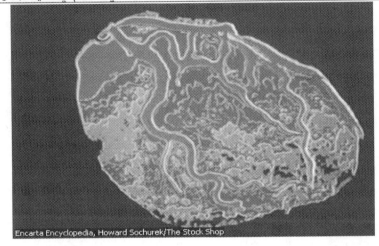

Encarta Encyclopedia, Howard Sochurek/The Stock Shop

شكل لقلب يفحص بالأنجيوجرام للشريان تاجي angiography, إمتحان اشعة سينية من القلب بعد حقن صبغ أو وسط مقارنة. المساحات منعت من قبل لوحة تظهر كبقع مظلمة تقاطع طريق الشريان. وهذا يبين العائق في الشريان التاجي على طول السطح الأعلى للقلب... مكتبة مرجع إنكارتا مايكروسوفت 2003.

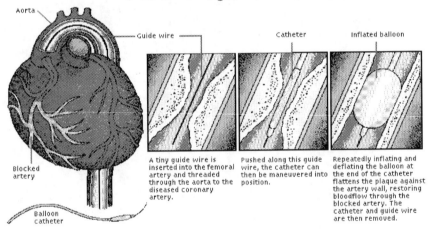

Aorta

Guide wire   Catheter   Inflated balloon

Blocked
artery

Balloon
catheter

A tiny guide wire is
inserted into the femoral
artery and threaded
through the aorta to the
diseased coronary
artery.

Pushed along this guide
wire, the catheter can
then be maneuvered into
position.

Repeatedly inflating and
deflating the balloon at
the end of the catheter
flattens the plaque against
the artery wall, restoring
bloodflow through the
blocked artery. The
catheter and guide wire
are then removed.

عملية جراحية لفتح التجلط في الشرايين والمعروفة با لأنجيوبلاستي منطاد.. واحدة من أكبر الأسباب السائدة من النوبة القلبية هي تعزيز اللوحة في قيادة الشرايين إلى القلب. عملية المنطاد angioplasty هي معالجة جراحية عامة .. الإجراء يزيل الحاجة للجراحة المتضمنة الأكثر .. مكتبة مرجع إنكارتا مايكروسوفت 2003.

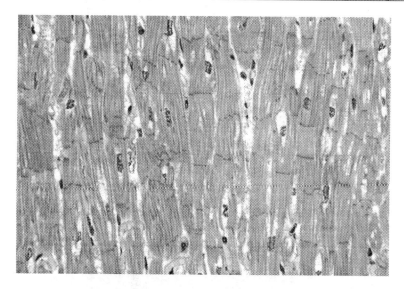

مقطع مكبر لعضلة قلبية ستموت بدون تجهيز ثابت من الأوكسجين، ونوبات قلبية تحدث من ضرر تجهيز الدم غير الكافي لتغذية العضلة القلبية... مكتبة مرجع إنكارتا مايكروسوفت 2003. جميع الحقوق محفوظة.

الأشكال المبينة أعلاه لحالات مرضية في القلب أو ما يعرف بالجلطة القلبية أهم أسبابها زيادة الكوليستيرول في الغذاء والذي ينتج عنه السمنة المفرطة وكذلك التدخين.

يذكر مجمع السرطان الأمريكي(The American Cancer Society)، والذي اصبح مسؤولا منذ تأسيسه عن بحوث السرطان ومسبباته وعلاجه، أنه يخمن أن السجائر مسؤولة عن حوالي 431,000 موت في الولايات المتحدة كل سنة. وأن موتى سرطان رئة الذي يسببه التدخين بشكل رئيسي يمثلون حوالي 30 بالمائة من كل موتى السرطان في الولايات المتحدة، إذ تم رصد حالات تدخين لتقريبا 90 بالمائة من موتى سرطان الرئة.

التبغ يحتوي على مادة النيكوتين وهو عقار إدماني. دخان التبغ يحتوي على أكثر من 4,000 مركب كيمياوي أيضا، بضمن ذلك على الأقل 43 مركب تسبب السرطان. أشكال التبغ التي تدخن بواسطة السجائر، الأنابيب، والسيجارات تسبب سرطان رئة، انتفاخ الرئة، وأمراض تنفسية أخرى. يساهم التدخين أيضا بحدوث أمراض القلب والوزن المنخفض عند حديثي الولادة. مضغ التبغ والإستنشاق والشم أسبابٌ أساسية وسبب لسرطان الفم، الأنف، والحنجرة ويمكن أن يقودا إلى إدمان النيكوتين.

أخطار الإحتضار من سرطان الرئة 23 مرة أعلى للمدخنين الذكريين و13 مرة أعلى

للمدخنين النسويين مما هو لغير المدخنين. إضافة إلى ذلك، المدخنون معرضون لخطر الإصابة بسرطان الحنجرة (larynx)، التجويف الشفهي (oral cavity)، المريء (esophagus)، المعدة (stomach)، المثانة (bladder)، الكلية (kidney)، والبنكرياس (pancreas).

التدخين يسبب خمس أضعاف زيادة في خطر الإحتضار من إلتهاب القصبات، انتفاخ الرئة (emphysema)، وإلتهاب القصبات العضالي. وضعفان زيادة في الموتى من أمراض القلب والشرايين التاجية. كما ويزيد الخطر تدخين أيضا من التعرض لخطر الضربة (stroke) بـ50 بالمائة 40- بالمائة بين الرجال و60 بالمائة بين النساء.

دخان التبغ المستنشق من السيجارات والسجائر والأنابيب وغيرها من الأساليب، يؤثر بشكل مباشر بأنسجة الفم، الحلق، اللسان، الحنجرة، وصندوق وحبال الصوت. بعض الدراسات قد خمنت أن السرطان بشكل عام عند المدخنين أربعة إلى خمسة أضعاف أكثر احتمالا للحدوث عند غير المدخنين. دراسات أخرى قد ربطت التدخين أيضا بتطور السرطان في الأعضاء البعيدة التي لا تتعرض بشكل مباشر إلى الدخان، مثل المثانة، البنكرياس، الكلية، المعدة، الكبد، والرحم.

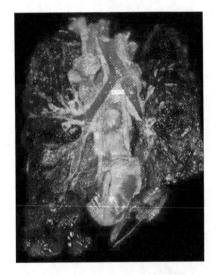

رئة إنسانية سرطانية (مارتن روتكير/فوتوتاك إن واي سي).. هذا تشريح لنسيج رئة إنسانية .. النسيج السرطاني هو النسيج باللون الفاتح في مركز الصورة. تقع على مركز قاع القلب. بينما نسيج الرئة الطبيعي هو النسيج الوردي اللون المضئ، النسيج يحيط به السرطان باللون الأسود والخال من الهواء، نتيجة بقايا القطران (tarlike) التي تركت بسبب دخان السيجارة... عن مكتبة مرجع إنكارتا مايكروسوفت 2003م.

التدخين يسبب مشاكل في الصحة عند غير المدخنين أيضا. كل سنة حوالي 3000 فرد بالغ من غير المدخنين يصاب بسرطان الرئة كنتيجة لتنفس ثانوي أو سلبي للدخان من سجائر الآخرين.. ومن أمراض التدخين الأكثر شيوعا مرض انتفاخ الرئة (إمفيسيما)، تضيق وتعرقل في الممرات والخطوط الهوائية في الرئة، مرض الرئة العضالي. وتكاد تكون ضحايا هذه الأمراض محصورة بشكل خاص عند المدخنين؛ لكنه نادر جدا في غير مدخنين. على أية حال، ليس كل المدخنين عرضة إلى هذا المرض؛ البحوث أثبتت أنه يحصل في 20 بالمائة فقط من المدخنين الثقيلين.

يبدأ سرطان الرئة أول ما يبدأ في الخلايا المشكلة للممرات الهوائية الرئيسية، أو الشعيبات الهوائية المعروفة بـ (bronchi)... هذه الخلايا تنقص الأهداب والشعيرات الموجودة المعروفة بـ (cilia)، والتي في العادة تلعب دور الصياد والمزيل للذرات الغريبة التي تستنشق وتدخل إلى الرئة. وحينها فإن المادة المخاطية التي تنظف بواسطة الأهداب الموجودة في الشعيبات القصبية سوف تنحصر ويمنع عمل الممرات الهوائية بشكل طبيعي، فتبدأ حينها المأساة... يحسب سرطان الرئة للنسبة المئوية الأكبر لموتى السرطان في العالم، وتدخين السجائر بشكل مباشر مسؤولة عن أغلبية هذه الحالات.

بحث آخر بين أن الأمهات اللواتي يتعاطين التدخين يتسببن بنسب ولادة لأطفال غير ناضجين بنويا أو قليلي الوزن أكثر بشكل متكرر من اللواتي لا يدخن، والسبب يعود إلى تناقص تدفق الدم إلى المشيمة. كذلك فإن الرضع الوالدين من الأمهات اللواتي يدخن خلال فترة الحمل يتعرضون بشكل متزايد لخطر أعراض الموت المفاجئ.

السيجار ودخان الإنبوب (pipe smoke) يحويان نفس السم ولهما قابلية كبيرة لتسبب السرطان بأنواعه المختلفة أو ما يعرف بالـ (carcinogenic)(*) إذ توجد مركبات في داخل دخان السيجارة يعزى لها سبب ذلك... تقرير بمعهد السرطان الوطني استنتج بأن معدلات الوفيات من سرطان الفم، الحنجرة، الحلق، والمريء تقريبا متزايد عند مستعملي السجائر وأنابيب التدخين... نسب مرض القلب التاجي، سرطان رئة، انتفاخ الرئة، وإلتهاب القصبات العضالي تزداد عند المدخنين للسيجار والإنبوب بنسب تتعلق بكمية التدخين ودرجة الإستنشاق.

تم مؤخرا دراسة الطرق التي يؤثر بها دخان التبغ على الجسم الإنساني بشكل مكثف ومعمق. وتمت إكتشافات حديثة وخطيرة لربما توضح لماذا تسبب السجائر الإدمان، إذ تم اكتشاف مكون مجهول من دخان التبغ يظهر أنه يحطم إنزيم مهم جدا في دماغ البشر

(*) carcinogenic /kar'sinjen'ik/, also called cancerigenic, cancerogenic. Referring to the ability to cause cancer... Excerpted from *Mosby's Medical Encyclopedia*. Copyright (c) 1994-5, 1996, 1997 The Learning Company Inc. All Rights Reserved.

وهو ما يعرف بمونامايين أوكسيديز (بي إم أو أي بي) ((monoamine oxidase B (MAO B))، وهو الإنزيم المسؤول عن جعل بعض هرمونات النظام العصبي غير فعالة مثل الإيبينيفراين(*)، وهذا الإنزيم مهم جدا في عمل الدماغ وهو حيويٌ لتعطيل كميات زيادة(neurotransmitter dopamine) (*) الذي يسبب سلوك طلب النشوة والسرور. فالمدخنون يحصل لديهم نقص في مستويات هذا الإنزيم (إم أي أو بي) مع زيادة في مستويات الـ dopamine بشكل غير إعتيادي، وهذان العاملان اللذان ربما يشجعان المدخن أن يطلب السرور والنشوة في دخان التبغ.

بحوث كثيرة أجريت حديثا قد ركزت على تأثيرات دخان التبغ البيئي (إي تي إس) environmental tobacco smoke (ETS)، وهو تأثير دخان التبغ على غير المدخنين الذين يتشاركون بنفس البيئة مع المدخن وهو ما يعرف أيضا بالتدخين السلبي.. وكالة حماية البيئة في الولايات المتحدة - إي بي أي- (The United States Environmental Protection Agency (EPA)) تخمن ذلك التعرض إلى (إي تي إس)، والذي يحتوي كل العناصر السامة التي تستنشق من قبل المدخن، في أنه المسبب عند غير المدخنين في 3,000 حالة موت سرطان و40,000 موت من مرض القلب سنويا. كما تبين أن دخان التبغ ذي النوعية السيئة يمكن أن يهيج الربو، ذات رئة، إلتهاب قصبات، ويضعف الدورة الدموية عند مشاركي ومستخدمي بيئة التدخين، فضلا عن أدواره آنفة الذكر .

عادة التدخين والإدمان على النيكوتين يبدأ عادة في عمر مبكر. من الولايات المتحدة، أكثر من 70 بالمائة من المدخنين البالغين بدأوا تدخين قبل سن الـ 18. هذه الحقيقة قد قادت إلى قلق واهتمام متزايد بخصوص عادة التدخين في المراهقين والبالغين الصغار. من منتصف تسعينات القرن العشرين الميلادي وحتى منتصفه ازدادات نسبة التدخين عند المراهقين في الولايات المتحدة من الربع إلى الثلث، على الرغم من الإنذارات المتزايدة علنا حول أخطار التدخين على الصحة، والمنع الواسع الإنتشار للتدخين. عام 1998م أعد تقرير من قبل عدة

(*) **monoamine oxidase (MAO) , also called amino oxidase. An enzyme that makes nervous system hormones, such as epinephrine, inactive... Excerpted from *Mosby's Medical Encyclopedia*. Copyright (c) 1994-5, 1996, 1997 The Learning Company Inc. All Rights Reserved.**

(*) **neurotransmitter , transmitter substance, any chemical that changes or results in the sending of nerve signals across spaces (synapses) separating nerve fibers. Neurotransmitter chemicals are released from knobs at the ends of axons into gaps between nerve fibers (synaptic clefts). Tiny sacks within these knobs each store thousands of neurotransmitter molecules. When a nerve signal reaches the knob, the neurotransmitter molecules squirt into the synaptic cleft and bind to receptors on the nearby nerve fiber. This flow allows the signal to move across to the next nerve fiber. Kinds of neurotransmitters include acetylcholine chloride, gamma-aminobutyric acid, -norepinephrine... Excerpted from *Mosby's Medical Encyclopedia*. Copyright (c) 1994-5, 1996, 1997 The Learning Company Inc. All Rights Reserved**

متخصصين بالجراحة العامة اكد بأن هذا الإتجاه مستمر بالتصاعد، خاصة بين الأقليات العنصرية والعرقية. كمثال، زاد التدخين في نهاية التسعينات 80 بالمائة عند المراهقين السود رغم أنهم يشكلون نسب التدخين الأوطأ مما لدى بقية المجموعة العنصرية والعرقية، وأعزو أسباب الزيادة تلك إلى ازدياد حالات الاضطراب في المجتمع عموما بسبب الحالات الاقتصادية المتردية وكذلك ما تسببه الأفلام والإعلانات[1].

أكثر من 3,000 إختصاصي في سرطان الرئة من كل انحاء العالم تقابلوا في فانكوفير لحضور المؤتمر العالمي العاشر لسرطان الرئة، وقد نشرت أبحاثهم في شهر نوفمبر –تشرين ثاني – من عام 2003 م.. اتفق العلماء والمتخصصون أن المنع هو الطريق الوحيد لمحاربة هذا الداء الذي اسمه التدخين والذي لم يكن سرطان الرئة مشكلة أبدا قبل تفشيه بين الناس، وأن العلاج لسرطان الرئة وغيره من السرطانات صعب جدا من الناحية البايويولوجية ومكلف أيضا اقتصاديا..

الأشكال الموضحة أدناه لتفاصيل تشريحية ووظيفية لأعضاء في الجسم البشري يؤثر الدخان عليها سلبا بشكل مباشر بدأ بالمخ البشري ومختلف الأجهزة الرئيسة وانتهاء بأصغر الوحدات الحية.

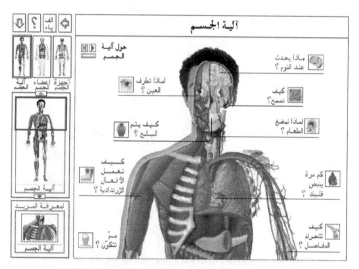

(C) 1994-95 Dorling Kindersley Multimedia & (C) 1996 Laleh Computer Inc.

---

(1) الموسوعة العالمية, موسوعة انكارتا 2003م, التدخين, بتصرف.

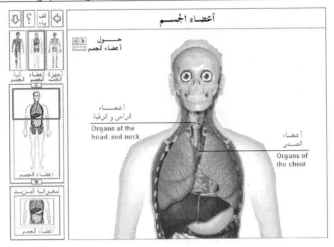

أعضاء الجسم
حول
أعضاء الجسم
أعضاء
الرأس و الرقبة
Organs of the
head and neck
أعضاء
الصدر
Organs of
the chest
أعضاء الجسم
لمعرفة المزيد
أعضاء الجسم

أعضاء الصدر

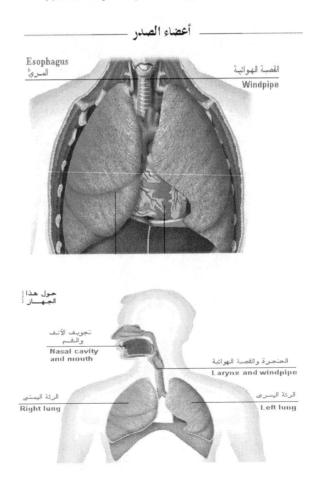

Esophagus
المريء
القصبة الهوائية
Windpipe

حول هذا
الجهاز
تجويف الأنف
والفم
Nasal cavity
and mouth
الحنجرة والقصبة الهوائية
Larynx and windpipe
الرئة اليمنى
Right lung
الرئة اليسرى
Left lung

تشريح المريء

المريء أنبوب طوله (٢٥ سم) و يستقر تماماً خلف القصبة الهوائية ، و يوصل الحلق بالمعدة ، و يتألف جدار المريء من ثلاث طبقات ، اثنتان منها عضلية ، و عند بلع الطعام تتقلّص هذه العضلات ،

بحركة تعرف بالحركة التمعجية لكي تدفع الطعام نحو المعدة ، المريء في حالته الاعتيادية مسطح و عند مرور الطعام فيه ينتفخ .

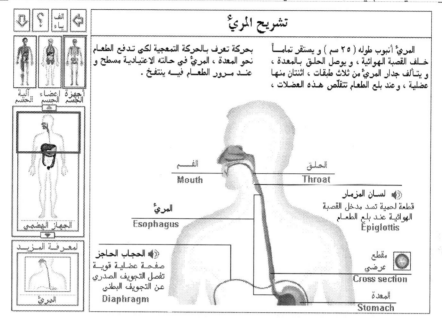

الفم
Mouth

الحلق
Throat

المريء
Esophagus

لسان المزمار
قطعة لحمية تسد مدخل القصبة الهوائية عند بلع الطعام
Epiglottis

الحجاب الحاجز
صفحة عضلية قوية تفصل التجويف الصدري عن التجويف البطني
Diaphragm

مقطع عرضي
Cross section

المعدة
Stomach

تشريح الأنف

الأنف هو الجزء المرئي من الجهاز التنفسي ، وله وظائف عديدة مهمة تساعد في عملية التنفس و التكلّم و الشم . ينقسم الأنف الى قسمين ، القسم الخارجي البارز (الأنف) و القسم الداخلي و هو

تجويف الأنف . الأنف الخارجي ليس صلداً أو عظمياً ، إنما هو نسيج غضروفي متين و مرن يُعرف بالغضروف . يتصل هذا الغضروف بعظام الوجه بإحكام ليشكل قاعدة الأنف .

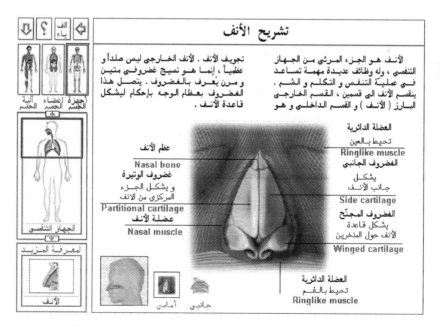

عظم الأنف
Nasal bone

غضروف الوتيرة
و يشكل الجزء المركزي من الانف
Partitional cartilage

عضلة الأنف
Nasal muscle

العضلة الدائرية
تحيط بالعين
Ringlike muscle

الغضروف الجانبي
يشكل جانب الأنف
Side cartilage

الغضروف المجنّح
يشكل قاعدة الأنف حول المنخرين
Winged cartilage

العضلة الدائرية
تحيط بالفم
Ringlike muscle

أمامي   جانبي

تشريح القصبة الهوائية

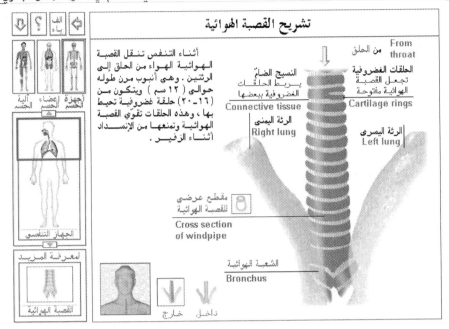

أثناء التنفس تنقل القصبة الهوائية الهواء من الحلق إلى الرئتين . وهي أنبوب مرن طوله حوالي (١٢ سم) ويتكون من (١٦ ـ ٢٠) حلقة غضروفية تحيط بها ، وهذه الحلقات تقوّي القصبة الهوائية وتمنعها من الإنسداد أثناء الزفير .

من الحلق
From throat

النسيج الضامّ يربط الحلقات الغضروفية ببعضها
Connective tissue

الحلقات الغضروفية تجعل القصبة الهوائية مفتوحة
Cartilage rings

الرئة اليمنى
Right lung

الرئة اليسرى
Left lung

مقطع عرضي للقصبة الهوائية
Cross section of windpipe

الشعبة الهوائية
Bronchus

تشريح الرئتين

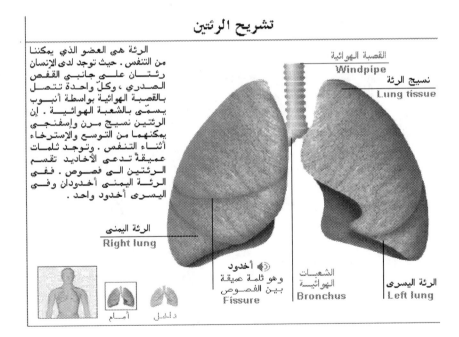

الرئة هي العضو الذي يمكننا من التنفس . حيث توجد لدى الإنسان رئتان على جانبي القفص الصدري ، وكلّ واحدة تتصل بالقصبة الهوائية بواسطة أنبوب يسمّى بالشعبة الهوائية . إن الرئتين نسيج مرن وإسفنجي يمكنهما من التوسع والإسترخاء أثناء التنفس . وتوجد شلمات عميقة تدعى الأخاديد تقسم الرئتين الى فصوص . ففي الرئة اليمنى أخدودان وفي اليسرى أخدود واحد .

القصبة الهوائية
Windpipe

نسيج الرئة
Lung tissue

الرئة اليمنى
Right lung

أخدود وهو ثلمة عميقة بين الفصوص
Fissure

الشعيبات الهوائية
Bronchus

الرئة اليسرى
Left lung

الشعبة الهوائية

تقسم القصبة الهوائية إلى أنبوبين يسمى كل منهما الشعبة الهوائية، والتي تنفتح على الرئتين، كما وتتكون جدران الشعبة من حلقات متينة المادة تسمى الغضروف. وهذه الحلقات تحفظ الأنابيب مفتوحة، فتسمح للهواء بالمرور من خلالها . وذات الشعبتان تتشعبان مرارا داخل الرئة لتشكلا شجرة من هذه الشعيبات الهوائية والتي هي شبكة من الأنابيب الأدق وهذه الأنابيب تنتهي بالحويصلات الهوائية حيث يتم امتصاص الأوكسيجين داخل الدم، ويطرح غاز ثاني أوكسيد الكربون إلى الخارج.

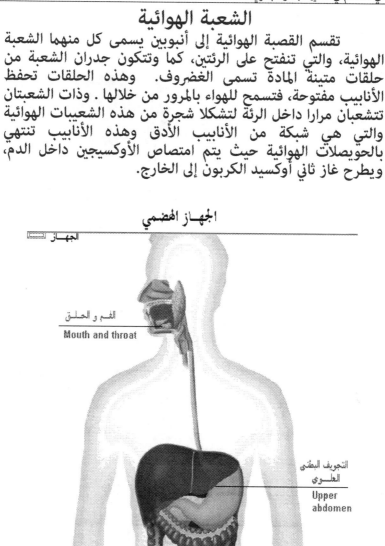

الجهـــاز الهضمي

الجهـــاز

الفـم و الحلـق
Mouth and throat

التجويف البطني العلوي
Upper abdomen

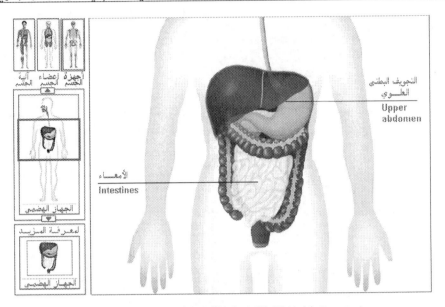

تشريح الحلق

الحلق أو الحلقوم عبارة عن أنبوب عضلي طوله حوالي (١٣ سم) ، يمتد من مؤخرة الانف و الفم ، و ينتهي عند المرئ و بداية القصبة الهوائية . و ينقل الحلق الهواء عند التنفس و الطعام عند البلع . و يدفع الطعام من الفم الى الحلق بوا سطة عضلاته الجدارية .

من الأنف
من الفم
الحلقوم - الانفي
الحلقوم - الفمي
الحلقوم - الحنجري
المرئ

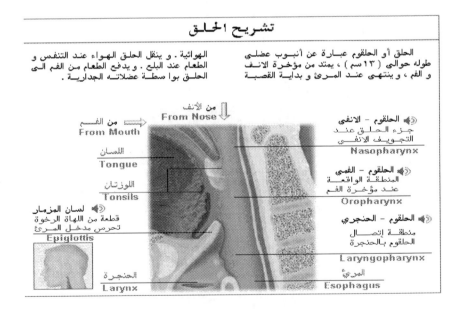

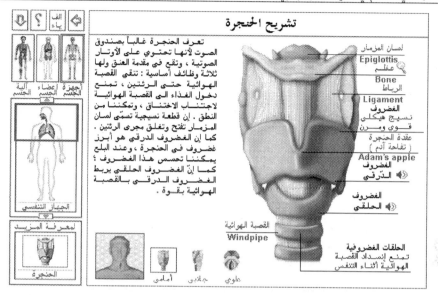

تشريح الحنجرة
تعرف الحنجرة غالباً بصندوق الصوت لأنها تحتوي على الأوتار الصوتية ، وتقع في مقدمة العنق ولها ثلاثة وظائف أساسية : تنقي القصبة الهوائية حتى الرئتين ، تمنع دخول الغذاء الى القصبة الهوائية لاجتناب الاختناق ، وتمكننا من النطق . إن قطعة نسيجية تسمّى لسان المزمار تفتح وتغلق مجرى الرئتين . كما إن الغضروف الدرقي هو أبرز غضروف في الحنجرة ، وعند البلع يمكننا تحسس هذا الغضروف ؛ كما إنّ الغضروف الحلقي يربط الغضروف الدرقي بالقصبة الهوائية بقوة .
لسان المزمار
Epiglottis
عظم
Bone
الرباط
Ligament
الغضروف
نسيج هيكلي قوي ومرن
عقدة الحنجرة (تفاحة آدم)
Adam's apple
الغضروف الدّرقي
الغضروف الحلقي
القصبة الهوائية
Windpipe
الحلقات الغضروفية
تمنع إنسداد القصبة الهوائية أثناء التنفس
الحنجرة
أمامي
جانبي
علوي

كل الأشكال أعلاه لأعضاء معرضة للسرطانات وأمراض التلف والتدمير والعطل جراء التدخين كما بينت البحوث الحديثة والسبب ببساطة إن الدخان غاز سام يتسرب في هذه المجاري وكذلك في الدم ليسبب كل هذه المآسي المرعبة..

التدخين آفة العصر ومأساة الأسر:

قام كل من الأساتذة: عز الدين فرحات من الرياض، سامح جاد من القاهرة، ووفاء أبو طه من عمان بتاريخ 1425/1/8هـ الموافق 2004/2/28م بتقديم بحث مختصر عن بعض أوجه مصائب التدخين من جميع الأوجه، وفيما يلي نص هذا البحث:

((التدخين آفة العصر التي أنزلت بالإنسان العلل والأمراض وهي من الخبائث التي حرمها اللـه، قال تعالى: "ويحل لهم الطيبات ويحرم عليهم الخبائث"، وهي مأساة للأسر التي يدمن التدخين أحد أفرادها ، مأساة تتعدى صاحبها لتشمل كل أفراد الأسرة والمجتمع، خاصة إذا تجاوزت حدود هذه الآفة لتضم تحت أجنحتها الفتيات والنساء.

والتدخين بلا شك مشكلة صحية واقتصادية واجتماعية في كل دول العالم وهي في الدول العربية والإسلامية أكبر... فقد أوضحت دراسة أجرتها وزارة المعارف السعودية على تلاميذ المدارس - ونشرتها جريدة "اليوم" بتاريخ 1422/2/15هـ - ، وشملت 752 تلميذا من المرحلتين المتوسطة والثانوية بالمدارس الحكومية في مدينة الدمام، أن 30 % منهم مدخنون، وأن 90% من هؤلاء قد بدؤوا التدخين في مرحلة مبكرة، وأكدت الدراسة أن 66% من المدخنين تتراوح أعمارهم بين 12 - 17 عاما. ونشرت جريدة "المدينة" في 2/9 /1420 هـ

دراسة ميدانية أكدت أن 418 طالبا من طلاب مدينة الرياض يذهبون أثناء الدراسة الصباحية إلى المقاهي ويدخنون الشيشة.

ولكن الأخطر من ذلك ما نشرته "الشرق الأوسط" بتاريخ 1420/2/8هـ هـ عن إحصائية لمستشفى الملك خالد التعليمي تبين أن 35% من طالبات الثانوية مدخنات, و27% من طالبات المتوسطة مدخنات,50% من المدرسات مدخنات... والملاحظ أن هذه الدراسات منذ أربع سنوات تقريبا فماذا تكون الحقائق الآن يا ترى؟!

إن ولع الشباب عموما والفتيات على وجه الخصوص بالتجريب والتقليد هو مكمن الخطورة فيما ينتقل إلينا من عادات سيئة... إن خطورة التدخين ليست صحية فقط وليست اقتصادية فقط وليست أخلاقية فقط وليست اجتماعية فقط؛ بل هي كل هذه الأخطار مجتمعة وهو إن كان خطرا على الشباب فهو على الفتيات والنساء أشد خطرا؟ .

ماذا تقول المدخنات؟.. من الأردن: (سهى (فتاه في الرابعة عشرة من عمرها، تمارس التدخين سرا، تقول: إن الدخان ليس سيئا وإنه (موديل) في هذا الزمن، مشيرة إلى أن عائلتها لا تعلم أنها تدخن لكن والدتها فقط تعلم بذلك، وهي قد نصحتها أكثر من مرة دون فائدة . وتقول ماذا يعني إن قامت الفتاة بالتدخين وهي لم تصل لعمر الثامنة عشرة أو أن خرجت مع مجموعة من الشباب والصبايا، يجب أن تتغير الأفكار القديمة؛ لأن فتيات هذا العصر لا يؤمن بها ولا يرغبنها. أما هبة فتقول : أعلم أن الدخان عادة ومسلك سيئ لكن جميع صديقاتي يدخن ولا أحد في هذا العصر لا يدخن ، وفي العادة أدخن في مطاعم الوجبات السريعة وفي عدد من المقاهي التي أذهب إليها مع صديقاتي وأصدقائي ، وأكدت أنها لا تشعر بالحرج من التدخين بحرم الجامعة، لكنها تحرج من أهلها فلا تدخن بالمنزل... وتقول السيدة وسام : زوجي يعلم أنني أدخن وقد تعرضت للإجهاض مرتين بسبب ذلك؛ فطلب زوجي أن أترك التدخين فرفضت لأني لا أستطيع، فهددني بالطلاق، وأنا حاليا أحاول التخفيف قدر الإمكان حتى لا أهدم حياتي الزوجية، أما بالنسبة (للأرجيلة) فلا أستطيع الاستغناء عنها وكذلك زوجي، وأعترف بخوفي من تأثير ذلك على إمكانية حملي وحتى على أطفالي مستقبلا ... أما صفاء (أم خالد) فإنها ترقد في إحدى المستشفيات النفسية في عمان وتعاني من إدمان المخدرات، وتقول : تعرضت للمشكلات النفسية على إثر مشكلاتي الزوجية، وكانت المرة الأولى عندما أدمنت على المهدئات حتى أستطيع النوم ليلا واقترن ذلك بإدماني على الكحول ، وقامت إحدى صديقاتي بإعطائي دواء فعالا حتى اكتشفت فيما بعد أنه نوع من أنواع المخدرات وأصبحت لا أستغني عنه، وازدادت حالتي سوءا إلى أن دخلت مستشفى لعلاج الإدمان.

ومن القاهرة : تقول مها مهندسة (32 سنة): " بدأت التدخين بعد أن نصحتني إحدى صديقاتي بقولها : دخني لكي تتخلصي من التوتر والقلق، أخذت السيجارة خفية

من علبة والدي وبدأت في التدخين، بعد سنوات اكتشفت مها أن توترها يزداد وأنها استسلمت للإدمان بعد أن قصمت ظهر العيب... بينما ترى أميرة (28 سنة) صحفية أن التدخين ليس خطيئة رغم أنه ضار بالصحة وتساءلت بغضب: لماذا تحاسبون المرأة ولا تحاسبون الرجل؟ وتضيف أميرة بكل استخفاف: التدخين لا يعني أن المرأة غير ملتزمة ولهذا يجب النظر إلى المرأة المدخنة كما ينظر للرجل المدخن. وتقول م. خ (كلية الآداب بحلوان): إن تدخين الشيشة مجرد فكرة كانت تراودني دائما كلما سمعت الحكايات من أصدقائي عنها؛ فقررت في مرة أن أجربها ولن أخسر شيئا, "فما العيب" في ذلك خاصة أنني لا أفعل شيئا يسيء لأخلاقي؟.

بينما تعترف إحسان محمود (بكالوريوس تجارة) فتقول: رغم أني أدخن إلا أنني أشعر بصورة سيئة داخل نفسي وأشعر أحيانا بالضياع.. حينما أتذكر عدم تقدم أحد لخطبتي وزواجي.. فقد علمت لكن متأخرا أنه من المستحيل أن يقبل الرجل الشرقي على الزواج من فتاة مدخنة. وتضيف إحسان لقد أخطأت في حق نفسي عندما أدمنت التدخين والسبب صديقات السوء، وأنا الآن لا أستطيع التراجع عن هذا الوسط أو الإقلاع عن التدخين رغم محاولة العلاج على يد الأطباء لكن ضعف نفسي وراء استمراري في التدخين.

تدخين الشيشة ظاهرة جديدة: ومن الظواهر الغريبة التي غزت مجتمعاتنا العربية والإسلامية هي إقبال الفتيات والسيدات على تدخين الشيشة أو النرجيلة، وهو بلا شك سلوك لا يتناغم مع شخصية الفتاة المسلمة، وغالبا ما تنتقل هذه الظاهرة إلى الفتيات والسيدات من قبيل التقليد أو نتيجة الاعتقاد الخاطئ بانخفاض الضرر الناتج عن تدخين الشيشة وهو بلا شك وهم بعيد كل البعد عن الصحة. وهذا ما يؤكده الدكتور حسام الدين الأنور – أستاذ الأمراض الصدرية بكلية الطب جامعة القاهرة- أن تدخين الشيشة أكثر ضررا من تدخين السجائر؛ لأنه يسبب تمدد في الحويصلات الهوائية.. وقد ثبت علميا أن تدخين الشيشة يقلل من مرونة الرئة ويصيب الإنسان بصعوبة في التنفس أكثر من تدخين السجائر ويصيب الإنسان بالحساسية الصدرية والالتهاب المزمن بالشعب الهوائية .. أما الدكتور عبد الحكيم محمود -أستاذ ورئيس قسم الصدر والحساسية بكلية طب القصر العيني-؛ فيقول: حجر الشيشة الواحد يساوي تدخين 20 سيجارة ومن الأخطار الرهيبة التي تحيق بمدخني الشيشة خطر العدوى بالسل والالتهابات الرئوية فخرطوم الشيشة يحتجز الميكروبات خاصة ميكروب السل وينقلها للمدخنين الآخرين.

مخاطر التدخين على النساء: تقول الدكتورة عزة كريم – خبيرة علم الاجتماع -: إن تدخين وإدمان الفتيات والنساء خطر وكارثة حقيقية، وهي مأساة على مستوى كل أسرة انزلق أحد أفرادها إلى هوة الإدمان، ويحتاج التصدي لها إلى جهود كثيرة متكاملة بدءا بدور الدولة والمؤسسات غير الحكومية وخاصة الجهود التطوعية للجمعيات والأفراد للوقاية من

كارثة ومأساة إدمان التدخين، والتصدي لها قبل أن تفتك بالمجتمع.

التدخين والإدمان ظاهرتان تبدوان أكثر ارتباطا بالرجال ولكنها بالنسبة للنساء أشد خطورة وأكثر فتكا، فالتدخين يسلب من المرأة أو الفتاة جمالها حيث يتغير لون أسنانها للون الأصفر وشفتاها للون الأسود، ويمتقع لونها مع استمرار هذه العادة وتكون أسرع قابلية للشيخوخة المبكرة وللوفاة المبكرة في حالات إدمان التدخين بكثافة أو إدمان أي نوع من المخدرات وكذلك للإصابة بالسرطانات بكافة أماكن الإصابة (البلعوم - المريء - المعدة - الأمعاء - الثدي - عنق الرحم).

والنساء المدخنات يعانين -بسبب التدخين- من مشاكل في التنفس والجهاز التنفسي أكثر من الرجال، وقد تبين من بحث طبي حديث- والذي غطى نحو ستين ألفا من الرجال والنساء- أن ظواهر صعوبة التنفس، مثل السعال والحشرجة وقصور النفس أثناء الشهيق والزفير، كانت أعلى عند النساء المدخنات مقارنة بالمدخنين.

وتستنتج الدراسة، التي قادها فريق بحث علمي من معهد الصحة العامة في النرويج، أن النساء أكثر عرضة لمضار التدخين وعوارضه الظاهرية مقارنة بالرجال، حيث تشير الدراسة إلى أن النساء يستدرجن إلى السجائر بنفس درجة ضغط العادة الإدمانية التي يتعرض لها الرجال، وإذا ما أخذ تباين الحجم بين الاثنين؛ فهذا يعني أن درجة تركيز مكونات ونواتج السيجارة في المجاري الهوائية عند المرأة ستكون أكبر وأكثر خطورة.

التدخين مضر جدا بالجنين: كذلك أثبتت الدراسات أن النساء الحوامل المدخنات معرضات بنسبة عالية للولادة قبل الأوان وللإجهاض ولولادة الجنين ميتا، ولموت الطفل في الأسابيع الأولى بعد الولادة، وللإصابة بسرطان عنق الرحم... كما أظهرت هذه الدراسات بأن تدخين الأم يسبب تقلصا في شرايين الدماغ عند الجنين، فالغاز الموجود في السجائر يمكن أن يعرقل عملية انتقال الأكسجين من الدم إلى الجنين، وتفسر الدراسات أن سبب صغر حجم الأطفال المولودين من أمهات مدخنات يعود إلى عرقلة نقل الأكسجين إلى أنسجة الجنين.

الأطفال أكثر ضررا: الأطفال بلا شك أقل مناعة وأكثر عرضة للتأثر بمثالب التدخين وبالمظاهر السلوكية السيئة للمدمن، من غيرهم فالأطفال الذين يعيشون في منزل تضم مدمنا، أو يمارس أحد المقيمين فيه عادة التدخين لنسبة متزايدة من جميع الالتهابات التنفسية، كما تزداد حدة الأعراض لديهم وتبقى لفترات أطول من الأطفال الذين يعيشون في منزل لا يدخن فيه أحد، ويكون أثر (التدخين السلبي) في أسوأ درجاته لدى الأطفال دون سن الخامسة، حيث تزداد حدة الأعراض عند الطفل بزيادة عدد المدخنين في المنزل وزيادة كثافة تدخينهم، كما يكون (التدخين السلبي) خطيرا بصفة خاصة على الأطفال المصابين بالربو؛ فالتعرض للتدخين يسبب لهم نوبات ربو أكثر حدة، كما تقل فرصة هؤلاء الأطفال

في الشفاء من الربو، إلى جانب انخفاض حجم التحصيل الدراسي وضعف النمو وانخفاض نسبة الذكاء. ويقول الدكتور موسى السوالمة: الدخان له تأثير سلبي على الإخصاب؛ فتقل نسبة الإخصاب إلى 50 بالمئة، وذلك نتيجة إيذاء عملية اختزان البويضات, وكذلك أيضا ندرة عملية الإباضة ويبدو أن ذلك ناجم عن التأثير السمي المباشر للنيكوتين. ويؤدي لنقص مناعة المرأة وأطفالها الذين يستنشقون الغازات السامة, وتنبعث من السيجارة مئات المواد الهيدروكربونية التي تضعف إفراز هرمون الأنوثة الإستروجين اللازم لنمو البويضات.

وتتضاعف نسبة حدوث الحمل خارج الرحم، ويتسبب النيكوتين في الإجهاض حيث يتضاعف ثلاث مرات وذلك لسببين: التقليل من قابلية غشاء باطن الرحم للحمل والسبب الثاني إيذاء عملية الإباضة، وهكذا فإذا عرف الطب التأثيرات الضارة لتدخين أو إدمان الأم على جنينها ووليدها فيما بعد؛ فإن تأثيرات أخرى لا زالت طي الغيب والدراسات الجارية حاليا تبحث عن العلاقة بين ازدياد موجات التدخين عند النساء وارتفاع نسبة التشوهات عند المواليد ونسبة السرطانات عند الأطفال.

ماذا يقول علماء الاجتماع ؟: يقول الدكتور (فائق سليمان) عن أسباب إدمان الفتيات والسيدات: إن انتشار ظاهرة التدخين بين الفتيات ظاهره مؤذية صحيا واجتماعيا وتدل على عدم مراقبة الأهل بالشكل الصحيح لبناتهم, فخروج الفتاة دون رقابة حقيقية من الأهل يؤدي إلى عواقب وخيمة خاصة لمن هم في عمر المراهقة, الذين يرون أنفسهم أنهم كبار ويدركون الخطأ من الصواب ويتصرفون على هذا الأساس. وأكد على أنه لو وجدت الفتاة رقابه من الأهل لما وقعت بالانحراف فمنح الأهل الحرية دون سؤال واهتمام من قبلهم تعني انتشار ظواهر مثل التدخين وغيرها التي تؤثر على الفتيات مستقبلا ، وهنا تبرز أهمية مراقبة الأهل لبناتهم؛ فالأمر ليس مرتبطا دائما بالوقت؛ فهناك من يعتقد أن عودة الفتاة إلى المنزل مبكرا يعني عدم انتهاج أي سلوك اجتماعي خاطئ, وهذا الأمر يلغي الرقابة العائلية التي يجب أن تكون دائمة خاصة في هذا العصر.

دور الأسرة المسلمة: حتى لا تكون فتياتنا عرضة وفريسة سهلة أمام مغريات التدخين أو الإدمان فلابد من يقظة كل عناصر المجتمع من مؤسساتنا التربوية والدينية، وقبل كل ذلك وبعده الأسرة المسلمة التي هي الحضن الأول والحصن للفتاة المسلمة.

تقول الدكتورة سامية الساعاتي -الخبيرة في مركز البحوث الاجتماعية بمصر-: إن هناك مسؤولية كبيرة تقع على عاتق الأسرة من وجهة النظر الإسلامية والخلقية والاجتماعية، إذ تحتم الشريعة الإسلامية على جميع أولياء الأمور واجب النصح والتوجيه والإرشاد، ويأثم الأب والأم إذا أهمل أحدهما في التوجيه والمراقبة أو التصرف بطريقة تدفع إلى الانحراف لمن يخضع لولايتهما. وتضيف أن هناك أيضا دورا للمدرسة والجامعة، وأنه من الواجب أن يكون ضمن مناهج التعليم بالدول الإسلامية في مختلف مراحله والتنبيه إلى

ظاهرة الإدمان في التدخين أو تعاطى المخدرات أو الكحوليات والتحذير من الأضرار الجسمية المترتبة عليها. وتشير إلى مسؤولية أخرى تقع على المؤسسات الاجتماعية كالنوادي والجمعيات الثقافية والعلمية؛ إذ ينبغي أن تقوم بدور كبير في التأثير على سلوكيات الشباب.

أما الدكتور أحمد المجدوب -الخبير في المركز القومي للبحوث والدراسات الاجتماعية-؛ فيطالب بضرورة أن يكون للعلماء وللدعاة المسلمين والمساجد دورٌ في تعديل سلوك الأفراد وأن يكثف هذا الجهد الهام لتلك المؤسسات من خلال الإعلان عن الخطر الداهم بكافة أشكاله سواء السجائر أو الشيشة أو المخدرات، وإلى أي حد يمثل هذا الخطر بالنسبة للمتاجرة والتعاطي إثما من الآثام التي تعبر عن سوء المنقلب. ويقول: علينا أن نهتم بإعداد الداعية والموجه والمرشد الديني، حتى تستطيع مؤسساتنا الدينية أن تؤدى دورها المطلوب من خلال خدماتها الإرشادية والتربوية.

إلى كل فتاة عاقلة... إن العاقلة هي من تسهر على إصلاح نفسها وليس إفسادها والانسياق وراء أهوائها، إن من يبيح لنفسه إيذاءها بكل وسيلة رخيصة لمجرد أن فيها لذة مزعومة هو إنسان فقد مقومات الإنسانية، إنه إنسان يستحق الرثاء.

وأخيرا نقول: إن التدخين حرام ولا يليق بسلوك المسلم لأنه مهلكة للصحة والمال والأسرة والمجتمع المسلم وإذا كان هذا في حق الرجال؛ فإنه في حق النساء أشد وأقوى؛ لأنه يشوه ما يجب أن تكون عليه المرأة من أنوثة وحسن كما أراد الـلـه سبحانه وتعالى لها.

فالأسرة المسلمة .. هي اللبنة وهي النواة في المجتمع المسلم الذي يقوى بعناصره الفتية من الشباب والشابات الأسوياء الأصحاء والذي لا ينهض بدوره إلا في مناخ صحي من التربة السليمة لا تشيع فيه المثالب والمفاسد وعلى رأسها التدخين والإدمان ، حتى نكون كما وصفنا الـلـه "خير أمة أخرجت للناس".

التدخين وأمراض الروماتيزم[1]:

من الثابت علميا أن التدخين يكون سببا مباشرا لعدة أمراض، أو أحد العوامل المؤهلة لحدوثها، وسأوضح في هذا المقال تأثير التدخين على أمراض الروماتيزم.

لقد تتبعت بحكم تخصصي علاقة التدخين بالتهاب المفاصل (الروماتيزم) فوجدت حوالي 315 دراسة في هذا الموضوع. واحدث الدراسات التي نشرت خلال الثلاث السنوات الأخيرة، كانت منها دراسة شملت حوالي 1369 مريضا من كاليفورنيا بأمريكا الشمالية فوجد أن ما يقارب 40% منهم مدخنون، وأن أكثر مشاكل هؤلاء المدخنين الصحية هي

---

(1) بحث للدكتور ضياء الحاج حسين، استشاري أمراض الروماتيزم بمستشفى الملك فهد والمستشفى السعودي الألماني بجدة، منشور في مجلة الإعجاز العلمي السعودية، العدد الرابع، ص 65.

السمنة، ثم ارتفاع الضغط الدموي، ثم التهاب المفاصل والرماتيزم، وأخيرا قابليتهم لتناول للخمور بكثرة وما يصاحبها من أمراض، وفي بريطانيا أجريت دراسة شملت 31 مريضا غير مدخن، و 12 مدخنا مصابين بالتهاب الفقار الرثياني (القاسط)، وقد وجد أن التيبس الصباحي في الظهر والرقبة، وعدم القدرة على لمس الأرض باليدين في وضعية الركوع، كانت اسوأ بكثير عند المدخنين من غيرهم. وفي دراسة أجريت بفرنسا: وجد أن بعض الأعراض الروماتيزمية التي قد تسبق داء برغر؛ وهو التهاب وعائي انسدادي يصيب الأوعية الدموية الصغيرة والمتوسطة، ويعرف بالعرج المتقطع، والذي قد يفضي إلى قطع ساق المصاب إذا لم يتوقف عن التدخين. وهذا المرض موجود عند المدخنين فقط، ولم يتم الشفاء منه عند هؤلاء المرضى إلا بعد توقفهم تماما عن التدخين.

لقد أثبتت الدراسات الطبية الحديثة أن التدخين يزيد قابلية الإصابة بمرض الالتهاب المفصلي الرثياني (الروماتويد)، كما يعتبر التدخين أيضا من العوامل المؤهلة لهشاشة العظام وبالتالي لكسرها، عند المداومين على التدخين. تقول الأبحاث العلمية: إن التدخين قد يؤثر تأثيرا مباشرا على ازدياد العامل الروماتيزمي، ويغير الوظيفة المناعية في الرئة وبقية أجهزة الجسم عند مرضى الروماتويد، فقد وجد أن تدخين السجائر يزيد من عدد الكريات البيضاء، ويؤدي إلى تشوهات في الخلايا الثائية اللمفاوية، والتي تؤدي بالتالي إلى حدوث الالتهاب والأمراض الخبيثة. وفي بحث طبي في ايسلاند ضم 14 ألف شخص، تتراوح أعمارهم بين 52 إلى 80 سنة، لوحظ أن 109 لديهم العامل الروماتيزمي موجب، و187 كان سالبا، وبعد متابعة المرضى لمدة تتراوح بين 4 إلى 13 سنة، وجد أن العامل الروماتيزمي استمر عند المدخنين أكثر من غير المدخنين، مما يؤيد مدى تأثير التدخين على المناعة.

وفي دراسة أجريت في هولندا وسويسرا وأمريكا وجد أن المرضى المدخنين لديهم تنخرات في العظام أكثر من غير المدخنين. وفي دراسة أخرى وجدت علاقة بين ازدياد معدل الموت بسبب المضاعفات الرئوية القلبية عند مرضى الروماتيد وبين التدخين. ونظرا لاهتمامي الخاص بمرض الروماتويد فقد درست العلاقة بين التدخين ومرض الروماتويد، في دراسة نشرت لي مؤخرا في مجلة بريطانية وكانت بعنوان: التدخين والعامل الروماتيزمي والتهاب المفاصل الرثيائي (الروماتويد).

وقد شملت دراستي 59 مريضا مصابين بالروماتويد (47 امرأة و12 رجل) ومتوسط أعمارهم 58 سنة، وكان زمن معدل الإصابة للمرضى 12 عاما. وكانت النتائج كالتالي:

كان عدد المدخنين في هذه الدراسة 12 مريضا فقط، وكانت نسبة العامل الروماتيزمي نوع (أ) أكثر عند المدخنين من غير المدخنين.

وفي دراسة نشرتها في مجلة سويدية تهتم بأمراض الروماتيزم وجدت فيها أن مستقبل

المرضى المصابين بالروماتويد والذين لديهم نسبة عالية من العامل الروماتيزمي نوع (أ) من ناحية الأعراض والعلامات السريرية والمخبرية والإشعاعية، أسوأ من الذين لديهم العامل الروماتيزمي من نوع (م)، ويعتقد أن التدخين ربما ينشط أو يحرض الجهاز المناعي والمخاطي في الجسم وخاصة في الجهاز التنفسي فيؤدي بذلك إلى زيادة إنتاج العامل الروماتيزمي نوع (أ).

وقد ذكرت في هذه الدراسة أن العوامل البيئية ربما يكون لها أثر في إحداث أو تسبب مرض الروماتويد، ويؤيد ذلك دراسة أجريت في فنلندا أظهرت أن الرجال المتعرضين لدخان السجائر (المدخنين السلبيين) ربما يزداد عندهم إنتاج العامل الروماتيزمي أيضا.

وتؤيد دراستي عدة أبحاث نشرت في عدة مجلات، ويمكنني أن ألخص نتائج دراستي والدراسات الاخرى عن العلاقة بين التدخين والروماتويد كما يلي:

1- ازدياد العامل الروماتيزمي وخاصة نوع (أ) عند المدخنين.

2- ازدياد نسبة الإصابة بالروماتويد عند المدخنات إلى ضعفين ونصف.

3- ازدياد التنخرات المفصلية الظاهرة في الأشعة بنسبة ثلاثة أضعاف عند المدخنين.

4- ازدياد معدل نسبة الموت عند المدخنين المصابين بالروماتويد بسبب المضاعفات الرئوية والقلبية.

ما تفعله السجائر للمرأة [(1)].

أصبح عدد النساء المتوفيات بسبب سرطان الرئة مأساة في الكثير من بلدان العالم. ففي انكلترا تقول السلطات الصحية أن أكثر من عشرة آلاف امرأة تموت سنويا من جراء سرطان الرئة الذي سببه التدخين. وأن هذا العدد آخذ في الارتفاع ويحذر الدكتور (روبن رد) الطبيب الاستشاري في مستشفى الأمراض الصدرية في لندن قائلا أن الكثير من النساء لا يدركن أخطار التدخين ولا يكترثن للإحصائيات المرعبة.

في كل خمس دقائق يموت شخص واحد في إنكلترا بسبب أمراض لها علاقة مباشرة بالتدخين ...هذه الأرقام تذهل الجميع طبعا لكنها مرعبة بالنسبة للنساء بشكل خاص ففي السنوات الخمس عشرة الماضية ازداد عدد النساء المتوفيات بسبب سرطان الرئة حيث بلغت نسبة 61% بينما انخفض الرقم للرجال بنسبة 10% للفترة نفسها. وفي اسكتلندا اصبح سرطان الرئة السبب الرئيسي للسرطان القاتل للنساء حيث فاق سرطان الثدي ولكن ضرر التدخين لا يقتصر على سرطان الرئة فقط. فاستنادا إلى تقرير رسمي نشر مؤخرا تبين أن النساء المدخنات أكثر من غير المدخنات عرضة للإصابة بسرطان عنق الرحم وبأمراض

(1) بحث في مجلة علوم المستقبل العراقية، العدد 2، شوال 1421هـ- كانون الثاني 2001م، ص30-33.. مترجم عن مجلة (readers digest).

القلب. أما النساء اللواتي تجاوزن سن الخامسة والثلاثين ممن يدخن أكثر من خمس عشرة سيجارة يوميا ويتعاطين حبوب منع الحمل فأكثر عرضة للاصابة بأمراض القلب بعشرة أضعاف غير المدخنات كذلك فان أمراض الالتهاب الشعيبي وانتفاخ الرئة وقرحة المعدة وتجعد الوجه اصبحت أكثر شيوعا بين النساء المدخنات.

وأما الحمل فمشاكله أكبر بكثير فالمدخنات يحتجن وقتا أطول للحمل واطفالهن يولدون أقل وزنا من المعتاد. كما يرتبط التدخين أثناء الحمل بزيادة احتمال الإجهاض وبولادة الجنين ميتا وبالموت المبكر للطفل. ولعل الأخطر من ذلك كله هو أن أطفال المدخنات أكثر عرضة للاصابة بأمراض الاطفال السرطانية من أطفال غير المدخنات. كل هذه الادلة تؤكد المخاطر الصحية التي تواجهها النساء المدخنات، فلماذا لا يكترثن للأمر؟ دعونا ننظر إلى الإحصائيات التالية التي اصدرها مؤخرا مكتب الاحصاء والمسح السكاني في لندن إن البنات والنساء اللاتي تتروح أعمارهن بين 16-25 سنة أكثر ميلا لتدخين من الذكور من نفس الفئة العمرية. ويتجلى هذا الفرق في الفئة العمرية 16-19 سنة حيث تبلغ نسبة المدخنات 32% مقابل 28% من الذكور. وانخفض عند الرجال المدخنين بنسبة 19% ولم ينخفض عدد المدخنات الا بنسبة 11%. لكن المسؤولين الصحيين يرون في هذه الارقام ما يثير الارتباك فالنساء يبدين اهتماما بصحتهن أكثر مما يبدي الرجال. فلماذا يا ترى غير الجنسان مواقفهما ازاء التدخين، ؟ تشير الدراسات التي أجريت مؤخرا إلى أن لذلك اسبابا عدة:

-الجهل بالمخاطر: تتمسك الكثير من النساء بالاعتقاد بأن الرجال أكثر عرضة للاصابة بالأمراض المتعلقة بالتدخين. فقد كشفت دراسة اجراها معهد (غالوب) أن 32% من كل النساء (و 80% من الأمهات الشابات) يواصلن التدخين حتى أثناء الحمل ووجد الباحثون أن بعض المدخنات الحوامل لا يدركن أن التدخين له علاقة بالاجهاض أو بولادة طفل ميت، وأن 30% من النساء لا يعرفن الاحتمال المتزايد للإصابة بالسكتة القلبية لمتزامنة مع التدخين ومع تناول حبوب منع الحمل.

-الخوف من السمنة: تمارس أجهزة الإعلام وخاصة المجلات والمجتمع اليوم ضغطا هائلا على النساء ليكن رشيقات. تقول الاخصائية النفسانية (بوني سبرنغ) من مدرسة شيكاغو الطبية أن النساء اللاتي يقلعن عن التدخين يزداد وزنهن بمعدل 4 كيلو غرامات تقريبا.. هذا الخوف من زيادة الوزن ربما يجعل العديد من النساء يواصلن التدخين.

ومن النظريات التي تفسر هذه الزيادة في الوزن أن الطعام يكون اطيب مذاقا في باطن الفم غير الملوث بالدخان مما يحث النساء على أن يأكلن أكثر كما أن عمليات الأيض في الجسم تقل سرعتها بعد الإقلاع عن تناول النيكوتين. لكن العلاقة بين الإقلاع عن التدخين وزيادة الوزن أكثر تعقيدا من ذلك. وتشير دراسة (بوني سبرنغ) إلى وجود علاقة كيمياوية

بين الإقلاع عن تناول النيكوتين وزيادة استهلاك الكاربوهيدرات فاذا يحث النيكوتين عادة إلى إنتاج الجسم لمادة (السيروتونين) الكيمياوية التي تولد شعورا بالارتياح فإن الشخص الذي يحاول الإقلاع عن التدخين يعني قلة هذه المادة أن زيادة تناول الكاربوهيدرات عن طريق الوجبات الخفيفة يمكن أن يزيد من انتاج (السيرونونين) ... تاركو التدخين يستهلكون نحو 300 سعرة حرارية إضافية يوميا بعدما لا يقل عن شهر من تركه التدخين.

-الحاجة النفسية: أن النساء اللاتي يعانين من القلق والإحباط والإجهاد غالبا ما يلجأن إلى السجائر لغرض الاسترخاء والارتياح. (تشير الدلائل إلى أن الرجال أكثر ميلا للتدخين من أجل المتعة أو لمعالجة الملل) ولذلك فأن النساء اللاتي يلجأن إلى التدخين كـ(عكاز عاطفي) يجدن من الصعب الإقلاع عنه كما يبدو أن النساء يبدين من أعراض الأنطواء أكثر مما يبدي لرجال.

-اغراء الإعلانات: تحرص شركات التبوغ عن الإعلان عن سجائرها باسلوب يوحي بالترف والرقي والرشاقة والجمال إن الإعلانات تقدم من الناحية النظرية وصفا للسجائر، ولكن بذلك الارتباط يمكن أن ترى النساء المدخنات أنفسهن جميلات ورشيقات ورفيعات المستوى. وتحمل العديد من مجلات الأزياء الموجهة إلى المراهقات إعلانات عن السجائر ترتبط لديهن (بالفتنة والرقي). وتنقل الدراسة المذكورة عن فتاة ذات ست عشرة عاما قولها: (اشتريت أول علبة سجائر واشعلت سيجارة ووقفت أمام المرآة.. ولقد اعجبني ما شاهدت وبقيت ادخن منذ ذلك اليوم) ولكن على الرغم من كل ذلك فإن من الممكن أن تقلع النساء عن التدخين، وفيما يلي بعض الطرق التي تساعد على ذلك:

1- افهمي جيدا أعراض الانطواء وتعلمي كيف تعالجينها: ربما تعانين في بعض أو كل الأعراض التالية: الرغبة الشديدة بالتبغ، التوتر، القلق، عدم القدرة على التركيز، الصداع، التعب والنعاس...هذه الأعراض تقل عند أكثر الناس بعد الأسبوع الأول من ترك التدخين وتختفي تماما بعد الأسبوعين الثاني والثالث أن الرغبة مهما كانت شديدة فإنها لا تستغرق سوى دقيقتين أو ثلاث دقائق ثم تنتهي. ولتخفيف أعراض الانطواء يمكن أن تنفعك بعض تمارين الاسترخاء مثل التأمل والتنفس العميق والحمامات الدافئة والتمارين الخفيفة.

2-واجهي الخوف من زيادة الوزن: بمراقبة استهلاك الطعام تستطيع النساء السيطرة على وزن أجسامهن. ولكن إذا وجدن أن من المستحيل التضحية بالسجائر و(الكعكة المحلاة) في الوقت نفسه، فلا بأس من تأجيل مسألة تخفيف الوزن لأنه حتى وإن زاد وزنك قليلا إلا أن المخاطر الصحية لذلك أقل جدا من خطر استمرارك بالتدخين..تذكري دائما أن بأمكانك البدء من جديد بالحمية الغذائية وزيادة التمارين الرياضية حالما تقلعين عن حالة التدخين.

3-تجنبي العادات الملازمة: لا تبقي جالسة على مائدة الطعام فتلك من أكثر الحالات إغراءا بالتدخين عليك بالمشي السريع بدلا من ذلك وإذا كان فنجان القهوة والسيجارة لا ينفصلان فغيري القهوة إلى شاي أو مشروب خفيف وتجنبي الاماكن التي يعتاد فيها الناس على التدخين يقول الدكتور (كريس ستيل) مؤسس عيادتين للاقلاع عن التدخين في مانشستر في انكلترا أن الشراب المثالي هو الماء. فاشربي منه ثمانية اقداح يوميا أن مجرد وجود شيء يشغل فمك ويديك يؤدي إلى تقليل رغبتك بالتدخين وجدير بالذكر أن عصير الفواكه الطازجة ينفع كثيرا في تطهير الجسم.

4-استفيدي من دعم الاخرين: النساء معروفات بتحقيق نسبة عالية من النجاح في الإقلاع عن التدخين إذا فعلن ذلك بالاشتراك مع أخريات. اشتركي مع صديقة لك تريد الإقلاع عن التدخين أن اشراك الأخريات بمشاكلك يقوي من عزمك.

5-حاذري المبالغة بالثقة بالنفس: إذا شعرت بثقة عالية بعد بضعة أشهر من النجاح فلربما تشعرين بأنه لا ضرر من تناول سيجارة واحدة فقط لكنك بهذا إنما تخدعين نفسك وذلك لأن (سيجارة واحدة فقط) قد تشعل رغبتك في التدخين إن التدخين يسبب الادمان تماما (كالهيروين والكوكائين) وأخيرا يجب أن تتصرفي وكأنما حياتك كلها متوقفة على تركك للتدخين ...وأنها لكذلك فعلا.

التدخين والنشاط البدني [1].

التدخين ظاهرة معروفة لدى الانسان المعاصر، وهي من الظواهر واسعة الانتشار على نطاق عالمي وفي تزايد مستمر في المجتمعات المختلفة، ولا يمكن التعامل معها كواقع يرى النتائج السلبية لهذه الظاهرة إذ أن آثار التدخين على الانسان والبيئة أخذت بالاتساع يوما بعد يوم.

ومن المجتمعات المشمولة بهذه الآثار هو المجتمع الرياضي وكل من يمارس النشاط البدني بوصفه جزءا مهما من هذه المجتمعات، وتشكل هذه الآثار سلبيات أكثر وضوحا لدى الرياضيين من بقية شرائح المجتمع.

التدخين هو القاتل الاول : لقد اثبتت البحوث العلمية بالدليل القاطع أن التدخين هو القاتل الأول للإنسان في القرن العشرين من حيث كونه السبب الرئيسي أو العامل المساعد في حدوث كثير من الأمراض وحالات السرطان... ويبلغ عدد الوفيات بسبب التدخين في حدود 3 ملايين وفاة سنويا من الإجمالي العام للوفيات في مختلف دول العالم. وتشمل الأمراض الناتجة عن التدخين ما يأتي:

(1) بحث الدكتور رائد سليمان محمد، طبيب اختصاصي في الطب الرياضي، مجلة آفاق طبية العراقية، العدد 9، ربيع الثاني 1423هـ- تموز 2002م، ص 66.

1- أمراض الجهاز التنفسي.
2- أمراض الشرايين والاوعية الدموية.
3- أمراض الجهاز العصبي.
4- أمراض الجهاز الهضمي.
5- أمراض الدم.
6- أمراض اخرى متفرقة.

النشاط البدني وقابلية القلب والجهاز التنفسي: إن النشاط البدني للانسان يتطلب قابلية جيدة لكل من القلب والجهاز التنفسي، حيث يضخ القلب (5) لترات من الدم إلى أنحاء الجسم في الدقيقة الواحدة وقت الراحة، وتزيد هذه الكمية خلال النشاط البدني لتصل بحدود (15- 20) لترا في الدقيقة الواحدة.

أما الرئتان فتتنفسان ما يعادل (5-8) لترات من الهواء في الدقيقة الواحدة. أثناء الراحة، وتزيد هذه الكمية أثناء النشاط البدني لتصل إلى (100) لتر في الدقيقة الواحدة. وتعمل بقية الاعضاء بالاتجاه نفسه كالجهاز العصبي مثلا. كما نلاحظ أن هنالك زيادة ملحوظة في القابلية الاوكسجينية القصوى Vo2 max أثناء اداء التمرينات الرياضية.

التدخين والجهاز التنفسي والقلب : إن أكثر الأجهزة الوظيفية تأثرا بالتدخين هما جهازا الدوران والتنفس وهما الجهازان اللذان يعتمد عليهما الرياضي في أدائه للتمارين والنشاط البدني. يحمل التدخين آثارا سلبية على وظائف الرئتين والقلب والشرايين وبقية أعضاء الجسم. حيث نجد أن المدخنين غير قادرين على مجاراة من يماثلهم في العمر والبيئة في العمل البدني والرياضة والتدريب وتسلق السلالم والمشي لمسافات طويلة. ولقد تم اثبات ذلك بواسطة التجارب الفسيولوجية المسيطر عليها. كما اثبتت دراسات اخرى أن سبب نقص اللياقة البدنية عند المدخنين يعود إلى تأثر وظائف الرئة بشكل يقلل الاحتياطي المطلوب بحيث لا يستطيع الشخص المدخن تحمل الجهد الإضافي.

التدخين والقابلية الاوكسجينية القصوى (Vo2 max): تعد القابلية الاوكسجينية القصوى (Vo2 max) من أهم المؤشرات لقياس كفاءة اللياقة البدنية، وتكون في أثناء الراحة 4/1 لتر في الدقيقة وتصل أثناء النشاط البدني إلى 2.5 – 5.0 لتر / دقيقة. ولقد أثبتت الدراسات أن القابلية الاوكسجينية القصوى لدى الأصحاء هي أعلى من نظيراتها عند الذين يعانون من أمراض الجهاز التنفسي وأمراض القلب والأوعية الدموية والتي تكون في معظم الأحيان ناتجة عن التدخين. وبالتالي فإن للتدخين تأثيرا غير مباشر على القابلية الأوكسجينية القصوى. كما اثبتت الدراسات العلمية الحديثة أن هنالك انخفاضا في معدل (Vo2 max) عند المدخنين من غير المدخنين وهذا بدوره يترك أثرا سلبيا على اداء اللاعب وخاصة في العاب المطاولة مثل ركض المسافات الطويلة ولعبة كرة القدم وكرة السلة وغيرها.

التدخين والقابلية البدنية : إن التأثير السلبي للتدخين على القابلية البدنية بسبب التغيرات الفسيولوجية الآتية:

1- انخفاض قدرة العضلات العاملة على استخلاص الأوكسجين بسبب عدم توسع الشعيرات الدموية لهذه العضلات بصورة كافية نتيجة التدخين.

2- قلة الأوكسجين المحمول بالدم بسبب ارتفاع نسبة ثاني أوكسيد الكاربون CO_2 في الدم نتيجة التدخين.

وتشير بعض الدراسات إلى أن المدخنين تنخفض لديهم قدرة الهيموغلوبين على حمل الاوكسجين بنسبة 10% تقريبا عن غير المدخنين.

التدخين والانجاز الرياضي عند رياضيي مدينة الموصل : من أجل الربط بين التدخين والانجاز الرياضي عند رياضيي مدينة الموصل تم اجراء بحث استبياني للرياضيين في هذه المدينة في شهر أيلول 2000 أجراه كل من الاطباء الدكتور رائد محمد سليمان والدكتور إياد حسين الرمضاني والدكتور عادل محمد اسماعيل وقد توصل الباحثون إلى النتائج الاتية:-

1- بلغت نسبة المدخنين 25% وغير المدخنين 75% من رياضيي مدينة الموصل.

2- بلغت المشاركة في البطولات المحلية لغير المدخنين 77.1 % والمدخنين 56%.

3- بلغت المشاركة في البطولات القطرية لغير المدخنين 34.3 % والمدخنين 22.9 %.

4- شكلت المشاركة في البطولات العربية لغير المدخنين 20.6 % والمدخنين 14.5%.

ومن هذه النتائج نلاحظ أن هنالك علاقة عكسية بين التدخين والمشاركة في البطولات المحلية والقطرية والعربية وبالتالي بالانجاز الرياضي.

النشاط البدني والتوقف عن التدخين : تطرقنا فيما سبق عن أثر التدخين على النشاط البدني والآثار السلبية التي يمكن أن يتركها التدخين على القابلية البدنية والانجاز الرياضي. ولكن كيف يمكن أن تستخدم النشاط البدني لحث المدخنين على التوقف عن التدخين؟ يعتمد التوقف عن التدخين على رغبة حقيقية لدى المدخن، وأن خلق هذه الرغبة يستوجب برنامجا للتوعية الجماهيرية الموجهة.

ومن الأمور التي ينصح المدخن بمزاولتها كي تساعده على ترك التدخين هي ممارسة النشاط البدني والرياضة وعلى الأقل أربعة أيام في الأسبوع لفترة (30) دقيقة يوميا، وأفضل نشاط بدني يمكن أن يمارسه الشخص المدخن بعد توقفه عن التدخين هو الركض أو ركوب الدراجة الهوائية.

التدخين وآثاره على الفم والأسنان والعين[1] :

يقول الدكتور خالد الموسى الذي نشر هذا البحث: ينتج عن تدخين السجائر أو الغليون أو مضغ أوراق التبغ :

1- في الأسنان واللثة :

- اصطباغ وتلوث الأسنان واللثة .
- ضعف وتشقق وتآكل الطبقات الحامية للأسنان (المينا) .
- التهاب اللثة وتقيحها ، ونزفها .

2 - في الجوف الفمي والبلعومي :

- البخر ورائحة الفم النتنة الكريهة التي تفوح من المدخنين .
- بقع ملونة تظهر على الشفة واللثة واللسان والأسنان وباطن الفم .
- التهابات الأغشية المخاطية للفم والبلعوم نتيجة ضعف مقاومتها تجاه الجراثيم

.

- والعوامل المرضية ؛ حيث أن التدخين يشل وظيفتها الدفاعية بما تفرزه من مواد مخاطية حاوية على مواد مطهرة وقاتلة للعضويات الممرضة بواسطة المواد الحالة الخمائرية كالليزونيمات وغيرها.
- سرطان الفم والبلعوم .. وغالبا ما يسبق بظهور الطلاوة البيضاء والتي تعتبر مرحلة سابقة للسرطان .

3 - في الشفة :

- التهاب الصوار وتشقق الشفة ؛ وذلك نتيجة التأثير المخرس الموضعي ونتيجة العوز الفيتاميني المرافق أحيانا وخاصة عوز فيتامين ب2 .
- الطلاوة البيضاء على الشفة وباطن الخد واللسان وهي مقدمة ومهيئة لحدوث السرطان في مكان ظهورها .

4 - في اللسان :

- التشققات والتقرحات على اللسان .
- التهاب الحلميات الذوقية المزمن .. وبالتالي فقد الذوق ونقص الشهية .
- اتساخ اللسان وثخانته وترسب طبقات كثيفة مع نمو العضويات الممرضة بسهولة كالمبيضات البيض وبعض الجراثيم .
- الطلاوة البيضاء .

---

(1) التدخين وآثاره على الفم والأسنان والعين، بحث للدكتور خالد الموسى في مجلة البيان السعودية، العدد 29،(ص 50)، ذو القعدة 1410هـ/مايو 1990م.

5 - في أمراض الغدد اللعابية :

يؤثر التدخين على الغدد اللعابية بنقص إفرازها من اللعاب بتأثير النيكوتين ، وبتأثير موضعي ؛ مما يؤدي لالتهابها وربما انسدادها وبالتالي قد تتشكل حصيات فيها . وإن نقص إفراز اللعاب يزيد جفاف الفم وتشققه وتأثره . وانتشار الرائحة النتنة (البخر) من الفم ..

6 - التدخين والعين :

إن تأثير نفث السجاير يخرش العين والأجفان مما يؤدي إلى :

- التهاب أطراف الأجفان وبالتالي تساقط الأهداب وتعرض العين للغبار والعوامل الممرضة، إضافة لزوال جمالها الطبيعي وتشوه الأجفان المرافق .
- التهابات وخراجات الغدد الدمعية ، والشعرة الجفنية العينية .
- التهاب ملتحمة العين التحسسي الأرجي وما يسببه من ألم واحتقان وإضرار بالعين .
- التأثيرات غير المباشرة على العين وذلك نتيجة ما يحدثه التدخين من تصلب الشرايين والخثرات مما يمهد لحدوث نثرات الوريد الشبكي العيني وتصلب شرايين العين .

بحوث متقدمة

التدخين وسرطان الصدر[1]

قام العالمان بيتر جي. شيلدز وكرسيني ب. أمبروزون:(Peter G. Shields, M.D and Christine B. Ambrosone, Ph.D.)، وهما باحثان بشؤون السرطان بإجراء دراسة نشروا نتائجها ليوضحوا إكتشافاتهم عام 1996م في جريدة الجمعية الطبية الأمريكية.. أخبرت تلك المقالة بأمور علمية مهمة جدا وهي أن سجائر التدخين ربما تزيد إمكانية تطوير سرطان الصدر لبعض النساء.

معظم الناس سمعوا بالإحصاءات المرعبة عن سرطان الصدر، فتقريبا واحد في كل

(1) دراسة قام بها بيتر شيلدز وكيستيان أمبروزون :(By Peter G. Shields, M.D and Christine B. Ambrosone, Ph.D.)... بيتر جي. شيلدز - كريستيان ب. أمبروزون: عالمان بينهما تعاونُ قديمُ في مجال دراسة التركيب الجزيئي للسّرطانِ وهما متخصصان بعلم الأوبئة (Epidemiology). شيلدز هو رئيس قسم انتشار الأوبئة الجزيئيَةِ في مختبرِ العمليات المسببة للسرطان الإنساني في معهدِ السّرطانِ الوطنيِ (Molecular Epidemiology Section in the Laboratory of Human Carcinogenesis).. أمبروزون باحثُ يدرس انتشار الأوبئة في التجمعات البشرية (epidemiologist) في قسم انتشار الأوبئة الجزيئيةِ بالمركز الوطنيَ لإدارةَ الأغذية والعقاقير، بحوث السموم وعلاجها (Toxicological Research) في جيفيرسون بولاَية آركانساس الأمريكية... الموسوعة العالمية, موسوعة انكارتا 2003م, التدخين.

ثمان نساء في الولايات المتحدة ستطور المرض في عمرها. في سنة البحث لوحدها، سرطان صدر أخذ حياة حوالي 45,000 إمرأة أمريكية.

العامل الأخطر لأكثر حالات سرطان الصدر عند النساء هو هورموني، مثل بدأ الحيض عند المرأة في عمر صغير (قبل بعمر 12 سنة)، تأخر قدوم سن اليأس في حياة المرأة (بعد سن الخمسين)، وضع عدد قليل من الأطفال أو عدم وضع أطفال، أو حصول حمل كامل أول في سن متأخر.. كل تلك العوامل تشارك معا لتكون ميزة عامة واحدة: يساهمون إلى تعرض عمر أطول إلى أحد مركبات الهرمونات الستيرويدية وهو ما يعرف بالإيستروجين (estrogen)(*) والمسؤول عن حصول التطور الثانوي في الميزات الجنسية لنمو الصدر عند المرأة، والذي يمكن أن يحفز نمو خلايا الصدر في الأورام السرطانية. تصاعد الإستروجين هذا يعمل على صعود في هجوم الحيض والتناقص في سن اليأس. ولكن بزيادة النشاط الفيزيائي وعمل حمية غنية بالثمار والخضار يمكنهما أن ينقصا الخطر.

تأريخ العائلة والعوامل الوراثية لها أيضا عامل خطر ومهم في سرطان الصدر. لأن سرطان الصدر بانصاف واسع الانتشار بين النساء اليوم، ففي الولايات المتحدة مثلا العديد من النساء عندهن قريب أو أكثر مصاب بسرطان الصدر.. لكن بعض النساء الصغيرات ممن لدى أمهاتهم، جداتهم أو أخواتهم سرطان الصدر أو سرطان المبيض يحملن شعورا موروثا للمرض. النساء في مثل هذه العوائل ذات الخطورة العالية في أن تحمل تغيرات بشكل متكرر في ما يعرف بجينات الـ (بي آر سي أي 1) أو (بي آر سي أي 2) (BRCA1 or BRCA2 gene). التغيرات في هذه الجينات تمنح بين 40 -90 بالمائة خطر تطوير سرطان الصدر خلال عمر الإنسان. على أن هذه الأعراض المتعلقة بمرض السرطان الناجم من الوراثة العائلية لا تدمر إلا حوالي 5 بالمائة فقط من كل حالات سرطان الصدر. بقية الـ 95 بالمائة من حالات هذا السرطان هي لا علاقة لها بالوراثة فهي غير عائلية (nonfamilial) أو متقطعة، تحصل بسبب عوامل الخطر الهورمونية التي ذكرت آنفا وبعض العوامل الأخرى التي نبحثها أدناه.

يعتقد بأن العامل الأخطر والأكثر أهمية في موضوع سرطان الصدر هو تدخين

(*) estrogen /es'trojn/, one of a group of hormonal steroid compounds that aid the development of female secondary sex traits (such as breast development). Human estrogen is produced in the ovaries, adrenal glands, testicles, and both the fetus and placenta. Estrogen prepares the wall of the uterus for fertilization, implantation, and nutrition of the early embryo after each menstrual period. Drugs containing estrogen are used in oral contraceptives, to treat postmenopausal breast cancer and prostatic cancer, and to inhibit production of breast milk. These drugs are also used to prevent miscarriage, treat brittle bones (osteoporosis), and ovarian disease. Estrogen is also given to relieve discomforts of menopause. Kinds of estrogen are conjugated estrogen, esterified estrogen, estradiol, estriol, estrone. -estrogenic, *adj*... Excerpted from Mosby's Medical Encyclopedia. Copyright (c) 1994-5, 1996, 1997 The Learning Company Inc. All Rights Reserved

سيجارة، وهذا العامل يمكن وقفه. هذا البحث الذي قام به العالمان يبين أن تقريبا نصف النساء حساسات للعوامل المسببة للسرطان خصوصا الموجودة في داخل التبغ، لذلك فإنهن أكثر تعرضا للإصابة بسرطان الصدر إذا ما قمن بتدخين السجائر. مثل هؤلاء النسوة عندهن في العادة عمل بطيئ لإنزيم الكبد الذي يزيل السموم القادمة من التبوغ والمؤدية لحصول السرطان (carcinogens)، ولهؤلاء النسوة فإن إنزيم الـ(detox) يتصرف أكثر بطأ من إنزيمات النساء الأخريات، لذلك فإن التبغ يدوم أطول في أجسامهن، مما يسمح جوهريا للسرطان أن يكون أكثر احتمالا للحصول وتأثيرا للتدمير. لمثل هؤلاء النسوة، السيجارة الواحدة تضيف احتمالية الإصابة بمرض سرطان الصدر.

دليل متضارب

لقد فتن المتخصصون بانتشار الأوبئة والأمراض وعلاجها في التجمعات البشرية (إبيديميولوجيستس - Epidemiologists -) خلال عدة سنوات بالتلميحات التي تشير إلى أن التدخين يمكن أن يسبب سرطان الصدر. لكن هناك بعض الدراسات التي أفادت بأن لا صلة بين التدخين وسرطان الصدر، بل إن بعضها ذكر أن تدخين السيجارة ينقص من خطر الإصابة بسرطان الصدر عند النساء.

والحقيقة أن هذه الاستنتاجات مفاجئة لأن التدخين يسبب أنواعا عديدة من السرطانات الأخرى، مثل رئة وسرطان مثانة. إن سبب هذا التناقض ربما يتعلق بتفاعل معقد بين المواد الكيمياوية غير المعروفة في دخان السيجارة والتي ربما تخفض من معدل إنتاج الإيستروجين (estrogen) في دم بعض النساء، لذا يقل عندهم خطر الإصابة بسرطان الصدر. التدخين أيضا يخفض العمر الذي تدخل المرأة فيه بما يعرف بسن اليأس والذي عنده يقل إفراز الإيستروجين فتقل فرصة الإصابة بمرض سرطان الصدر، فيخطئ المحلل بأن يعتقد أن التدخين قلل خطورة الإصابة بالسرطان بينما الحقيقة ليست كذلك[1].

هناك بعض الإنزيمات المقاومة لتأثير كيميائيات دخان التبوغ على تشكل السرطان في الجسم مثل إنزيم الـ أي إيتش إيتش aryl hydrocarbon hydroxylase (AHH)[*]. وعلى الرغم من أن العديد من الدراسات السابقة لا تجعل من التدخين كعامل الخطورة الرئيس في حصول مرض سرطان الصدر، إلا إنه ما زال غير واضح لماذا يكون نسيج الصدر مقاوما إلى التأثيرات الضارة لدخان السيجارة. فالسجائر تحتوي تقريبا 3,600 مادة كيمياوية، العديد منها مسبب للسرطان (carcinogens)، منها مثلا المركبات الأمينية

(1) الموسوعة العالمية، موسوعة انكارتا 2003م، التدخين.

العطرية(aryl aromatic amines)، والمركبات الهيدروكربونية العطرية (polycyclic aromatic hydrocarbons)، والأمينات العضوية نوع (heterocyclic amines)، ونوع (*N*-nitrosamines).

الدراسات على الحيوانات المختبرية أثبتت بأن العديد من هذه المواد الكيمياوية تحفز الخلايا في قنوات الحليب في ثدي المرأة أن تصبح سرطانية؛ دراسات أخرى من نسيج الصدر أخذت من النساء تشير إلى أن نسيج الصدر الإنساني يرد إلى أن يصبح معرضا للإصابة بمرض السرطان بطريق مشابه. نعرف أيضا أن المسرطنات في دخان السيجارة يصل إلى الصدر الإنساني، وحليب الصدر عند النساء المدخنات يحتوي على النيكوتين ويمكن أن يسبب تغيرات في خلايا النسيج الصدري التي تنمو في المختبر عند الفحص.

يقول الباحثان : (العديد من الباحثين استنتجوا أن التدخين ليس إلا مساهم بسيط في سرطان الصدر، إلا أن الحقيقة ليست كذلك حسب دراسات عديدة قمنا بها في بحثنا هذا فضلا عن نتائج بحثية سابقة. ففي عام 1994م افترضنا أن الدخان يقلل الإيستروجين لذلك فهو عامل مخفض للإصابة بسرطان الصدر (anticancer)، ولكن تبين أن تأثيرات التدخين والتأثيرات المسببة للسرطان في لعبة جر حبل مستمرة. عند بعض النساء،تكون التأثيرات المسرطنة للدخان أكثر فعالية وتأثير من النشاطات المقاومة فتأثيرات التدخين يحتمل أن تكون أكثر وأوضح، بينما عند نساء ينخفض معدل الإيستروجين فتقلل تأثيرات التدخين من الإصابة بالسرطان. وفقا لذلك، فتأثير دخان السجائر على السرطان يعتمد على خلايا صدر المرأة ومدى تأثرها بكيمياء هذا الدخان).

كي تفهم كيف يكون دخان السيجارة مسرطنا لبعض النساء وليس لأخريات، يجب أن نفهم أولا الدور الحرج الذي يلعبه الكبد في كيمياء الجسم. أول ما يستنشق دخان السيجارة في الرئات، فإن موادا سامة في الدخان تعبر في مجرى الدم، إذ ترفع إلى الكبد، والذي بدوره مجهز بمئات من الإنزيمات المزيلة لسموم المواد الكيمياوية الخطرة سواء أكانت موجودة في دخان السيجارة أو في الجو أو حتى التي تؤكل.

هذه الإنزيمات تدمر وتعطل المواد الكيمياوية السامة جدا فتتحول بعدها إلى مواد مرفوضة في الجسم لتطرد خلال الكلى ومن ثم المثانة (كبول)، أو كغائط خلال الأمعاء، أو تفرز خلال الجلد كجزء من العرق . الناس الذين لا تعمل إنزيماتهم المفرزة من الكبد بكفاءة لا يزيلون السم بسرعة فيكونون أكثر عرضة للإصابة بأمراض تفاعل هذه السموم مع الجسم لتكوين آثار مسرطنة، وبمرور الوقت تسافر هذه السموم خلال الجسم إلى أن تصل عمليا إلى كل خلية في الجسم ويضمن ذلك طبعا في حالة النساء، الخلايا الصدرية ومنها خلايا تكون الحليب في قنوات فتبدأ تتشكل أولى بوادر سرطان الصدر.

يقول الباحثان: (بدأنا بحثنا على التأثيرات المكونة لسرطان الصدر إثر تدخين

السيجارة بإمتحان الجين الذي يحث الجسم لإفراز الإنزيم إن آكتلترانسفيريس2 والذي يطلق عليه أيضا نات 2 (N-acetyltransferase 2, also called NAT2). هذا الإنزيم، الذي يكون نشيطا غالبا في الكبد، يدمر ويتعطل في العادة الأمينات العطرية (aromatic amines)، والتي يتواجد من مثيلاتها في دخان السيجارة. ويتكون الجين المكون لهذا الإنزيم نات 2 من أشكال مختلفة: في بعض الحالات تتحول الرموز الجينية لنسخ بطيئة التصرف من الإنزيم، بينما عند أناس آخرين تكون الترميزات الجينية ذات تصرف سريع. وبإستعمال اختبارات علم وهندسة الوراثة، استطعنا أن نحسب ونفهم سواء أكان الشخص المختبر يحمل صفات لهذا الجين من النوع سريع التصرف وهو ما أسميناه سريع الأستلة (rapid acetylator)، أو بطيء التصرف فأسميناه بطيء الأستلة(slow acetylator). ولقد ركزنا على نات 2 للسببين: إن الإنزيم مسؤول عن كيفية تمكن الجسم البشري من التفاعل مع بعض العقاقير، كما ويعتقد إنه يمكن عن طريقه أن يحسب هل يطور بعض الناس سرطانات محددة. فعلى سبيل المثال، في عام 1950م و 1960م قامت بعض المجموعات من الباحثين ببحوث وجدت فيها أن بعض الناس كانوا منكفئين أكثر من الآخرين في تطوير تأثيرات جانبية لعقارات معينة مثل العقارات المضادة لأمراض الرئة كالسل والتي-بي (TB) (antituberculosis) كعقار الآيزونيازيد مثلا (isoniazid).. وجد هؤلاء الباحثين أن الناس الذين ايضوا العقار ببطء هم من صنف بطيء الأستلة (slow acetylator) كانوا أكثر إحتمالا أن يطوروا مركبات معقدة في كبد من أولئك الذين يحملون صفة سريعي الأستلة (rapid acetylator).. وكلتا الأشكال المتصرفة البطيئة والسريعة لـ (نات 2) ربطت بخطر مزيد لسرطانات الأنواع المتعددة).

عدد من الدراسات كان قد بين بأن الصنف البطيئ أي بطيء الأستلة(slow acetylato) عنده خطرٌ أعلى لسرطان المثانة من الصنف سريع الأستلة (rapid acetylator)، وأن صنف سريع الأستلة (rapid acetylator) أكثر احتمالا لأن يطور سرطان القولون. كما وبينت البحوث أن نات 2 لديه تأثيرات مختلفة على المواد الكيمياوية المختلفة، يعتمد على تركيب الكيميائي للمادة المعالجة. بعض الباحثين يعتقدون بأن صنف بطيء الأستلة(slow acetylator) عنده سرطانات مثانة أكثر لأن أصحابه لا يمكنهم أن يزيلوا سم الأمينات العطرية لذلك يمكن أن تكون مثل هذه المركبات مسرطنة لهم. من الناحية الاخرى، علماء آخرون يخمنون بأن سريعي الأستلة (rapid acetylator) عنده خطر مزيد لسرطان القولون لأن نات 2 يمكن أن ينشط أمينات من أنواع أخرى مثل (heterocyclic)، فلذلك الغذاء المتأتي من طبخ اللحوم مثلا يشكل عامل مسرطن لهم.

وبالنسبة للنساء سواء أحملت المرأة من النوع البطيء أم السريع من نات 2 اعتمادا على الترتيب الوراثي لوالديها، فإن التردد في هذه المتغيرات الوراثية هي مألوفة أكثر عند

بعض الناس من الآخرين. تقريبا 55 بالمائة من كل النساء والرجال الأمريكان من الأصول (القوقازية واللاتينية) من صنف بطيء الأستلة (slow acetylator)، بينما النساء والرجال الأمريكان من الأصول الأفريقية تقريبا 45 بالمائة منهم ينتمي لصنف بطيء الأستلة (slow acetylator) . على النقيض، فقط بين 10- 20 بالمائة من الآسيويين ينتمي لصنف بطيء الأستلة(slow acetylator) لـنات 2 . الناس من الأصول الشرق- أوسطية لديهم الإمكانية الأعلى لأن يكونوا من صنف بطيء الأستلة(slow acetylator)، إذ تشكل النسبة لديهم بين 65 - 99 بالمائة منهم.

ومن نظرة على مدخنات النساء تجد تقييما مهما وضعه هذان العالمان عن حالة نات 2 بينهن ودوره في سرطان الصدر إثر فعل التدخين، قام الباحثان بنشر تقرير عن ذلك في دورية الجمعية الطبية الأمريكية (the Journal of the American Medical Association) لعام 1996م، وقد تضمن دراسة أجريت فقط على النساء الأمريكيات من الأصول القوقازية.. يقول الباحثان:

(المشاركة جاءت من دراسة أجريت من قبل زملائنا في قسم الطب الإجتماعي والوقائي في جامعة ولاية نيويورك في بافولو . قاموا بعدة اختبارات على جينات نات 2 لحوالي 631 إمرأة؛ 304 منهن كان عنده سرطان صدر. حوال 53% من النساء اللائي اختبرن مدخنات قديمات أو جدد. وكما كان متوقعا فإن نصفهن تقريبا كان عنده الشكل المتصرف البطيئ من إنزيم نات 2).. ثم يستطرد الباحثان بالقول:

(عندما حللنا نتائجنا، وجدنا كما في التقارير السابقة أن التدخين بشكل أولي لم يكن العامل الخطر الرئيسي لحصول سرطان الصدر. النساء اللواتي كن مدخنات من النوع الثقيل كان عندهن نفس نسب سرطان الصدر كما في عديمات أو قليلات التدخين. ونحن رأينا أن نسب سرطان الصدر متشابهة بين كلا الصنفين البطيء والسريع الأستلة، لكن عندما حللنا الحالات ووضعنا كلا الصنفين في المعادلة، اكتشفنا مسائل مهمة جدا: وهي أن النساء اللائي دخلن في سن اليأس (postmenopausal) من اللواتي كان عندهن الشكل المتصرف البطيئ لنات 2 واللائي يدخن أكثر من 15 سيجارة يوميا كن أكثر إحتمالا أن يطورن سرطان الصدر من قليلات أو معدومات التدخين اللائي يحملن صفة متصرف نات 2بطيئ. وجدنا أيضا أن النساء اللائي دخلن في سن اليأس (postmenopausal) وكن من الصنف البطيء الأستلة، ويبدأن التدخين في عمر مبكر - عمر 17 أو أصغر - كان عندهن الخطر الأعلى لسرطان الصدر. هذه الإكتشافات تشير بأن النساء اللائي دخلن في سن اليأس (postmenopausal) ولديهن صفة التصرف البطيء لنات 2 يمكن أن يرفع عندهن خطر تطوير سرطان الصدر إذا ما قمن بعملية التدخين خصوصا إذا ما بدأن التدخين بعمر مبكر).

ثم أكد الباحثان على أن الصلة والرابطة الكبيرة بين المتصرف نات 2 البطيئ

والتدخين وسرطان الصدر وجدت فقط في النساء اللائي كن قد دخلن في سن اليأس مسبقا. وقد وجدا أن النساء اللواتي دخلن في سن اليأس مسبقا ويدخن أكثر من علبة في اليوم وكن من الصنف بطيء الأستلة لنات 2 فإنهن يتعرضن تقريبا لأربعة أضعاف خطر الإصابة بتطوير سرطان الصدر عن مثيلاتهن غير المدخنات. ولكن دراستهما هذه تعتبر أولية في هذا المضمار وتحتاج إلى أن تعضد ببحوث ودراسات أخرى كي تصل لدرجة اليقين التام من دور نات 2 وعلاقته بسرطان الصدر عند النساء. فلازالت بعض الأمور غامضة لحد اليوم منها مثلا أن العلماء لا زالوا لا يفهمون لماذا وجدوا خطرا أعلى لسرطان الصدر بين النساء المدخنات واللائي كن قد دخلن في سن اليأس مسبقا مع نظرائهن من اللائي لم يدخلن أو في طور الدخول لسن اليأس.

قد يكون السبب أن الإيستروجين يلعب دورا أعظم في بعض سرطانات الصدر، يعتمد على سواء إمرأة ما زالت تحيض أم لا. ووفقا لذلك، فالموازنة بين إفراز الأيستروجين والعوامل المسرطنة ربما تشذب أو نحو السرطان في النساء اللائي كن قد دخلن سن اليأس مسبقا. وقد يكون التدخين أقل تأثيرا ولو من الناحية الظاهرية على النساء اللائي لم يدخلن أو في طور الدخول لسن اليأس لأن العديد من سرطانات الصدر بين هؤلاء النسوة من المحتمل أن له علاقة بالعوامل الوراثية أو عوامل أخرى لم تعرف لحد الآن. التباين بين النساء اللائي لم يدخلن أو في طور الدخول لسن اليأس والنساء اللائي كن قد دخلن سن اليأس مسبقا نساء قد يزداد لأن النساء اللائي كن قد دخلن سن اليأس مسبقا قد دخن لفترة أطول، فهن قد أعطين فرصا أكثر للتبغ أن يؤذيهن.

وتوصل الباحثان في النهاية إلى حقيقة ملخصها يكمن في هذه العبارة : (حان وقت الترك)، فإذا كان العلم قد توصل لحقيقة أن نسبة الإصابة بسرطان الصدر عند النساء يرتفع عند الصنف بطيء الأستلة لنات 2 في حالة تدخينهن، فإن العلماء عليهم أن يطوروا إختبارا سريريا للإنزيم كي يقنعا النساء ممن يحملن هذه المواصفات أن يقلعن عن التدخين.. فإذا ما أيقن بهذه الحقيقة وهي أن التبغ مدمر وقاتل لهن فإنهن سيقلعن حتما وبدون تردد..

الحقية المهمة والخطيرة هو أن نسب التعرض للأمراض عند كل من المدخنات واللائي لهن علاقة بالتدخين - أي المدخنات سلبيا- يستمران بالإرتفاع بين النساء في الولايات المتحدة. لكن الاختبارات المستندة على جين نات 2 فقط سيكون فيه منفعةٌ قليلةٌ في مساعدة النساء لأخذ قرار الإقلاع حفاظا على صحتهن. كما سيكون من التهور للمرأة أن تستنتج بأنها إذا كانت تحمل صفة سريع الأستلة فإنها في منأى عن الخطر وإنه من المقبول لها أن تدخن. أيضا، لأن كلا من الصنفين السريع والبطيء الأستلة في الخطر سواء من حيث الإصابة بالأنواع المختلفة للسرطان غير سرطان الصدر كالمثانة والكلى وغيرهما وكما

فصل الباحثان. ونصح الباحثان النساء بأن معرفة الترتيب الوراثي لنات 2 لهن لن يطمأنهن أبدا بأنهن لن يطورن بعض أنواع سرطان. كما وأن التدخين لا يطور فقط هذه الأنواع من السرطان بل وله علاقة وثيقة بتطوير أمراض عديدية أخرى وخطيرة في نفس الوقت كسرطان الرئة، وأمراض القلب وانتفاخ الرئة بغض النظر عن كونهن بطيئات أم سريعات الأستلة، بالأضافة لذلك فإن البحوث أثبت أنه كلما أقلعت النساء بسرعة عن التدخين كلما قل احتمال إصابتها بسرطان الصدر وغيره من الأمراض حتى ولو كانت تدخن منذ وقت طويل، بل كلما تم تقليل معدل التدخين اليومي للسجائر قل معه احتمال الإصابة[1].

تعديلات تقرير لجنة الجراح العام

كان للتقرير الذي نشر في الولايات المتحدة الأمريكية في كانون ثاني/يناير 12, 1964 م من قبل هيئة الجراح العام والذي نوقش في مقالة لوس أنجلوس[*]، والذي يربط علاقة التبغ بالسرطان وأمراض أخرى الأثر الكبير بما لحقه وتبعه من اهتمام ببحوث السرطان وكما سبق وأن أسلفنا في مقدمة الكلام عن التدخين. فالخاتمة التي خرج بها العلماء بعد تطويرهم لهذه البحوث قادت الحكومة إلى تقييد الإعلان والترويج والبيع والتسويق للتبغ ومشتقاته وأنواعه ومنتجاته وساهم بشكل عام في انحدار التدخين. ولكن الحقائق التي خرج بها التقرير تعدل بشكل دوري كلما تطورت البحوث في هذا المضمار، فبعض من الإحصائيات والحقائق التي استشهد بها التقرير تم مراجعتها وتعديلها وتجديدها منذ وقت نشر التقرير.

الباحث روبرت سي. توث (Robert C. Toth) من واشنطن يقول أن لجنة الجراح العام في الولايات المتحدة لجنة خبيرة ألقت باللائمة على تدخين السجائر وبشكل مؤكد لا يقبل الشك أو التجريح أو القدح لتسببه ببعض الأمراض والمساهمة بارتفاع معدل الوفيات بين المدخنين. ولقد قامت اللجنة بحث وتفعيل الخطوات اللازمة لمحاربة هذه العادة

---

(1) دراسة قام بها بيتر شيلدز وكريستيان أمبروزون :(By Peter G. Shields, M.D and Christine B. Ambrosone, Ph.D.)... بيتر جي. شيلدز - كريستيان ب. أمبروزون: عالمان بينهما تعاونُ قديمُ في مجال دراسة التركيب الجزيئي للسّرطانِ وهما متخصصان بعلم الأوبئة (Epidemiology). شيلدز هو رئيس قسم انتشار الأوبئة الجزيئيَةِ في مختبرِ العمليات المسببة للسرطان الإنساني في معهدِ السّرطانِ الوطنيِ (Molecular Epidemiology Section in the Laboratory of Human Carcinogenesis).. أمبروزون باحثُ يدرس انتشار الأوبئة في التجمعات البشرية (epidemiologist) في قسم انتشار الأوبئة الجزيئيةِ بالمركز الوطنيَ لإدارةَ الأغذية والعقاقير، بحوث السموم وعلاجها (Toxicological Research) في جيفيرسون بولاية آركانساس الأمريكية... الموسوعة العالمية, موسوعة انكارتا 2003م, التدخين.

(*) Report Calls Smoking Definite Health Peril.. U.S. Surgeon General's Panel Links Tobacco to Cancer, Other Diseases.. Los Angeles Times.. January 12, 1964.

المنتشرة بين 65 مليون إلى 70 مليون مواطن أمريكي، لكنها لم تعط توصيات محددة، إذ لم تكلف بذلك.. ولقد كان ضمن أهم توصياتها المقولة التي وردت ضمن تقريرها الشامل ذي الـ387 صفحة والذي أعلنت فيه أن " تدخين سيجارة هو خطر داهم للصحة ومن الأهمية الكافية في الولايات المتحدة أن تضمن فعلا علاجيا ملائما ".

قبلت اللجنة صلات إحصائية مهمة جدا وجدت في بحوث سابقة بين التدخين والمرض، وبعد ذلك مضت قدما بإثبات علاقة التدخين ذي العلامة التجارية بحصول سرطان الرئة، إلتهاب قصبات عضالي، وسرطان الحنجرة وغيرها.

قالت اللجنة:(لا سبب بسيط أو علاقة تأثير محتمل وجدا بين المنتجات المعقدة في الدخان ومرض محدد في الجسم الإنساني المتغير.. وعلى أية حال، أثبتت الإحصائيات الدقيقة أن المدخنين يموتون أكثر غالبا من غير المدخنين بنسبة 70% من جراء أمراض القلب وأمراض الشرايين. وإن هذا الخطر يقلل بالتوقف عن التدخين).. يقول المختصون: إن جمع البراهين والدلائل للأثر المباشر أو غير المباشر للتدخين في حصول أمراض عديدة بدأ يتزايد منذ ذلك الوقت، ووزن الدليل يجيء من الإختبارات الحيوانية، تشريح الجثة، الدراسات السريرية مع الاستطلاعات والمراقبات الكافية تلاقيا مع حقيقة أن يتطلب السبب للأمراض الربط مع التدخين البراهين المطلق في كل التفصيلات والتي ربما ما زالت ناقصة.. ولكن عموما أحد عشر مرضا آخر قد ربطت بالتدخين، مثل أمراض القلب، أمراض الرئة كانتفاخ الرئة، وغيرها. لكن ربما لا يكون التدخين سببه بشكل حرفي، فالبيانات ليست كافية ولكنها حقيقية. فالحقيقة والإحصاءات تقول أن مرض القلب يأخذ حياة الأمريكان أكثر من أي مرض آخر، فأكثر من 500,000 توفوا إثره السنة الماضية فقط، موتى سرطان الرئة يتعدون 41,000 في السنة وإلتهاب القصبات حوالي 15,000 في السنة. فإذا ما علمنا أن غالبيتهم الساحقة من المدخنين، فإن التدخين يأخذ ضريبته الأعظم هنا.

اخبرت اللجنة عن فرضية متدبرة وهي أنه من الأفضل أن يفترض أن تدخين السجائر يسبب المرض التاجي (coronary disease)، من أن ينتظر حتى يتأكد من ذلك.. وأنه بصورة عامة فإن المدخنين الذكور يحصل لهم معدل وفيات أعلى بـ 70% من غير المدخنين. المدخنات النساء تتعرضن لخطر أقل ظاهرية، سواء لأنهن يدخن أقل من الرجال أو بسبب بعض الفروقات الهورمونية الجنسية أو أسباب جنسية أخرى تتعلق بالدفاع.

الدكتور. لوثر ل. تيري (Dr. Luther L. Terry)، الجراح العام، قال إن خدمة الصحة العامة سوف تتحرك لحساب الخطوات التي تؤسس لفعل علاجي.

قال الدكتور تيري أن الخدمة تعتبر حملة تربوية حادة أكثر في الوقت الحاضر ضد التدخين، وأن توجيهاته ونصائحه موجهة نحو كلا من الجمهور ومحترفي الطب والصحة.

كما يتطلب الأمر إنذارات الخطر على العلب وإعلانات السجائر في التلفاز والمذياع.. في نفس الوقت ذكر الدكتور تيري انه لو كان عنده مرضى اليوم، فسينصحهم أن يوقفوا التدخين، وإذا ما أصروا على الاستمرار، فيجب أن يعلموا أنهم من المؤكد يعرضون صحتهم للخطر.

ومن تجربته الشخصية أنه نقل مؤخرا من السجائر إلى إنبوب.

اخبرت اللجنة بأن مدخني الإنبوب الذين يدخنون أقل من عشرة بايبات ملوءة (pipefuls) في اليوم، ومدخني السيجار الذين يستهلكون خمسة أو أقل يوميا، يتعرضون لاحتمالات الإصابة بسرطان الرئة أعلى قليلا من غير المدخنين، لكن إلى حد بعيد أقل من مدخني السجائر من الوزن الثقيل أي الذين يدخنون بكثرة.

طبقا للتقرير فإن تدخين الإنبوب، بينت الأبحاث أنه من مسببات سرطان اللثة، كما وله علاقة مع سرطانات الفم وسرطانات أخرى ، ولكن المسألة تحتاج إلى تمحيص ولقد حطمت خاتمة التقرير والنظريات التي تبنتها اللجنة ما كان يتداول من قبل شركات التبغ وبعض العلماء في الماضي الذين كانوا يشككون في الصلات بين التدخين ومختلف الأمراض. ومن بينها :

1. المرشحات (Filters): لم يثبت علميا كما بينت اللجنة أن المرشحات لها أي تأثير على تخفيض خطر الصحة من التدخين، وكما صرح بذلك عضو اللجنة الجراح العام المساعد الدكتور. جيمس إم. هاندلي (Dr. James M. Hundley).
2. تلوث البيئة: قالت اللجنة أن تلوث الهواء يساهم قليلا في معدل وفيات سرطان الرئة في السكان بشكل عام. بينما التدخين هو السبب الأعظم لكثير من إلتهاب القصبات والرئة والأمراض الأخرى وأكثر بكثير من تأثيرات التلوث البيئي أو التعرض المهني.
3. التمدين (Urbanization): لاحظ التقرير أنه لا أسس علمية تبين العلاقة بين حجم الجماعة أو المجتمع مع نسبة الإصابة بسرطان الرئة. وأن الرجال غير المدخنين الذين ينتقلون من الريف إلى المساحات الحضرية والمدن عندهم معدل وفيات أعلى بشكل عام من غير المدخنين الذين عاشوا دائما في المدن.
4. الشخصية (Personality): ذكر التقرير أنه لا دليل مقبول وجد لخلاف واضح بين المدخنين وغير المدخنين بحيث يمكن أن يوضح معدلات وفياتهم المختلفة، ومع ذلك فالمدخنون يميلون لأن يكونوا مصابين بمرض عصبي أكثر وانفتاح في سلوكهم.
5. وبشكل عام، الرجال الذين يدخنون أقل من 10 سجائر في اليوم عندهم 40% معدل وفيات أعلى من كل الأسباب للوفاة من غير المدخنين... 10-19 سيجارة يوميا 70% نسبة أعلى؛ 1-2 علبة في اليوم 90% أعلى؛ وأكثر من علبتين في اليوم، 120%.

6. اللجنة أخبرت أن الرجال الذين بدأوا التدخين قبل سن الـ 20 سنة من العمر عندهم معدل وفيات أعلى جوهريا من أولئك الذين بدأوا بعد عمر الـ 25. ويزيد الخطر بعدد السنوات من التدخين، ويكون أعلى للرجال الذي توقفوا بعد العمر 55 من موقف أولئك الذين توقفوا قبل ذلك.

7. لأمراض محددة، بين التقرير أن المدخنين من الذكور لهم غالبا قابلية للإصابة بسرطان الرئة 9 إلى 10 مرات كمتوسط أكثر من غير المدخنين، بينما للمدخنين الثقيلين غالبا ما تكون النسبة أعلى من غير المدخنين بـ20 مرة... أما البيانات للنساء، فصحيح أنها أقل شمولا، ولكنها تصب في نفس الجهة. وبشكل عام فإن الخطر في كل حالات " يقلل بإيقاف تدخين".

8. تدخين سيجارة يسبب إلتهاب قصبات، وزيادة لستة أضعاف في حصول خطر الإحتضار وانتفاخ الرئة .المدخنون يتعرضون غالبا لسرطان الحنجرة 5.4 مرة أكثر من غير المدخنين.

9. سرطان المثانة وسرطان المريء يرتبطان بتدخين السيجارة. معدلات الوفيات من هذه الأمراض 0.9- 3.4 وقت أعظم، على التوالي، للمدخنين منه لغير المدخنين.

10. الموتى من الأمراض المزمنة (circulatory diseases) 2.6 مرة أعظم لمدخني السيجارة.. ولمرضى القلب التاجي 1.7 مرة أعلى؛ وللقلوب الشديدة الحساسية 1.5 مرة؛ ولتصلب الشرايين العام 1.5 مرة، ولأمراض القلب الأخرى 1.7 مرة.

11. النساء الحبالى اللواتي يدخن يميل أن يكون عندهن رضع الذي يزنون أقل في الولادة، ولا يعرف سواء أكان هذا اثر على لياقة الرضيع أم لا [1].

دراسات عن استعمال التبغ بين المراهقين والصغار

أجريت الدراسات العديدة التي تدرس وتمتحن استعمال التبغ بين المراهقين وصغار السن أو اليافعين أدت إلى اضطرار الكونغرس الأمريكي لإيجاد تشريع خاص بذلك في الولايات المتحدة في نيسان/أبريل 1998م. كما وإن فاتورة لمجلس الشيوخ كشفت في وقت سابق من الشهر قادت خمسة شركات تبغ رئيسية في الولايات المتحدة لأن تنهي تعاونها مع جهود الحكومة لتنظيم صناعة التبغ في البلاد.

نشرت دراسة في نيسان/أبريل 3 في طبعة المراكز لسيطرة المرض والتجنب - سي دي سي - (Centers for Disease Control and Prevention's (CDC)) " تقرير نسب الأمراض والوفيات الأسبوعي " - إم إم دبليو آر - (Morbidity Mortality Weekly Report” (MMWR“) بين بأن 42.7 بالمائة من تقريبا 16,000 طفل بعمر التحصيل

---

(1) عن موسوعة إنكارتا 2003، والمأخوذ عن بحث نشر في مجلة لوس آنجلوس تايمز، 1964/1/12م.

الدراسي الثانوي تمت دراستهم في عام 1997م قد استعملوا بعض أنواع منتجات التبغ ضمن شهر سابق. وجدت الدراسة أيضا أن عدد مدخني السيجارة في المدارس الثانوية ارتفع بنسبة 32 بالمائة بين عامي 1991 - 1997م, بضمن ذلك 80 بالمائة صعود بين المراهقين السود... وقد ازعج هذا التقرير موظفي الصحة لأنهم اعتقدوا أن هنالك قصة نجاح مستمرة في خفض نسبة التدخين بين المراهقين السود.

كذلك قدم ديفيد ساتشير الجراح العام تقريره وتعليله لاستعمال التبغ في المجتمعات السوداء في تقرير أصدر في 27نيسان/أبريل من عام 1998م. وقد عنون تقريره " إستعمال تبغ بين مجتمعات الأقليات العرقية في الولايات المتحدة الأمريكية، وكان هذا التقرير الأول من نوعه من قبل جراح عام يركز فيه على استعمال التبغ بين الأقليات العنصرية والعرقية... وطبقا للتقرير، فإن هناك صعودا في كمية ووسائل استعمال التبغ بين المراهقين السود الذين يشكلون 1.6 مليون أسود تحت العمر 18عاما سيصبحون مدخنين منتظمين، وحوالي 500,000 منهم سيموت بسبب أمراض تتعلق بالتدخين.

ذكر التقرير أن تدخين السيجارة هو السبب البارز من الموت والمرض بين السود، أمريكان محليون، أمريكان آسيويون، وذوو الأصول الإسبانية والبرتغالية (Hispanics). ولو أن أكثر المجموعات، بضمن ذلك السود، قد حصل لها نزول في نسب السرطان التنفسية، إلا أن النسب بين الأمريكان المحليين قد ارتفعت في تسعينيات القرن الماضي بنسبة تقريبية تقدر بـ 40 بالمائة من البالغين الأمريكيين المحليين الذين يدخنون السجائر، مقارنة بـ 25 بالمائة من إجمالي البالغين الوطنيين.

أعضاء مجلس الشيوخ الذين يخدمون في اللجنة التجارية لمجلس الشيوخ ذكروا ان هذا الصعود في استعمال التبغ من قبل القاصرين كان العامل الحاسم في اتخاذهم لقرارهم والموافقة عليه بنسبة تصويت 1/19 في نيسان/أبريل من ذلك العام.. تلك الفاتورة التي يمكن أن تكلف صناعة التبغ أكثر من 500 بليون دولار لمدة 25 سنة..

وباقتراح من قبل السيناتور جون مكين عضو مجلس الشيوخ (Senator John McCain)، المرشح الجمهوري عن ولاية آريزونا، فإن الفاتورة خفضت إلى 368.5 بليون دولار بعد التفاوض في حزيران / يونيو 1997. لكن هو يفرض ضرائب جديدة أيضا بإجمالي 1.10 دولار عن كل رزمة بحلول عام 2003م، كما ويعطي هيئات الطعام وإدارة العقار (إف دي أي) صلاحيات أوسع لأن تنظم تسويق التبغ. وعلى هذا فإن مسؤوليات شركات التبغ القانونية عليها أن تسدد مبلغا قدره 6.5 بليون دولار سنويا.. هذه التغييرات المقترحة اغضبت صناعة التبغ جدا، حتى أن خمسة شركات تبغ رئيسية أعلنت في 8 نيسان / أبريل من العام نفسه توقفها عن التعاون مع الحكومة ومحاربتها لهذه القوانين التي تم تشريعها حول صناعة التبغ. هذه الشركات هي:

آر جي رينولدس شركة تبغ، شركات فيليب موريس، شركة تبغ لوريلارد، أسمر وشركة
تبغ ويليامسون، ويو. إس.) —RJ Reynolds Tobacco Company, Philip Morris Companies,
Lorillard Tobacco Company, Brown & Williamson Tobacco Corporation, and the U.S. Tobacco
Company—).

وجهت ضربة أخرى إلى صناعة التبغ في 22 نيسان/أبريل من نفس العام، فقد قامت
اللجنة التجارية المعروفة باسم (the House Commerce Committee) بإرسال 39,000 وثيقة
سرية سابقة توثق المخاطر والمحاذير عن صناعة التبغ عبر شبكة الأنترنت. الوثائق اسندت
شبهات واتهامات تحمل تلك الشركات على نحو واسع مسؤولية الإهمال المتعمد للمضار
الصحية التي يسببها التبغ للبشر.

ولقد وجهت المنظمة العالمية للصحة انتقادات حادة إلى الإستراتيجية الجديدة لصناعة
التبغ التي تستهدف المراهقين في الدول النامية والعاجزة تماما عن التصدي لهذه الآفة التي
ستحصد في هذه الدول وحدها سبعة ملايين ضحية سنويا في عام 2030.

وقالت المديرة العامة للمنظمة العالمية للصحة_ جرو هارلم برونتلاند _لدى افتتاحها أول
أمس الإثنين 2000/8/7 أعمال المؤتمر العالمي الحادي عشر" الصحة والتبغ" _المنعقد هذا
الأسبوع في شيكاغو (ايلينوي) _ إن شركات صناعة السجائر تستخدم في هذه الدول اليوم
وسائل الترويج نفسها التي اضطرت إلى التخلي عنها في الولايات المتحدة وفي أوروبا الغربية قبل
عقود... وأكدت برونتلاند أن اللوحات الإعلانية في ضواحي المدارس، والتوزيع المجاني للسجائر
في الحانات والمراقص والملاهي الليلية ورعاية الأنشطة الرياضية والحفلات، هي بعض من
"وسائل الترغيب" التي تستخدمها الشركات الدولية لترويج سلعها.

وأضافت مستنكرة: إن "هذه الأمور تحصل في سري لانكا وكازاخستان والصين وساحل
العاج.، ولا تتوافر لجميع هذه الدول قدرات اقتصادية وتشريعات قانونية للتصدي لحملات
الترويج التي تنفق فيها شركات صنع السجائر مليارات الدولارات"... وتفيد نتائج تحقيق أجرته
المنظمة العالمية للصحة ومراكز مراقبة الأمراض المعدية والوقاية منها في أتلانتا (جورجيا) ونشرت
أول أمس الإثنين 2000/8/7م أن 24% من فتيان الدول النامية الذين تتراوح أعمارهم بين 13 و
15 عاما جربوا تدخين سيجارة، وأن 9 في المائة باتوا الآن مدخنين مدمنين... وعمدت شركات التبغ
التي تعرضت للحملات الشديدة في الدول الغربية لمحاكمات شهيرة وأذهلها النجاح النسبي
للسياسات العامة لمكافحة التدخين، إلى تغيير إستراتيجيتها منذ ثلاث سنوات وتركيز جهودها على
الفوز بأسواق جديدة في الدول النامية.

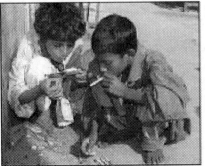

وأشارت المديرة العامة للمنظمة العالمية للصحة إلى أن شركات صناعة السجائر تعرف أن من الضروري غزو قلوب المراهقين إذا ما أرادت دخول سوق ما وتطويرها... وتنكر شركتا "بريتش أمريكان توباكو" و"فيليب موريس" السعي إلى اجتذاب الأطفال واعتبارهم زبائن محتملين... وأكد نوربرت هيشورن البروفيسور في الجامعة الأميركية في نيويورك أن وثائق شركات صناعة السجائر حتى أواسط الثمانينيات تطرح صراحة ضرورة تجنيد شبان قاصرين لتحويلهم إلى مدخنين. لكنه أضاف إن شركات التبغ التي أرغمها تشديد القوانين في الدول الغربية على القيام بحملات لثني الشبان عن البدء بالتدخين قبل سن الرشد، تستمر في التركيز على الشبان بطريقة فاضحة لا مواربة فيها في الدول التي لا تعتبر قوانينها صارمة بصورة كفاية.

وتؤكد المنظمة العالمية للصحة أن عدد الوفيات الناجم عن الإدمان على التدخين في العالم سينتقل من أربعة ملايين في عام 1998 إلى عشرة ملايين في العام 2030 منها 70 في المائة في الدول النامية.. وقالت برونتلاند: إن "هذا الأمر يشبه وباء الإيدز على صعيد الصحة العامة"..وخلصت دراسة أخرى نشرتها أخيرا مجلة "ذي لانست" العلمية البريطانية إلى القول: إن تدني استهلاك التبغ في الدول الصناعية يقابله ازدياد بنسبة 3 في المائة سنويا في الدول النامية .

المدخنون أقل إنتاجية من غيرهم

نسبة تغيب المدخنين عن أعمالهم لأسباب مرضية تبلغ ثلاثة أضعاف نسبتها لدى غير المدخنين .. جاء في بحث أجراه علماء أمريكيون أن المدخنين أكثر ميلا إلى التهرب من أعمالهم الوظيفية من غير المدخنين، كما أن أداءهم الوظيفي أقل من زملائهم من غير المدخنين.. يقول كارلايل إن الذين يعملون ساعات طويلة يدخنون أكثر للتنفيس عن ضغوط العمل.

اختار الباحثون مكتبا لحجز التذاكر الجوية - يعمل فيه ثلاثمائة موظف - مسرحا لإجراء بحثهم، ووجدوا أن نسبة تغيب المدخنين عن أعمالهم لأسباب مرضية تبلغ ثلاثة أضعاف نسبتها لدى غير المدخنين.. كما كشف البحث أن المدخنين أقل إنتاجية من

زملائهم، لكن الملاحظ أن نسبة إنتاجية المدخنين تأخذ بالارتفاع عند تركهم لعادة التدخين. فبعد سنة واحدة من الإقلاع عن التدخين، تصبح إنتاجية المدخنين المقلعين أعلى بنسبة خمسة في المائة من زملائهم المواضبين على التدخين.

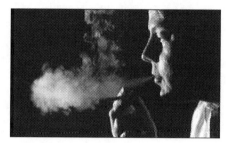

ويعتقد الباحثون أن أحد أسباب انخفاض إنتاجية المدخنين تعود إلى اضطرارهم لترك مكاتبهم بشكل مستمر من أجل التدخين، إضافة طبعا إلى تأثر صحتهم سلبا جراء ممارستهم لهذه العادة.. وكان تقرير صدر عام 1994 قد ذكر أن الكلفة السنوية للعناية الطبية بالمرضى الذين يمكن أن تعزو الأعراض التي يعانون منها للتدخين بشكل مباشر تبلغ زهاء 50 مليار دولار في الولايات المتحدة وحدها. لكن مصنعي السجائر - كعادتهم - قللوا من قيمة نتائج البحث الأخير، وزعموا بأن الفترات التي يقضيها العاملون في التدخين أثناء العمل تزيد من إنتاجيتهم .. وقال جون كارلايل، الناطق باسم اتحاد مصنعي التبغ، إن استطلاعا أجرته إحدى وكالات تشغيل الأيدي العاملة اظهر أن ثمانين في المائة من المستطلعين يعتقدون بأن التدخين أثناء العمل يزيد من الإنتاجية.

ويقول كارلايل إن الذين يعملون ساعات طويلة يدخنون أكثر للتنفيس عن ضغوط العمل، لذلك يتوجب على أرباب العمل توفير أماكن ملائمة تتيح لموظفيهم ممارسة عادة التدخين بشكل مريح مما ينعكس بالتالي على جو العمل العام. ويذهب دعاة حرية التدخين إلى أكثر من ذلك، حيث قالت إحدى جماعات الضغط التي تمثلهم إن البحث الأمريكي ليس إلا محاولة جديدة للتهجم على المدخنين، وبرهان على ضعف الحجج التي يستند عليها أعداء التدخين.

رئيس شركة تبغ عالمية ينصح بعدم التدخين

اعترف الرئيس التنفيذي للشركة الأميركية البريطانية للتبغ (بريتيش أميركان توباكو) ثاني أكبر الشركات المنتجة للسجائر في العالم بأن التدخين ضار بالصحة. وفي مقابلة مع صحيفة تايمز البريطانية نصح مارتن بروتون بعدم التدخين قائلا إن الناس يصبحون أحسن حالا باجتنابهم التبغ.

وأوضحت تايمز أن تعليقات بروتون قالها في معرض حديثه عن النصائح التي أسداها

لأبنائه. واعتبرت الصحيفة أن هذا التصريح يمكن أن يستغله المحامون المطالبون بمليارات الدولارات من الشركة والخصوم في القضايا المتعلقة بالتدخين.

وفي مقابلة مع تايمز قال بروتون إن ابنه وابنته ليسا من المدخنين ولكنه كان سيحذرهما من التدخين إذا شاهدهما يدخنان خلسة عندما كانا في سن أصغر. وقال بروتون لتايمز "قلت لهما أنصحكما بعدم التدخين ولكن إذا أردتما فذلك شأنكما، إنه ضار لكما.. أنتما في حال أفضل بدونه".

وقالت الصحيفة إن تصريحات الرئيس التنفيذي لشركة بريتيش أميركان توباكو اعتراف غير مسبوق بأن التدخين ضار صدر من رئيس إحدى كبريات شركات التبغ. ورفضت شركات التبغ أن تؤيد رأيا للأطباء ومناهضي التدخين بأنه يشكل خطرا على الصحة.

وعلى النقيض من ذلك أعلنت شركات السجائر أن التدخين مسألة اختيار شخصي, بينما وضعت على علب منتجاتها تحذيرات الحكومة بأن التدخين يسبب أمراضا خطيرة تؤدي إلى الوفاة.

وقالت تايمز إن بروتون يتجنب التدخين لأسباب صحية عدا تدخين سيجار واحد بعد العشاء. وأوضحت الصحيفة أن بروتون يخشى الإصابة بالأمراض المتعلقة بالتدخين، إذ قال في حديثه "أعتقد أن بعض المخاطر الصحية ذات صلة بالتدخين".

يشار إلى أن شركات التبغ العالمية تواجه عادة دعاوى قضائية من المدخنين للحصول على تعويضات خيالية عن الأمراض التي تصيبهم بسبب التدخين وخاصة أمراض السرطان والقلب. وغالبا ما تصدر أحكام قضائية على الشركات بدفع هذه التعويضات في حين تتنافس شركات التبغ في أميركا وأوروبا في إنتاج سجائر خفيفة تحتوي على أقل نسب من القطران.

شركات سجائر ترفع نسبة النيكوتين وتقود المستهلكين للإدمان!

كشفت دراسة أمريكية أن بعض أنواع السجائر تحوي نسب نيكوتين أكثر من غيرها مما يدعم الاشتباه بأن بعض الشركات المصنعة تضيف جرعة أكبر من النيكوتين تؤدي لإدمان المستهلكين. وقد أجريت الدراسة على 11 نوعا من السجائر وخلصت إلى وجود نوع معين من النيكوتين يسمى (فري بيس) ويتسم بقدرته على التسرب بسرعة إلى الدم فور استنشاقه إضافة إلى أن نسبة حموضة هذا النوع أقل من الأنواع الأخرى مما يجعله أسرع من غيره للوصول إلى المخ.

وجاء في الدراسة التي أجرتها جامعة أوريغون للصحة والعلوم أن مستوى النيكوتين في التبغ المصنع من قبل تلك الشركات أكثر بما يتراوح من 25 إلى 35 بالمائة مقارنة بمستويات النيكوتين المنخفضة.. ودعمت نتائج الدراسة العديد من الانتقادات الموجهة إلى

شركات تصنيع التبغ بزيادة نسبة النيكوتين ومزجه بعناصر أخرى بهدف إيقاع المدمنين في طائلة الإدمان فيما تدافع شركات التبغ عن سياستها باعتبار أن عملية المزج تهدف إلى إكساب التبغ مذاقا جديداً وليس زيادة نسبة النيكوتين.

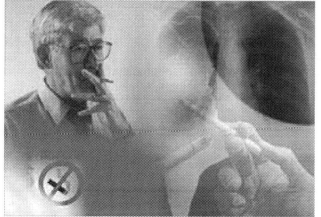

تأثيرات خطيرة:

يؤثر التدخين بما يحتويه من مواد سامة مثل النيكوتين والسيانيد وأول أكسيد الكربون على صحة المرأة الحامل وصحة الجنين. ولا يتم ذلك عبر تدخين المرأة للسجائر فحسب؛ بل حتى عند تعرض المرأة الحامل للأبخرة المنبعثة من أفواه المدخنين فيما يسمى ذلك بالتدخين السلبي، لذلك فإنه ينبغي على الزوج إذا كان مدخنا ولم يستطع التوقف عن التدخين أن يحذر من التدخين أمام أطفاله وزوجته. ويتأثر الجنين مباشرة من التدخين وذلك لأن كثير من المواد السامة التي يحتويها الدخان تمر عبر المشيمة إلى الجنين مسببة عدد من التأثيرات التي تم إثباتها في عدد من الأبحاث والدراسات التي أجريت حول هذا الموضوع ومن هذه التأثيرات:

1- علاقة التدخين بحدوث الإجهاض: علاقة التدخين بحدوث الإجهاض تم إثباته في الكثير من الأبحاث الطبية، ففي أمريكا مثلا فإن التدخين يؤدي إلى إجهاض حوالي 19000 إلى 140000 امرأة سنويا.

2- التدخين يسبب نقص في وزن الطفل المولود: وجد الباحثون أن الأطفال المولودين لأمهات مدخنات ينقص وزنهم عند الولادة بمعدل ربع كيلوجرام مقارنة بالأطفال المولودين من أمهات غير مدخنات، وتزداد نسبة نقص الوزن عند هؤلاء الأطفال بزيادة عدد مرات التدخين. وقد يظن البعض أن ولادة أطفال وزنهم ناقص عن الطبيعي يعني أن ولادتهم سوف تكون ميسرة، إلا إن هذا غير صحيح، لأن نقص الوزن هنا سببه انكماش الأوعية الدموية الذي سببه التدخين للجنين طوال فترة

الحمل، مما أدى إلى نقص التروية الدموية وما تحمله من الأغذية والأكسجين الضروريين للنمو الطبيعي للطفل، لذلك فإن هذا الطفل يكون معرضا لمصاعب جمة بعد الولادة، تلك المصاعب التي قد تضطر الأطباء لإبقاء الطفل في غرفة العناية المركزة.

3- التدخين يسبب بعض التشوهات الخلقية عند الطفل المولود: أكدت عدد من الدراسات والأبحاث الطبية من وجود علاقة بين تدخين المرأة الحامل وزيادة نسبة التشوهات الخلقية عند أطفالهن ومن هذه التشوهات: الشفة المشقوقة، سقف الفم المشقوق وبعض المشكلات التركيبية للعين والأذن والجهاز الهضمي والحبل الشوكي للجهاز العصبي المركزي. كما ربطت أبحاث أخرى بين تدخين الحامل وظهور بعض المشكلات الصحية للطفل حتى في سنوات متأخرة بعد ولادته مثل مشكلات الجهاز التنفسي كالربو.

4- التدخين وعلاقته بحدوث ما يسمى بحالة الوفاة المفاجئة للطفل بعد الولادة.حالة الوفاة المفاجئة للطفل بعد الولادة هي حالة يموت فيها الطفل وهو في الأشهر الأولى بعد الولادة دون وجود مرض مسبق يفسر حدوث الوفاة، وقد وجد الباحثون زيادة نسبه هذه الحالة عند الأطفال المولودين لأمهات مدخنات أو تعرضن طوال فترة حملهن للتدخين السلبي، ولا يشترط أن يكون التدخين قد حصل أثناء الحمل؛ بل وجد الباحثون أيضا أن تعرض الطفل بعد الولادة للتدخين السلبي قد يؤدي إلى هذه الحالة، لذلك ينصح بأن تتم رعاية الطفل بعد الولادة في مكان لا يتم فيه تدخين السجائر.

هل يغني نقص عدد مرات التدخين للحامل لحماية جنينها من مخاطر التدخين؟

هناك مجوعة من النساء وان كن قلة يرفضن التوقف الكامل عن التدخين أثناء الحمل بحجة أنهن لا تستطعن ذلك، ولكنهن يستطعن التقليل من عدد مرات التدخين، فهل يفيد ذلك في حماية أطفالهن من مخاطر التدخين؟ وللأسف فقد وجد الباحثون أن تقليل عدد مرات التدخين لا يجنب الجنين مخاطر التدخين بشكل كامل؛ إلا أن شدة هذه المخاطر تقل بتقليل عدد مرات التدخين.

تأثير التدخين على صحة المرأة الحامل: لا تقتصر مخاطر التدخين أثناء الحمل على الجنين؛ بل أيضا تتأثر الأم الحامل هي أيضا وذلك من خلال الأتي:

- يزيد التدخين من نسبة التهابات الجهاز التنفسي الجرثومية.
- يزيد التدخين من نسبة التهابات الجهاز البولي الجرثومية.
- يزيد التدخين من نسبة اعتلالات تخثر الدم.

- يزيد التدخين من نسبة حدوث الحمل في غير وضعه الطبيعي مما يهدد بحياة الأم.
- يزيد التدخين من نسبة حدوث النزيف أثناء الحمل.
- يزيد التدخين من شدة القيء أثناء الحمل مما يستدعي ترقيد المرأة الحامل في المستشفى.

المرأة نبع الرحمة والحنان والتضحية : يقول المولى عز وجل (ووصينا الإنسان بوالديه حملته أمه وهنا على وهن وفصاله في عامين أن اشكر لي ولوالديك إلي المصير (14))(لقمان:14).. وفي حديث المصطفى صلى اللـه عليه وسلم:(**كلكم راع وكلكم مسؤول عن رعيته**).

وإذا أردت أن ترى الرحمة والحنان والتضحية جسدا يتشكل أمامك فانظر إلى المرأة في صبرها على متاعب الحمل والولادة، وفي سهر الليالي وهي تعتني بطفلها، وفي خوفها وقلقها على ابنها إذا أصابه مكروه ذلك الخوف والقلق الذي لا أجد له وصفا أدق من وصف المولى عز وجل- لأم موسى حين وضعت طفلها في البحر رغم أن الرحمن -عز وجل- قد طمأنها على سلامته حيث وصف ربنا مدى حزن وخوف وقلق أم موسى بالفؤاد الفارغ فقال عز من قائل كريم: (وأصبح فؤاد أم موسى فارغا إن كادت لتبدي به لولا أن ربطنا على قلبها لتكون من المؤمنين (10))(القصص:10).. فهل يمكن بعد كل هذا أن نجد امرأة تصر على التدخين أثناء الحمل، وتكون سببا في إلحاق الأذى والمخاطر بطفلها؟ والجواب طبعا لا يمكن ولا توجد امرأة بهذا القلب القاسي.

إذا فكيف نفسر إصرار بعض النساء على الاستمرار في تدخين السجائر أثناء الحمل؟ والتفسير يكمن في أمرين أولهما أن كثيرا من النساء يجهلن أضرار التدخين على الحمل والجنين، وثانيهما أن الإنسان المدخن يحتاج لمساعدة الطبيب للتوقف عن التدخين من خلال طرق وعلاجات التوقف الصحيح للتدخين، وذلك لأن هناك جزءا كبيرا من إصرار المدخن على التدخين يكون هو غير مسؤول عنه، حيث يكون الدخان قد استطاع أن يجعل الجسم في اعتماد كامل عليه، محولا الإنسان إلى مدمن حاله مثل حال أي مدمن آخر، لذلك فإن هذا الإنسان يحتاج لمساعدة طبية في علاجه من إدمان التدخين دون حدوث ما يسمى بحالة الأعراض المصاحبة للتوقف السريع عن التدخين، والتي تعتبر السبب الرئيس في فشل بعض المدخنين عن الإقلاع النهائي عن التدخين. ولا يعني ذلك أننا قد وجدنا للمدخن عذرا لاستمراره على التدخين وما يسببه من أذى ومخاطر على جسمه ومخاطر لذويه و أولاده وزوجته يقول اللـه سبحانه وتعالى (بل الإنسان على نفسه بصيرة (14) ولو ألقى معاذيره (15)) [القيامة: 14, 15].. فإن كان التدخين قد استطاع بعملية الإدمان أن يفقد المدخن جزءا كبيرا من إرادته في التوقف عن التدخين؛ فإن ذلك لا يعني أيضا أن التدخين قد منع المدخن من

التوجه إلى اقرب طبيب أو مركز طبي لمساعدته في الإقلاع عن التدخين باستخدام أحدث ما وصل إليه العلم من الطرق والعلاجات لمعالجة إدمان التدخين، فإذا كان العلم قد نجح في معالجة مدمني المخدرات رغم شدة إدمانها مقارنة بالتدخين؛ فكيف بمعالجة إدمان التدخين؟! وسوف نتطرق مستقبلا -إن شاء الله- في موضوع منفصل ومن خلال موقع (الإسلام اليوم) إلى شرح كامل ووافٍ عن الطرق والعلاجات المستخدمة في علاج مدمن الدخان.

لا يعقل أن يوجد في هذا العالم إنسان يضر والديه وزوجته وأولاده ويساهم في إصابتهم بأمراض لا حصر لها، إلا أن ما يسببه المدخن من أمراض على ذويه وأهله، ومن يعيش معه يؤدي إلى وضع حقيقة أثبتها عدد من الأبحاث العلمية؛ وهي أن هذا الشخص قد ساهم وبشكل مباشر على إلحاق الأذى بمن يعيشون حوله، ويتنفسون يوميا السموم التي يبثها في وجوههم، تلك الحقيقة التي تجعل هذا المدخن مسؤولا أمام الله أولا ، ثم أمام القانون عن أذيته المستمرة لأهله وزملائه، تلك المسؤولية التي جعلت إحدى المحاكم الأمريكية بنيويورك أن تخير سيدة بين العيش مع ابنها أو التوقف عن تدخين 20 سيجارة يوميا، دأبت تلك السيدة على تدخينها. وفي موضوعنا هذا نتناول أهم الأمراض التي تصيب المتعرضين للأبخرة المتصاعدة من أفواه المدخنين.

يطلق مصطلح "التدخين السلبي" أو "التدخين غير الإرادي passive, involuntary or second hand smoking. " على الناس الذين لا يدخنون، ولكن يتعرضون وبشكل يومي للغازات والمواد المنبعثة من تدخين السجائر من زملائهم في العمل، أو تعرض الأسرة عندما يكون أحد أفرادها يدخن، أو في الأماكن العامة مثل وسائل النقل العامة وغيرها.

يحتوي تمباك السجائر على أكثر من 4000 مادة كيميائية على شكل غازات ومواد معظمها سام ومضر بصحة الجسم، ولا توجد كل هذه المواد في الدخان الذي يستنشقه المدخن فحسب؛ بل وفي الدخان المنبعث منه أثناء الزفير، والذي يجد طريقه إلى المجاري التنفسية لعشرات الناس الذين يجلسون أو يعيشون معه، كما تبقى هذه الغازات لفترة متطايرة في فناء الغرفة، بحيث تؤثر في صحة الجسم حتى في غياب المدخن. ومن أهم هذه المواد السامة: النيكوتين، البنزين ، أول أكسيد الكربون ، الأمونيا ، السيانيد وأكثر من 60 مادة سرطانية (أي تسبب السرطان).

إن الأعراض والعلامات الأولى التي يشعر بها الإنسان غير المدخن عند تعرضه للأبخرة المتصاعدة من المدخنين؛ هي: حرقان العين، والسعال، والغثيان، والدوار، وأحيانا حرقان بالحلق.

أما تأثيرات التدخين السلبي على الجسم في حالة تعرض الإنسان لاستنشاق الدخان لفترات طويلة فهي:

1- التدخين السلبي يسبب الربو: يفيد بحث علمي حديث بأن شركاء المدخنين وجلساءهم يكونون معرضين بنحو خمسة أضعاف المعدل الاعتيادي للإصابة بالربو، بفعل مضار التدخين السلبي، وتوضح الدراسة أن أولئك المعرضين لآثار التدخين في مواقع العمل بسبب زملائهم المدخنين هم أكثر عرضة بمعدل الضعف للمشاكل الصحية في الجهاز التنفسي.

2- التدخين السلبي وعلاقته بضيق التنفس الليلي: كشفت دراسة عالمية جديدة أن التدخين السلبي أصبح مشكلة عالمية خصوصاً في أماكن العمل... وتشير الدراسة الأخيرة إلى أن التدخين السلبي يزيد من مخاطر الإصابة بأمراض الجهاز التنفسي... فقد قام باحثون بدارسة تأثيرات التدخين السلبي على 8000 شخص بالغ من 13 بلدا أوروبيا؛ بالإضافة إلى أستراليا ونيوزيلندة، والولايات المتحدة، ووجد الباحثون أن للتدخين السلبي علاقة بضيق التنفس الليلي، وضيق التنفس الذي يتبع القيام بأي نشاط جسدي، وزيادة في تأثر الشعب الهوائية.

3- دراسة تربط بين التدخين السلبي وأمراض القلب: خلصت دراسة نشرها باحثون في اليونان إلى أن استنشاق الدخان الذي ينفثه المدخنون، أو ما يعرف بالتدخين السلبي يزيد بصورة كبيرة من احتمالات الإصابة بأمراض القلب. واقترحت الدراسة التي نشرت في مجلة متخصصة -تصدرها الجمعية الطبية البريطانية- حظر التدخين في أماكن العمل كأفضل وسيلة لحماية العاملين غير المدخنين من الإصابة بنوبات قلبية بسبب الدخان الذي ينفثه زملاؤهم المدخنون. وقالت الدراسة إن الأشخاص الذين لم يسبق لهم التدخين تزيد لديهم احتمالات الإصابة بمتاعب حادة في القلب إذا تعرضوا بشكل عابر أو منتظم للدخان الذي ينفثه زملاؤهم المدخنون.

4- التدخين السلبي يضر بالإنجاب: أشار بحث جديد إلى أن التدخين السلبي يمكن أن يضر بقدرة المرأة على الإنجاب وكشفت الدراسة، التي أجرتها جامعة "بريستول" على ثمانية آلاف وخمسمئة من الأزواج الذين تعرضوا للتدخين السلبي أثناء العمل، أن 14% من النساء أصبحن أقل قدرة على الحمل، وإذا كان الزوج يدخن أكثر من عشرين سيجارة في اليوم؛ فإن نسبة تأخر الحمل ترتفع إلى 34%. .. وتعتبر الدراسة التي نشرت في مجلة الإخصاب والعقم،" .. فيرتليتي أند ستيريليتي"، من الدراسات الأوليات التي تشير إلى أن التدخين السلبي يمكن أن يؤثر في قدرة النساء على الحمل.

5- التدخين السلبي يضعف ذكاء الأطفال: وجد باحثون في المركز الطبي التابع لمستشفى سينسيناتي للأطفال في ولاية أوهايو الأميركية, أن الأطفال المعرضين لدخان السجائر- حتى ولو لكميات قليلة- يعانون من انخفاض القدرات الذهنية والإدراكية. وأشار هؤلاء في الدراسة - التي أجريت على أكثر من أربعة آلاف طفل في الولايات المتحدة ونشرتها مجلة "نيوساينتست" العلمية- إلى أن لهذه الاكتشافات مضامين صحية مهمة في مجتمعنا؛ لأن ملايين الأطفال يتعرضون لدخان التبغ في البيئة.

6- التدخين السلبي يزيد من خطر إصابة الأطفال بالتهابات الأذن. حذرت دراسة أمريكية نشرت حديثا من أن تدخين الحوامل أو تعرضهن لدخان السجائر يزيد خطر إصابة أطفالهن بالتهابات الأذن. وقال الباحثون: إن الأثر المشترك للتدخين السلبي وتعرض الأطفال لدخان السجائر وهم داخل الرحم يعرضهم لخطر أعلى للإصابة بالتهابات أذن متكررة... ووجد العلماء بعد دراسة أحد عشر ألف طفل تحت سن الثانية عشرة أن التدخين السلبي وحده لا يزيد خطر إصابات الأذن عند الأطفال, ولكن تعرضهم للدخان وهم في الرحم - وذلك عن طريق تدخين أمهاتهم أثناء فترة الحمل- يعرضهم للإصابة بالتهاب الأذن لمرة واحدة على الأقل في حياتهم مقارنة مع الأطفال الذين لم يتعرضوا للدخان أبدا... وأظهرت الدراسة أيضا أن الأطفال الذين تعرضوا للتدخين -سواء أثناء وجودهم في أرحام أمهاتهم أو في منازلهم- عن طريق التدخين السلبي تعرضوا لالتهابات متكررة في الأذن بنسبة 44%..

7- المدخن يضر زملاءه في العمل: يقول باحثون إن الموظفين غير المدخنين الذين يتعرضون لدخان سجائر زملائهم ينقطعون عن العمل لأسباب صحية أكثر من أقرانهم في أماكن العمل التي يحظر فيها التدخين... وقد تدفع هذه الدراسة إلى تزايد المطالبة بتشديد الرقابة على التدخين داخل أماكن العمل... وشملت الدراسة التي نشرتها مجلة" الأوبئة والصحة العامة" عددا كبيرا من رجال الشرطة في هونج كونج لم يعرف خمسة آلاف منهم التدخين طوال حياتهم. وتوصلت إلى أن غير المدخنين الذين تعرضوا لدخان سجائر زملائهم لأكثر من سنة حصلوا على إجازات مرضية تقدر بضعفي ما حصل عليه أقرانهم المدخنون ... ويحتاج المبتلون بدخان غيرهم علاجا لأمراض الجهاز التنفسي يتجاوز بكثير ما يحتاجه أمثالهم من العاملين في أماكن عمل يمنع فيها التدخين[1].

(1) تأثير التدخين على المرأة الحامل وجنينها.. (د.جمال عبدالله باصهي أستاذ مساعد مدرس الفسيولوجيا بكلية الطب جامعة حضرموت.. بحث نشر بتاريخ 1424/11/1هـ - 2003/12/24م: بكالوريوس أمراض باطنية- دكتوراه في أضرار التدخين-)... التدخين السلبي وأضراره على جسم الإنسان.. (د. جمال عبدالله باصهي.. بكالوريوس أمراض باطنية.. دكتوراه في أضرار التدخين.. مدرس الفسيولوجيا بكلية الطب جامعة حضرموت... بحث نشر بتاريخ 1424/7/18هـ الموافق لل 2003/9/15م..).. بحوث منشورة في موقع الإسلام اليوم.

التدخين السلبي تهديد خطير"يقتل المئات" في أماكن العمل [1].

أن التدخين السلبي "Passive smoking" يسبب نفس التأثيرات الصحية الوخيمة التي تصيب المدخن الحقيقي، وفي دراسة جديدة رسمية مولت من قبل الوكالة الأوربية تبين بأنه مسؤول عن موت أكثر من 22,000 شخص سنويا في الاتحاد الأوربي. وقد اجرت هذه الدراسة من مجموعة المتخصصين المستقلين وتحت اشراف اللجنة الوطنية الفرنسية لمكافحة التدخين، وحذرت من أن حوالي 80% من الأوربيين ممن تزيد اعمارهم عن خمسة عشر عاما يتعرضون لدخان التبغ عن طريق تلوث الهواء ويستنشقون ما يعادل تدخين فعلي لسيجارة أو أكثر يوميا. لقد استنتج هؤلاء المتخصصون وعن قناعة بأن التدخين السلبي هو تهديد خطير للصحة العامة في أوربا، وصدرت لائحة محلفين تلح بشدة على حكومات الاتحاد الأوربي لاتخاذ اجراءات شاملة لحماية غير المدخنين. لقد طالبوا بأن يسمح بالتدخين فقط في الاماكن المنفصلة ذات التهوية المستقلة، وقد ناقشوا الهدف النهائي وهو منع تام للتدخين في الاماكن العامة المغلقة. أن هذا الاجراء، في حالة تنفيذه سيمنح غير المدخنين حماية قصوى. لقد وجدوا بأن التدخين السلبي يزيد من خطورة الاصابة بسرطان الرئة مما يسبب في وفاة 2000 شخص غير مدخن سنويا. أن تقرير "الاثر الصحي للتدخين السلبي" يستنتج بأن التدخين السلبي، والذي يعد عامل خطورة للاصابة بأمراض التنفس الحادة والمزمنة، التهاب الاذن الوسطى، وتدهور وظيفة الرئتين عند الاطفال الرضع والاطفال الكبار واليافعين يقتل 20.000 شخص إضافي سنويا من أمراض القلب والاوعية الدموية. أن التقرير، الذي هو جزء من برنامج الوكالة الأوربية ضد السرطان، تبنى مصطلح رئيس اللجنة جيرار ديبوا والذي هو: "حملة التضليل الاعلامي الشامل" من قبل شركات صناعة التبغ، التي بلغت ذروتها في حملة مثيرة للجدول من فيليب موريس في عام 1996 مدعية بأن التدخين السلبي ليس أكثر خطورة من بعض العادات اليومية مثل أكل البسكويت.

التدخين والشذوذ الجنسي.. (د. رامي محمد ديابي)

في كتيب صغير لابن جبرين عن أضرار التدخين ذكر فيه أن بعض مروجي الشذوذ

---

(1) بحث الدكتور خلدون ذنون العبايجي، اختصاص الطب الباطني، مجلة آفاق طبية العراقية، العدد 7، شوال 1422هـ- كانون ثاني 2002م، ص 30.

بين الصبية يقدمون لهم السجائر ليقعوا في الفخ !.. وبعد دراسة تلك الظاهرة والفعل المنكر تبين لي حقيقة أمره وأن السيجارة هي أول الطريق لنشر الفساد بكل أنواعه بين المسلمين كاستراتيجية يقوم بها أعداء الإسلام وآلية ذلك ربما كانت في ما يلي:

1- التدخين سبب في كل الانحرافات السلوكية (كما أثبتت الأبحاث في مصر والكويت وكثير من الدول الغربية) لأن الملائكة تكره صحبة المدخنين بسبب السموم التي تحيط بهم وتلصق بثيابهم (**الملائكة تتأذى مما يتأذى منه بنو آدم**) وبالتالي فالشياطين هم أصحاب المدخنين دوما مما يترتب على ذلك حب المعصية وظلمة القلب وكره الطاعة (وهنا نستنبط أهمية العطر والتعطر دوما في علاج المقلعين عن التدخين ورفع الهمة للطاعة عبر صحبة الملائكة ونفور الشياطين من الروائح الطيبة).

2- التدخين يعلم المدخن الذل ويحط من قدره وكرامته فترى المدخن يطلب السيجارة من أي رجل يقابله وترى الطالبات المدخنات يدخن في التواليت وحدثني من أثق بها من الأخوات المربيات أن من الطالبات من قد تسارعن لركوب الباص ليلتقطن أعقاب السجائر من أرض الباص مما قد دخنه السائق بغض النظر عن نظافته أو رتبته الاجتماعية أو دينه وموطنه .

3- إدمان النيكوتين يأسر العقل ويجعل النفس تركع لشهوة النيكوتين الجامحة (قوة إدمان النيكوتين تساوي ضعف قوة إدمان الحشيش) مما يسهل معه موافقة الطفل على الوقوع في الشذوذ لأجل الحصول على المال والتدخين .

4- النيكوتين نوع من أنواع المخدرات (كما يطالب بتصنيفه الكونغرس الأمريكي حاليا) وبالتالي فلا غرابة من أن يقع المدخن في كل أوبئة المخدرات السلوكية (انتحار, زنى, خمر, شذوذ) بعد أن يقع في فخ عالم التدخين

5- التدخين يحجب المدخن عن الصحبة الصالحة ويقربه من الصحبة السيئة بعيدا عن المساجد وأهلها وبالتالي يسهل عليه الوقوع فيما سبق.

6- كل ما سبق من كلامنا عن السجائر ينطبق عكسه على السواك الذي يعد من أهم استراتيجيات الأمن السلوكي والاجتماعي للمسلمين وهو ليس مجرد فرشاة أسنان يقصد بها تنظيف الأسنان كما أفتى بذلك كثير من العلماء في السابق ، بل هو تأسي وشعار ورمز لمحبة السنة ونصرة لها وإمامها عليه السلام الذي اختار ختام حياته على السواك ، مما يعني ضرورة الدعوة له إعلاميا على كل المستويات الإسلامية وأن يجاهر به في كل المجالس والمدارس نصرة للسنة وتذكيرا للناس بالخير ولا أن ينكر على من يتسوك جهارا أمام الناس كما يفعل كثير من الجهلاء بحقيقة وأهمية السواك. ثم تأتي هنا ضرورة إعلامية للمجاهرة بالتسوك اجتماعيا

لأهمية تربية الأجيال على تلك السنة الطيبة واقرؤوا إن شئتم بابا في النسائي عنوانه : هل يتسوك الإمام بحضرة الرعية ؟.. وفيه ذكر زيارة وفد أهل اليمن للنبي صلى الله عليه وسلم وهو يتسوك أمامهم فهل ننكر على فعل فعله النبي أمام الوفود الدولية ليعلمنا ما يجب علينا نشره بين الناس والإعلان عنه ، أم ننكر على المتسوك ولا ننكر على المدخن المجاهر اللا مبالي بمن حوله في كل الفضائيات والأسواق ليل نهار ليتعلم الناس ويأمروا بالخبائث وينكروا المعروف !!.[1] .

الأضرار السلوكية والتربوية والاجتماعية للتدخين[2]

تتعدد الطروحات عن أضرار التدخين لكن قلة من الكتب من يسلط الضوء على ذلك الجانب المهم في الأضرار السلوكية والأخلاقية للتدخين ولعله من المناسب التركيز في هذا المقال على بعض الجوانب المهمة من كلام أستاذي الدكتور محمد الخطيب الممثل الإقليمي لمنظمة الصحة العالمية عن التثقيف الصحي، وهو (الأبحاث تؤكد أن مادة النيكوتين يدمنها الفرد وتعتبر من أخطر مواد الإدمان التي يتعرض لها الإنسان . بل إن التدخين يعتبر مقدمة لإدمان الإنسان لجميع المخدرات.. فمتعاطي الهيروين والأفيون والحشيش يبدأ بتدخين السجائر , كما أن متعاطي الكحول يبدأ بتدخين السجائر , فالتدخين هو المدخل الرئيسي لكل أنواع إدمان المخدرات والمسكرات) انتهى .

فالخطوة الأولى لإبليس لجرك نحو المهالك هي السيجارة التي أسميها جدة الخبائث الكبرى قال تعالى (يا أيها الناس كلوا مما في الأرض حلالا طيبا ولا تتبعوا خطوات الشيطان إنه لكم عدو مبين)(البقرة:168).

وإن الفوائد العظيمة التي ستجنيها الصحة العامة بالقضاء على التدخين ستتعدى الفرد للمجتمع من حيث القضاء على وباء الكحولية والمخدرات وانخفاض مريع لنسبة الجرائم فكما أثبتت البحوث العلمية أن التدخين يرتبط ارتباطا وثيقا بالانحرافات السلوكية عند المدخنين (بحوث أمريكية وكويتية ومصرية) وبالتالي هي من تغرس في المراهقين أول بذور الجريمة والعجيب أنني قرأت في رسالة للعلامة ابن جبرين من الحجاز أن السجائر هي أهم حيلة لمروجي اللواط بين الصبية الجوالين في المقاهي لافتراسهم فيبدؤوا بتعليم الصبية التدخين حتى يقعوا في الادمان النيكوتيني مما يسهل بعده الحصول على عرض الطفل بدافع تغطية حاجته للنيكوتين (التأثير النيكوتيني الادماني المماثل للمخدرات) وكذلك بآلية أخرى هي نقل الطفل لكل أنواع المخدرات الأخرى كالهيروين والحشيش

(1) الدكتور رامي محمد ديابي.. طبيب وصحفي .. مدير علمي لموقع مدرسة الإسلام (www.islamschool.com).. الثلاثاء، 24 ذو الحجة، 1423.

(2) د.رامي محمد ديابي طبيب وصحفي من بلاد الشام - حلب.. المدير العلمي لموقع مدرسة الإسلام.

وغيره (التي تمزج بسهولة في اللفافات التبغية) واستباحته في كل شيء (الجريمة المنظمة - السرقة ...) .

إعادة البرمجة السلوكية كأهم تقنية تربوية في علاج الأوبئة السلوكية المختلفة:

يعلمنا علم البرمجة السلوكية كيف استطاعت الماسونية العالمية تربية أجيال من الدمى البشرية لخدمتها عبر تسييرهم بحبل الجنس والشهوات وحب المال وإلغاء كل ما يسمى هدفا حضاريا في عقول الناشئة بعد تدمير هويتهم الإسلامية وانتمائهم الحضاري والتاريخي وأخلاقهم العربية الأصيلة التي بعث النبي عليه السلام لإتمامها ... والجزء الأكبر من هذه التقنيات والخطط الماكرة ورد في بروتوكولات حكماء صهيون فعبر وسائل الإعلام والكباريهات الفضائية.

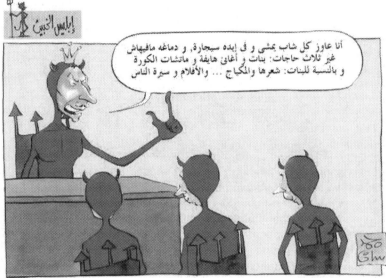

www.forislam.com

استطاعت الماسونية خلق جيل كامل من الشباب الإسلامي بلاهدف في حياته وكلما سألت الشباب في محاضرة عن أهدافهم في الحياة قالوا: نكبر ونتعلم ونشتغل ونتزوج!!!!.. فأجاب الدكتور رامي هذه الجموع من الشباب:

(أهكذا أمة محمد كانت خير أمة أخرجت للناس ؟.. أهكذا نعيش ونموت لأنفسنا من دون خدمة الأمة الإسلامية وفكرها وعزتها وتمكينها وتضميد جراحها ؟.. أليس في عيشنا لهدف عظيم إنما نعظم أنفسنا ونخلد ذكرنا ونتأهب للقدوم على نبي الإسلام يوم القيامة بنياشين العزة والفخار لما قدمناه للأمة؟.. والمشكلة قديمة بعمر سقوط الخلافة وهي تتلخص لجهد ومكر عبر قرون هدف لتحطيم كل المفاهيم العملية لمفهوم العبادة التي تمثل أهداف الإسلام من خلق البشرية (وما خلقت الجن والإنس إلا ليعبدون) عبر تهميش وتحطيم وتقزيم

مفهوم العبادة إلى حركات رياضية وطقوس وتمتمات فقط ثم حجر القرآن والإسلام في المساجد ومنعه من الشارع الإسلامي أو منع دخوله لوسائل الإعلام بعدة أنواع من التهميش بداية من فتح الاستوديوهات لتصوير الداعرات وحجر المشاهدين في لقاءات مملة مع المشايخ في أقدم أسلوب لبرامج الحوار ((تقديم الإسلام بثوب رث جرح قديم يذكرك بالفارق بين مناسك الحج وخدماتها المتواضعة واختناقاتها المرورية ودورات المياه المكتظة بالقاذورات , مع مدينة ديزني التي تسرق الأبصار بنظافتها وروعتها)) ,وتلك الكمية المخيفة من الملفات التافهة الإعلامية من إذاعة وتلفاز في عقول الناشئة عبر جرعات المخدرات الإعلامية من (كلاب الفيديو والفيديو كلاب) وكرة القدم والحرب الجنسية الشهوانية ومسلسلات أفكارها محصورة في قضية (أحبته ولم يحبها) وأسأل الـلـه أن يحملها ويحمله بقنبلة إلى ديار الحق ونتخلص منها ومنه ومن دعارتهما في بيوت المسلمين إلى غير رجعة.

الواقع أن كل مسلم هو وكيل للنبوة في عمل التبليغ وإيصال الدعوة وتبليغ الحجة من الـلـه أن الإسلام دين حق , ولذلك ختمت النبوة بمحمد عليه الصلاة والسلام, وهذا الموضوع هو أهم موضع علاجي للأمة نحتاج لبرمجته من جديد في عقول الأمة التي نهشتها تحليلات الكرة وأسباب الخسارة للمنتخبات الوطنية التي تصدرت أقزامها (أبطالها) قدوة المجتمع فيما تغيب خالد وأبو عبيدة رضي الـلـه عنهما عن ذاكرة الجيل وتم قطع الحاضر بالماضي والتاريخ المجيد الذي صنعه الـلـه ليصنع لهذه الأمة أمجاد المستقبل في أي وقت من التاريخ.

أدعو الأمة لترك علاج وباء التدخين والمخدرات واللوطية وأضرارهما بمفهوم منغلق قصير النظر عبر التركيز على الأضرار الصحية لسخافة علاج الجسد ونسيان علاج الروح وأضرار تلك الأوبئة على الدين (والفتنة أشد من القتل) ولخطورة مغامرتنا بأعظم الجوائز وتعرضنا لخسارة أبدية لجنة عرضها السموات والأرض نسينا الحديث عنها وعن قصورها الذهبية وخيامها اللؤلؤية لشدة خوفنا من فيروس الأيدز أو الجلطات القلبية... في وقت قصير قال الـلـه عنه (الدنيا) يوما أو بعض يوم.

ولنبدأ علاج المجتمع بترتيب برمجته من جديد بحسب الأولويات الدينية وقضايا الأمة وعلى رأسها فلسطين قلب الأمة النابض وخط دفاعها الأول, وأن نشغله بكل ما هو مهم فالفراغ هو المذبح الذي ذبحت عليه الشباب.

وإذا علمنا أن 99 % من مدمني المخدرات هم مدخنو سجائر أصلا (بحث سعودي) نعلم علم اليقين أن الحرب على السيجارة يجب أن يكون هدف التنمية الصحية في العالم الثالث بشكل خاص وأساسي إذ أن السيجارة هي البوابة الأكبر من بوابات جهنم على الفرد والمجتمع.

فهل يقبل أحدكم أعزاءنا القراء بعد هذا العلم بمنطقية مقولة : أن هناك فوائد

اقتصادية من استمرار استيراد التبغ للبلاد !

منظمة عالمية متخصصة لبحوث التدخين ومحاربته

ونظرا لأهمية الأبحاث الطبية والعلمية التي تتابع حالات وأخطار التبغ سواء أكان دخانا أم علكا أم شما أم نركيلة وغيرها على الناس والبيئة والنشاطات البشرية بشكل عام، فقد تم استحداث مؤسسة علمية تعنى بشكل خاص منذ عدة سنوات سميت بمؤسسة آش وهي منظمة ناشطة ضد التدخين لأجل الصحة العامة :

Action on Smoking and Health - ASH –
A National Antismoking & Nonsmokers' Rights Organization (A National Antismoking & Supported by Tax-Deductible
Contributions).

وقد قامت هذه المنظمة بعمل بحوث رصينة ومتميزة في هذا المجال أثبتت للعالم كله حقيقة خطورة هذا الداء الذي ابتلي به العالم. ولهذه المنظمة مجلة خاصة دورية تصدر كل شهر تبرز بحوث الأطباء والباحثين في كل المجالات المتعلقة بهذا الموضوع الطبية منها والنفسية والاقتصادية والسلوكية ولجميع الفئات والأجناس والأعمار، ولها موقع على الشبكة العالمية تعرض فيه بحوثها مجانا لمن يريد أن يفهم حقيقة الخطر المحدق بالبشرية والبيئة من جراء التبغ والدخان. شعار هذه المنظمة هو المبين أدناه:

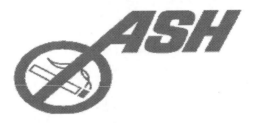

Action on Smoking and Health
A National Antismoking & Nonsmokers' Rights Organization
Supported by *Tax-Deductible Contributions*

صورة شعار منظمة (آش) الناشطة ضد التدخين لأجل الصحة العامة

وللتعرف عن كثب على بعض مما قامت بإصداره من بحوث اخترنا للقارئ الكريم بعض المقتطفات من ملخصات وتفاصيل لأعداد مختلفة من دوريتها الخاصة ولسنين مختلفة.. وسنعرض ادناه ملخصات سريعة على شكل نقاط ولمن أراد المزيد بإمكانه الرجوع للموقع الخاص لهذه المؤسسة على الشبكة العالمية.

1. **النوبات القلبية** : بين أحد البحوث المنشورة عام لعام 2004 م أن تقنية اختبار الإجهاد المعروف بالـ (angiogram) الذي يختبر ضربات القلب أثناء الإجهاد للذين يعانون من ألم الصدر والسمنة، بين أن النسبة الأعلى لموتى النوبة القلبية هم من المدخنين، ومن ثم يأتي المصابون بالتصلب جراء الطعام والأعراض الأخرى ليشكلوا 15% فقط من النسبة، بمعنى أن 85% من موتى النوبة القلبية سببه يعود للتدخين.. واستنتج البحث في النهاية أن المدخنين هم عبارة عن قنابل موقوتة.
2. **أخطاء الأطباء القاتلة لمرضاهم أغلب أسبابها التدخين والكحول:** بين بحث آخر حديث لعامي 2003 –2004 م أيضا أن الأخطاء التي تحصل من قبل بعض الأطباء خلال العمليات الجراحية أو الوصفات الطبية والتي تسبب موت المرضى أو إصابتهم بعاهات وأمراض مستعصية أغلب أسبابها هو الكحول والإدمان على التدخين، لأنهما يسببان في تقليل وتقليص القابلية على التركيز والتذكر... بين البحث أن تقريرا أخيرا يخمن تلك الأخطاء الطبية بأنها تقتل تقريبا 100,000 أمريكي كل سنة، وتجعل من ملايين أكثر كسيحين. ثم بين التقرير أن هذا العدد هو أكثر من كل الناس الذين يموتون كنتيجة لأمراض أخرى مثل تأثيرات مضادة (96,000)، ذات رئة وإنفلونزا (86,000)، مرض سكر (63,000)، إنتحار (31,000)، أو مرض كلية (25,000) وبالتأكيد أكثر بكثير من في حوادث السيارة، كنتيجة القاتل أو الجرائم الأخرى ،مساعدات، الخ... وتوصل التقرير إلى حقيقة إحصائية مفادها بالنص: (بكلمات أخرى، أنت أو أي عضو في العائلة من المحتمل أن يموت عن الأخطاء الطبية أكثر من الحوادث الأخرى كالجريمة والأمراض والكوارث وغيرها، ولكن أكثر القتلة هنا هم الأطباء ومعاونوهم الرئيسيون.. ولكم أن تتصوروا حجم المأساة!).
3. **التدخين يعمل على اضطراب النظام الغذائي:** بينت بحوث أخرى أن هناك صلة بين السمنة والاضطراب الغذائي لعدد من المدخنين أو تاركي التدخين الجدد وبين تعاطيهم للتبغ ومشتقاته. هذه البحوث لم تستطع التوصل لتعليل علمي واضح بعد ولكن من المؤكد وجود هذه العلاقة، فمرضى التدخين ومرضى السمنة والاضطراب الغذائي بينهم عدة عوامل تجعل من الأمر مسألة مؤكدة.. فالغرامات

أو النسب المئوية البروتين، الكربوهيدرات، الدهون، وكذلك العدد الكلي للسعرات الحرارية، النسبة المئوية للدهن، الفيتامينات، والمعادن، الخ، كلها تحسب ضمن بحوث من هذا النوع. ثم تقارن بالأدلة المغذية الوطنية لهذه المجموعات والتي تتضمن الحبوب، الخضار، الثمار، الألبان، واللحوم. كذلك يحسب الاستهلاك المقابل للدهن الكلي، الكوليستيرول، الصوديوم، وغيرها. بمعنى آخر أن االدراسة شملت السعرات الحرارية لكل من :

Calories ..Protein (gm) .. Carbohydrate (gm) ..Dietary Fiber (gm) ..Total fat (gm) ..Monounsaturated fat (gm) ..Polyunsaturated fat (gm).. ..Cholesterol (mg) .. Vitamin A (RE) ..Vitamin E (a-TE) ..Vitamin C (mg) .. Thiamin (mg) ..Riboflavin ..mg) .. Niacin (mg) ..Folate (mcg) .. Vitamin B-6 (mg) ..Vitamin B-12 (mcg) .. Calcium (mg) ..Iron (mg) .. Magnesium (mg) .. Phosphorus (mg) ..Zinc (mg) ..Potassium (mg) ..Sodium (mg) ..

فضلا عن أغذية اخرى كالأعشاب وإضافات غذائية كزيت شجرة يوكالبتوس.

4. **إحصائيات مرعبة:** بينت الإحصاءات التي استنتجت من البحوث الحديثة أن التدخين له صلة بأكثر الأمراض فتكا بالبشر.. فقد ذكر مركز الولايات المتحدة للسيطرة وتجنب المرض أن العمر الحالي لمعدل وفيات السرطان للرجال السود 330.9 حالة وفاة لكل 000 100 رجل، مقارنة بـ 239.2 للرجال البيض... بينما تذكر وكالة الـ سي دي سي أن حوالي 000 440 أمريكي يموتون كل سنة من جراء سرطان الرئة والأمراض الأخرى كلها تتعلق باستعمال التبغ.. التدخين لربما يسبب أكثر موتى السرطان غير الناضجين في الرجال السود.. واستنتج باحث آخر في تقريره لعام 1990م أن 66 بالمائة من كل موتى السرطان في الرجال السود سببه التدخين. وغير ذلك من الإحصاءات التي بينها كثير منها في صفحات مضت.
5. **أضرار بالغة للتدخين السلبي:** في بحث للـ سي دي سي نشر في 2004/1/23م حذرت مراكز السيطرة وتجنب المرض ببريد مارك كوفمان بواشنطن لأول مرة

الناس أن يتجنبوا كل البنايات وأماكن الحشد التي يسمح فيها التدخين الداخلي من خطر الإصابة بأمراض القلب والأوعية التنفسية. وفي دراسة نشرت في الجريدة الطبية البريطانية ذكرت أن دخان الـ secondhand، أي الدخان الذي يتعرض له الناس من غير المدخنين يمكن أن يزيد من خطر تعرضهم للنوبات القلبية، وقد ذكرت الوكالة بأن المتعرض لحوالي 30 دقيقة لهذا الدخان يمكن أن يأخذ تأثيرا جديا وقاتلا وحسب حالته الصحية والبدنية... سي دي سي قد خمن بأن هذا الدخان يسبب 35,000 حالة وفاة كل سنة بتوقف نبض القلب في الولايات المتحدة، لكن بيتشاسيك قالت أن هذا التخمين محتمل أن يتصاعد... ولخصت البحوث والبيانات أن ما يحدث يمكن أن يعزى لتغيير بايولوجي أساسي يحدث مع التعرض لدخان secondhand هذا حتى وإن كان لـ 30 دقيقة فقط... مؤلفو إحدى هذه الدراسات، وهم كل من ريتشارد بي. سارجينت وروبرت إم. شيبارد. من مستشفى جماعة بيتر في هيلينا، مونت، وستانتون أ. غلانز لجامعة كاليفورنيا في سان فرانسيسكو، ذكروا معلومات رصينة حول عدد النوبات القلبية من سجلات المستشفى خلال فترة الستة الشهر التي درسوها من عام 2002م عندما منع التدخين الداخلي.. 24 مقيم في المستشفى عانوا من نوبات قلبية حادة. للسنوات الخمس قبل وبعد 2002م, عدد المتوسط للنوبات القلبية لمقيمين في هيلينا خلال نفس الفترة كانت 40 حالة.. الباحثون وجدوا في سجلات المستشفى أن عدد النوبات القلبية التي عانى منها الناس هي 38 بالمائة من المدخنين الحاليين، 29 بالمائة من المدخنين السابقين، و33 من غير المدخنين.

وقد خلصت دراسة علمية حديثة إلى أن التدخين السلبي في أماكن العمل يقتل مئات البريطانيين سنويا... وطبقا لما ذكره باحثون من امبريال كوليدج بلندن فإن آلاف الأشخاص يموتون من التدخين السلبي في المنازل. وتم الإعلان عن هذه النتائج قبيل انعقاد مؤتمر حول التدخين في لندن. وقال الأطباء إنهم أكدوا على الحاجة إلى منع التدخين في أماكن العمل لكن "جماعة فروست" المنادية بحرية التدخين رفضت هذه الادعاءات ونادت بدليل قوي على أن التدخين السلبي قاتل. وركز البروفيسور كونراد جامروزيك في الدراسة على الأشخاص الذين توفوا من أمراض سرطان الرئة والقلب والسكتة الدماغية في إنجلترا وويلز في عام 2002... وقام جامروزيك بعد ذلك بحساب عدد من ماتوا من هؤلاء الأشخاص نتيجة تعرضهم للتدخين السلبي باستخدام صيغة رياضية خاصة.. هذه الصيغة قائمة على معلومات من دراسات أخرى حول مخاطر الوفاة من سرطان الرئة ومرض القلب والسرطان نتيجة التدخين السلبي.

وأوضحت الدراسة أن نحو 30 بالمائة من البالغين تحت سن 65 يدخنون. وكشفت الدراسة عن أن 42 بالمائة من هذه الفئة العمرية تعرضوا لدخان التبغ في المنازل بينما تعرض 11 بالمائة آخرين لهذا النوع من الدخان في أماكن العمل.

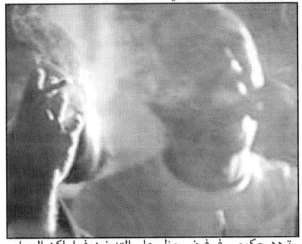

تردد حكومي في فرض حظر على التدخين في اماكن العمل

وطبقا لحسابات البروفيسور جامروزيك فإن 700 شخص تقريبا يموتون من سرطان الرئة والقلب والسكتات الدماغية بسبب التدخين السلبي في أماكن العمل. في حين يموت 3.600 شخص آخرين نتيجة التدخين السلبي في المنازل. وقدر جامروزيك أيضاً أن التدخين السلبي يقتل شخصا واحدا أسبوعيا ممن يعملون في صناعة الضيافة.

وأوضح البروفيسور جامروزيك أن هذه الأرقام ربما تعد أدق إحصائية متاحة حاليا. وقال جامروزيك لبي بي سي: "في غياب دراسة مباشرة أشعر أن هذه الدراسة تعد أفضل دليل نمتلكه في هذا البلد لعرض آثار التدخين السلبي في أماكن العمل". ومن جهته حث البروفيسور كارول بلاك، رئيس الكلية الملكية للأطباء، الحكومة على حظر التدخين في أماكن العمل. وقال بلاك: "التدخين في الحانات والمطاعم والأماكن العامة الأخرى يضر بصحة الموظفين والعامة على حد سواء بشكل كبير". وأضاف: "جعل هذه الأماكن خالية من التدخين لا يحمي فقط العاملين بها والعامة العرضة للتدخين لكنه يساعد أيضا أكثر من 300 ألف شخص في بريطانيا في التوقف عن التدخين كلية" .

لكن جمعية فورست رفضت هذه الفكرة. وقال مدير الجمعية سيمون كلارك: "للمرة الثانية نحن أمام تقديرات وحسابات وربما مخاطر". وأضاف كلارك: "أين الدليل القوي على أن التدخين السلبي يقتل الأشخاص؟ ففي حالة موت شخص أسبوعيا من التدخين السلبي في العمل كما يدعي المناهضون للتدخين فعندئذ يكون الوقت قد حان للإعلان عن الأسماء. دعونا نمتلك الدليل ولا نعتمد على إحصائيات قائمة على علوم مثيرة للريبة".

واستطرد كلارك قائلا: " يجب أن يكون فرض حظر تام على التدخين في الأماكن المغلقة الملاذ الأخير وليس الخيار الأول. ما الخطأ في خيار تحديد مناطق للتدخين أو أماكن تتميز بتهوية أفضل تسمح للأشخاص بالتدخين دون التسبب في مضايقة غير المدخنين؟". يذكر أن الحكومة البريطانية قاومت حتى الآن دعوات نادت بمنع التدخين في أماكن العمل، هذا على الرغم من تلقيها هذه الدعوات من متخصصين بارزين من إنجلترا واسكتلندا. ويقول الوزراء إنهم يفضلون اتباع النهج الطوعي بدلا من الاقتداء بايرلندا التي أقرت حظرا على التدخين.

ومؤخرا اكتشف أن مخاطر التدخين السلبي أكبر مما يعتقد، فلقد قالت الدورية الطبية البريطانية إن مخاطر التدخين السلبي ربما تكون ضعف ما هو معروف في السابق.. وكشف باحثون بريطانيون أن التدخين السلبي يزيد خطر الإصابة بأمراض القلب بنسبة تتراوح من 50 إلى 60%. وقالت الدراسة، التي أجريت على 4792 شخص على مدى 20 عاما، إن الدراسات السابقة التي قالت إن التدخين السلبي يزيد خطر الإصابة بما يتراوح بين 25 إلى 30 ركزت على الأشخاص الذين يعيشون مع مدخنين.

وطالب الأطباء خلال مؤتمر الاتحاد الطبي البريطاني بحظر التدخين في أماكن العمل. ودرس البروفسور بيتر وينكب العلاقة بين مؤشر تعرض الدم للتدخين والمعروف باسم الكوتينين وزيادة خطر الاصابة بأمراض الدم والسكتة. وتراوحت أعمار المشاركين في الدراسة بين 40 و59 من 18 مدينة مختلفة في أنحاء انجلترا. وكشف فريق بروفسور وينكب عن أن الرجال الذين تزيد لديهم معدلات الكوتينين في الدم يزيد لديهم خطر الإصابة بأمراض القلب بنحو ضعف ما كانت تشير إليه الدراسات السابقة. كما كشفت الدراسة عن إن العلاقة بين مستوى الكوتينين وأمراض القلب تنخفض بمرور الوقت. لكن الباحثين لم يجدوا علاقة بين مستوى الكوتينين والسكتة الدماغية.

وقال البروفسور وينكب إن هذه الدراسة تشير إلى أنه تم التقليل من مخاطر التدخين السلبي في الماضي، مما يؤكد ضرورة القيام بكل ما يمكننا لتقليل التعرض لخطر التدخين السلبي. وقال الدكتور تيم بوكر مدير مؤسسة أبحاث القلب البريطانية إن هذه الدراسة ضرورة فرض حظر على التدخين في الأماكن العامة. وطالب دكتور تيم الحكومة بعدم تأجيل تقديم التشريع الخاص بحماية غير المدخنين[1].

6. **المناعة ضد الربو والتدخين:** بينت بحوث عديدة أن أطفال المدخنين يعانون من ضعف المناعة ضد أمراض الصدر والرئتين وعلى رأسها الربو. ففي بحث نشرته آش في 2004/1/22م نقلا عن حوليات الجريدة العلمية للكلية الأمريكية

(1) عن موقع (www.bbcarabic.com) علوم وتكنلوجيا - بتاريخ 2004/6/30م.

للحساسية والربو وعلم المناعة (أي سي أي آي) بين ان هناك ربطا بين التدخين المسبق وضعف المناعة ضد أمراض الحساسية والربو ليس عند المدخنين ومشاركي بيئتهم حسب، بل وحتى اطفالهم الذين لم يولدوا بعد.

7. **التدخين والتغيرات الجينية المؤثرة في السلوك:** أثبت في دراسة جديدة نشرت في 2004/4/20م أن التعرض للنيكوتين قبل الولادة يعني حصول تشبع لدماغ الأجنة سيؤدي إلى إدمان مستقبلي .. التعرض قبل الولادة إلى النيكوتين يوقع ضررا دائما ربما يترك الدماغ ضعيفا للجروح والأمراض بما يعني بالضرورة ضعف المناعة ومن ثم احتياج دائم لعقارات كيمياوية، أي إدمان على استعمال العقارات والأدوية.. إذ طبقا للبحث الذي أجري بالمركز الطبي بجامعة دوك - Duke University Medical Center – والذي أجراه فريق أخصائيي العلوم الدوائية بالمركز pharmacologistsعلى مجموعة من الجرذان، وجد الفريق أن الجرذان التي تتعرض إلى النيكوتين يحصل لديها تغيرات في التطور الجنيني تعدل تراكيب الدماغ ونشاط خلية الدماغ في المناطق الحرجة أالمسؤولة عن التعلم والذاكرة والردود (learning, memory and reward).. تلك التغييرات أثبت انها تؤثر على الدماغ خلال فترة المراهقة.. ووجدت الدراسة ان ذلك يعني حصول تغيير قد يعطي تفسيرا بايولوجيا لإدمان عال على التدخين بين المراهقين الذين كانت أمهاتهم تدخن خلال فترة حملهم.. وقد أظهرت هذه البحوث أثر الإدمان للنيكوتين على السلوك لأجنة المدخنين مستقبلا فضلا عن الأثر المباشر له على سلوك المدخنين من الآباء والأمهات، وهو ما يعرف علميا بـ الـ (Neuropsychopharmacology)(*) ... وأثبت البحث ان حوالي

(*) **Neuropsychopharmacology: neuroplegia /nr'ople'je-/, nerve paralysis caused by disease, injury, or the effect of drugs given to achieve neuroleptanalgesia or neuroleptanesthesia.. psychopharmacology , the scientific study of the effects of drugs on behavior and normal and abnormal mental functions. In some age groups, psychoactive drugs are among the most commonly prescribed medications. Psychoactive drugs include antidepressants, anxiolytics, antipyschotics or neuroleptics, hypnotics, muscle relaxants, anticonvulsants, antiparkinsonian drugs, lithium for bipolar disorders, and drugs that enhance cognitive function. Each psychoactive drug category includes a choice of several agents with similar efficacy. In addition to prescribed psychoactive drugs, patients usually have access to illicit drugs such as hallucinogens, LSD, peyote, morning glory seeds, mescaline, psilocybin, nutmeg, marijuana, inhalants, tryptamine, alcohol, and amphetamines, and myriad over-the-counter preparations which are ingested or inhaled to enhance the well-being of the individual in addition to relieving pain or digestive upset. In some cases, vitamins have found a role as psychopharmacologic drugs, as in the administration of niacin in the treatment of cerebral pathology of pellagra, thiamin for Wernicke-Korsakoff disease, and vitamin B_{12} for certain types of dementia… Excerpted from *Mosby's Medical Encyclopedia*. Copyright (c) 1994-5, 1996, 1997 The Learning Company Inc. All Rights Reserved.**

تقريبا 25 بالمائة من الأفراد في الولايات المتحدة الأمريكية ممن أمهاتهم يدخن خلال فترة الحمل يتأثر سلوكهم سلبا بشكل جلي، كما أثبت بأن مثل هذا التدخين الأمومي يترك أطفالا منكفئين للدخان كمراهقين، بغض النظر عما إذا كان التدخين الأبوي يستمر خلال الطفولة أم لا. أجري هذا البحث من قبل عدة باحثين مثل دينيسي كانديل، ف. دي. ، من جامعة كولومبيا، ماري كورنيليوس، ف. دي. ، جامعة بيتسبيرج، ورايموند نياورا، ف. دي. ، من جامعة براون، وقد أعانهم كل من يايل أبريو فيلاكا، ف. دي. ، فريدريك سيدلر، ف. دي. ، تشارلوتي تات وماندي كايسونز، وكلهم من جامعة دوك.. تمكنوا من إيجاد تفسير بايولوجي للنمط.. إذ وجد الفريق أن الجرذان التي تعرضت إلى النيكوتين قبل الولادة عانت من خسارة في خلايا الدماغ وانحدار واضح في نشاط الدماغ ومثابرته خلال المراهقة وفي سن الرشد.. أدى التعرض السابق للنيكوتين إلى انحدار في نشاط الدماغ خلال انسحاب نيكوتين أيضا، وقاد إلى زيادة في كمية جرح لخلية الدماغ التي عرضت للعقار.. وأوضح الفريق أن الرد المقلل لأنظمة الأستيلكولاين في دماغ المراهق (acetylcholine systems) الذي يلي التعرض للنيكوتين قبل الولادة لربما يقود المراهق الذي تشبع دماغه بهذا النيكوتين إلى محاولة الانكباب النهم على النيكوتين كتعويض عن الخسارة لبعض الوظائف في الدماغ التي حصلت له جراء تعرضه أثناء تكونه في المراحل الجنينية. علاوة على ذلك، رد الدماغ الناقص هذا لربما يسوق إلى استهلاك أعلى للسجائر فيزيد المأساة.

8. **التدخين وأمراض وسرطانات جديدة:** توصل فريق بحثي في بحث نشر في آش بتاريخ 2004/2/23م وبقلم روجير دوبسون أن بعض السرطانات ترتبط بالبيئة بينما أخرى لها أسباب وراثية، طبقا للدراسة الأكثر تفصيلا لحد الآن نفذت في تأثير الميراث والأسلوب حياة على المرض.. فقد تبين أن أكثر من نصف من مرضى السرطان الدرقي يعانون عقد المرض بسبب جيناتهم، فقط 1% من حالات السرطان ولوكيميا المعدة عندهما جذور وراثية. وقد توصل الفريق الذي يرأسه الدكتور تشين أن أغلبية العوامل البيئية المسببة لهذه الأنواع من السرطان (الدرقي والدم) هي النظام الغذائي، التدخين والتلوث..يقول الدكتور كاملا تشين، الذي تعهد البحث ((أن هناك ربطا كبيرا بين كلا العاملين البيئي والوراثي في أسباب الإصابة بهذه الأنواع من السرطان.. إن أعضاء العائلة يتشاركون في العديد من العوامل البيئية، بضمن ذلك النظام الغذائي والعادات كالتدخين..فإذا تعرض أعضاء العائلة الواحدة إلى عوامل التلوث نفسها، فيمكن

أن يطوروا السرطان نفسها، حتى ولو لم يكن السبب هو علم الوراثة)).. والباحثون قد عرفوا لسنوات عدة بأن الجينات والبيئة هي الأسباب الرئيسية للمرض، ولكن قد يكون من الصعب أن يفصل الإثنان عن بعضهما، لأن الأطفال الذي يتشاركون ببيت واحد مع والديهم فإنهم حتما يتشاركون بأساليب حياة متشابهة من طعام وشراب وهواء وغير ذلك؟.. قام الدكتور تشين وجماعته في معهد كارولنسكا في إستوكهولم باستخدام قاعدة بيانات لأنواع أساليب حياة للمرضى بالسرطانات المسجلين منذ الثلاثينات لتشمل 700,000 حالة سرطان، وقد تم امتحان الصلات بين الوالدين والأطفال وبين الأشقاء.. قال تشين ((نظرنا إلى السرطان ضمن العوائل، في الوالدين، صلات القرابة المختلفة من النسل، الأشقاء، أنصاف الأشقاء، بل وحتى التبني، وكيف نميز بين الأسباب الوراثية الجينية وبين البيئة المشتركة للعائلة)).. وقد توصل الباحثون إلى مساهمة 15 من العوامل المؤدية إلى تلك الأنواع من السرطان، وقد قسموا الأسباب إلى أربعة مجاميع: الوراثية، بيئة الطفولة، بيئة شاركت مع البالغين الآخرين مثل الأزواج، وعوامل بيئية لا تتشارك مع أعضاء العائلة الآخرين.. وقد تبين لهم أن أغلبية السرطانات تكون أسبابها الأكثر تأثيرا هي الأسباب البيئية، وكان أخطر عامل فيها هو التلوث بالدخان.

منظمة غالوب أثبتت في دراستان جديديتان نشرتا في 2003/8/26 م أن النظرية القديمة القائلة بأن نصف من كل النوبات القلبية تنتج من علم الوراثة قد هدمت ونسفت.. الدراسات الجديدة تشير إلى أن حوالي 90% من الناس الذين يصابون بمرض القلب الحاد سبب إصابتهم واحد أو أكثر من أربعة أخطار هي : التدخين، مرض السكر، الكوليستيرول العالي، وضغط الدم العالي.. وطبقا لفريق بحثي من كوريا الجنوبية نشر بحثه في عام 2000م تبين ان مجموع نسبة من 57.7 بالمائة من المراهقين الرجال الذي ماتوا في 1999 م كانوا قد توفوا لأسباب تتعلق بأمراض ناجمة عن التدخين أو بالتدخين مباشرة.. وفي بحوث أخرى تبين أن التبغ هو السبب الرئيسي لكل أنواع السرطانات، ففي بحث نشر في 2001/5/17 في آش تبين أن التبغ هو السبب الوحيد الأكبر للسرطان، فالحسابات تشير إلى أن أكثر من نصف الموتى بسبب السرطان هم من المدخنين، وأن العديد من موتى السرطان في العالم والذين يقدر عدهم بأكثر من ستة مليون كل سنة يبقون على قيد الحياة إن هم امتنعوا عن التدخين وفقدوا من الوزن الزائد. كما يمكن تجنب ثلاثة أرباع السرطانات بالامتناع عن التدخين..

9. **دخان التبغ يغير الحامض النووي المعروف بالـ دي إن أي - DNA -:** في بحث آخر أجري من قبل باحثين في الولايات المتحدة ونشر في آش في 2001/9/5م، تم إجراء دراسة على 132 عائلة من المدخنين.. أثبت الباحثون أن المواد الكيمياوية

الموجودة في دخان التبغ تسبب سرطانا في الدم، وهذه المواد الكيمياوية يمكن أن
تسبب التغيرات في الحامض النووي المعروف بالدي إن أي - DNA - ضمن خلايا
الصدر التي ستعمل بمرور الوقت على تكوين المقدمة الرئيسة إلى السرطان بأشكاله
المختلفة وأهمها الصدر والرئتين والدم والأعضاء الأخرى.

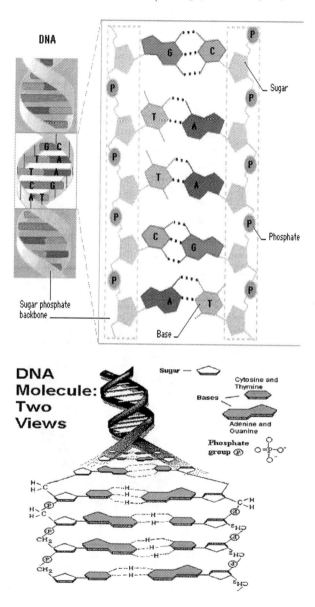

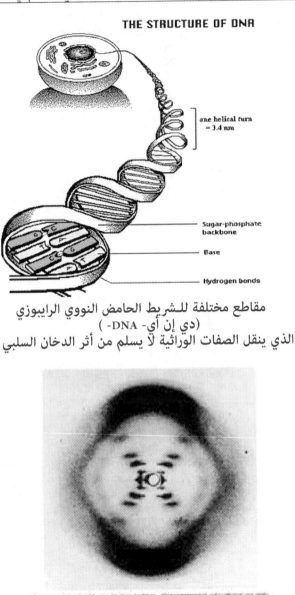

THE STRUCTURE OF DNA

one helical turn
= 3.4 nm

Sugar-phosphate
backbone

Base

Hydrogen bonds

مقاطع مختلفة للشريط الحامض النووي الرايبوزي
(دي إن أي - DNA -)
الذي ينقل الصفات الوراثية لا يسلم من أثر الدخان السلبي

صور حقيقية للكروموسومات الموجودة بداخل تركيبة السلسلة
الـوراثية للحامض النووي الرايبوزي (DNA) للإنسان
وما تحمله من الجينات والشفرات الوراثية التي هي مخزن سر البشرية
تصور أنها تنقل لك تأثيرات السم من كيمياء التبغ لسلوك أطفالك وأحفادك.. أية جريمة

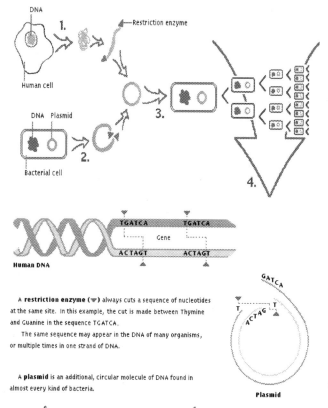

A **restriction enzyme** (▼) always cuts a sequence of nucleotides at the same site. In this example, the cut is made between Thymine and Guanine in the sequence TGATCA.

The same sequence may appear in the DNA of many organisms, or multiple times in one strand of DNA.

A **plasmid** is an additional, circular molecule of DNA found in almost every kind of bacteria.

البلازميد والـ (DNA) وأنزيمات الخلية البشرية كلها تتأثر بمركبات السم الدخانية للتبغ الملعون

10. **التدخين والنظام الهرموني البشري:** وفي بحث مستقل آخر تمكن باحثون آخرون من تمييز آلية جديدة محتملة التي لربما توضح كيف أن التدخين يمكن أن يتسبب في تكون بعض أنواع السرطانات كسرطان الصدر وسرطان الأمعاء وأيضا سرطان الرئة.. الفريق، في مستشفى كريستي، مانشستر بالمملكة المتحدة - the Christie Hospital, Manchester -، ويقول زعيمهم الدكتور أندرو رينيهان - Dr. Andrew Renehan - إنهم وجدوا أن المدخنين عندهم مستويات أعلى لنمو عوامل تكون مشابه الأنسولين -the insulin-like growth factors (IGFs) - موجودة في دمهم من غير المدخنين.. رينيهان قال إن بحثا آخر قد قدم مؤخرا اسس أن مشابه الأنسولين (آي جي إف إس - the insulin-like growth factors (IGFs)-) يرتبط بحالات السرطان

كسرطان الصدر.. نظر الفريق إلى تواريخ تدخين السيجارة في 400 فرد، بعمر 55 إلى 65 عام, وتبين أن سرطان الأمعاء أيضا له ارتباط واضح بهذا السبب... وجدوا أن التدخين الطويل الأمد اثر على مستويات أهمية الـ (آي جي إف إس - the -insulin-like growth factors (IGFs))، وبأن هذا قد يتعلق بطول الإستعمال وعدد السيجارات أو السجائر المدخنة.. أضاف الدكتور رينيهان أن هناك فرقا يصل إلى 20 - 25 بالمائة في آي جي إف بين المدخنين الأثقل وبين أقرانهم من غير المدخنين.. مسؤول حول الآلية البايولوجية المحتملة، قال إن معرفة تلك العوامل يمكن أن تشجع نمو خلية سرطان وتحمي خلايا شاذة ضد الموت الطبيعي، وعلى أية حال فيجب إجراء دراسة أكبر كي يتم البرهنة وبشكل قاطع على أن مستويات آي جي إف، وخطر سرطان مرتبطة مع التدخين.. البحث نشر في مجلات علمية بريطانية وأوربية مرموقة:

the British Endocrine Societies' meeting in Harrogate, Yorkshire.. Europe's largest annual meeting of hormone specialists.

دراسة أخرى أجريت ونشرت في 2003/8/20م بينت ان سبب إصابة النساء المدخنات بأمراض السرطان الصدر والرئتين أكثر من الرجال يعود لأسباب هرمونية.. الطبيب تشارليني لينو (Charlene Laino) في دراسته الجديدة أكد أن المرضى النساء من المدخنات أكثر عرضة لتطوير سرطان رئة من نظرائهم الذكور.. استعملت الوكالة الدولية في هذا البحث قاعدة البيانات الخاصة بالجين المكثف لورم السرطان، وقام الباحثون بتحليل 1,775 حالة سرطان رئة لتغيرات الجين المكثف تي بي الـ53 - the TP53 suppressor gene - بشكل محدد، بحثوا عن التغيرات فميزوا زيادة في حالات التحول من الـ جي: سي إلى تي أي :, G:C to T:A transversions)) ومنه استنتجوا أن لخاصية التدخين علاقة وطيدة بالسرطانات... وجدوا هذا التغيير كان حاضرا في 26% من المدخنين الذكور الذين طوروا أي نوع سرطان الرئة، مقارنة مع 37% من المدخنين النساء ممن طورن سرطان الرئة. أيضا، مثل هذا التحول قد وجد في داخل 31% من الذكور الذي طور سرطان رئة على الرغم من عدم تدخينهم، مقارن مع 12% من حالات النساء غير المدخنات.. الدكتور تويوكا - Dr. Toyooka - قال إن هذه الدراسة بينت لأول مرة بأن السرطانات في النساء المدخنات لديهم القابلية للتأثر بالمتغيرات الكيميائية التي يفعلها التبغ أكثر من الرجال. هذا الإكتشاف لربما يوضح أيضا، أن للهورمونات دور أساسي في توضيح أن هؤلاء المدخنات النسوة هن أكثر عرضة لتطوير سرطان الرئة.. يقول الدكتور لام Dr. Lam أن الإيستروجين (estrogen) يمكن أن تجعل خلايا السرطان تنتشر أكثر في النساء بسبب الفروق الهرمونية تلك.

هذه الاكتشافات تثبت بما لا يدع مجالا للشك أن المركبات الكيمياوية للدخان تؤثر

سلبا وبشكل واضح حتى على النظام الهرموني للبشر.

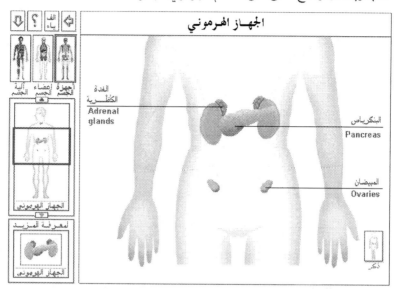

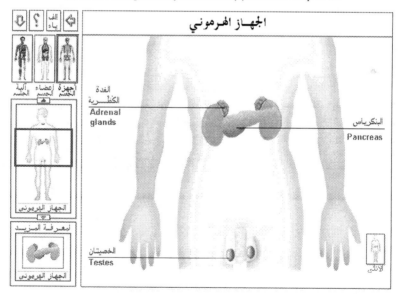

(C) 1994-95 Dorling Kindersley Multimedia & (C) 1996 Laleh Computer Inc.

(C) 1994-95 Dorling Kindersley Multimedia & (C) 1996 Laleh Computer Inc.

الجهاز الهرموني عند الجنسين

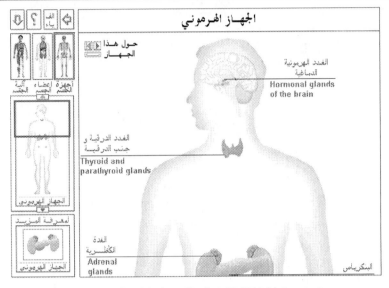

11. **التدخين يؤثر حتى في جنس الجنين :** في دراسة جديدة نشرت في 2/22/ 2004م، أثبت أن هناك علاقة تربط بين التدخين وجنس الرضيع.. بدأ بالدراسة من قبل فريق طبي متخصص بقيادة الدكتور هينريك مولير منذ عام 2002م.. بعض العلماء يعتبرون نسبة الذكر إلى الولادات النسوية تكون مؤشر صحة للسكان، لأن الحيمن والجنين الذكري أكثر سهولة للكسر من نظرائهم النسويين. نشرت الدراسة الجديدة في الجريدة الطبية البريطانية الأولى، والتي تقترح أن التدخين لربما يلعب دور في تحديد ذلك.. في العادة، تقريبا 52 بالمائة من كل الرضع في العالم المولود يكون ذكر، وعلى أية حال، العدد المقارن للذكور كان وما زال يهبط في بضعة بلدان صناعية خلال العقود القليلة الماضية، والباحثون يشكون في أن السبب يعود لمواد سامة موجودة ولو بشكل جزئي في الأجواء.. يقول وليام جيمس، باحث في كلية الجامعة في لندن، أن نسبة الذكور قد هبطت في البلدان الصناعية المتطورة أكثر، وضرب مثلا لذلك ما يحصل في الولايات المتحدة الأمريكية بين السكان البيض وكذلك السكان السود، وكذلك النسبة في المدن الإيطالية.. في دراسة أخرى قام علماء يابانيون بتسجيل الجنس في عيادتهم بين كانون الأول/ديسمبر 2000م وتموز/يوليو 2001م.. كل أم قد سئلت حول استهلاك السيجارة اليومي منها أو من زوجها خلال الفترة من ثلاثة شهور قبل فترتها الحيضية الأخيرة وحتى نهاية الحمل.. نسبة الجنس

الإجمالية بين الرضع في الدراسة كانت 104 ولد إلى 100 بنت، والذي يساوي حوالي 52 بالمائة ذكرا، ولكن عندما تم دراسة الأمر من زاوية الأزواج طبقا لعادات تدخينهم، تغيرت النسبة.. فمثلا عندما لا يدخن الأبوان، كان هناك 121 ولد لكل 100 بنت، أي بنسبة 55 بالمائة للذكور.. وعندما كانت الحالة تدخين الأبوين لعلبة سجائر واحدة يوميا كانت النتيجة 82 ولد إلى 100 بنت، أي بنسبة 45 بالمائة ذكرا... وعندما يدخن شريك واحد أي أحد الوالدين كانت النسبة تزيد لصالح البنات، لكن طبعا النسبة الأعلى لانخفاض الذكور كانت عند تدخين كلا الأبوين... مولير، أستاذ في الكلية الإمبراطورية في لندن، قال ليس هناك أسلوب يمكن أن يخبرنا سواء اكان تدخين الأب أو تدخين الأم هو الأكثر تأثيرا على جنس الرضيع.. الباحثون يفترضون أن خلايا الحيمن التي تحمل الكروموسوم واي (y) والمسؤولة عن الأطفال الذكريين أكثر حساسية للتدمير والتخريب من جراء مركبات السموم الدخانية الموجودة في التبغ من خلايا الحيمن التي تحمل الكروموسوم إكس (x) المسؤول عن الجنس الأنثوي.. كما بينت دراسات أخرى أن التدخين له وزن كبير في سبب النسب العالية للإجهاض بين النساء، وقد نشرت في اليابان وأوربا والولايات المتحدة وأماكن أخرى.

12. **التدخين والشذوذ علاقة وطيدة:** أثبتت البحوث المنشورة في آش لفترة شهر آب/أغسطس من العام 2003م أن التدخين يسبب عددا أعظم من موتى الشواذ والسحاقيات جي إل بي تي - GLBT Deaths -.. في البحث الذي اجري في سانت بيترسبيرغ من قبل ليزا كريني (LISA GREENE)، تبين أن 70 بالمائة من الشواذ والسحاقيات الذين يدخنون أكثر احتمالا للموت من حالات المتغاير الجنس heterosexuals .. يقول الدكتور كاثلين ديبولد - Kathleen DeBold - المدير التنفيذي لمجموعة الصحة السحاقية في مشروع موتنير: ((إن التدخين يقتل في الشواذ أكثر من حالات الإيدز - AIDS -، جرائم الحقد، الانتحار، وسرطان الصدر مجتمعة، هذا فضلا عن إن التدخين أحد أهم أسبابها جميعا)).. تثبت الباحثون من أن 38-59 % من اللائطين والمراهقين والسحاقيات والشاذين عموما يدخنون، مقارنة مع حوالي 28-35 % من الشباب المصابين بحالة المتغاير الجنس heterosexuals..

(ولا تقـربوا الزنـا).. تلك هي آية قرآنية عظيمة، لو وعاها كل إنسان لاختفت الأمراض الجنسية من الوجود. وقد نبه رسول اللـه صلى اللـه عليه وسلم إلى خطورة الزنا واللواط وحدوث تلك الأمراض الجنسية في حديثه المشهور: عن عبد اللـه بن عمر ∴ قال أقبل علينا رسول اللـه صلى اللـه عليه وسلم

فقال لم تظهر الفاحشة في قوم قط حتى يعلنوا بها إلا فشا فيهم الطاعون والأوجاع التي لم تكن مضت في أسلافهم .... أخرجه الحاكم وابن ماجة . وقد صدقت نبوءة رسول الله صلى الله عليه وسلم ، فما هو حجم المصيبة التي ألمت بهؤلاء المخالفين لشريعة الله تعالى ؟.. ويذكر الباحثون - كما جاء في مقال نشرته مجلة Medical Clinics of North America في عدد شهر يوليو 2000 - أن هناك أكثر من 25 التهاب جرثومي أو طفيلي أو فيروسي ينتقل بواسطة الاتصالات الجنسية المشبوهة ، وبمعنى آخر فإن هناك الآن أكثر من 25 مرضا ينتقل بواسطة الزنا واللواط . وفي مقال آخر نشرته مجلة .Am J obstet Gyn في عام 2000 يذكر الباحثون أن أكثر من 12 مليون أمريكي (ومنهم 3 ملايين مراهق) يصاب بالأمراض الجنسية في كل عام.. وخلال العشرين سنة الماضية ، ظهرت ثمان ميكروبات جديدة تسبب أمراضا جنسية جديدة . أليس هذا ما جاء في حديث المصطفى ﷺ؟

انظروا ، كم يكلف علاج هذه الأمراض الجنسية ، فحسب أحدث الإحصائيات العلمية فإن علاج هذه الأمراض الجنسية يكلف أمريكا 10 بلايين دولار سنويا فقط (حسب المصدر السابق).!!

❖ الإيدز.. وباء عالمي: ذكر تقرير حديث نشرته مجلة Infectious Disease Clinics of North America في شهر ديسمبر 2000 ، أن عدد حالات الإيدز في العالم بلغت 53.1 مليون شخص حتى نهاية عام 1999 وبلغ عدد من مات بمرض الإيدز حتى ذلك التاريخ 18.8 مليون شخص . ويصيب الإيدز سنويا أكثر من ستة ملايين شخص في العالم ، وتبلغ نسبة النساء المصابات بالإيدز في العالم 36 % من العدد الكلي (أي 2.1 مليون امرأة في العام الواحد). وحتى الآن فقد أكثر من 80.000 طفل في أمريكا وحدها أباه أو أمه بسبب مرض الإيدز . وتؤكد الإحصائيات التي نشرتها مجلة Pediatric clinics of North America عام 2000 أن نصف الملايين الستة الذين أصيبوا بالإيدز في العام الماضي كانوا في سن المراهقة (ما بين السن الخامسة عشرة والرابعة والعشرين من العمر). وللأسف الشديد فإن أكثر من 90 % من مرضى الإيدز يعيشون في العالم الثالث. وأكدت مقالة نشرت في عدد شهر ديسمبر 2000 في مجلة Infec Disease Clinics of North America أنه كلما زاد عدد الذين يمارس معهم الجنس، زاد انتشار هذا الوباء. ولا شك أن العلاقات الجنسية الشاذة هي المسؤول الأساسي عن معظم حالات الإيدز التي تحدث في سن المراهقة والشباب، وللأسف الشديد فإن عددا من شبابنا وفتياتنا يتبعن ما يجري في الغرب دون أدنى تمييز أو وعي لما يعقب ذلك من مخاطر. وصدق رسول الله صلى الله عليه وسلم حين قال: "**لتتبعن سنن من قبلكم شبرا بشبر وذراعا بذراع حتى لو سلكوا جحر ضب لسلكتموه قلنا يا رسول الله اليهود والنصارى قال فمن**" رواه البخاري..

وروى الحاكم : " **لتركبن سنن من كان قبلكم شبرا بشبر ، وذراعا بذراع ، حتى لو أن أحدهم دخل جحر ضب لدخلتم ، ولو أن أحدهم جامع امرأته في الطريق لفعلتموه** " رواه الحاكم (صحيح الجامع الصغير 5067).

❖ **السيلان** : يعتبر السيلان من أكثر الأمراض الجنسية شيوعا في العالم. وتذكر المجلة الأمريكية Medical Clinics of North America أن السيلان يصيب سنويا أكثر من 62 مليون شخص في العالم . وأن نصف هذه الإصابات حدثت في جنوب شرق آسيا ، حيث يذهب كثير من السياح إلى تايلاند وغيرها يقضون شهواتهم فيما حرم الله تعالى . وينتقل هذا الداء من خلال الاتصال الجنسي المشبوه، وحتى الإفراط في العناق والتقبيل في العلاقات الجنسية الحرام يمكن أن ينقل هذا المرض . وتشمل أعراضه ظهور تقيح من المهبل أو الإحليل وألما شديدا عند التبول .

❖ **الـزهري (الإفرنجي)** : الزهري مرض ينتقل أساسا عن طريق الاتصال الجنسي المشبوه من الزنا أو اللواط . كما ينتقل بواسطة القبلات من شخص إصابته في شفتيه. ولا يكاد يوجد عضو لا يمكن أن يصاب بالزهري الأولي . ويطلق على الجرثومة التي تسبب الإفرنجي " اللولبية الشاحبة " . وأول إشارة له ظهور قرحة قاسية على المكان بعد الاتصال الجنسي بفترة تتراوح ما بين 10 – 90 يوما . ويظهر الإفرنجي على شكلين : الحاد والـمزمن ، وإذا لم يعالج في طوره الحاد دخل في طوره الـمزمن. وتقوم الجرثومة بعد سنوات بمهاجمة كل عضو من أعضاء المصاب. وتقول آخر الإحصائيات التي وردت في مجلة Medical Clinics of North America عام 1999 ، أن وباء الزهري يجتاح الآن روسيا ، حيث زاد معدل حدوث الزهري هناك عشرين ضعفا منذ عام 1992 م . ففي عام 1988 كان معدل الإصابة بالزهري يبلغ 4 في كل 100.000 شخص ، ازداد ذلك إلى 263 شخصا مصابا بالزهري في كل 100.000 شخص

❖ **مرض التريكوموناس** : تعتبر الإصابة بطفيلي الترايكومونوس المهبلي من أكثر الإصابات الجنسية انتشارا بين النساء . فحسب أحدث الإحصائيات فإن هذا المرض يصيب 170 مليون شخص في العالم . ويسبب هذا الطفيلي التهابا في المهبل وعنق الرحم ، كما يسبب التهابا في المثانة . وفي الذكور يسبب التهابا في مجرى البول أو البروستاتا . وينتقل هذا الطفيلي عن طريق الاتصالات الجنسية المحرمة.

❖ **التهاب الإحليل بالكلاميديا** : الكلاميديا عبارة عن نوع من الطفيليات قريب من" الجراثيم سلبية الصباغ" . ويصيب الإحليل وعنق الرحم وما جاورها بالالتهاب. ويصيب هذا المرض 89 مليون شخص سنويا في العالم ، ومن هؤلاء 40 مليون إصابة تحدث سنويا في جنوب وشرق آسيا حيث الملاهي والخمارات وأوكار الزنا واللواط .

كما يصيب هذا المرض 4 ملايين شخص في الولايات المتحدة الأمريكية وحدها سنويا.

وبعد ، فلا غرابة أن يصف مقال نشر حديثا في مجلة American Journal of Obstet عام 2000 وباءين اثنين يصيبان أمريكا وأوروبا : الأمراض الجنسية ، والحمل غير الشرعي . ويعتبر كاتب المقال أن المشاكل الناجمة عن هذين الوباءين هي من أخطر المشاكل التي تواجه الشعب الأمريكي الآن . فهناك أكثر من 900.000 مراهقة أمريكية تحمل حملا غير شرعي (خارج نطاق الزوجية) في كل عام .

وفي تقرير آخر نشرته مجلة Pediatric Clinics of North America عام 2000 أن ثلث طلاب المرحلة الثانوية هناك يشرب الخمور ، وأن 25 % منهم يدخنون الماريجوانا، وأن 16 % منهم يستعملون المواد المخدرة ، فليحذر المغرورون بزيف الحضارة الأمريكية أي مستقبل يرجون لأبنائهم وبناتهم إن هم فتنوا بتلك المغريات ، وساروا خلف هذا الوجه من أوجه الحضارة الأمريكية الزائفة .

وفي الإحصائيات الأمريكية فإن 36 % من المراهقين الأمريكان يتهمون آباءهم أنهم لم يتحدثوا إليهم عن مخاطر المخدرات!! . وفي دراسة أخرى نشرت عام 2000 ، أكدت أن 40 % من طلاب مراحل الثانوية في أمريكا يستعمل الأدوية المحرمة بشكل أو بآخر . وحسب تقرير الـ CDC فإن هذه الجائحة تستمر في الانتشار هناك بانتظام .

13. **التدخين يؤدي لزيادة الكآبة والحزن:** على عكس ما هو سائد من الاعتقاد الخاطيء أن السيجارة تزيل الهم وترفع الكآبة، فقد توصل الحث العلمي الرصين أن العكس هو الصحيح تماما.. ففي بحث أجري في استراليا ونشرته آش في 1999/1/18م عن طريق بليندا هيكمان - BELINDA HICKMAN - منقول عن مجلة - The Australian – إلى أن االحزن والكآبة تتضاعف مرتين عند المدخنين من أقرانهم غير المدخنين.. من دراسة أجريت على 2700 مقيم في كانبيرا، باحثون من الجامعة الوطنية الأسترالية من الأخصائيين الفيزيائيين والنفسيين بالمركز التخصصي للأوبئة قاموا بإجراء بحث وجدوا فيه أن التدخين يرتبط بالمستويات الأعلى من كل من:

- القلق - anxiety - .
- الحزن والكآبة– depression -.
- سوء استعمال الكحول - alcohol misuse -.
- التخيلات واللاواقعية - extraversion -(*) .

- الحيرة والتخبط - psychoticism[(*)] - .

وجد ذلك الفريق أن أعراض الكآبة تزداد بنسبة تتراوح بين 12- 28 % مع خطر التدخين كذلك تزداد أعراض الحزن والقلق بين المشاركين من المدخنين... قال الأستاذ جورم - Professor Jorm - إن الدراسة التي أجريت - ANU - قد زودت مساندة مفيدة للباحثين الراغبين بدراسة وبحث علاقة ميزات الشخصية بالتدخين. الباحثون وجدوا نسب التخيلات واللاواقعية (extraversion)، والحيرة والتخبط (psychoticism) كانت تقريبا مرتين أعلى في المدخنين الذكور عن أقرانهم من غير المدخنين، أما في النساء فكانت النتيجة نفسها كمقارنة عامة ولكن النسبة لا تصل للضعف بل أقل من ذلك... وفي بحث نشر في 2004/1/25م بين أن أغلب الناس في الدول المتطورة باتوا يعتقدون أن حقيقة مأساة التبغ الآن كعقار إدماني مدمر يسبب الموت والمرض والتلوث والمشاكل، أكثر خطورة من كذبة النشوة.

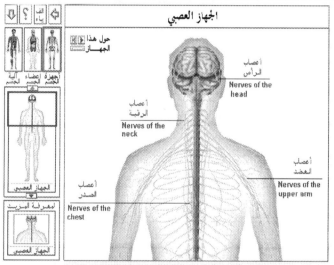

(C) 1994-95 Dorling Kindersley Multimedia & (C) 1996 Laleh Computer Inc.

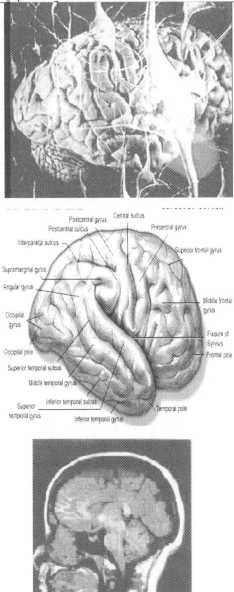

جميع الفعاليات الذهنية والفكرية المرتبطة بالمخ مباشرة تتأثر سلبا بالتدخين مما يؤثر على المزاج والسلوك والأخلاق

14. **التدخين ومستوى الرجولة:** أيضا على العكس مما كان يروج في الإعلانات من

أن التدخين رمز الرجولة والذكورة، وأن الرجل العصري هو الرجل المدخن، وإذا بالبحوث تثبت أن التدخين يضعف القوة الجنسية بمرور الوقت وشدة التدخين.. فالتدخين خطرٌ على إنتصاب العضو الجنسي للرجل، وهو أي التدخين يمكن أن يعمل على انكماش رجولتك بجدية، وهو أيضا يمكن أن يسبب عجزا تاما. هذا ما أثبته بحث أجري ونشرته آش في 1999/1/17م.

15. **التدخين يؤثر سلبا على دورة الحيض عند النساء:** الدراسة التي نشرنها آش في 1999/12/1م، من قبل دامارس كريستينسن - DAMARIS CHRISTENSEN – عن مجلة أخبار الخدمات الطبية - Medical Tribune News Service - تقول إن التدخين يعمل على اضطراب الدورة الحيضية عند المراة .. فالنساء اللواتي يدخن يحتمل أن يضعن أنفسهن في الخطر للدراجات الحيضية الشاذة، طبقا لتقرير جديد. وهذا لربما يساعد بدرجة وأخرى على احتمالية العقم، فقد وجد ان العقم عند المدخنات أكثر احتمالا للحدوث من غيرهن، ولربما يخضعون إلى سن اليأس أسرع.. الباحثون درسوا أكثر من 408 إمرأة، فتبين أن أولئك الذين يدخن على الأقل 20 سيجارة في اليوم، لهن احتمالية أربعة أضعاف أكثر من غير المدخنات لأن يكون عندهن دراجاتٌ حيضيةٌ لأقل من 25 يوم. بينما النساء اللواتي يدخن 10 سجائر أو أكثر في اليوم يكون لهن احتمالية حصول دراجات حيضية شاذة أو اضطراب في الدورة الشهرية مرتين أكثر من النساء غير المدخنات. الباحثون ذكروا في الدراسة أيضا أن النساء اللواتي يدخن بشدة يكن أكثر إحتمالا من غير المدخنات لحالات حيضية تحصل بحيث لا تنطلق بيوض من المبيض. تقول رئيس الباحثين جي. سي. ويندام -G.C. Windham - ، التي هي عاملة أوبئة في القسم الخاص بخدمات الصحة في إميريفيل بكاليفورنيا - California Department of Health Services in Emeryville - أكثر النساء عندهن دورات حيضية بين كل 25 - 35 يوما، من هذه الدراسة تبين ان غير المدخنات لهن دورات حيضية بطول متوسط 29 يوما، بينما المدخنات الثقيلات من النساء لهن طول دورات حيضية أقصر بمتوسط يوم ونصف إلى يومين.. وتبين كذلك أن تأثيرات التدخين على دورات الحيض عند النساء ظهرت أنها تتباطأ حتى بعد التوقف عن التدخين.. هذه الدراسة مهمة لأنها استعملت بيانات موضوعية، وليس تقارير ذاتية فقط، بينما دراسات أخرى قد اشارت ان التدخين يؤدي لضعف الخصوبة ولربما يقود إلى سن اليأس المبكر.

16. **التدخين يعجل بالعمى**: أثبتت أحدث البحوث أن التدخين هو أحد أهم الأسباب المؤدية للعمى وضعف البصر والرؤيا. فقد حذر خبراء بريطانيون من أن المدخن أكثر عرضة لفقدان البصر في مرحلة متقدمة من العمر بمقدار الضعف عن غير المدخن، ولكن العديد من المدخنين مازالوا غير مدركين لمخاطر التدخين على أبصارهم. وطالب خبراء، من المعهد الملكي لمكافحة فقدان البصر وتحالف مكافحة ارتباط فقدان البصر بتقدم العمر AMD ، بوضع تحذير خاص على علب السجائر. ومن المرجح أن يطالب الخبراء الحكومة البريطانية بتمويل حملة توعية من مخاطر التدخين، فضلا عن فرض حظر شامل على التدخين في الأماكن المغلقة.

ويذكر أن AMD، إرتباط ضعف البصر بالسن، يتطور بعد الأربعين ويؤثر على مركز شبكية العين، وهو السبب الرئيس لضعف البصر في بريطانيا حيث يعاني منه 500 ألف شخص من بينهم 54 ألفا تطورت لديهم الحالة بسبب التدخين. وقال تقرير أصدره التحالف إن سبعة من بين كل 10 مدخنين سيتوقفون عن التدخين نهائيا (41 بالمئة منهم) أو يقلصون استهلاكهم (28 بالمئة) إذا اعتقدوا أن هذه العادة ستؤثر على أبصارهم. وقالت متحدثة باسم وزارة الصحة البريطانية "إننا نعلم أن تغيير عادات الناس يتطلب التعامل مع الحقائق بشأن التدخين، بالإضافة إلى مساعدة المدخنين على الإقلاع". وأضافت قائلة "ومع ذلك فإن الرأي العام أقل تأييدا لحظر التدخين في كل الحانات". وأشارت إلى أن وضع عبارات التحذير على علب السجائر أمر تحدده المفوضية الأوروبية. وقال الاتحاد الطبي البريطاني إنه يؤيد وضع تحذير على علب السجائر.

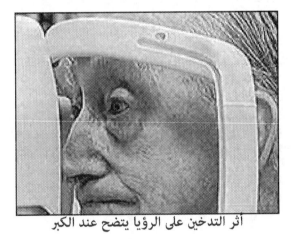

أثر التدخين على الرؤيا يتضح عند الكبر

17. **التدخين في الكبر يعيق الذكاء** : أثبتت البحوث الحديثة أن التدخين عند الكبر يؤدي لضعف في الذاكرة وإعاقة للذكاء، فقد أجريت عدة بحوث مؤخرا في هذا المجال أدت بمجموعها لقناعة المختصين أن التدخين من أهم مسببات ضعف الذاكرة والذكاء عند الكبر. وتأتي نتائج هذا البحث معاكسة لأبحاث سابقة قالت إن التدخين قد يحمي المرء من مرض الزهايمر والخرف، وكلا الداءين يقترنان بالشيخوخة وقد قام فريق من معهد الأمراض النفسية في لندن بدراسة ميدانية في منطقة في شمال لندن. وتضمنت الدراسة أكثر من ستمئة وخمسين شخصا فوق سن الخامسة والستين، من المدخنين والمتعاطين للكحول وقام الفريق بدراسة قدراتهم العقلية، وبعد استثناء أولئك الذين أظهروا علامات تشير إلى إصابتهم بالإعاقة الفكرية، أعاد فريق الباحثين دراسة أوضاع هؤلاء بعد مرور عام بهدف تحديد إن كان هناك أي تغير على تراجع قدراتهم العقلية.

ومن بين الأربعمئة وسبعة عشر شخصا قيد الدراسة، وجد الباحثون أن واحدا بين كل ستة عشر قد تعرض لتراجع عقلي كبير. وقد وجد الباحثون أن المدخنين معرضون للتراجع العقلي أكثر من غير المدخنين أو المدخنين السابقين بأربع مرات. وكان ذلك بعد أن أخذت العوامل المؤثرة على وظيفة الدماغ كالكآبة والإدمان على الكحول، بنظر الاعتبار. ويقول الباحث مارتن برينس إن النتائج التي حصل عليها فريقه تشير إلى أن الاستمرار في التدخين في مراحل الحياة المتأخرة يزيد من مخاطر الإعاقة الفكرية.

ويسبب التدخين الإصابة بأمراض الأوعية الدموية وتصلب الشرايين، وهي حالات تعيق وصول الدم إلى كافة أجزاء الجسم بما في ذلك الدماغ. ويقترح الباحثون أن ذلك يوضح لماذا يترك التدخين تأثيرات على الذكاء . كما وكشفت الدراسة أيضا أن الأشخاص الذين يتعاطون الكحول باعتدال قبل سن الخامسة والستين هم أقل عرضة قليلا للإصابة بتراجع في قدراتهم العقلية من المدخنين بإفراط أو من الذين لا يشربون الكحول كليا.

18. **المدخن يفقد 11 دقيقة من عمره مع كل سيجارة** : يقدر علماء بريطانيون أن كل سيجارة تقتطع في المتوسط 11 دقيقة من عمر المدخنين الذكور . وقد بني هذا التقدير الذي نشرته الجريدة الطبية البريطانية، على أساس الفارق الذي يفصل بين متوسط أعمار الذكور المدخنين وغير المدخنين، وقسمة هذه الفجوة الزمنية على متوسط عدد السجائر التي يستهلكها المدخن العادي في حياته. وللوصول إلى هذه النتيجة، استعان فريق علمي تابع لجامعة بريستول في إنجلترا، بتقديرات لمتوسط أعمار المدخنين وردت في دراسة مفصلة حول الآثار السلبية للتدخين، قام بإنجازها أحد كبار خبراء مرض السرطان، وهو الدكتور سير ريتشارد دول.

وأشار فريق جامعة بريستول إلى أن أعمار المدخنين تقل بنحو ستة أعوام ونصف عن

أعمار غير المدخنين . وذكر الفريق الطبي أنه إذا افترض أن شابا بريطانيا يبلغ من العمر 17 عاما بدأ التدخين في بريطانيا -حيث يبلغ متوسط العمر 77 عاما ونصف- واستهلك متوسط كمية السجائر التي يستهلكها المدخنون وهي خمسة آلاف و 72 سيجارة في العام. فإنه لن يقدر له أن يعيش أكثر من 71 عاما، بعد أن يكون قد استهلك311 ألف و 688 سيجارة، تكلفه كل منها 11 دقيقة من عمره. وقد اعترف أعضاء الفريق الطبي بأن حساباتهم تقريبية، لأنها تعتمد على متوسطات، ولا تأخذ في الحسبان أن مقاومة الجسد لمضار التدخين تقل مع تقدم العمر، ولا تراعي الاختلافات في معدلات الاستهلاك ومقاومة المضار بين المدخنين.

غير أنهم قالوا إنها تبين مضار التدخين بصورة واضحة يسهل على المدخنين استيعابها . وأشاروا إلى أن بداية العام هي دائما مناسبة يحاول المدخنون فيها الإقلاع عن عادتهم السيئة، وأن إدراكهم أن كل سيجارة يدخنونها تقتطع من أعمارهم 11 دقيقة قد يدفعهم نحو الإقلاع. ويقول كلايف بيتس، مدير إحدى الجمعيات الأهلية لمكافحة التدخين، إن من يدخن عشرين سيجارة في اليوم يفقد يوما من عمره كل أسبوع. وأضاف أن الأمر لا يقتصر على ذلك، بل أيضا تزداد احتمالات مرضه أثناء حياته، وتعرضه لآلام جسدية لا تطاق قبل موته إذا أصيب بالسرطان مثلا.

19. **التدخين هو السبب الأول للموت في العالم بحلول عام 2020م:** في دراسة إحصائية أجريت ونشرتها أش عن رويتر في 1999/1/5م: ذكر رئيس الباحثين في الهيئات الصحية التابعة للأمم المتحدة جرو هارليم براندتلاند - U.N. health chief Gro Harlem Brundtland - وهو مدير عام منظمة الصحة العالمية (World Health Organization (WHO)) ورئيس وزراء نرويجي سابق، أن التدخين سيكون السبب الأعلى للموت في العالم بحلول عام 2020 م، وأكثر من كل الأسباب القوية الأخرى للموت كالجريمة والأيدز وحوادث المرور وغيرها كالأمراض القلبية، كما أن التدخين من الأسباب الرئيسية المؤدية لأمراض عديدة أخرى ومنها الأمراض العقلية كالحزن والإحباط والكآبة.. وبهذا الشكل لربما يرتفع العدد الكلي لضحايا التدخين لأكثر من 10 مليون إنسان لكل عام.
20. **السجائر أكبر المسببات للحرائق:** في بحوث عديدة آخرها نشر في 2004/3/20م، بينت التجارب والإحصائيات أن النسبة الأكبر لمسببات الحرائق وكوارثها الاقتصادية هي بسبب عدم إطفاء أعقاب السجائر أو رميها دون التأكد من إطفائها أو نسيانها مشتعلة. شملت هذه الأبحاث والإحصاءات الحادث منذ اعوام الثمانينيات وحتى اليوم. وقد تسببت بقتل أكثر من 1,000 تقريبا مدني كل سنة فضلا عن حوالي تكلفات مادية للضحايا تصل إلى كلفة 560 مليون

دولار أمريكي.. مما يتطلب تكلفات مادية إضافية لتصاميم أمان أكثر تطورا خصوصا في الأماكن العامة. في الأضرار.

21. يقول الدكتور ديزموند موريس المتخصص في علم الأجناس (وهو عالم وكاتب بريطاني ولد عام 1928م)، وهو ناشط في مراقبة السلوك البشري (Displacement" *Manwatching*, "Activities"): إن فعل التدخين للسجائر ومنتجات التبغ الأخرى واستنشاق الدخان، هو المصدر الرئيسي للعديد من نشاطات الإزاحة. . . التدخين يمكن أن يلعب دورا ثمينا في مجتمع مليء بالتوترات العصبية والضغوط التي تزامن النشاط البشري اليومي[1]. ومن أضرار التدخين التي أعلنت عنها (كلية الأطباء الملكية البريطانية) :

(1) 27500 بريطاني يفتك بهم التدخين سنويا، وتتراوح أعمارهم بين 34 - 65.

(2) 155 ألف بريطاني يموتون سنويا بسرطان الرئة خلال الثمانينات.

(3) 90% من حالات الوفاة بسرطان الرئة تحدث نتيجة التدخين.

(4) الأسباب الرئيسية لحدوث الوفاة بين المدخنين: الإصابة بسرطان الرئة - النزلات الشعبية - تليف الكبد - أمراض الشريان التاجي - الذبحة الصدرية - سرطان الفم: البلعوم والحنجرة - الأطفال الذين تلدهم نساء يدخن يولدون أقل من الوزن الطبيعي - والأمهات أكثر عرضة للسقط.

كما أعلن في مجلة Lancet لانست البريطانية، وهي مجلة طبية محترمة أن التدخين مرض وليس عادة وآفة يمارسه أغلب أفراد العائلة، أو أنه عادة يؤدي إلى امتهان الفرد لكرامته، وأن عدد المتوفين نتيجة التدخين أضعاف وفيات وحوادث السيارات، وينصح الطبيب الذي يدخن بأنه غير أمين على مهنته.

التدخين والهضم:

تصور أن نفسك الذي تستنشقه بدل أن يجلب لك الحياة من الأوكسجين النقي يجلب لك الموت والدمار من 4000 مادة سامة.. وحيث أن النفس يلعب دورا مهما في كل الفعاليات الحيوية كما أثبت العلم الحديث وهو ما سبقه به العلم النبوي الشريف كما سيأتي، فإن نفسك يجب أن يكون نقيا من كل شائبة ولوث حتى يؤدي جسمك فعالياته بكل دقة وسلاسة، وإلا لماذا تطلب من جسمك العافية وأنت لا توفر له ذلك.

وللتنفس علاقة بالهضم وعمل الجهاز الهضمي والمعدة خصوصا كما سنبين، وعلى

---

(1) الموسوعة العالمية, موسوعة انكارتا 2003م, التدخين, بتصرف.

هذا الأساس فإن دخان السيجارة يشكل العبء الأساس ضد دخول نفس صاف لجوفك لأجل صحتك، كذلك فإن التلوث البيئي جراء فعاليات المدنية الصناعية والتقنية تشكل عبأ مضافا يضاعف المشكلة...

دخلنا هذا المدخل لأن من الناس من يتحجج بأن للسيجارة لذة بعد الطعام، وقد قام الدكتور عبد المجيد الصاوي بإجراء بحث علمي رصين في ذلك ليبين السبق القرآني والنبوي في التحذير من ذلك من جهة وخطر الاطعام والشراب المفرط على البشر من جهة أخرى، وقد نشره ضمن وقائع مؤتمر الإعجاز العلمي السابع بدبي للعام الهجري 1425هـ/2004م، وهو ما سنعرض له في الأسطر القادمة..

وللإجابة عن علاقة التدخين بالطعام والشراب علينا أن نسأل المتخصصين، وهو ما بينه بحث الدكتور عبد المجيد الصاوي الذي أشرنا له أعلاه، وسنسرد قصته أدناه كي نتمكن من فهم هذه العلاقة التي بينها حديث المصطفى صلى الله عليه وسلم الذي رواه الترمذي في صحيحه[1] خالد عن مقدام بن معدي كرب قال سمعت رسول الله صلى الله عليه وسلم يقول (**ما ملأ آدمي وعاء شرا من بطن بحسب ابن آدم أكلاتٌ يقمن صلبه فإن كان لا محالة فثلثٌ لطعامه وثلثٌ لشرابه وثلثٌ لنفسه**)، قال أبو عيسى هذا حديثٌ حسنٌ صحيحٌ .. كما رواه ابن ماجه في سننه[2] عن نفس الصحابي: المقدام بن معد يكرب قال: سمعت رسول الله صلى الله عليه وسلم يقول (**ما ملأ آدمي وعاء شرا من بطن حسب الآدمي لقيماتٌ يقمن صلبه فإن غلبت الآدمي نفسه فثلثٌ للطعام وثلثٌ للشراب وثلثٌ للنفس**)، ورواه الإمام أحمد في مسنده عن نفس الصحابي أيضا[3].

أشار النبي صلى الله عليه وسلم في هذا الحديث إلى عدة حقائق ، فقد شبه النبي صلى الله عليه وسلم المعدة (المشار إليها في الحديث بالبطن) بالوعاء.. وأخبر النبي صلى الله عليه وسلم أن ملء هذا الوعاء بكثرة الأكل شر على الإنسان.. ثم نصح بالاكتفاء منه على قدر الإحتياج، وقسم النبي صلى الله عليه وسلم حجم المعدة إلى ثلاثة أقسام وأخبر أن أكبر كمية من الطعام والشراب يمكن أن يتناولها المرء عند الحاجة الملحة هو مقدار ما يملأ ثلثي حجم المعدة. وأخبر صلى الله عليه وسلم أن ترك ثلث حجم المعدة خال من الطعام والشراب ضروري لنفس الإنسان. وفد أثبت العلم الحديث هذه الحقائق وأيدها.

إن تقسيم حجم المعدة إلى ثلاثة أثلاث: ثلثين للطعام والشراب، وثلث للنفس، لم يذكر عرضا في هذا الحديث بل لحكمة بالغة تجلت ووضحت في هذا الزمان، فلماذا هذا التقسيم وتحديده بالثلث ؟ ثم كم مقدار هذا الثلث؟ وما الذي يحدث إذا تجاوز المرء ولم

---

(1) صحيح الترمذي - كتاب الزهد- حديث رقم 2302.
(2) سنن ابن ماجه - كتاب الأطعمة -حديث رقم 3340.
(3) مسند أحمد - مسند الشاميين-حديث رقم 16556.

يلتزم بهذا التوجيه النبوي؟ وسأحاول الإجابة على هذه الأسئلة وفق ماستقر من حقائق العلم الحديث في علم التشريح ووظائف الأعضاء معتمدا على الركائز التالية: سأعرض شرحا للحديث لعلمائنا السابقين، ثم طرحا للجوانب العلمية الحديثة في الموضوع، ثم بيانا لوجه الإعجاز العلمي في هذا الحديث العظيم.

أولا: أقوال شراح الحديث

1- أضرار امتلاء المعدة

قال ابن القيم في هذا الحديث[1] تحت عنوان: فصل في هديه صلى الله عليه وسلم: في الاحتماء من التخم والزيادة في الأكل على قدر الحاجة، والقانون الذي ينبغي مراعاته في الأكل والشرب قال : والأمراض نوعان : أمراض مادية تكون عن زيادة مادة :أفرطت في البدن حتى أضرت بأفعاله الطبيعية، وهي الأمراض الأكثرية. وسببها :إدخال الطعام على البدن قبل هضم الأول، والزيادة في القدر الذي يحتاج إليه البدن ، وتناول الأغذية القليلة النفع، البطيئة الهضم؛ والإكثار من الأغذية المختلفة التراكيب المتنوعة.فإذا ملأ الآدمي بطنه من هذه الأغذية، واعتاد ذلك -:أورثته أمراضا متنوعة، منها بطيء الزوال أو سريعه. فإذا توسط في الغذاء، وتناول منه قدر الحاجة ، وكان معتدلا في كميته وكيفيته :- كان انتفاع البدن به أكثر من انتفاعه بالغذاء الكثير.

فامتلاء البطن من الطعام مضر للقلب والبدن. هذا إذا كان دائما أو أكثريا وأما إذا كان في الأحيان ، فلا بأس به : فقد شرب أبو هريرة بحضرة النبي صلى الله عليه وسلم من اللبن ، حتى قال :" والذي بعثك بالحق لا أجد له مسلكا"؛و أكل الصحابة بحضرته مرارا حتى شبعوا. والشبع المفرط يضعف القوى والبدن : وإن أخصبه . وإنما يقوي البدن بحسب ما يقبل من الغذاء ، لا بحسب كثرته.

وقال الإمام الحافظ شمس الدين الذهبي [2] : روي عن أنس عن النبي صلى الله عليه وسلم قال: "أصل كل داء البردة"، وروي أيضا عن ابن مسعود . والبردة :التخمة، لأنها تبرد حرارة الشهوة، فينبغي الاقتصار على الموافق الشهي بلا إكثار منه. قال النبي صلى الله عليه وسلم:" ما ملأ ابن آدم وعاء شرا من بطن، بحسب ابن آدم أكلات يقمن صلبه، فإن كان لا محالة، فثلث لطعامه، وثلث لشرابه، وثلث لنفسه". وأكلات جمع أكلة، وهي اللقمة، وهذا باب من أبواب حفظ الصحة.

وقال عمر رضي الله عنه :"إياكم والبطنة، فإنها مفسدة للجسم ، مورثة للسقم، مكسلة عن الصلاة، وعليكم والقصد فإنه أصلح للجسد، وأبعد عن السرف، وإن الله تعالى

---

(1) الطب النبوي ابن القيم ص 12.
(2) الطب النبوي للذهبي .ص67-69.

ليبغض الحبر السمين" رواه أبو نعيم. واعلم أن الشبع بدعة ظهرت بعد القرن الأول، قال رسول اللـه صلى اللـه عليه وسلم:"المؤمن يأكل في معى واحد والكافر يأكل في سبعة أمعاء" (متفق عليه) ولا تدخل الحكمة معدة ملئت طعاما، فمن قل طعامه قل شربه، ومن قل شربه خف منامه، ومن خف منامه ظهرت بركة عمره، ومن امتلأ بطنه كثر شربه، ومن كثر شربه ثقل نومه، ومن ثقل نومه محقت بركة عمره، فإذا اكتفى بدون الشبع حسن اغتذاء بدنه، وصلح حال نفسه وقلبه.

و من تملى من الطعام ساء غذاء بدنه، وأشرت نفسه وقسا قلبه، فإياكم وفضول المطعم فإنه يسم القلب بالقسوة، ويبطىء بالجوارح عن الطاعة، ويصم الأذن عن سماع الموعظة.

2- تقسيم حجم المعدة إلى ثلاثة أقسام وتخصيص الثلث للنفس

قال ابن القيم: ومراتب الغذاء ثلاثة (أحدها):مرتبة الحاجة ؛(و الثانية):مرتبة الكفاية؛ (و الثالثة):مرتبة الفضلة.فأخبر النبي صلى اللـه عليه وسلم:أنه يكفيه لقيمات يقمن صلبه ، فلا تسقط قوته ولا تضعف معها ؛فإن تجاوزها :فليأكل في ثلث بطنه ، ويدع الثلث الآخر للماء ، والثالث للنفس . وهذا من أنفع ما للبدن والقلب : فإن البطن إذا امتلأ من الطعام ، ضاق عن الشراب .فإذا أورد عليه الشراب :ضاق عن النفس ،و عرض له الكرب والتعب ، وصار محمله بمنزلة حامل الحمل الثقيل . هذا إلى ما يلزم ذلك : من فساد القلب ، وكل الجوارح عن الطاعات ، وتحركها في الشهوات التي يستلزمها الشبع [1] .

وقال الحافظ ابن حجر [2] : قال القرطبي في "شرح الأسماء" لو سمع بقراط بهذه القسمة ، لعجب من هذه الحكمة . وقال الغزالي قبله في باب كسر الشهوتين من "الإحياء" ذكر هذا الحديث لبعض الفلاسفة فقال:ما سمعت كلاما في قلة الأكل أحكم من هذا . ولا شك في أن أثر الحكمة في الحديث المذكور واضح، وإنما خص الثلاثة بالذكر لأنها أسباب حياة الحيوان ، ولأنه لا يدخل البطن سواها. وهل المراد بالثلث التساوي على ظاهر الخبر ، أو التقسيم إلى ثلاثة أقسام متقاربة؟ محل احتمال، والأول أولى.

ثانيا: الطرح العلمي.. المعدة: التركيب والوظيفة [3]

المعدة هي جزء متسع من القناة الهضمية وتقع بين المريء والأمعاء الدقيقة ويقع معظمها تحت الغشاء المبطن للضلوع ،وتتمثل على ظاهر البطن في المنطقة الشراسيفية (Epigastric Region)

ومنطقة السرة ومنطقة لربع الأيسر الأعلى من البطن وتحيط بها من الداخل الأعضاء التالية :

---

(1) الطب النبوي ابن القيم ص 12.

(2) فتح الباري ج9 ص438.

(3)-Ross and Wison (2001), Anatomy and Physiology, 9 Ed, Churchil livingstone.

الجهـــاز الهضمي

التجويف البطني العلوي

يحوي التجويف البطنـي العلـوي بضـع أعضاءٍ هضمية مهمة ، أحد هذه الاعضاء : المعدة والتـي تسحـق الطعـــام وتمـزجـه بالأحماض والعصارات الهاضمة (الانزيمات) ، وبقرب المعدة هناك عدة أعضـاء هضميـة مشاركـة هـي : البنكرياس ، المرارة ، و الكبـد ، والـذي يـولـد عـصـارات هضميـة تـصب فـي الامعـاء الـدقيقـة لتساعـد فـي تجزئـة الطعـام .

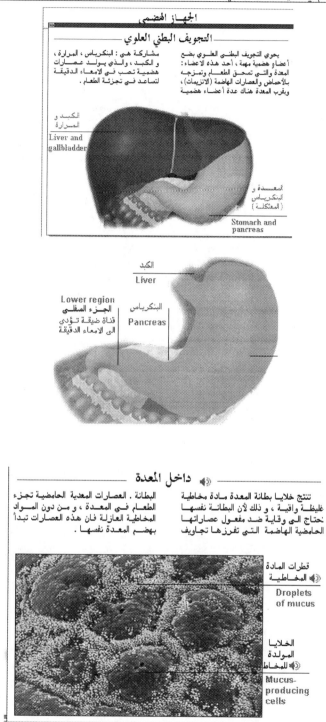

الكبـد و المـرارة
Liver and gallbladder
المعـدة و البنكرياس (المشكلـة)
Stomach and pancreas

الكبد
Liver
Lower region
الجـزء السفلـي
قناة ضيقـة تـؤدي الى الامعاء الدقيقة
البنكرياس
Pancreas

داخل المعدة

تنتج خلايا بطانة المعدة مادة مخاطية غليظة واقية ، و ذلك لأن البطانة نفسها تحتاج الى وقاية ضد مفعول عصاراتها الحامضية الهاضمة التي تفرزها تجاويف البطانة . العصارات المعدية الحامضية تجزء الطعام في المعدة ، و من دون المواد المخاطية العازلة فان هذه العصارات تبدأ بهضم المعدة نفسها .

قطرات المادة المخاطية
Droplets of mucus
الخلايا المولدة للمخاط
Mucus-producing cells

من الأمام : الفص الأيسر من الكبد وجدار البطن الأمامي . ومن الخلف : الجزء الباطني من الشريان الأورطي والبنكرياس والطحال والكلية اليسرى والغدة الكظرية .

ومن أعلى : الحجاب الحاجز والمريء والفص الأيسر من الكبد.

ومن الأسفل : القولون المستعرض والأمعاء الدقيقة .

ومن الأسفل لليسار : الحجاب الحاجز والطحال .

ومن الأسفل لليمين : الكبد والاثني عشر .

وتتصل المعدة بالمرئ عند الصمام القلبي Cardiac Sphincter وهذا يمنع رجوع الطعام إلى المرئ كما تتصل بالأمعاء الدقيقة عند صمام البواب والذي يقفل عندما تحتوي المعدة على الطعام ويقسم علماء الطب المعدة إلى ثلاثة مناطق: قاع المعدة Fundus، وجسم المعدة، ومنطقة الغار البوابي Pyloric Antrum، وتتصل للمعدة الأعصاب الودية Sympathatic nerves من الشبكة البطنية Coeliac Plexus وهي المسؤولة عندما تثار وقت الشدة في تثبيط حركة الأمعاء وتثبيط إفراز العصارة المعدية، بينما تصل إليها الأعصاب نظيرة الودية Parasympathatic nerves من العصب المبهم Vagus nerveوهي المسؤولة عن تنشيط حركة الأمعاء وتنشيط إفراز العصارة المعدية، ويتجمع الطعام في المعدة في هيئة طبقات يبقى الجزء الأخير منه في قاع المعدة لبعض الوقت ثم يخلط بالعصارة المعدية بالتدريج كما يبقى لبعض الوقت أيضا لإضافة العصارة الحمضية على الطعام لوقف عمل أنزيمات اللعاب Salivary Amylase.

ويتركب جدار المعدة من ثلاث طبقات من العضلات: طبقة خارجية من ألياف عضلية طولية، وطبقة متوسطة من ألياف عضلية مستديرة، وطبقة داخلية من ألياف عضلية مائلة، وهذا التنظيم يسمح بالحركة الطاحنة المميزة لنشاط المعدة بالإضافة إلى حركتها الدودية.

وتتقوى العضلات المستديرة في منطقة الغار البوابي والصمام البوابي؛ وذلك لإحكام إغلاق هذين الصمامين وفت الحاجة، أما الغشاء المبطن للمعدة فيكون في ثنيات طولية أوتجاعيد عندما تكون المعدة فارغة، وعندما تمتلئ المعدة تزول هذه التجاعيد وتصبح بطانة المعدة ذات ملمس مخملي.

وتحت هذا الغشاء توجد غدد عديدة لإفراز العصارة المعدية، وتفرز المعدة حوالي لترين من هذه العصارات في اليوم تتكون من الماء والأملاح المعدنية والمخاط وحمض الهيدروليك وعامل داخلي وبعض مقدمات الانزيمات الخاملة، ودائما توجد كميات قليلة من هذه العصارات حتى والمعدة خالية من الطعام، ثم تزداد هذه العصارات في وجود الطعام وتصل إلى ذروتها بعد ساعة من تناوله، ثم تبدأ في النقصان حتى تعود إلى ما كانت عليه في البداية بعد 4 ساعات من تناول الطعام، ويعتمد إفراغ المعدة على نوعية الطعام بداخلها؛

فوجبة الكربوهيدرات تترك المعدة بعد 2-3 ساعات، بينما تتأخر وجبة البروتينات إلى فترة أطول، وأما وجبة الدهنيات فتمكث فترة أطول منهما.

الحجم الأقصى للمعدة : يختلف حجم المعدة بحسب كمية الطعام التي تحتويها . فحينما يدخل الطعام إلى المعدة فإنها تنتفخ تدريجيا للخارج مستوعبة كميات أكبر وأكبر من الطعام حيث تتمتع الألياف العضلية الملساء في المعدة بخاصية المرونة حتى تصل إلى أقصى حد لها وهو حوالي لتر ونصف اللتر. ويظل الضغط داخل المعدة منخفضا حتى تقترب من هذا الحجم[1] . بناء على قانون لابلاس القائل بأنه كلما ازداد قطر الجسم كلما ازداد التقعر في جداره، فلا تسبب زيادة قطر المعدة ارتفاعا في الضغط داخلها إلا بدرجات ضئيلة جدا[2].

ويمكن تقسيم حجم المعدة إلى ثلاثة أقسام متساوية سعة كل قسم نصف لتر (500مل).

ثلث حجم المعدة الفارغ ضروري لنفس الإنسان: هناك علاقة حيوية بين المعدة والتنفس حيث تكمن المعدة في الجزء العلوي من التجويف البطني تحت الحجاب الحاجز مباشرة وتستقبل الطعام بعد مضغه وبلعه ومروره بالمريء. وللمعدة قدرة كبيرة على تغيير حجمها، فهي تبدو صغيرة عندما تكون فارغة ،و تتمدد كثيرا بعد تناول وجبة كبيرة، وعندئذ يشعر الإنسان بعدم الراحة وصعوبة في التنفس ، ويعني ذلك أن المعدة قد امتلأت أكثر من اللازم حتى أصبحت تشغل حيزا يزيد عن المعتاد فضغطت على الحجاب الحاجز. فأوجد هذا صعوبة في تقلصه وإعاقته عن الحركة إلى أسفل بالقدر اللازم لحدوث تنفس عميق.ا.هـ[3] .

دورة التنفس وعلاقتها بالمعدة[4] : تتكون دورة التنفس من الشهيق والزفير وفترة راحة بينهما، ويتسع القفص الصدري أثناء الشهيق نتيجة لنشاط عضلي بعضه إرادي وبعضه غير إرادي، والعضلات الرئيسة التي تتحكم في التنفس الطبيعي الهادئ هي العضلات بين الأضلاع وعضلة الحجاب الحاجز، أما في التنفس الصعب أو العميق وهو تنفس طارئ فتتدخل فيه عضلات الرقبة والصدر والبطن .

ويشكل الحجاب الحاجز فاصلا بين التجويف الصدري والبطني؛ فهو يمثل أرضية للتجويف الصدري وسقف للتجويف البطني، ويقع في مقابل الفقرة الصدرية الثامنة في حال ارتخائه، وعندما تنقبض عضلته يتسع التجويف الصدري في الطول وذلك لاتصالها بالضلع

(1) Kathleen J W Wilson (1994), Anatomy and Physiology In Health and Illness,7Ed,EL BS with Churchil livingstone.

(2) Arthur C. Guyton(1991), Medical Physiology W.B.Saunders Company.

(3) كاثرين أنتوني وغاري ثيبودو تركيب جسم الإنسان ووظائفه .ص 10.

(4) Ross and Wison (2001), Anatomy and Physiology, 9 Ed, Churchil livingstone.

الأول الثابت في الصدر، وعندئذ يقع الحجاب الحاجز مقابل الفقرة الصدرية التاسعة، كما يتسع التجويف الصدري من الجانبين والأمام والخلف بسبب انقباض العضلات بين الضلوع، وهذا الاتساع يؤدي إلى انخفاض الضغط داخل التجويف الصدري وارتفاعه داخل

التجويف البطني، وعندما تزداد سعة القفص الصدري بواسطة هذه الانقباضات العضلية تتحرك الجنبة الجدارية Pleural)مع أسطح الصدر والحجاب الحاجز، وهذا يؤدي إلى خفض الضغط داخل التجويف البللوري فتتمدد الرئتين، ويؤدي تمددهما إلى انخفاض الضغط داخل الحويصلات والممرات الهوائية فيندفع الهواء إليهما لكي يتعادل ضغط هواء الحويصلات الهوائية مع الضغط الجوي. وقد وجد أن انخفاض هذا الضغط -1 سم / ماء رغم أنه انخفاض طفيف إلا أنه كاف ليحرك حوالي نصف لتر من الهواء إلى الرئتين في خلال ثانتين وهي المدة اللازمة للشهيق[1] .

كما أن انخفاض هذا الضغط داخل التجويف الصدري يساعد في رجوع الدم الوريدي غير المؤكسد إلى القلب ويعرف بمضخة التنفس.

حجم الهواء الداخل للرئتين والخارج منها مع كل تنفس يساوي ثلث حجم المعدة : تذكر المراجع الطبية الحديثة أنه مع كل شهيق وزفير في التنفس الطبيعي تدخل إلى الرئتين وتخرج منها حوالي500 ملليمتر من الهواء مع كل تنفس [2] .. وهذه الكمية تدخل وتخرج بانتظام كمد البحر فإنها لذلك تسمى الحجم المدي"Tidal Volum") ويقدر بجهاز خاص لقياس كمية الهواء المتبادل في عملية التنفس يسمى مقياس النفس spirometer [3] .

الطعام وكيف يستفيد منه الجسم: يتكون الطعام الذي نأكله من البروتينات، والكربوهيدرات، والدهون، والفيتامينات مخلوطة بأثر بسيط من معادن الأرض، ولقد هيأها الـلـه سبحانه في صور شتى، وألوان مختلفة، وطعوم جذابة، ليتناولها الإنسان بشغف .. ويستفيد الجسم من الطعام بتحوله إلى مكوناته الأولية وتحرر الطاقة الكامنة فيه عبر عملية تسمى بالتمثيل الغذائي والتي يمكن تلخيصها في عمليتي البناء والهدم ، ففي عملية البناء تستخدم مكونات الغذاء المختلفة بعد تحللها بالعصارات الهضمية وامتصاصها، في بناء الخلايا الجديدة، والمركبات الحيوية المختلفة، وفي عملية الهدم يقوم الجسم بحرق مكونات الطعام بخطوات دقيقة ومتدرجة، تؤكسد فيها : الكربوهيدرات، والبروتينات والدهون، منتجة ثاني أكسيد الكربون، والماء، والطاقة، وبواسطة التمثيل الغذائي يحصل الجسم على مكونات خلاياه ومركباته الهامة ، ويحصل على الطاقة اللازمة لتشغيل سائر العمليات

---

(1) Arthur C. Guyton(1991), Medical Physiology W.B.Saunders Company.
(2) Ross and Wison (2001), Anatomy and Physiology, 9 Ed, Churchil livingstone.
(3) Essentils Of Human Anatomy&Physiology Elaine N. Marib p242.

الحيوية الخاصة به، ويحصل الإنسان على الطاقة من الطعام في صورة طاقة كيميائية كامنة فيه بين جزئيات مواده وذراتها، إذ يمده الجرام الواحد من كل من الكربوهيدرات والبروتينات ب1 ، 4 كيلو كالوري(*) ، ويمده الجرام من الدهون ب 3، 9 كيلو كالوري، بعد احتراقها ببطء داخل الخلايا بواسطة عملية دقيقة بارعة تسمى الأكسدة الحيوية (Biologic oxidation).

ويستفيد الجسم من الطاقة التي حصل عليها في تشغيل أجهزته المختلفة، كما يستخدم الجسم الطاقة في الحركة، وفي إنتاج الحرارة اللازمة لحفظ درجة ثابتة لا تتغير، وما يزيد عن حاجته منها يخزن في مخازن خاصة، تستجلب عند الحاجة إليها .

مصير الطاقة الفائضة : تفيض الطاقة عن حاجة الجسم الفعلية وتختزن في داخله ، إما على هيئة مواد غذائية مكثفة تنطلق منها الطاقة الكامنة فيها عند أكسدتها، كالدهون المختزنة تحت سطح الجلد وداخل الجسم ، والبروتينات المختزنة في العضلات وخلايا الأنسجة الأخرى ، والجليكوجين المختزن في الكبد والعضلات ، أو تختزن الطاقة في روابط كيميائية لبعض المركبات ذات القدرة على اختزان كميات هائلة منها.

وتختزن الطاقة على الهيئة الأولى أثناء المرحلة المتوسطة من التمثيل الغذائي ، حيث تكون المركبات الكيميائية الناتجة من السكريات والأحماض الأمينية والدهون متشابهة إلى حد بعيد , ويمكن عندئذ تحويل كل منها للآخر ، فإذا تناول الإنسان قدرا أكبر من المواد النشوية أو البروتينات في طعامه ، تحول القدر الزائد منها عند هذه المرحلة إلى دهون ، تختزن لوقت الحاجة إليها ، كما تختزن الطاقة على الصورة الثانية منها في المرحلة الأخيرة من الهدم، حيث تتحول جميع المركبات الكيميائية إلى ثاني أكسيد الكربون وذرات الهيدروجين التي تتأكسد لتكون الماء ، وتطلق الطاقة من هذه التفاعلات ، ولا تستطيع الخلايا أن تستخدمها مباشرة ، ولكنها تختزن في مركبات فوسفورية عالية الطاقة ، تختزن روابطها كميات هائلة منها تصل إلى 10-12 كيلو كالوري للجزيء الواحد ، وخير مثل لهذه المركبات هو مركب الأدينوزين ثلاثي الفوسفات (T P A).

(*) الكالورى معامل قياس ويعرف بأنه كمية الطاقة الحرارية اللازمة لرفع درجة حرارة جرام واحد من الماء درجة مئوية واحدة من 15 - 16 درجة مئوية ، والوحدة الأكبر منه هو الكيلو كالوري ويساوي 1000 كالوري .

First phosphorylation
Glucose
ATP
ADP
(1)
Glucose-6-phosphate
(2)
Fructose-6-phosphate
ATP
Second phosphorylation
ADP
(3)
Fructose 1,6-diphosphate
(F1,6-P)
Split of F1,6-P: subsequent
reactions in duplicate
(4)
Glyceraldehyde-3-phosphate
NAD
NADH
To electron transport
(5)
Substrate level phosphorylation
Diphosphoglyceric acid
ADP
ATP
(6)
3-phosphoglyceric acid
(7)
2-phosphoglyceric acid
H_2O
(8)
Phosphoenolpyruvic acid
(9)
Pyruvic acid
TCA cycle fermentation
or anaerobic respiration
Carbon atom
Phosphate group

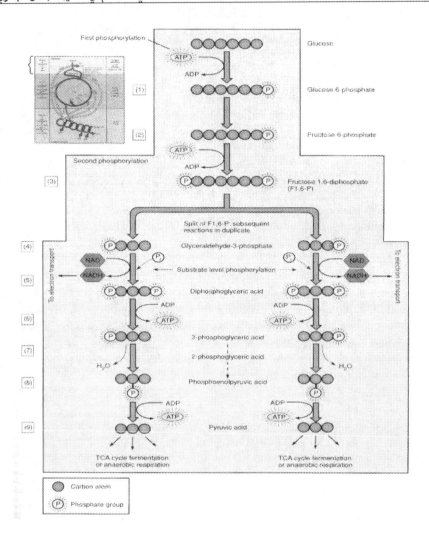

Adenine
Ribose
Adenosine monophosphate (AMP)
Adenosine diphosphate (ADP)
Adenosine triphosphate (ATP)
Bond that releases energy when broken

ATP
ADP
Glucose
Glucose-6-phosphate
Glucose
ATP
Glucose 6-P
ADP
Glucokinase

Substrate I (R)
NAD (O)
Substrate II (R)
ADP + P
Final electron acceptor (R)
Substrate I (O)
NADH (R)
Substrate II (O)
ATP
H and electrons
(R) Reduced
(O) Oxidized

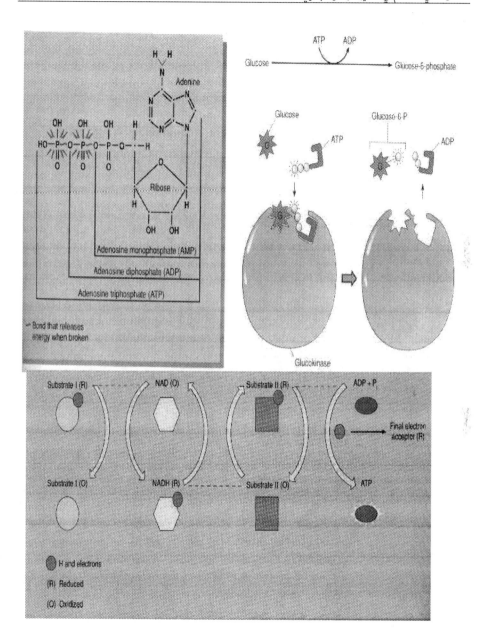

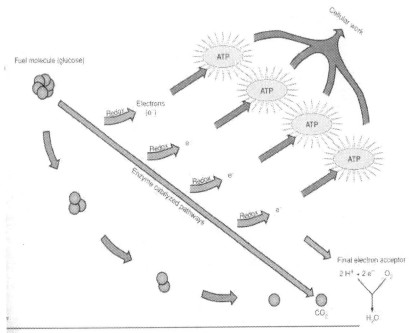

صور توضح العمليات الكيميائية الحياتية ودور الأوكسجين والسكر والفوسفات وثاني أوكسيد الكربون في عمليات بناء الخلايا الحية من خلال الغذاء المتناول

مركب الأدينوزين ثلاثي الفوسفات (T P A) هذا يعتبر المخزن الرئيسي للطاقة في الجسم ، وتختزن الطاقة في هذا المركب العجيب حسب عدد روابطه الفوسفاتية ، فالرابطة الثلاثية تختزن كمية أكبر من الرابطة الثنائية ، والثنائية أكبر من الأحادية ، وتنطلق الطاقة منه على مراحل حسب رابطة الفوسفات أيضا ، فعندما تتحول إلى أدينوزين ثنائي الفوسفات (A D P) تنطلق منه الكمية الأولى ، وتنطلق الكمية الثانية عندما يتحول إلى أدينوزين أحادي الفوسفات (A M P) ، ثم يرجع المركب مرة أخرى إلى صورتيه ، بعدما تحمل ذرات الأكسجين فيه مزيدا من الألكترونات ، مختزنا بذلك كميات هائلة من الطاقة أثناء عملية الهدم ، ليمد بها العمليات الحيوية في خلايا الجسم أثناء مرحلة البناء وهكذا دواليك . وتقوم مركبات فوسفاتية أخرى بهذا العمل وبنفس الطريقة.

مخزون الطاقة في الجسم: تتكون الطاقة المختزنة في أنسجة الجسم ، من الجليكوجين المختزن في الكبد والعضلات ، والبروتين المختزن في العضلات بصفة رئيسية ، والدهون المختزنة في الأنسجة الشحمية في الجسم كله ، ومقاديرها في الشخص البالغ الذي

يزن 70 كجم تصل إلى : 166 ألف كيلو كالورى تشكل الدهون فيها أعلى نسبة ، حيث تصل إلى أكثر من 140 ألف كيلو كالورى، والكربوهيدرات أقل نسبة : حوالي 1900 كيلو كالورى والباقي للبروتين: حوالي 24 ألف ك . ك وهذه الطاقات تكفي لحياة الإنسان من شهر إلى ثلاثة شهور لا يتناول فيها طعاما قط .

توازن الطاقة : لقد هيأ اللـه سبحانه وتعالى جميع الكائنات الحية بحيث تكون لها طاقة متوازنة مع بيئتها ، تأخذ منها على قدر حاجتها ، إلا الحيوانات المستأنسة ، أو الحيوانات ذات البيات الشتوي أو الإنسان ، والذي إن قلت كمية الطاقة التي يتناولها في طعامه عن الطاقة اللازمة لعملياته الحيوية ونشاطاته المختلفة، يكون توازن الطاقة لديه سلبيا ، ويحصل الجسم على ما ينقصه منها من مخزونه من الجليكوجين ، والبروتين ، والدهون ، وبالتالي ينقص وزنه ،و حينما يكون العكس بتناول كمية من الطاقة في الطعام أكثر من الحاجة اللازمة ، يخزن الباقي منها في الجسم ، فيزيد الوزن تبعا لذلك.

انتاج الطاقة وتخزينها: تتحلل معظم الكربوهيدرات بصورها المختلفة، إلى سكريات آحادية أثناء التمثيل الغذائي، ثم تتحول جميعا إلى سكر الجلوكوز؛ وهو السكر الوحيد الذي يتعامل معه الجسم البشري في الحصول منه على الطاقة ، لقد جعل اللـه سبحانه هذا السكر موجودا بصورة حرة دائمة في الدم ، وبنسبة ثابتة (من 70- 110 ملجم) ، ثم جعل ما يزيد عن هذه النسبة يختزن جزء منه (5 %) على هيئة جليكوجين في الكبد ، وهو جلوكوز مكثف ، يستدعى عند الحاجة الملحة والسريعة ، ويتحول جزء أكبر من السكر الزائد (40 %) إلى دهن ، يختزن كاحتياطي في الكبد والعضلات ، يستدعى عند الحاجة إليه للحصول منه على الطاقة ، كما يمكن أن يتحول إلى أحماض أمينية غير أساسية ، عندما لا تتوفر هذه الأحماض في الغذاء ، وما لم يتحول أو يخزن من الجلوكوز، يدخل إلى فرن الاحتراق في الخلية (Mitochondria)، وهو جهاز دقيق فريد ، يطلق الطاقات الكامنة بين ذرات العناصر المكونة للجلوكوز، عبر تفاعلات كيميائية دقيقة، وبكميات هائلة، وتتكثف وتخزن عبر روابط الأدينوزين ثلاثي الفوسفات وأشباهه ، لتستخدم بدقة عند الحاجة إليها.

إن الجزيء الواحد من الجلوكوز عندما يدخل إلى فرن الإحتراق ينتج 38 جزيئا من مركب الأدينوزين ثلاثي الفوسفات ، طبقا للمعادلة التالية:

جزيء جلوكوز+ 6 جزيئات أكسجين - 6 جزيئات ثاني أكسيد الكربون + 6 جزيئات ماء + 38 جزيء أدينوزين ثلاثي الفوسفات ... وإذا علمنا أن الجزيء الواحد من هذا المركب يختزن طاقة من10-12 كيلو كالوري. فانظر كم يعطي جزيء الجلوكوز الواحد من الطاقة المختزنة ؟ وهل تتخيل كم يعطي الجرام منه ، أو عدة جرامات ؟ إنها أرقام فلكية ! وهذا يمثل فقط (40 %) من الطاقة المتحررة من جزيء الجلوكوز الواحد ، أما

الباقي وهو(60 %)، فتنطلق كحرارة تنظم درجة حرارة الجسم.

ويعتمد عدد جزيئات الأدينوزين ثلاثي الفوسفات الناتج من أكسدة الأحماض الدهنية على عدد ذرات الكربون في جزيء الحمض الدهني فالذي يحتوي على 6 ذرات كربون فقط ينتج 44 جزيئا من مركب أدينوزين ثلاثي الفوسفات. والذي يحتوي منها على 16 ذرة ينتج 129 جزيئا من أدينوزين ثلاثي الفوسفات ، والذي إذا حول إلى وحدات الطاقة يبلغ ما يعطيه جزيء الحمض الدهني هذا 1290 كيلو كالوري . فكم يعطي الجرام من الدهن؟[1] .. وبإمكان القارئ الكريم العودة لكتابنا (المنظار الهندسي للقرآن الكريم)، الباب الثاني، الفصل المتعلق بالهندسة الكيميائية في القرآن الكريم ليجد التطابق العددي والهندسي العجيب بين ما توصل له العلم البايولوجي في أعلاه والثوابت القرآنية الشاملة في السورة والآية والكلمة.

الأضرار الناتجة عن الإفراط في الطعام في الطب الحديث. السمنة (البدانة) وما يصاحبها من أمراض: ترتبط السمنة بالإفراط في تناول الطعام خصوصا الأطعمة الغنية بالدهون ، وهي مشكلة واسعة الانتشار ، وقد تقترن بزيادة خطر الأمراض القلبية الوعائية ، مثل قصور القلب ، والسكتة القلبية ، ومرض الشريان التاجي ، ومرض انسداد الشرايين المحيطة بالقلب، وارتفاع ضغط الدم، ومرض السكري، وارتفاع دهون الدم . ولا شك أن جلطة القلب لها علاقة بالسمنة وكذلك حصيات المرارة وداء النقرس وهو مرض مزمن يسبب نوبات من الآلام المفصلية ،و ينتج عن زيادة الحامض البولي في الدم ،فينشأ عن ذلك ترسب هذا الحامض البولي على شكل بلورات من يورات الصوديوم حول المفاصل. ومن أهم أسبابه: الإفراط في تناول الأطعمة الغنية بالمواد البروتينية (كاللحوم والأسماك) والأطعمة الغنية بالنيكلوبروتين(كالمخ والمخيخ والكبد ولوزة العجل)... وهناك أمراض أخرى لها علاقة بالسمنة أيضا مثل : دوالي الساقين ، فتق المعدة ، الإمساك ، الالتهابات ، بطء شفاء الجروح ، والتهاب المفاصل التنكسي.[2]

وتحدث السمنة نتيجة لاضطراب العلاقة بين ثلاثة عناصر من الطاقة وهي : الكمية المستهلكة من الطعام ، والطاقة المبذولة في النشاط والحركة ، والطاقة المختزنة على هيئة دهون بصفة أساسية ، فالإفراط في تناول الطعام مع قلة الطاقة المبذولة في الحركة يؤدي إلى ظهور السمنة خصوصا مع توفر وسائل الحياة المريحة.

إن الإنسان العادي يستهلك حوالي 20 طنا من الطعام في فترة حياته ، وحدوث نسبة25% من الخطأ في توازن الطاقة يؤدي إلى زيادة في الوزن تبلغ 50كجم ، أو زيادة عند

---

(1) عبد الجواد الصاوي، الصيام معجزة علمية -الطبعة الثانية مطابع رابطة العالم الإسلامي. مكة المكرمة.

(2) حسان شمسي باشا، قبسات من الطب النبوي ص52-57.

شخص بالغ يزن 70 كجم فيصبح وزنه 120 كجم ، وهذا من شأنه أن يبين مدى الدقة المطلوبة في تنظيم تناول الطعام للمحافظة على استقرار وزن الجسم . ومن المعتقد أن السمنة تنجم إما عن خلل استقلابي (خلل في التمثيل الغذائي) ، أو عن ضغوط بيئية ، أو اجتماعية ، وقد تنجم البدانة أيضا عن خلل في الغدد الصماء ، أو عن أسباب نفسية واجتماعية متضافرة ، تظهر على شكل إفراط في الأكل ، وكثيرا ما يتزامن حدوث الاضطرابات الاستقلابية ، والضغوط البيئية ، بحيث يكمل أحدهما الآخر فتتفاقم الحالة . وفي المقابل يرى كثير من العلماء أن الاضطراب النفسي الذي يفضي إلى الشراهة في تناول الطعام ، والذي يتسبب في السمنة ، قد يؤدي إلى ظهور اضطرابات في عملية الاستقلاب أو التمثيل الغذائي ، وبالتالي فمن المتعذر تفسير الاضطرابات الرئيسية في توازن الطاقة - في حالة السمنة - بأنها عبارة عن التغير في أحد العناصر، ولكن يظل واضحا تماما أن الإفراط في الأكل هو أحد العوامل الرئيسية في حدوث السمنة .

وهناك تغيرات كيميائية حيوية تصاحب السمنة ، أهمها تغير نمط استقلاب الدهون ، إذ تزداد البروتينات الشحمية (نوع بيتا) في البلازما ، والأحماض الدهنية الحرة ، ويزداد تركيز الأنسولين في الدم زيادة كبيرة ، مما يؤدي إلى تضخم البنكرياس، أو زيادة أنسجته، فيؤدي إلى زيادة إنتاج الأنسولين ، الذي يتسبب في تكون الأحماض الدهنية في الكبد من المواد الكربوهيدراتية ، وزيادة ترسب المواد الدهنية في الأنسجة الشحمية ، وهذا يؤدي إلى ظهور أعراض مرض السكري ، حيث تفقد مستقبلات الأنسولين الموجودة على الأنسجة الاستجابة للإنسولين[1] .

ثالثا:وجه الإعجاز في الحديث

1-الإفراط في الطعام والشراب شر وخطر على صحة الإنسان: أخبر النبي صلى الله عليه وسلم عن هذه الحقيقة منذ أربعة عشر قرنا من الزمان في عبارة بليغة موجزة: (ما ملأ آدمي وعاء شرا من بطن) وتحقق هذا الشر بيقين في هذا العصر بظهور الأمراض الخطيرة المهلكة للإنسان الناتجة بسبب الإفراط في تناول الطعام، وذلك بعد تقدم وسائل الفحص والتشخيص الطبي الدقيق، وبينما كان علماء المسلمين يحذرون الناس من أخطار التخمة وكثرة الأكل عبر خمسة عشر قرنا استنادا لحديث نبيهم، كان غيرهم يعتقدون أن كثرة الأكل مفيدة غير ضارة ويتسابقون في ملء البطون بالطعام والشراب ففي إنجلترا يتحدث الطبيب تشين (1743-671) عن عقيدة البروتستانت في الإفراط في الطعام والشراب فيقول : " لست أدري ما عليه الأمر في البلدان الأخرى ، ولكن نحن البروتستانت لا نعتبر الإفراط في تناول الطعام مؤذيا ولا ضارا ، حتى أن الناس يحتقرون أصدقاءهم الذين لا يملأون بطونهم عند

---

(1) عبد الجواد الصاوي، الصيام معجزة علمية -الطبعة الثانية مطابع رابطة العالم الإسلامي. مكة المكرمة.

كل وجبة طعام " وبعد أن أدرك هذا الطبيب من بين جميع الأطباء المعاصرين له أخطار كثرة الأكل، حمل الأطباء المسؤولية في عدم إرشاد الناس لهذه الأخطار فقال : " والأطباء لا يدركون أنهم المسؤولون أمام المجتمع وأمام مرضاهم بل أمام الخالق ، لأنهم يشجعون الناس علي الإفراط في الطعام والشراب ، ذلك لأنهم بهذا يعملون على تقصير آجال كثير من مرضاهم" [1] .

وقد تنبه بعض علماء الغرب فقط في عصر النهضة في أوروبا إلى هذه الأخطار فأخذوا يطالبون الناس بالحد من الإفراط في تناول الطعام وترك الانغماس في الملذات والشراب. فهذا أحدهم (لودفيك كارنارو) من البندقية يحذر أمته من هذه الأخطار، فكان مما قال (يا إيطاليا البائسة المسكينة ! ! ألا ترين أن الشهوة تقود إلى موت مواطنيك أكثر من أي وباء منتشر أو حرب كاسحة ؟) . " إن هذه المآدب المشينة والتي هي واسعة الانتشار اليوم ، لها من النتائج الضارة ما يوازي أعنف المعارك الحربية " .. " لذلك يجب علينا ألا نأكل إلا بقدر ما هو ضروري لتسيير أجسامنا بشكل مناسب " .. " وإن أية زيادة فيما نتناوله من كميات الطعام تعطينا سرورا آنيا . . ولكن علينا في النهاية أن ندفع نتائج ذلك مرضا، بل موتا في بعض الأحيان " [2] .

و لعل اكتشاف أمراض السمنة وأخطارها المهلكة وعلاقة ذلك بالشراهة وكثرة الأكل، يجعلنا نزداد يقينا بعظم القاعدة الذهبية في حفظ الصحة البشرية المتمثلة في قول الله تعالى : (وكلوا واشربوا ولا تسرفوا إنه لا يحب المسرفين (31)) (الأعراف: من الآية31)... من الذي علم رسولنا عليه الصلاة والسلام هذا العلم ؟ إنه الله جل في علاه.

2- إقامة الصلب والحد الأدنى من الطعام

تختلف الحاجة للطعام من إنسان إلى آخر حسب طبيعة عمله ومن وقت إلى آخر عند الفرد ذاته، لكن هناك قدر مشترك من الحاجة إلى السعرات الحرارية يتساوى فيها بني البشر جميعا على وجه الإجمال، وهو المعدل الثابت من الطاقة التي يحتاجها الانسان البالغ والتي تستخدم في حفظ العمليات الحيوية الأساسية داخل الجسم كتشغيل القلب وسائر الجهاز الدوري الدموي ، والجهاز التنفسي ، والهضمي ، والبولي ، والعصبي ، وتسيير العمليات الضرورية لحفظ الحياة لنقل الأيونات عبر جدر الخلايا ، والإشارات المختلفة عبر الخلايا العصبية ، وسائر العمليات والتحولات الكيميائية في التمثيل الغذائي.

وهي تبلغ حوالي 2000 كيلو كالوري من السعرات الحرارية وتختلف حاجة الناس بأزيد من هذا حسب طبيعة أعمالهم ، فتزيد للدارسين والباحثين وكل العاملين في المجال

(1) الان كوت. الصوم الطبي النظام الغذائي الأمثل. ص187-189.

(2) Essentils Of Human Anatomy&Physiology Elaine N. Marib p242.

الفكري حوالي 500كيلو كالوري عن المعدل الثابت، بينما يحتاج الذين يمارسون أعمالا شاقة؛ كرفع الأثقال وعمال البناء والمناجم وقطع الخشب مثلا إلى حوالي 3500 كيلو كالوري، إضافة للمعدل الثابت في اليوم .

وقد يشير الحديث إلى هذه الحقيقة في قوله عليه والصلاة والسلام: بحسب ابن آدم لقيمات يقمن صلبه، فقد يكون ذكر اللقيمات لإقامة الصلب كناية عن هذا المعدل الثابت الذي يحتاجه الناس جميعا ويمكن أن يتحقق بالقليل من الطعام حيث تنطلق منه الطاقة على مرحلتين: الأولى: الطاقة المباشرة التي يعطيها الجرام من عناصره الغذائية . والثانية: مايعطيه الجزيئ منها من الطاقة المختزنة في مركبات الأدونيزين ثلاثي الفوسفات وأشباهه؛ وهي طاقة هائلة كما بينا.وهذا يوضح الآن كيف خاض أولئك الرجال الأفذاذ من الصحابة الكرام ومن تبعهم الحروب والأهوال وكان زاد الواحد منهم حفنة من تمرات!.. وما يزيد عن ذلك قد يندرج تحت تعريف الزيادة.

3- ملء ثلثي المعدة من الطعام هو الحد الأقصى

كما يمكن أن تندرج الزيادة في الحاجة للطاقة عن المعدل الثابت في إشارة النص في قوله فإن كان ولابد فاعلا فثلثٌ لطعامه وثلثٌ لشرابه.. الحديث. ويمكن أن تفهم هذه الزيادة من أول درجاتها إلى أعلى معدل لها والتي يحتاجها العاملون في الأعمال الشاقة بحيث لا يتجاوز أكبر حجم للطعام والشراب عن ثلثي حجم المعدة. أعلى معدل لها .

إن تحديد ثلثي المعدة للطعام والشراب لهو أقصى درجات الشبع عند المسلم بناء على إرشاد النبي عليه الصلاة والسلام في هذا الحديث، واعلم -رعاك الله- أن هذا الحجم هو عبارة عن لتر كامل من الغذاء المطحون مع الشراب والذي يمكن أن يكون أحد مكونات الطعام من الإدام أو الشوربة أو يكون عصيرا أو ماء قراحا وهو ما يعادل على الجملة أربعة كاسات ماء من الحجم الكبير، وهو كمية هائلة من الطعام في الوجبة الواحدة,

فعلى المسلم ألا يصل إلى تناول هذه الكمية إلا عندما تغلبه نفسه أو يقع في مأزق يضطره إلى تناول هذا القدر، وعليه الاقتصار على أقل من ذلك تطبيقا لنصيحة النبي الكريم عليه الصلاة والسلام. وعندما يطبق المسلم هذا الحديث بعناية -ففضلا على حصوله على الأجر العظيم لإتباعه لسنة النبي صلى الله عليه وسلم فإنه يمارس أيضا أقوى برنامج في التوازن الغذائي والتخلص من الوزن الزائد وأمراض السمنة وأخطارها.

4- التوازن الغذائي مطلب أشار إليه الحديث

تؤكد جميع الاوساط العلمية المهتمة بالغذاء وصحة الانسان على ضرورة التوازن الغذائي بين الطاقة المستهلكة، والطاقة التي يتناولها الانسان من خلال الطعام وفي هذا الحديث إشارة واضحة لذلك. ويذكر العلماء أن الغذاء المتوازن يحتاج إلى قدر من المعلومات

وحسن تخطيط،[1] والحديث يفيد ذلك كله بوضوح. والغذاء المتوازن لا يعتمد فقط على حجمه بل على تنوعه، ويمكن تحديد كمية الطعام ونوعية التي يحتاجها الفرد حسب نشاطه وعمله، بناء على المعلومات الآتية:

1- لابد ان يحتوي الغذاء المتوازن على عناصره الأساسية من الكربوهيدرات والبروتينات والدهون والفيتامينات والمعادن والماء.

2- ينبغي أن تكون نسبة الكربوهيدرات من كمية الغذاء في اليوم الواحد حوالي 60 %، ونسبة البروتينات منه حوالي 15 %، ونسبة الدهون حوالي 25%.

3- تقسم كمية السعرات الحرارية اللازمة للشخص حسب طبيعة عمله من العناصر الثلاثة في الخطوة السابقة، على ما يعطيه كل جرام منها من السعرات الحرارية (إذ يمده الجرام الواحد من كل من الكربوهيدرات والبروتينات ب1 ، 4 كيلو كالوري، ويمده الجرام من الدهون ب 3، 9 كيلو كالوري) ثم تحسب الكمية اللازمة بالضبط للفرد.

وعليه يمكن التحكم في كميات الطعام التي نتناولها على علم وفهم، فإن كان الشخص يعاني من البدانة فليتناول كمية أقل منها ويسحب من مخزونه من الطاقة باقي الكميةاللازمة لاحتياجاته اليومية وبالتالي يمكن أن يتخلص الإنسان من السمنة بسهولة فتطبيق هذا الحديث العظيم نتوقى الأخطار والمهالك مع تحقق المنفعة والفائدة لأجسامنا وأرواحنا.

4-امتلاء المعدة بالطعام يؤثر على أجهزة الجسم

حينما تمتلئ المعدة تماما تضطرب مضخة التنفس ولا يصل كل الدم الوريدي غير المؤكسد إلى القلب بسهولة. وإذا لم تنقبض عضلة الحجاب الحاجز بالقدر المطلوب بسبب امتلاء المعدة سيؤدي ذلك بدوره إلى عدم قدرة الرئتين على التمدد الكامل؛ نظرا لعدم اتمام اتساع القفص الصدري فلا يحصل تبعا لذلك دخول الهواء بالحجم الطبيعي أو المدى إلى الرئتين، وتتدخل عندئذ عضلات الطوارئ في إحداث تنفس عميق يؤدي إلى ضغط محتويات التجويف البطني لتفريغ مساحة لاتساع التجويف الصدري، وهذا بدوره يؤدي إلى شدة واضطراب يؤثر على جميع أجهزة الجسم المختلفة، أما إذا ترك ثلث المعدة أو أكثر منه فارغا وهو ما يوازي حجمه حجم الهواء الطبيعي الداخل للرئتين (500 مل) فإنه بذلك يؤدي إلى تنفس انسيابي مريح وانصباب سهل للدم الوريدي للقلب وبهذا يظهر الأثر الضار لامتلاء المعدة على كل من الجهاز التنفسي والدوري عند الإنسان . كما أن امتلاء المعدة بالطعام يؤثر سلبا على هضمه، حيث أن تمدد جدار المعدة يثبط نشاط عضلات هذا الجدار

(1) Ross and Wison (2001), Anatomy and Physiology, 9 Ed, Churchil livingstone.

فيؤدي بدوره إلى تأخير وإعاقة الهضم[1]

5-ثلث المعدة يطابق تماما حجم هواء التنفس

بالنظر والمقارنة بين أقصى حجم للمعدة يمكن أن تصل إليه وهو حوالي الليتر ونصف الليتر ، وبين الحجم المدي للنفس الطبيعي للإنسان (Tidal Volum)؛ والذي يبلغ في العادة حوالي500 ميلليمتر من الهواء، يتبين لنا أن حجم الهواء الداخل إلى الرئتين يمثل ثلث حجم المعدة، وفي هذا إعجاز نبوي واضح حيث حدد النبي صلى الله عليه وسلم هذه القياسات في زمن لم تتح فيه هذه الأجهزة الدقيقة التي تقيس حجم الهواء الداخل إلى الرئتين، وتحدد أقصى حجم لتمدد المعدة، وقياس الضغط بداخلها.

فمن أخبر النبي صلى الله عليه وسلم بهذه الحقائق؟ ومن الذي أعلمه بفائدة مراعاة هذه القياسات الدقيقة التي لم تكن قد عرفت في عصره أو حتى في عصور متأخرة بعده؟ .. إنه الله القائل: (وما ينطق عن الهوى (3) إن هو إلا وحي يوحى (4)) (النجم).. وصدق الله ورسوله صلى الله عليه وسلم.

ومن هذا البحث الإعجازي تبين لنا مدى العلاقة المباشرة بين النفس الذي يأخذه الإنسان وبين طعامه وشرابه، وذلك الترابط الحيوي فكلما كان النفس عميقا صافيا نقيا كلما أدى واجبه ومن ذلك الوظيفة الهضمية بالشكل المطلوب، وإلا فالمرض من أمامك والموت من ورائك أيها المدخن والشره والمدمن والسمين.

الخلاصة

بعد ما فصلنا آنفا، نقول هل بقي جزء من الجسم البشري من أعقد خلايا المخ لأصغر خلايا الدم والعظام والأعصاب والجهاز والبولي والهضمي والمناعي والهرموني والإنزيمات بل وحتى الجينات في الحامض النووي لا تتأثر سلبا بالتدخين؟!.

لقد اخترنا في جولتنا السابقة الأحدث من بحوث مؤسسة آش والأكثر تنوعا في التأثير، لكن هذا لا يعني أن النقاط السابقة تمثل كل المشكلة.. المشكلة في الحقيقة أكبر من أن تستوعب بعدة صفحات، إذ يكفي القول أن المنظمة هذه وغيرها لها دوريات شهرية تمول لتستقطب أكبر علماء العالم في كل المجالات ليبحثوا عن أضرار التدخين بكل جوانبها الصحية والبيئية والنفسية والمالية والاجتماعية والأسرية وغيرها، فأنى يكون لنا أن نستوعب كل ذلك في كتاب، ولكن حسبنا ما بيناه ليكون لكل ذي لب قولا فصلا في مستقبله ومستقبل أسرته ومجتمعه وأمته، والأهم من ذلك ما سيقول لربه يوم يلقاه؟!.. الصور أدناه تلخص التأثيرات البالغة الخطورة للتدخين على الجسم البشري، فما من جزء منه إلا ويصيبه أثر ذلك الدخان المليء بالسموم وكما بينا في البحوث السابقة، وما خفي كان أعظم..

(1) Arthur C. Guyton(1991), Medical Physiology W.B.Saunders Company.

آثار التدخين على جسم الإنسان
أثره على العيون
سرطان
امراض مزمنة
الفم والبلعوم
الحنجرة
المرئ
الرئة
البنكرياس
الكلي والحالب
المثانة
الصدمة الدماغية
مرض الشريان التاجي
تمدد الشريان الأورطي
تصلب الشرايين
التمدد الرئوي المزمن

Smoking-Caused Diseases
Cancers
Chronic Diseases
Oral pharynx
Larynx
Esophagus
Lung
Pancreas
Kidney and Ureter
Bladder
Stroke
Coronary heart disease
Aortic aneurysm
Atherosclerotic peripheral vascular disease
Chronic obstructive pulmonary disease (COPD)

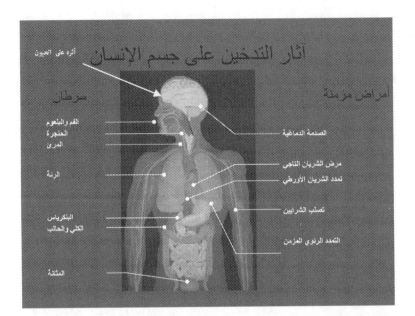

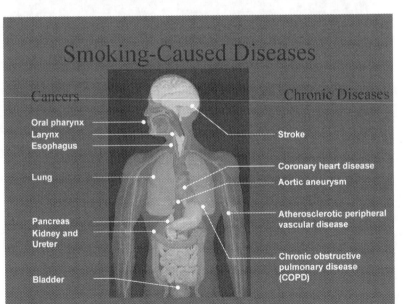

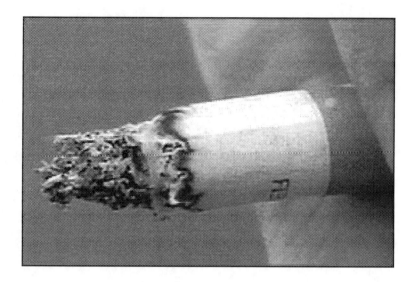

السيجارة: سلاح تدمير شامل

تدمير العائلة صحياً
ونفسياً
واقتصادياً
تدمير
المجتمع والبيئة
الحرية الشخصية
تدمير النفس صحياً
وذهنياً واقتصادياً
المساهمة في تدمير اقتصاد
البلد والأمة
والمساهمة في حرمان
الجوعى والفقراء
TNT
السفاح

Yes for life
No for death

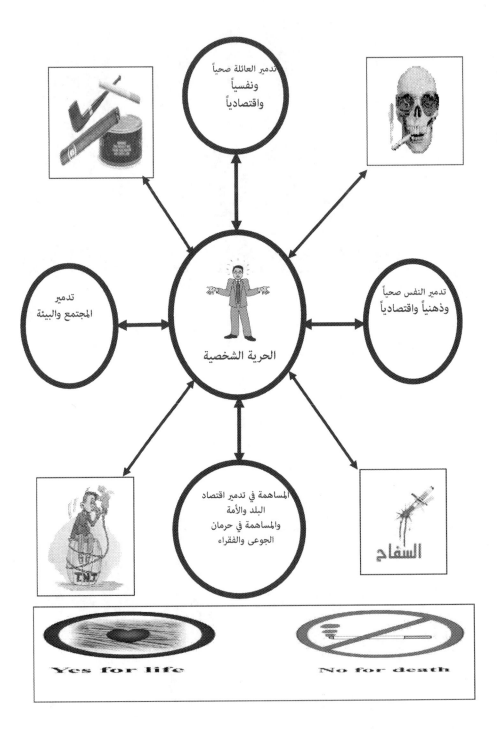

قضية التدخين
أضرار مدمرة عامة ومتنوعة
صحية
اجتماعية
اقتصادية
بيئية
نظافة الشخص والعائلة
تلوث البيئة المحيطة
تدمير اقتصاد الشخص والأسرة
تخريب اقتصاد البلد والأمة
سلوكية تتعلق بالمدخن - ازدياد الحزن والكآبة-
سلوكية تتعلق بالأسرة والمجتمع - ازدياد التحلل واتباع الشهوات-
زيادة العقم يؤدي لزيادة نسب الطلاق ومن ثم تدمير المجتمع
جسدية تتعلق بالفرد والأسرة والمجتمع
نفسية تتعلق بالفرد والأسرة

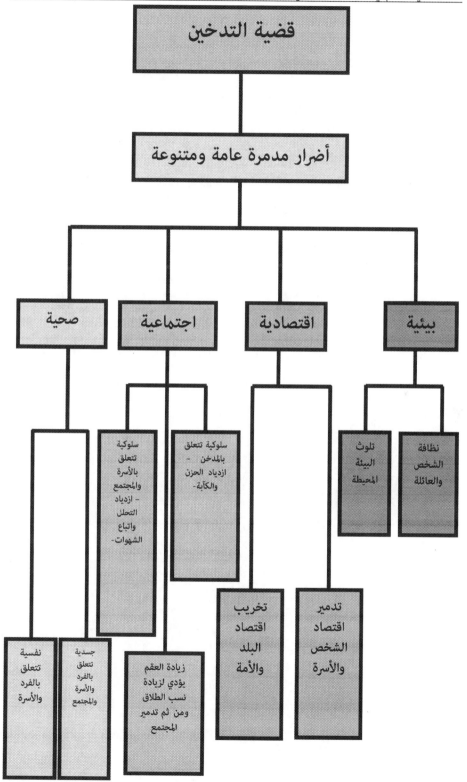

ونخلص مما تقدم إلى حقيقة ثبتها العلم الرصين وهي أن التدخين له مضار متنوعة ومدمرة يمكن إجمالها سريعا بما يلي:

1- قتل النفس أو على الأقل إصابتها بأمراض خطيرة.

2- قتل الأشخاص الذين يعيشون مع المدخن أو تعرضهم لشتى الأمراض.

3- التأثير السلبي على صفات أو سلوك المدخن ومعيته.

4- التأثير السلبي على مستقبل أطفاله من ناحية ذكائهم أو صفاتهم الوراثية، فالجينات تتأثر.

5- التأثير السلبي على القابلية الجنسية بحيث يقلل من احتمالات الإنجاب ويزيد احتمالية العقم عند النساء خاصة، وهذا يدخل في قتل الولد..

6- الأضرار الاجتماعية والسلوكية بما يفضي إلى الفساد والشذوذ والانحراف.

7- تلوث البيئة وما يصاحبه من أذية للبشر والحيوان والنبات والتي بدورها تؤثر سلبا على دورة الحياة على الكوكب.

8- الأضرار الاقتصادية على الفرد والأسرة والأمة بما يعمم الضرر وينوع أشكاله.

9- مضار أخرى كثيرة بيناها في أضرار التدخين آنفا.

وإذن خرجت المسألة من طور الحرية الشخصية إلى ما يؤثر سلبا في كل شيء سواء أكان الشخص نفسه أم كل من حوله.. فما بال الذين يدخنون لا يفقهون ما يعرضون إليه أنفسهم وأولادهم وأهلهم ومدنهم ومجتمعاتهم وثروات بلدانهم من خطر عظيم.. أم هو الإدمان الذي يقيدهم فلا يجدون منه فكاكا أو مفرا؟!!!.

الفصل الثالث

قارن واحكم
دراسات مقارنة

1- الخمر ~ التدخين

2- الثوم والبصل ~ الدخان..

الفصل الثالث

قارن واحكم
دراسات مقارنة

المقدمة:

من المعروف في العلوم التطبيقية والنظرية أن استخدام أسلوب المقارنات لإثبات أمر ما يعد من الأمور الأساسية، وإن المقارنات عادة ما تعد وتستخدم في الوصول لإثباتات يعجز عن الوصول إليها بالطرق المباشرة.. وفي هذا الفصل سنعمل على القيام بإجراء مقارنات تؤدي بالضرورة لإثبات خبث ومضرة وأذى التدخين وبالتالي حرمته من باب أولى وعدم لياقته بنظافة وترتيب وتنظيم الشخص المسلم..

سنقوم بمقارنتين، سيتضح من خلالها لكل ذي لب المشهد المضطرب لدى البعض بكل جلاء ووضوح:

1- **المقارنة الأولى (الخمر ~ التدخين):** وفيها سنبين أن التدخين أثبت أنه أكثر خطرا من الخمر من الناحية العلمية الصحية، فإذا كان هذا قد حرم، فكيف بما هو أخطر منه وأكثر ضررا؟!.

2- **المقارنة الثانية: الثوم والبصل والكراث ~ التبغ:** وفيها سنبين أن البصل والثوم رغم ما فيها من فوائد إلا أنه لمجرد ريحها الخبيث الذي يؤذي الناس والملائكة فإن آكلها لا يقرب مصلى الجماعة منعا للضرر، فكيف بالتبغ السام المدمن ودخانه المدمر الذي كله ضرر في ضرر ولا فائدة واحدة ترجى منه كما بينا في فصل سابق؟!.

وعلى ذلك فإنه سيتم إثبات أن التبغ ودخانه يكون بالضرورة وبالتحصيل النهائي محرم بالقطعية الملزمة.

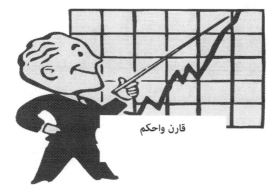

قارن واحكم

1- المقارنة مع الخمر المقطوع بتحريمه:

لكي نفهم الحقيقة العلمية التي تبين أن التدخين أكثر ضررا من كل النواحي من الخمر، وإن كان يحمل بعضا من صفاتها المدمنة المسكرة، وبالتالي فإن التدخين أكثر تحريما من الخمر نفسه.. علينا أولا أن نفهم الحقيقة العلمية لمفهوم الخمر والمسكرات والإدمان لأن صفات المواد المسكرة والمدمنة - وكما بينا في فصل التعريف بالتبغ والسجائر - تدخل ضمن مكونات نبات التبغ وصناعة السجائر والسيجار، وإن كانت أقل وزنا من الخمر أو العقاقير المدمنة الأصلية.

تعريف الخمر: الخمر من خمر الإناء وغطاه، واختمرت المرأة لبست الخمار، والخمار هو الذي تغطي به المرأة وجهها. وقيل: سميت الخمر خمرا لمخامرتها العقل، وكل مادة تستر العقل وتغطي عليه تسمى (خمرا) يابسا كان أو سائلا...قال الأعرابي: وقيل سميت (الخمر) خمرا لأنها تركت فاختمرت، واختمارها تغير ريحها. وإذا كانت الخمر تذهب العقل وتفقد الشارب وعيه، وتجر عليه أضرارا عديدة، فإن خمر الجنة خالية من الأضرار، وليست بها مادة السكر، ولقد قال اللـه تبارك وتعالى في القرآن المجيد: (**لا فيها غول ولا هم عنها ينزفون** (47)) (الصافات: 47). والغول كلمة عربية جرى تحريفها إلى كحول، فخمر الجنة لا سكر بها، ولا كحول بها، ولا اغتيال للعقول بها، ولا ضرر منها، لأن كل ما اغتال الإنسان فأهلكه فهو (غول)، هذا ما قاله الرازي في مختار الصحاح... ولقد كان العرب في الجاهلية (قبل ظهور الإسلام) يعاقرون الخمر، ويحتفون بها حتى أنهم أطلقوا عليها مائة اسم تقريبا، وذكروها كثيرا في أشعارهم، ووصفوها وكذلك أنواعها وأقداحها ومجالسها. ويعرف الفقهاء الخمر بأنها أسم جامع لكل ما أدى إلى السكر وفقدان الوعي، سواء ما كان مصدرها فاكهة (كالعنب والتمر والزبيب)، أم حبوب اللقاح (كالقمح، والشعير، والذرة)، أم عسلا، وسواء عولجت بالنار (أي: طبخت) أم لا.

أضرار الخمر: يقول الدكتور حسان شمسي باشا في بحثه الموسوم (أطباء الغرب يحذرون من شرب الخمر)[1] ما نصه:

الإدمان على المسكرات مشكلة يعاني منها الغرب ، ويعاني منها البعض في بلادنا العربية والإسلامية . وإن ما يدعو إلى الأسف الشديد أن نشاهد ازديادا في شرب الخمر في بلادنا الإسلامية ، في الوقت الذي يدعو فيه الغرب إلى الابتعاد عن المسكرات .

تقول دائرة معارف جامعة كاليفورنيا للصحة (طبعة 1991) : « يعتبر الخمر حاليا القاتل الثاني - بعد التدخين - في الولايات المتحدة . فشرب المسكرات في أمريكا سبب موت أكثر من 100000 شخص سنويا هناك . والخمر وحده مسؤول عن أكثر من

(1) مجلة البيان السعودية، العدد (57)، ص (91)، جمادي الأول 1413هـ / نوقمبر 1992م.

نصف الوفيات الناجمة عن حوادث الطرق في أمريكا (والبالغة 50000 شخص سنويا) . وليس هذا فحسب ، بل إن الخمر مسؤول عن إصابة أكثر من نصف مليون شخص بحوادث السيارات في أمريكا في العام الواحد . وأما في البيت ، فالمسكرات مسؤولة عن كثير من حرائق البيت ، وسقوط شاربي الخمر على الأرض ، أو غرقهم أثناء السباحة ».

وتتابع دائرة معارف جامعة كاليفورنيا القول : « والمسكرات لا تسبب المشاكل في البيت .. أو على الطرقات فحسب ، بل إن خسائر أمريكا من نقص الإنتاج وفقدان العمل نتيجة شرب الخمر تزيد عن 71 بليون دولار سنويا . ناهيك عن الخسائر التي لا تقدر بثمن من مشاكل نفسية وعائلية واجتماعية . ويحث الكتاب في الجرائد والمجلات الأمريكية الناس على عدم تقديم المسكرات قبل العشاء - أثناء حفلاتهم - وعلى أن يصادروا مفاتيح السيارات من المفرطين في شرب الخمر ، حتى لا يقودوا أنفسهم إلى الموت ! ! ».

تذكر موسوعة جامعة كاليفورنيا في مكان آخر : « أن ثلث اليافعين في أمريكا يشرب المسكرات بدرجة تعيق نشاطه الدراسي في المدرسة ، أو توقعه في مشاكل مع القانون..! وقد بدأ معظم هؤلاء الشباب شرب المسكرات قبل سن الثالثة عشرة من العمر ».

ويقول البروفسور « شوكيت » وهو بروفسور الأمراض النفسية في جامعة كاليفورنيا ومدير مركز الأبحاث المتعلقة بالإدمان على الكحول : « إن 90 % من الناس في الولايات المتحدة يشربون الخمر ، وأن 40 - 50% من الرجال هناك يصابون بمشاكل عابرة ناجمة عن المسكرات . وأن 10 % من الرجال و 3-5 % من النساء مصبن بالإدمان على الكحول».. [عن كتاب هاريسون الطبي طبعة 1991] .

ويقدر خبراء جامعة كاليفورنيا أن 15 مليون أمريكي يشرب أكثر من كأسين من البيرة - أو ما يعادلها من أنواع الخمر الأخرى - يوميا . واستنادا إلى المعهد الوطني الأمريكي للإدمان على الخمر ، فإن من يشرب مثل تلك الكمية يعتبر مفرطا في شرب المسكرات » « Drinker Heavy » ، وأن 18 % من هؤلاء يشرب أكثر من 4 كؤوس من البيرة - أو ما يعادلها - يوميا ، وهذه الفئة مهددة بالإدمان الخطير على الكحول .

هذا ما يجري في أمريكا ، فماذا يحدث على الجانب الآخر من الأطلنطي - وبالخصوص بريطانيا ؟ تقول مجلة « لانست » البريطانية الشهيرة : « إن مئتي ألف شخص يموتون سنويا في بريطانيا بسبب المسكرات » . وذكرت المجلة البريطانية للإدمان « British Addiction of Journal » أن الخسائر الناجمة عن مشاكل الكحول الطبية بلغت 640 مليون جنيه استرليني في العام الواحد . إن الخسارة الإجمالية الناجمة عن شرب المسكرات تقدر بـ 2000 مليون جنيه استرليني في العام الواحد . وذكرت هذه المجلة أيضا أن 12 % من المرضى الذين يدخلون المستشفيات في بريطانيا ، يدخلون بسبب مشاكل

ناجمة عن المسكرات .

وعودة إلى أمريكا .. فحسب ما جاء في كتاب « Cecil » الطبي الشهير - طبعة 1992 - فإن الخسائر الكلية الناجمة عن مشاكل المسكرات في أمريكا بلغت ما قيمته 136 بليون دولار في العام الواحد . ويقدر الخبراء أن ربع الحالات التي تدخل المستشفيات الأمريكية سببها أمراض ناجمة عن شرب المسكرات » .

فحذار .. حذار أيها المسلمون ، قبل أن يستشري فينا الداء الذي يريده لنا الغرب. فالأفلام والمجلات الخليعة تدعو الناس صباح مساء في بلادنا العربية إلى شرب المسكرات عن طريق إبراز الفنانين والممثلين ، وفي أيديهم كأس من المسكرات ، أو عن طريق الدعايات والمقالات. ويظن بعض الناس أن شرب قليل من المسكرات أمر لا بأس فيه . ولكن هذا غير صحيح . وقد نبهت على خطورته مجلة « لانست » الطبية ، فتقول في عدد صادر لها عام 1987 : « لقد تبين أخيرا أن معظم الوفيات والاختلاطات الناجمة عن الكحول تحدث عند الذين يظنون أنهم لا يشربون الكثير من الخمر، وعند أولئك الذين كان يظن أطباؤهم أن ما يتناولونه من المسكرات ما هو بالكثير ، بل هو في حكم المقبول في عرف المجتمعات الأمريكية والأوربية » .

ولكن رسول الله ﷺ كان ليغفل عن ذلك ، فقال في حديثه المشهور : « ما أسكر كثيره فقليله حرام » [رواه أحمد وأبو داود والترمذي (صحيح الجامع الصغير 5530)] .

المسكرات .. والقلب : زعم البعض من الأطباء أن القليل من الخمر قد ينقص نسبة الوفيات من جلطة القلب . ولكن مقالة رئيسية في مجلة « لانست » البريطانية (صدرت عام 1987) فندت هذه المزاعم ، يقول كاتب المقال : « إن ما يدعيه بعض الأطباء من أن الكحول قد يكون مفيدا إذا ما أخذ بجرعات صغيرة إنما هو محض كذب وافتراء». وتقول المقالة أيضا : « إن الدراسة التي يستند إليها هؤلاء دراسة غير موثوقة ولا يعتد بها » . ويتابع كاتب المقال القول : « وخلاصة القول أن على الأطباء أن يبلغوا الناس رسالة واحدة فقط وهي : أن الكحول ضار بالصحة » .

ويقول البروفسور « شوكيت » : : « إن شرب ثلاث أو أربع كؤوس من البيرة يوميا يؤدي إلى ارتفاع ضغط الدم ، ولهذا يعتبر الخمر حاليا سببا هاما من أسباب ارتفاع ضغط الدم . ويؤدي شرب الخمر إلى « اعتلال العضلة القلبية » ، وما ينجم عنها من توسع في حجرات القلب وقصور (فشل) القلب . فيصاب المريض بضيق نفس لدى القيام بأي مجهود. وقد تتشكل جلطات في الجهة اليسرى من القلب . وهناك بلا شك علاقة وثيقة بين حدوث السكتة الدماغية Stroke ، وبين شرب المسكرات . ويسبب الكحول اضطرابا في ضربات القلب ، مما يسبب تسرعا شديدا في القلب . وقد يحدث ذلك عقب شرب الخمر مرة واحدة فقط » .

المسكرات والسرطان : يعتبر السرطان حاليا القاتل الثاني عند شاربي الخمر (بعد جلطة القلب) ، فنسبة حدوث السرطان عند شاربي الخمر تفوق بعشرة أضعاف ما هي عليه عند الآخرين . والأعضاء التي يزداد فيها حدوث السرطان - حسب أحدث الإحصائيات - هي : سرطان الرأس والرقبة ، والمريء ، والمعدة ، والكبد ، والبنكرياس ، والثدي .

المسكرات والغذاء : يعطي الغرام الواحد من الكحول سبع سعرات حرارية ، وهكذا فإن شرب 8- 10 كؤوس من أحد المشروبات الكحولية يمكن . أن يعطي 1000 سعرا حراريا في اليوم . ولكن يجب الانتباه أن هذه الحراريات خالية (Empty) من أي عناصر غذائية كالبروتين أو المعادن أو الفيتامينات .وجاء في كتاب « هاريسون » : (فكل الفيتامينات يعاق امتصاصها في الأمعاء عند شاربي الخمر ، وتسجل ذلك نقصا في الفيتامين ب1 ، ب2 ، حمض الفوليك ، والفيتامين (أ) . ويحدث عند شاربي الخمر نقص في البوتاسيوم .. يمكن أن يؤدي إلى شلل دوري في العضلات وانعدام المنعكسات . ونقص المغنزيوم .. يمكن أن يسبب اضطرابا في الإدراك وأعراضا عصبية أخرى . ونقص الكالسيوم .. يؤدي إلى تكزز وضعف عام ونقص الزنك .. قد يسبب اضطرابا في الأعضاء الجنسية ونقصا في الشهية ، وضعفا في مناعة الجسم . ونقص الفوسفات .. يمكن أن يجعل فشل القلب يتفاقم ، ويسبب اضطرابات في الدماغ .. وضعفا في العضلات) .

المسكرات والجنس: يقول البروفسور « شوكيت » : قد يلاحظ بعض شاربي المسكرات ازديادا في الشعور الجنسي لدى تناول كأس أو كأسين من المسكرات . ولكن ينسى هؤلاء أن ذلك يمكن أن يسبب العنة عند الرجال (ضعف القدرة الجنسية) . وينسى هؤلاء أيضا أن شرب المسكرات قد يؤدي إلى ضمور الخصيتين ، وفقدان النطف . كما أن شرب المسكرات عند النساء يمكن أن يؤدي إلى انقطاع الطمث ، ونقص في حجم المبايض ، وما يتبع ذلك من عقم ، أو إجهاض تلقائي . وشرب المسكرات أثناء الحمل يؤدي إلى مرض يسمى (تناذر الجنين الكحولي) « Syndrome Alcohol Fetal » . ويصاب الجنين فيه بآفات خلقية في القلب ، وتشوهات في الوجه ، واضطراب في المفاصل ، وتخلف عقلي شديد . ولا تعرف كمية المسكرات ولا الوقت الذي تكون الحامل فيه عرضة لإصابة الجنين بهذا المرض . ولهذا يصر الباحثون على أن تمتنع الحامل عن المسكرات امتناعا تاما » .

المسكرات والدماغ : إن سهرة يقضيها شارب الخمر في شرب المسكرات يتبعها فقدان وعي « Blackout » في كثير من الحالات . ويذكر البروفسور « شوكيت » أن هذه الظاهرة قد أصيب بها 30-40% من الرجال في سن العشرينات في أمريكا خلال فترة من الفترات . ويسبب الإدمان على المسكرات اعتلالا في الأعصاب المحبطية عند 5-15%

من شاربي الخمر . ويشكو فيها المرضى من الخدر والتنميل في الأطراف . أو قد يصاب المدمنون على المسكرات بتناذر كورساكوف وفيه يصبح الإنسان غير قادر على أن يتعلم الأشياء الجديدة ، ويفقد الذاكرة ، ويختلق فيها المريض قصصا وأحداثا وهمية لم تقع من قبل . وتحدث علامات ضمور الدماغ عند 50% من المدمنين على الكحول . ويقدر الباحثون أن 20% من المصابين بالخرف كانوا من المدمنين على الخمر .

المسكرات وجهاز الهضم : كثيرا ما يصاب شاربو الخمور بالتهاب في المريء أو التهاب في المعدة ويعتبر التهاب المعدة أكثر الأسباب شيوعا لنزيف المعدة عند شاربي المسكرات ، وقد يحدث النزف الهضمي نتيجة دوالي المريء (بسبب تشمع الكبد). والمسكرات سبب شائع لالتهاب البنكرياس . كما أن الكبد يصاب بالالتهاب أو بالتشحم .. أو بالتشمع (Cirrhosis) ، وهو مرض خطير غير قابل للتراجع .

أنعجب بعد هذا كله من تحريم الإسلام للمسكرات ؟ ! حتى للقليل منها ! ؟ ألم يقل رسول الإنسانية عليه صلوات الـلـه وسلامه : « كل مسكر حرام ، وما أسكر منه الفرق فملء الكف منه حرام » [رواه داود والترمذي (صحيح الجامع الصغير 4552)] ... ثم ألم يحذر رسول الـلـه ﷺ من الجلوس على موائد الخمر لأن ذلك قد يعرض صاحبها لمسايرة الجالسين ، فربما ذاقها للمرة الأولى ثم تبعها جلسات وسكرات . « نهى رسول الـلـه ﷺ عن الجلوس على مائدة يشرب عليها الخمر » [رواه أبو وداود والترمذي (صحيح الجامع الصغير 6874)].

مراحل تحريم الخمر

العلة إذن في تحريم الخمر هي السكر الذي يضر بالناس ويذهب عقولهم فيخلعهم من إنسانيتهم. ونظرا للدقة العظيمة التي أجراها الإسلام الحنيف في علاج هذا الأمر سنتطرق في التفصيل اللاحق لمراحل تحريم الخمر المسكر في الإسلام ورأي الشرع الحنيف القاطع في ذلك.. وسنستعين في ذلك بمصادر مهمة منها ما بيناه في كتابنا (الطب) ضمن سلسلة (ومضات إعجازية من القرآن والسنة النبوية)..

جاءت مراحل تحريم الخمر في القرآن العظيم على أربع مراحل كما يقول العلماء، منهم من قسمها لثلاث رئيسية، والمراحل هي:

المرحلة الأولى: الإشارة من بعيد عن ضرر الخمر، وذلك في قول الـلـه تبارك وتعالى: (ومن ثمرات النخيل والأعناب تتخذون منه سكرا ورزقا حسنا إن في ذلك لآية لقوم يعقلون (67)) (سورة النحل: 67). وتوضح الآية أن السكر غير الرزق الحسن، بل هو نقيضه.

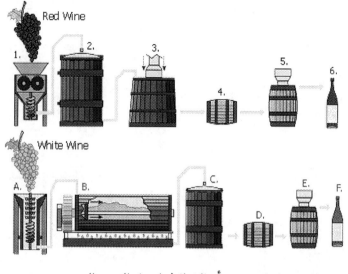

مراحل تصنيع أم الخبائث لجعل التمر والعنب
الطازج مادة مسكرة تذهب بالعقل

المرحلة الثانية: جاء بعض المسلمين يسأل رسول اللـه صلى اللـه عليه وسلم عن الخمور وما تحدثه من آثار سيئة عند بعضهم، فكان التصريح بأن إثم الخمر أكبر من نفعه (البخاري)، وبالتالي فتركه أولى، وذلك في قول اللـه تبارك وتعالى: (يسألونك عن الخمر والميسر قل فيهما إثم كبير ومنافع للناس وإثمهما أكبر من نفعهما ويسألونك ماذا ينفقون قل العفو كذلك يبين اللـه لكم الآيات لعلكم تتفكرون (219))(البقرة: من الآية219). فأقلع بعضهم عن شرب الخمر، وبقي آخرون على الاتجار فيها أو الانتفاع بها، وكان بعضهم يحضر الصلاة وهو سكران فلا يدري ما يقول، وقد يخطئ في القرآن، فجاءت المرحلة القادمة في التحريم.

المرحلة الثالثة: ربط الصحو واليقظة بأوقات الصلاة، ولما كانت الصلاة، تتوزع على ساعات النهار والليل، فإن الأمر بعدم إقامة الصلاة إلا والشخص في حالة صحو وإدراك يصرف المسلم عن تناول الخمر في معظم أوقات اليوم، وذلك بقول اللـه تعالى: (يا أيها الذين آمنوا لا تقربوا الصلاة وأنتم سكارى حتى تعلموا ما تقولون ولا جنبا إلا عابري سبيل حتى تغتسلوا وإن كنتم مرضى أو على سفر أو جاء أحد منكم من الغائط أو لامستم النساء فلم تجدوا ماء فتيمموا صعيدا طيبا فامسحوا بوجوهكم وأيديكم إن اللـه كان عفوا غفورا (43)) (سورة النساء: 43). وحاول البعض أن يتناول الخمر قبل الصلاة بوقت كاف، كالوقت الطويل بين العشاء والفجر مثلا، فكانت المرحلة الأخيرة في التحريم.

المرحلة الرابعة: التصريح بالتحريم القاطع، والمنع المطلق، وكانت بقول الـلـه تبارك وتعالى: (يا أيها الذين آمنوا إنما الخمر والميسر والأنصاب والأزلام رجس من عمل الشيطان فاجتنبوه لعلكم تفلحون (90) إنما يريد الشيطان أن يوقع بينكم العداوة والبغضاء في الخمر والميسر ويصدكم عن ذكر الـلـه وعن الصلاة فهل أنتم منتهون (91))(سورة المائدة). وحين سمع الصحابة (رضوان الـلـه عليهم) هاتين الآيتين، قالوا انتهينا ربنا... انتهينا ربنا. وهكذا لم يأت تحريم الخمور ومنع تناولها أو تداولها فيما بين المسلمين إلا بعد أن ثبت رسول الـلـه صلى الـلـه عليه وسلمأركان العقيدة في نفوسهم، وخلع منهم تقاليد الجاهلية وأرسى دعائم المجتمع الإسلامي الذي يقوم على أساس التوحيد لله بالعبودية والحاكمية والتشريع، فأول نص قرآني حول الخمر "مكي" وآخر نص قرآني حوله "مدني"، أي أن هذا التشريع أكتمل بعد توطيد أركان المجتمع الإسلامي. ولقد أشتمل هذا النص القرآني الأخير (المائدة:90-91) على قرائن تفيد تحريم تناول الخمور، ومنها:

1- ابتداء النص بخطاب الـلـه تعالى (يا أيها الذين آمنوا) وفيه تنبيه إلى مجيء حكم شرعي وأمر خطير بعد هذا النداء، وهو حكم لأمر لا ينهض بتنفيذه إلا من وقر الإيمان في قلوبهم وثبتت عقيدتهم.

2- ورود آثام أخرى في الأمر بالتحريم (والميسر والأنصاب والأزلام) ولكن الخمر قدمت عليهم لعظم خطرها وجرها لجميع الشرور.

3- وصف الخمر بالرجس، وهو القذارة.

4- وصف الخمر بأنها (من عمل الشيطان) ، ولا يعمل الشيطان إلا على إيقاع المؤمن في الشر.

5- ورود اللفظة القرآنية (فاجتنبوه) وهي أبلغ صيغه من صيغ التحريم، وتفيد الأمر بالبعد عن الخمور وعدم مسها أو التعامل بها أو معها أو حضور مجالسها.

6- ارتباط الفوز والفلاح باجتناب الخمر (والكبائر الأخرى المذكورة في الآيات)، وبالطبع فإن عدم الاجتناب فيه الخسران والخذلان.

7 - بيان أضرارها الشخصية والنفسية والاجتماعية، وهي (العداوة والبغضاء).

8 - التهديد والوعيد لمن لم يجتنب الخمر وغيرها من الكبائر المذكورة، وذلك في معنى قول الـلـه تعالى (فهل أنتم منتهون)في نهاية الآيات.

9 - التأكيد على اجتناب الخمر (وغيرها من الكبائر المذكورة) يذكر الآية التالية (رقم 92)، قول الـلـه تبارك وتعالى: (وأطيعوا الـلـه وأطيعوا الرسول واحذروا فإن توليتم فاعلموا أنما على رسولنا البلاغ المبين (92)).

10 - قوله تعالى: (قل إنما حرم ربي الفواحش ما ظهر منها وما بطن والإثم والبغي بغير الحق وأن تشركوا بالله ما لم ينزل به سلطانا وأن تقولوا على الله ما لا تعلمون (33)) (الأعراف: 33).

وقد وردت أحاديث نبوية كثيرة تنهى عن الخمر وتبين خطرها على المؤمن...منها ما روى الطبراني عن عبد الله بن عمرو رضي الله عنهما أن رسول الله صلى الله عليه وسلم قال: ((الخمر أم الفواحش، وأكبر الكبائر...)) وأخرج النسائي في سننه قول رسول الله صلى الله عليه وسلم((الخمر أم الخبائث)).

وروى الترمذي في جامعه، وابن ماجة في سننه عن أنس رضي الله عنهما قال: لعن رسول الله صلى الله عليه وسلمفي الخمر عشرة: عاصرها، ومعتصرها، وشاربها، وحاملها، والمحمولة إليه، وساقيها، وبائعها، وآكل ثمنها، والمشتري لها، والمشتراة له، وروى أبو هريرة رضي الله عنه أن رسول الله صلى الله عليه وسلمقال: ((إن الله حرم الخمر وثمنها، وحرم الميتة وثمنها، وحرم الخنزير وثمنه)).

وأخرج أحمد والحاكم والبيهقي عن ابن عباس رضي الله عنهما قال: سمعت رسول الله ﷺيقول: ((أتاني جبريل. فقال: يا محمد إن الله تعالى لعن الخمر، وعاصرها، ومعتصرها، وشاربها، وحاملها، والمحمولة إليه، وبائعها، ومبتاعها، وساقيها، ومستقيها))، وروى أحمد عن عمر بن الخطاب ﷺ أن النبي ﷺ قال: ((من كان يؤمن بالله واليوم الآخر فلا يجلس على مائدة يشرب عليها الخمر)). وروى مسلم في صحيحه وأبو داود والترمذي أن طارق الجعفي سأل النبي ﷺ عن الخمر فنهاه، فقال طارق: إنما أصفها للدواء، فقال رسول الله صلى الله عليه وسلم((إنه ليس بدواء، ولكنه داء)).

أخرج البخاري مرفوعا عن ابن مسعود ﷺ إلى النبي ﷺ أنه قال: ((إن الله لم يجعل شفاؤكم فيما حرم عليكم))، وروى أحمد وأبو داود عن رسول الله صلى الله عليه وسلمأنه قال: ((ليشربن أناس من أمتي الخمر ويسمونها بغير اسمها))، وأخرج الشيخان وأبو داود والنسائي عن أبي هريرة ﷺ قال: قال رسول الله ﷺ: ((الخمر ما يخامر العقل)).

يرجع الخطر الأكبر في تناول الخمور إلى أن الجهاز العصبي يعود على الكحول بالتدريج، بحيث أن الكمية التي تؤدي إلى الشعور بالراحة بعد التعب، أو باللذة ونسيان الهموم، لا تكفيه في المرات التالية، بل يحتاج الشخص إلى تناول ضعفها أو ثلاثة أضعافها لكي يشعر بنفس التأثير، وهذا بدوره يؤدي به إلى الإدمان، ولهذا، فإن العلم يكذب كل من يدعي القدرة على الاعتدال في الشرب بصفة دائمة طوال الحياة... ومن الملاحظ أن جميع الذين يشربون الخمور بانتظام يدعون أنهم معتدلون!! وأنهم يستطيعون المحافظة على هذا

الاعتدال مدى الحياة... وردا على هذه المغالطة نقول: نشرت جمعية منع المسكرات في نيويورك عام 1987 إحصائية تفيد بأن من بين كل عشرة أشخاص يشربون الخمر يوجد ثلاثة مصابون بالإدمان، ينتقلون إلى المرضى صحيا واجتماعيا. أما السبعة الباقون فهم عرضة للإفراط في الشرب أكثر من مرة، بحيث يتعرضون للكثير من المشاكل والحوادث في فترات حياتهم.

يدعي البعض أن للخمر قيمة غذائية، لكن العلم الحديث يؤكد أن السعرات الحرارية التي تنتج بأكسدة الكحول (أي: إحراقه أو أيضه واستقلابه) لا يستطيع الجسم أن يحولها إلى طاقة قابلة للاستعمال وقت اللزوم، وأن هذه الحرارة الناتجة عن أكسدة الكحول تضر بالشارب لأنها تولد لديه شعورا بالشبع فلا يقبل على الأكل، وبالتالي يصاب بأمراض سوء التغذية.. ويدعي البعض (وخاصة من غير المسلمين) أن الخمر فاتحة للشهية، ولذلك تجدها على موائدهم، إلا أن الطب الحديث يدحض هذا الإدعاء، إذ يؤثر الكحول الموجود في الخمر في حركة الأمعاء فتقع اضطرابات هضمية شديدة قد تصد المريض عن تناول الطعام..

ويدعي البعض أن الخمر تمنح المرء قدرا من الحرارة في الأيام الباردة، لكن الطب الحديث أثبت أن تناول الخمر (أي: الخمور) يؤدي إلى شعور المرء بالدفء لفترة مؤقتة ثم يزول هذا الشعور. ويفسر الأطباء هذا الشعور وزواله بأن الكحول يؤدي إلى تمدد الأوعية الدموية الموجودة تحت سطح الجلد، وبالتالي ترد كميات كبيرة من الدم إلى منطقة سطح الجلد، فيظهر الجلد أحمر، كما هو الحال في الوجه مثلا، ويكون الدم حاملا لكمية من الحرارة الداخلية للجسم، وهي التي يشعر بها الشارب في البداية، وفي دقائق تتسرب هذه الحرارة من سطح الجلد، فيشعر الشارب بالبرودة ويصاب بالقشعريرة في الجو البارد. ويدعي البعض أن الخمر تمنح شاربها قوة على العمل وتنشط ذهنه، لكن الطب الحديث يثبت عكس هذا وذاك، صحيح أن الكحول بعد شرب الخمر بقليل يمنح المرء شعورا بالنشاط، توسيع أوردة الدماغ وازدياد كمية الدم القادمة إليه، لكنه نشاط وتنبيه سرعان ما يزول ويختفي ويحل محله همود وخمول، وتتأثر بذلك مراكز الذاكرة والسلوك والتركيز والحركة وغيرها من المراكز العليا للدماغ، حتى أن الشارب يفعل أفعالا شائنة ويهذي ويترنح ويفقد السيطرة على توازنه وحركاته...

وإذا ارتفعت نسبة الكحول في دمه، تأثر مركز التنفس في الدماغ، وأصبحت فرصة التوقف التام للتنفس سانحة، وتزداد فرصة موت الشارب. ويدعي البعض أن الخمر توسع الأوعية الدموية، وبالتالي فهي مفيدة لمرضى القلب، لكن الطب الحديث يثبت أن الكحول وإن كان يؤدي إلى توسيع الأوعية الدموية الموجودة تحت سطح الجلد، إلا أنه يؤدي إلى العكس بالنسبة إلى الشرايين التاجية، وهي التي تتصلب نتيجة ترسيب المواد الدهنية بها،

وللكحول في زيادة هذا الترسيب دور كبير، وبالتالي تحدث للشارب ذبحة صدرية، وقد يصاب باحتشاء عضلة القلب.

وأثبتت البحوث أيضا أن وجود الكحول بنسبة 1% في الدم يزيد من نبض القلب، فيشعر مريض القلب بتحسن في حالته، فيتحرك من فراشه ويمارس أعماله اليومية، لكنه للأسف يموت نتيجة الإجهاد. ويدعي البعض أن الخمر تفيد في التخلص من الحصيات الكلوية، وذلك بمساعدتها على إدرار البول، ولكن الطب الحديث يؤكد حدوث أضرار كبيرة على الكلى بسبب تعاطي الخمور، وإذا كان الكحول له تأثير على الجزء الخلفي للغدة النخامية فيمنعها من إطلاق الهرمون المضاد لإدرار البول، فإن هذا الإدرار غير مفيد في تخليص الجسم من الأملاح الزائدة والسموم والحصيات الكلوية، لأن الكحول يؤدي إلى ارتفاع تركيز الدهن في الدم، فيرهق الكلى في التخلص من كميات الدهن، وبالتالي تضعف ثم تفشل، وهكذا يصاب الشارب بالفشل الكلوي، وتتراكم السموم في جسمه، ويكون مهددا بالموت. وقد أثبتت البحوث الحديثة أن تعاطي الخمر يزيد من نسبة الإصابة بأمراض لا حصر لها منها مرض هشاشة العظام وأمراض القلب والأوعية الدموية والجلطات القلبية والدماغية وأمراض الجهاز الهضمي والعصبي وغيرها.

وعن أضرار الخمور الاجتماعية أوضحت المراجع أن الخمر من أبرز أسباب التفكك الأسري، وانحراف القصر، وارتفاع نسبة العاطلين، ومعدل الجرائم، وحوادث المرور والطرق... أما بالنسبة للأضرار النفسية للخمور، فمنها على سبيل المثال وليس الحصر، حدوث فقدان الذاكرة، والشرود، والصداع، والغثيان، والاكتئاب عند الإفاقة من السكر، والصرع، والاضطرابات العاطفية، والقلق، وهوس الشراب، والخرف، والذهان، والهلاوس، والأوهام، والتشنجات واضطراب نظم القلب، والهذيان الرعاش...

كما أفاضت المراجع في شرح التأثيرات الضارة للخمور في أجهزة الجسم الداخلية، كالجهاز الهضمي، والجهاز التنفسي، والجهاز الدوراني (القلب والأوعية الدموية)، والجهاز البولي، والجهاز الحركي، والجهاز العصبي، والأيض (الاستقلاب)، والغدد الصماء، والجلد، والعين، والأذن، وتشوه الأجنة.. الخ. وختاما، فإن الكليات الخمسة التي ذكرها العلماء تشمل .. حفظ الدين، والنفس، والعقل، والنسل، والمال... فلو رفع الدين لما كان ثواب وعقاب، ولو انعدم الإنسان لاختفى من يتدين، ولو تلف العقل لأرتفع التكليف، ولو انقرض النسل لتعذر البقاء، ولو ضاع المال لتعذر العيش... ومن ثم حافظ الإسلام على هذه الكليات الخمس، وشرع من الأحكام ما يصونها، ويحفظها، ومن العقوبات ما يزجر ويردع من يريد المساس بها، وليس هناك جريمة تؤثر في هذه الكليات الخمس كلها في وقت واحد مثل الخمر، وملحقاتها من المخدرات والمسكرات، فالمرء إذا سكر خرج عن شعوره وفقد هيبته وأرتكب الموبقات وأهلك الحرث والنسل، وهو في حالة

سكره يقضي على هذه الضرورات الخمس، ومن هنا فلن نجد أفضل من التشريع الإسلامي في تحريم الخمور، بل لن تجد من التشريعات العالمية ما يوازي هذا التشريع الإلهي العظيم، الذي لم يتوقف عند حد المنع، ولكنه أمتد إلى حد أبعد هو عدم الاقتراب، أي الاجتناب، ﴿ فَٱجۡتَنِبُوهُ ﴾، وفي هذا من الاحتراز والحيطة ما يسد جميع الطرق المؤدية إلى التعامل مع هذه الموبقة الكبيرة[1].

وإذا ما رأينا في الأديان الأخرى فإننا نرى أن السيد المسيح • قد حرم السكر والخمر فقال: ((لا تسكروا فإن في الخمر خلاعة))، وأما حجة النصارى في تحليل الخمر فهو قوله • ((كلوا هذا الخبز فهو لحمي واشربوا هذا الشراب فهو دمي))، وكلمة الشراب هنا ترجمت من السريانية إلى الإنكليزية فحرفت إلى كلمة (Wine) وتعني بالعربية النبيذ، بينما الشراب يعني عصير العنب غير المعتق[2].

العوامل التي تؤثر في تطور السرطان في جسم الإنسان :

لأجل أن نفهم حقيقة خطر التدخين سنعمل مقارنة بسيطة حول مرض خطير واحد هو مرض السرطان بأنواعه العديدة، سلمنا الـلـه وإياكم، وسنجد أنه رغم كل ما ذكرناه من خطر الخمر وخبثه فإنه لا يقارن بخطر وخبث التدخين.

لقد بينت البحوث الحديثة أن السرطان بمختلف أنواعه له عدة أسباب لتطوره وانتشاره، أهم هذه الأسباب هو التدخين والكحول، والنقاط المبينة بشكل جدول أدناه تلخص هذه الأسباب حسب تسلسلها من حيث شدة وكثرة الإصابات.

Factors that Affect the Development of Cancer

Smoking	Cigarette smoking is responsible for 87% of lung cancer cases and for about 30% of all cancer deaths. Those who smoke two or more packs of cigarettes a day have lung cancer mortality rates 15-25 times greater than nonsmokers. Environmental tobacco smoke, or second-hand smoke, causes 3000 deaths from lung cancer each year in nonsmoking adults.
Nutrition	Risk for colon, breast and uterine cancers increases in obese people. High-fat diets may

(1) برنامج المعجزة الخالدة، الجزء الأول، العلوم الطبية، قرص مدمج، 1998. وانظر كتبنا ضمن سلسلة ومضات إعجازية من القرآن والسنة التي تتعلق بالخمر وضرره (كتاب الطب وكتاب الصيدلة).

(2) مناظرة للشيخ المسلم أحمد ديدات مع قس أمريكي أمام جمهور أمريكي كبير في برنامج عرض في الثمانينيات وأثبت الشيخ فيه بطلان هذا الإدعاء.

	contribute to the development of certain cancers such as breast, colon, and prostate. High-fiber foods may help reduce risk of colon cancer. A varied diet containing plenty of vegetables and fruits rich in vitamins A and C may reduce risk for cancers of larynx, esophagus, stomach, and lung. Salt-cured, smoked, and nitrite-cured foods have been linked to esophageal and stomach cancer.
Sunlight	Almost all of the more than 800,000 cases of non-melanoma skin cancer developed each year in the United States are considered to be sun-related. Sun exposure is also a major factor in the development of melanoma, and the incidence increases for those living near the equator.
Alcohol	Oral cancer and cancers of the larynx, throat, esophagus, and liver occur more frequently among heavy drinkers of alcohol.
Smokeless Tobacco	Use of chewing tobacco or snuff increases risk for cancers of the mouth, larynx, throat, and esophagus.
Radiation	Excessive exposure to ionizing radiation can increase cancer risk. Most medical and dental X rays are adjusted to deliver the lowest dose possible without sacrificing image quality. Excessive radon exposure in the home may increase lung cancer, especially in cigarette smokers.
Occupational Hazards	Exposure to a number of industrial agents (nickel, chromate, asbestos, vinyl chloride, etc.) increases risk of various cancers. Risk from asbestos is greatly increased when combined with smoking.

والجدول أعلاه تتلخص نقاطه بما يلي:

1. **تدخين السجائر:** التدخين مسؤول عن 87% من حالات سرطان الرئة وحوالي 30% من كل موتى السرطان. أولئك الذين يدخنون علبتين أو أكثر من السجائر يوميا لديهم معدلات وفيات سرطان رئة 15- 25 مرة أعظم من غير المدخنين. التدخين السلبي أو البيئي أو الدخان المستعمل، يسبب 3000 حالة وفاة لسرطان الرئة كل سنة في البالغين، وهم أناس أبرياء غير مدخنين لا جريرة لهم إلا أنهم ابتلوا بمعاشرة مدخنين.. أي بمعنى آخر لا يكتفي بتدمير عقله وجسمه وجيبه، ولكن يسبب أيضا بموت آخرين، فياله من واجب عظيم!!.

2. **السمنة:** خطر زيادة وتطور سرطانات القولون، الصدر والرحم تكثر عند الناس البدينين. واتباع نظام غذاء فيه نسبة عالية من الدهون والسمن ربما يساهم في تطور بعض السرطانات مثل الصدر، القولون، والبروستات. بينما الأطعمة الحاوية على نسبة ألياف عالية يمكن ان تساعد على تخفيض خطر سرطان القولون. النظام الغذائي المتنوع الحاوي على الكثير من الخضار والثمار الغني بالفيتامينات الضرورية كفيتامين أي سي (vitamins A and C) يمكن أن يخفض خطر الإصابة بسرطانات الحنجرة , المريء،المعدة، والرئة... الأغذية الحاوية على الأملاح المعالجة والنترايت المعالج والأغذية المدخنة، اكتشف أنها لها علاقة بسرطان المريء وسرطان المعدة.
3. **نور الشمس** : تقريبا كل أكثر من الـ800,000 حالة لحالات سرطان الجلد غير الميلونوما (melanoma) (*) ، تحدث كل سنة في الولايات المتحدة لها علاقة بالتعرض للشمس. التعرض للشمس هو أيضا عامل رئيسي في تطور سرطانات الميلونوما وهذه الحالات تحدث بشكل متزايد في البلدان الواقعة قرب خط الإستواء.
4. **الكحول:** يسبب تناول الكحول بشكل كبير أنواعا عديدة من السرطانات منها سرطانات الحبال الصوتية، الحنجرة، الحلق، البلعوم، المريء، والكبد.
5. **مضغ وشم التبغ** : يعتبر مضغ التبغ أو شمه سبب مهم في زياد الخطر للإصابة بسرطانات الفم، حنجرة، والحلق، والمريء.
6. **الإشعاع:** يعتبر التعرض المفرط للإشعاع المتأين من الأسباب المهمة لتطور خطر

(*) **Melanoma:** /mel'no'm/, any of a group of cancers, primarily of the skin, that are made up of melanocytes. Most melanomas form flat, dark skin patches over several months or years. They occur most commonly in fair-skinned people having light-colored eyes. A previous sunburn increases a person's risk. Any black or brown spot having an irregular border, a red, black, and blue color seen on close examination, or a nodelike surface may mean there is a melanoma. It is usually removed by surgery for laboratory examination. Melanomas may spread throughout the body and are one of the most malignant of all skin cancers. Outcome depends on the kind of melanoma, its size and depth, its location, and the age and condition of the patient. Kinds of melanoma are **amelanotic melanoma, benign juvenile melanoma, lentigo-maligna melanoma, nodular melanoma, primary cutaneous melanoma, superficial spreading melanoma. Compare blue nevus. See also Hutchinson's freckle... melanocyte:** /mel'nosit',mlen'osit/, a body cell able to make the color of skin, hair, and eyes (melanin). Such cells are found throughout the bottom (basal) cell layer of the skin. They form melanin color from an amino acid (tyrosine). Melanin grains are then moved to nearby basal cells and to hair. A melanocyte-stimulating hormone from the pituitary glands controls the amount of melanin made in a specific person.... Excerpted from *Mosby's Medical Encyclopedia*.

Copyright (c) 1994-5, 1996, 1997 The Learning Company Inc. All Rights Reserved..

السرطان. أكثر الأشعات السينية الطبية والأسنان يجب أن تعدل لتعطى الجرعة المحتملة الأوطأ للمريض بدون تضحية بنوعية الصورة. التعرض المفرط للرادون (radon) في البيت ربما يزيد من احتمالية الإصابة بسطان الرئة، خاصة عند مدخني السيجارة.

7. **التعرض لتصنيع المنتجات المعدنية:** الأخطار المهنية التي يتعرض لها العاملون في مجالات الصناعات المعدنية والصناعيين في مجالات التصنيع للمعادن مثل (النيكل، الكروم، الأسبستوس، كلوريد الفينيل، الخ) تعتبر عاملا كبيرا لزيادة خطر التعرض للسرطانات المتعددة. ويعتبر خطر التعرض لغبار الأسبستوس عند المدخنين من العوامل المساعدة للتعرض للسرطان بشكل متزايد ومضاعف.

وهكذا نرى من الجدول ان تسلسل أسباب الإصابة بالسرطان حسب البحوث الحديثة والرصينة هو التدخين واستنشاق الدخان، اما المضغ والشم للتبغ فتسلسله هو الخامس، بينما يشكل الكحول السبب الرابع لذلك، فإذا كان الكحول محرما وهو كذلك، فما بالك بالتدخين وهو أكثر خطرا وأعم ضررا.. إنه حقيقة أكثر من مجرد سؤال يطرح.. ونترك لكم مجالا للتفكر والتدبر ثم الإجابة عليه!!.

لذلك ولغيره غلظ الشرع الحنيف في تحريم الخمر، وكما بينا في المقارنة أعلاه وكما أشار البحث السابق وما جاء في الفصل السابق حول أضرار التدخين أن أضرار الخمر أقل من أضرار التدخين.. فإذا كان حال الخمر الاجتناب الذي هو تغليظ في التحريم، فما بالك بالتدخين الذي يصل ضرره لكل شيء وكما تم تفصيله في الفصل الثاني؟!.. أترك الحكم لكل ذي عقل وبصيرة، إن في ذلك لذكرى لمن كان له قلب أو ألقى السمع وهو شهيد ..

2- المقارنة مع الثوم والبصل المكروه الرائحة رغم فوائده:

قبل أن نبدأ بتفصيل مسألة الثوم والبصل، ولماذا هما مكروهان رغم فوائدهما التي اعترف بها القرآن الكريم والسنة المطهرة دعونا نتعرف أولا على النباتات الطبيعية التي ينتمي لها كل من الثوم والبصل والكراث وأثرها في الطب عبر العصور.

النباتات الطبيعية بين الطب الشعبي والبحث العلمي[1].

تقسم النباتات إلى تقسيمات عديدة كما سنبين، ومن النبات ما هو غذاء ومنها ما هو

(1) بحث أ. د مهند جميل محمود العبيدي، مجلة علوم العراقية، العدد 112، تشرين 2 - كانون 2000/1م، ص 26-29.

دواء، ومنها ما هو ضروري للحيوان والبيئة وغير ذلك من الأمور.

وقد ربط الانسان منذ القدم العلاقة بين النباتات والاعشاب البرية التي تغطي وجه الأرض وبين الأمراض التي يصاب بها فاستعمل هذه النباتات والاعشاب أجزاء منها في التداوي من هذه الأمراض فبلغ المصريون القدماء درجة من المهارة في الطب والعلاج كما جاء في البرديات التي تركوها منذ آلاف السنين قبل الميلاد والتي كانت تسمى بالكتب المقدسة .

وذكرت النباتات الطبية في تاريخ الطب والعلاج الهندي القديم منذ أكثر من أربعة آلاف سنة وتطرقت إلى مجموعة من التعاويذ والشفاء من الأمراض ووصف طرق العلاج بالعقاقير.

وعن النباتات الطبية في الطب الصيني القديم، فقد تضاربت الأقوال عن تاريخ أول دستور للأدوية في الصين وهو الذي يطلق عليه اسم: (بن تساو) أي مجموعة الاعشاب والذي تطرق فيه إلى نحو 36 عقارا من العقاقير النباتية .

وجاءت المرحلة العربية الاسلامية التي تطورت خلالها العقاقير من حيث النوع والعدد وزخرت هذه المرحلة بتراجم ومؤلفات عديدة منها كتاب(الصيدلة في الطب) للبيروني ومن بعده ابن البيطار الذي ذكر في كتابه (الجامع لمفردات الاغذية والادوية) ما يقرب من 1400 عقار. لقد أضاف العرب هذه العقاقير اعتماداً على تجارب علمية دقيقة غاية في البراعة .

وشاع استعمال النباتات العلمية في العديد من دول العالم وقد أطلق على هذا العلاج اصطلاح (الطب الشعبي) واعتمد على التجربة والخبرة دون دراية ومعرفة علمية بتصنيف النبات ومعرفة المواد الكيمياوية الذي يحتويه هذا النبات، ولقد لاقت طريقة استعمال النباتات الطبية. معارضة شديدة من قبل الأطباء المختصين .

إن العلاج بهذه النباتات يحتاج إلى الخبرة العلمية والدراسة والبحث العلمي ويجب الاستناد إلى أساس علمي دقيق لما لهذه النباتات من تأثيرات تكون أحيانا ضارة للانسان برغم فوائدها حيث أن عدداً كبيرا من النباتات تكون سامة في جرع محدودة كما أن لها تأثيرات جانبية سلبية كأرتفاع الضغط وهبوط عمل القلب، ولهذا اتجهت مراكز البحوث العلمية المختصة في هذا المجال إلى تطوير أساليب استخلاص العقاقير والمواد الكيميائية الفعالة من هذه النباتات وتم عزل العديد من المركبات الكيميائية الفعالة وتشخيصها وخاصة بعد تقديم علم الكيمياء العضوية وكيمياء النباتات الطبية وبعد تطور طرق التشخيص الطيفي مثل الطيف البنفسجي والاشعة تحت الحمراء والرنين النووي المغناطيس وكيف الكتلة. تم التعرف على العديد من المركبات الكيميائية وتشخبص تركيبها الكيميائي واخذت موقعها العلمي في العديد من دساتير الادوية .

قسمت المواد الفعالة المستخلصة من النباتات على أساس صفاتها الكيميائية إلى

المجاميع التالية :
الزيوت، الطيارة، القلويدات، الشحميات ، الكربوهيدرات، الستيرولات.
واثبتت الابحاث العلمية أن لكل مجموعة فعالية معينة .
ونذكر بعضا منها في ما يأتي:-

الزيوت الطيارة والتي تسمى (الزيوت العطرية) تستعمل في أغراض طبية كثيرة فقسم منها يستخدم مواد طاردة للديدان وطاردة للغازات المعوية ومزيلة لالام المغص فضلا عن استعمالها في صناعة العطور والصابون ومستحضرات التجميل لما تمتاز به من رائحة طيبة مقبولة من النباتات التي تحتويها البابونج والشيح .

اما مجموعة القلويدات فتعد من أهم المجاميع في عالم الدواء والعلاج بالنباتات لما لمعظمها ان لم يكن لجميعها من تأثير فسجلي على الكائن الحي وان وجدت في النباتات بكميات ضئيلة جدا ومن أهم النباتات الطبية التي تحوي القلويات والمتوفرة بكثرة في العراق نبات عيون القط Vinca rosea والاسم الشعبي المتداول في العراق هو (عين البزون). ويستعمل نبات زينة في الكثير من الحدائق العراقية لجمال أزهاره البيض الوردية أو القرموزية ويستخدم في الطب الشعبي مادة مسكنة ولعلاج الأورام. وإن العديد من المراكز البحثية المختصة بالنباتات الطبية عزل وشخص كيميائيا من هذا, عددا من المركبات الكيميائية المهمة وهي قلويدات اطلق عليها اسم قلويدات- فيكا (Vinca Alkaloids) ومن القلويدات المهمة فينبلاستين (Vinblastine) وفينكاثايسين (Vincathicine) وفينكرستين (Vicaristine) وفينكارودين (Vincarodine) وقد اثبت علميا ان هذه المركبات الكيميائية لها فعل مضاد للأورام السرطانية وخاصة سرطان الدم عند الأطفال (لوكيميا) ويعد هذا النبات من النباتات الطبية العراقية المهمة لكثرة انتشاره في العراق وسهولة الحصول عليه ولأهمية المركبات الكيميائية المعزولة منه ذات الفعالية المضادة للسرطان .

ما هو النبات؟
النباتات هي كائنات حية تعمل غذاءها الخاص بامتصاص الطاقة الشمسية وخزنها. وتستخدم أكثرها صبغة الكلوروفيل الخضراء لأتمام هذه العملية. التي تدعى بالتركيب الضوئي. تقضي أغلب النباتات حياتها في مكان واحد و تثبت بالأرض عن طريق الجذور. ومن أجل التكاثر يكوّن البعض منها أبواغاً تشبه الغبار بينما يولد البعض الاخر زهوراً و بذوراً.
زهور تكون بذوراً
أوراق
القطيفة الفرنسية
يتكاثر هذا النبات المزهر عن طريق إطلاق البذور.
ساق
جذر
السرخس
يولد هذا النبات العديم الأزهار بذوراً على الجانب السفلي من أوراقه.
كيف تعمل النباتات

وقد بدأ اكتشاف مجموعة القلويدات في النباتات المحتوية عليها بعزل قلويد المورفين وتشخيصة من نبات الخشخاش عام 1817 م من قبل العالم الالماني سورتنر Surtener ومنذ ذلك الوقت توالت عمليات فصل القلويدات العديدة التي انقذت الملايين من البشر من الأمراض المستعصية ومن هذه القلويدات قلويد الكينين والاميتين والكافايين واحتلت مجموعة القلويدات مكانة مهمة بين الباحثين من الصيادلة والكيميائيين حتى اصبح ما فصل من القلويدات حتى الآن يزيد على الالفي قلويد، وتوجد القلويدات في النباتات عادة في حالة حرة أو على شكل املاح لبعض الاحماض النباتية مثل حامض الستريك.

والقلويدات مجموعة من المركبات الحلقية اللامتجانسة لا يربطها تركيب كيميائي واحد ولكنها عموما مركبات عضوية قاعدية تحتوي جزيئتها على ذرة أو أكثر من النتروجين توجد عادة مرتبطة في الحلقات اللامتجانسة .

اما مجموعة الكلايكوسيدات فهي المركبات التي تعطي عند تحللها بالماء مادة سكرية واحدة أو أكثر فضلا عن المواد اللاسكرية الاخرى ومن الناحية البايولوجية لهذه المجموعة فعالية طبية مختلفة واهمها تكون منشطات لعضلة القلب وقد تم فعلا عزل وتشخيص عدد من المركبات الكيميائية الفعالة التي أخذت موقعها في دساتير الادوية مثل الديجوكسين والديجتوكسين التي تم عزلها من نبات يسمى (اصبع العذراء) والاسم الشعبي له في العراق هو (زهرة الكشتبان) والاسم العلمي له ديجيتالس.

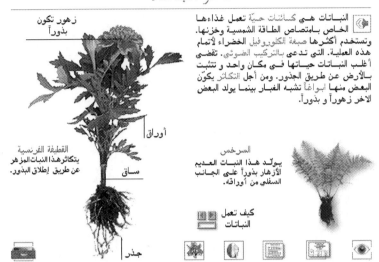

دليـــل النبـــات

يمكـن تصنيف النبـاتـات وذلك بضمها في عدد من المجـاميع والعشـائر.

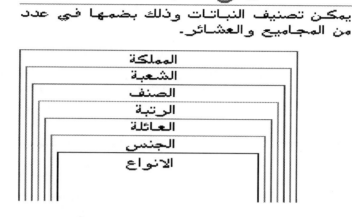

المملكة
الشعبة
الصنف
الرتبة
العائلة
الجنس
الانواع

تصانيف مملكة النباتات وتقسيماتها إلى شعب وأصناف ورتب وعوائل

اما مجموعة الصابونيات فلقد ثبت علميا أن معظم هذه المجاميع لها تأثيرات سمية وتسمي علميا سابوتوكسين Spotoxine وكان الهدف من اجراء البحث العلمي على النباتات الحاوية على هذه المجموعة هي محاولة إيجاد طريقة لتحويل المركبات السامة إلى عقار مهم وهو عقار الكورتيزون وهي المادة التي تم استخلاصها لأول مرة من قشرة الغدة الكظرية ثم تم صنعها من حوامض الصفراء المأخوذة من الماشية وبما أن مصادر الكورتيزون محدودة جدا لذا فقد تم تركيز البحوث العلمية على أنواع عديدة من النباتات وخاصة النباتات الحاوية على الصابونيات .

البذور
تكـاثرت النبـاتـات الأولـى عن طـريق توليـد الابـواغ، التـي كـانت تحتـوي علـى خلايـا قليلـة فقـط. أغلـب نبـاتـات اليـوم تـولّـد بـذوراً. تحتـوي البـذرة علـى جنين النبتة
ووفــرة الغــذاء. والغـذاء إمـا أن يجمـع حـول الجنيـن أو يخـزن في أوراق بذرية خاصة تعرف بالفلقة. خلال عمليـة الأنبات يختـرق الجذر الغلاف الخـارجي الصلب للبـذرة و ينمـو نحـو الأسفل.
غلاف خارجي للبذرة
Testa (seed coat)
الفلقة
Cotyledon
جنين النبتة
Embryo plant
جذر
Root
حبة فاصوليا عريضة
يتجمع غذاء جنين حبة الفاصوليا فـي الفلقـات التـي تـزود البـذرة بالغذاء فـي أوائل نموها.
رأس بذرة
Seed head
خشخاش الافيون
إن بـذور بعض النباتات صغيرة جـداً و خفيفـة بحيـث تستطيـع الرياح حملها.

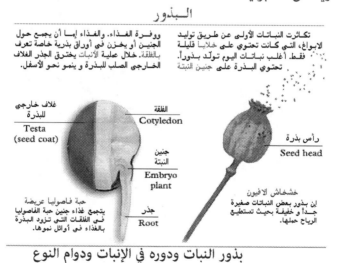

بذور النبات ودوره في الإنبات ودوام النوع

ان استخدام النباتات الطبية بطريقة عشوائية وغير علمية له محاذير ومضاعفات مؤثرة في صحة الانسان بدلا من العلاج ولهذا يجب التعرف على النباتات المستخدمة بطريقة علمية دقيقة من ذوي الاختصاص ومن تم إجراء عملية البحث العلمي لعزل المركبات الكيميائية ذات الفعالة البايولوجية وتشخصيها وتتضافر كل الجهود العلمية ذات الاختصاصات المختلفة في هذا المجال من زراعيين وكيميائيين وصيادلة أطباء.. إن الكثير من دول العالم مثل الصين وفرنسا وألمانيا ركزت مراكزها البحثية على دراسة النباتات الطبية ووضعت دساتير للادوية خاصة بالاعشاب والنباتات الطبية وفي قطرنا العراقي بذلت جهود بحثية لا يستهان بها من قبل بعض المراكز البحثية المتخصصة في هذا المجال ولهذا حان الوقت لوضع دستور أدوية خاص بالاعشاب والنباتات الطبية العراقية .

وسنتطرق أدناه إلى بعض النباتات الطبية المستخدمة في الطب الشعبي وإلى المركبات الكيميائية الفعالة التي تحتويها والتي تم عزلها وتشخيصها بالبحث العلمي .

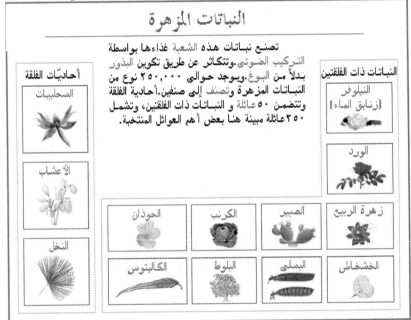

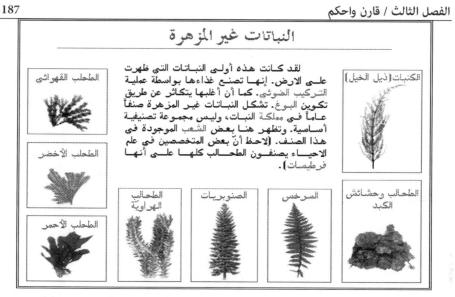

النباتات غير المزهرة

لقد كانت هذه أولى النباتات التي ظهرت على الارض. إنها تصنع غذاءها بواسطة عملية التركيب الضوئي. كما أن أغلبها يتكاثر عن طريق تكوين البوغ. تشكل النباتات غير المزهرة صنفاً عاماً في مملكة النبات، وليس مجموعة تصنيفية أساسية. وتظهر هنا بعض الشعب الموجودة في هذا الصنف. (لاحظ أن بعض المتخصصين في علم الاحياء يصنفون الطحالب كلها على أنها بروتيسات).

الطحالب القهوائي

الطحالب الأخضر

الطحالب الأحمر

الطحالب البهراوية

الصنوبريات

السرخس

الكنبات(ذيل الخيل)

الطحالب وحشائش الكبد

(C) 1995 Dorling Kindersley Multimedia & (C) 1996 Laleh Computer Inc.

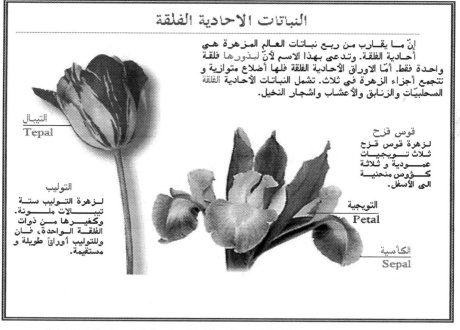

النباتات الأحادية الفلقة

إنّ ما يقارب من ربع نباتات العالم المزهرة هي أحادية الفلقة. وتدعى بهذا الاسم لأن لبذورها فلقة واحدة فقط. أمّا الاوراق الأحادية الفلقة فلها أضلاع متوازية و تتجمع أجزاء الزهرة في ثلاث. تشمل النباتات الأحادية الفلقة السحلبيّات والزنابق والأعشاب واشجار النخيل.

التيبال
Tepal

التوليب
لزهرة التوليب ستة تيبالات ملوّنة. وكغيرها من ذوات الفلقة الواحدة، فان وللتوليب أوراقاً طويلة و مستقيمة.

قوس قزح
لزهرة قوس قزح ثلاث تويجيات عمودية و ثلاثة كؤوس منحنية الى الأسفل.

التويجية
Petal

الكأسية
Sepal

(C) 1995 Dorling Kindersley Multimedia & (C) 1996 Laleh Computer Inc.

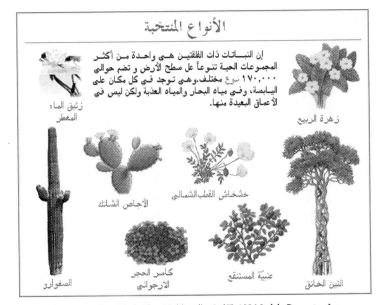

الأنواع المنتخبة

إن النباتات ذات الفلقتين هـي واحـدة مـن أكثر المجموعات الحية تنوعاً على سطح الأرض و تضم حوالي ١٧٠,٠٠٠ نوع مختلف. وهي توجد في كل مكان على اليابسة، وفي مياه البحار والمياه العذبة ولكن ليس في الأعماق البعيدة منها.

زئبق الماء المعطر

زهرة الربيع

خشخاش القطب الشمالي

الأجاص الشائك

كأس الحجر الأرجواني

عنبية المستنقع

التين الخانق

البصفورأو

أزواج من نبات شتى: أشكال توضح تصنيف النباتات المزهرة وغير المزهرة إلى رتب وعوائل وأصناف . منها الأعشاب والتي تكون منها عادة بعض الأنواع الطبية المهمة وكذلك الزنبقيات ومنها البصليات والصبير وغيرها

- البابونج (Compositae) Matri caria chamomila
الاسم الانكليزي Commomille
في الطب الشعبي: يستخدم لعدة استعمالات أهمها لمعالجة حالات البرد والروماتيزم ومقوي للشعر ويعطيه لمعانا وأن معامل وشركات صناعة الشامبو أدخلت مستخلصه في هذه الصناعة، كما يستخدم لمعالجة الصداع وآلام الاعصاب والتهاب الجيوب الانفية .
أهم المركبات الكيمياوية المعزولة ماتريكارين: Matricarin وهو مشتق من مادة الازولين التي تعد المادة الفعالة في زيت البابونج .
- الشيح Artemisia compestris.. (Compositae)
الاسم الانكليزي : Field southem wood
خـافض للحرارة وطـارد للديدان ومنشط ومطهر ويستخدم أيضا لمعالجة الجروح- ومرهم عطري للشعر ولعلاج داء السكري.
أهم المركبات الكيميائية المعزولة ريدينتين Ridentin ويحتوي مادة سامة هي سانتونين ولهذا يجب الحذر من استعمال هذا النبات للعلاج بجرعات كبيرة .
عين البزون: Vica rosea.. (Apocynaceae)

الاسم الانكليزي Peri Winkle

في الطب الشعبي: يستعمل مادة مسكنة ومفيدة لعلاج الأورام .

أهم المركبات الكيمياوية المعزولة هي فينبلا ستين Vinblastine وفينكاويولين Vicadioline .

وتختلف نسبتها في النباتات تبعا للبيئة التي يزرع فيها.

خشخاش Papaver som niferum... (Papaveraceae)

الاسم الانكليزي Opium Poppy

في الطب الشعبي: يستخدم مسكنا للأعصاب وله تأثير مباشر على الجهاز العصبي المركزي ويستخدم لالام الحيض أيضا.

أهم المركبات الكيمياوية المعزولة - ناركوتين Narcotine ومورفين Morphine

- الحرمل Peganum harmala.. (Rutaceae)

الاسم الانكليزي Wid Rue

في الطب الشعبي: دخانه طارد للحشرات والهوام والبذور: مقوية للشهوة ومنشطة للجهاز العصبي ومدرة للطمث وطارد للديدان ويستعمل لأدوار الحليب عند السيدات .

أهم المركبات الكيمياوية المعزولة من بذوره هارمالين Harmaline وهارمين Harmine وهارمولول Harmalol .

ولقد اثبتت البحوث العلمية أن لهذه القلويدات فعلا قاتلا للكائنات الحية الدقيقة مثل الديدان وتستخدم لعلاج الملاريا المزمنة. وثبت أن الهارمالين ينشط الجهاز العصبي المركزي في الانسان .

الحنضل Citrullus Colocynthis.. Cucurbitaceae

الاسم الانكليزي Bitter apple

في الطب الشعبي: يستعمل لعلاج الصفراء والامساك وللقضاء على طفيليات الامعاء ولمعالجة أمراض المجاري البولية والروماتيزم كما انه منشط للجهاز العصبي. أهم المركبات الكيميائية المعزولة هو كوكربتاسين Cucurbitacin .

ورد لسان الثور Echium italicum

الاسم الانكليزي : Blue Weed

في الطب الشعبي : مهدئ للجهاز العصبي .

اهم المركبات الكيميائية المعزولة: أيزوسواميليتين Isoswa milletin Swamilletin وسواميليتين

داتورة Datura fastuosal.. (Solanaceae)

الاسم الانكليزي IndiAN Daturo

في الطب الشعبي: مخدره ومزيلة للمغص .
أهم المركبات الكيميائية المعزولة: هايوسيين (Hyoscine) الذي ثبت أن له فعالية مضادة لبعض أنواع البكتريا.
ومنه اشتق مركب - بروميد البيونين السكوبالامين الذي يطلق عليه تجاريا اسم بسكوبان والمستخدم لعلاج التشنجات عموما والمعوية خاص.. ويعد هذا النبات المصدر الرئيس لمادة الاتروبين ذات الاستخدام الطبي الواسع.
الخروع (Euphorobiaceae) .. Ricinus Communis
الاسم الانكليزي Caster Oil
في الطب الشعبي: سهل ملين للجلد وللاغشية يستخدم مذيبا في صناعة المراهم الطبية أهم مادة كيميائية معزولة بسيلينن وهي سامة جدا: Ricinine... ويكون نحو 3% من وزن البذرة ولعزل هذه المادة السامة عن زيت الخروع يعرض الزيت إلى بخار ساخن في 80 م ثم يصفى بمرشحات حيث تتجمد هذه المادة وتفصل ويستخلص زيت الخروع بالمعاصير الهيدروليكية إما باردا أو مسخنا وللحصول على الزيت الطبي تعصر البذور بعد فصل قشرتها ثم يعاد عصر البذرة مرة ثانية لاستخراج ما تبقى منها من الزيت الذي يستخدم للاغراض الصناعية وللتشحيم لما يمتاز به من درجة لزوجة عالية تميزه عن بقية الزيوت النباتية.

تفصيل البصل والثوم:

كما سبق وأن بينا بالأشكال أن النبات يقسم إلى تقسيمات عدة منها العوائل والأصناف والرتب وغيرها، ولكي نفهم موضوع البصل والثوم والكراث علينا فهم إلى ما تنتمي هذه النباتات، ومن أي أصناف هي؟.

عائلة الزنبق:

الزنبق، إسم عام لعائلة تشمل أكثر من 250 نوع وحوالي 4000 فصيلة النباتات المزهرة العشبية في الغالب، العديد من بالزهور المبهرجة. يحتوي العديد من النباتات المهمة بشكل بستاني، بضمن ذلك زهور الزنبق، زنابق النهار والزنابق عموما، النراجس البرية، السنبل، ونوع الآميراليس (amaryllis)

جنس مهم آخر، هو الجنس البصلي، الذي يحوي حوالي 700 فصيلة، تمتاز عادة بالبصلات أو الكعوب تحت الأرضية والأوراق الرشيقة الطويلة. بضعة من هذه الفصائل تستخدم كطعام مثل البصل، الشالوت shallots, الثوم، الثوم المعمر، ونبات الكراث. من جنس الهليون.. الأوراق تكون أحيانا أبرية أو تشبه كثيرا الدبوس أو الأبرة(needlelike)، الأوراق، وفي الحقيقة عرض رؤوس نبتة صغيرة من الهليون تؤكل..

سرخس الهليون هو فصيلة أخرى تنمو كنبات بيتي (houseplant) لخضرتها الجذابة ولتوتها الأحمر الجميل.ويعود جنس الصبار إلى العائلة الزنبقية أيضا ويحتوي حوالي 250 نوع، مواطنها تعود إلى بلاد العرب؛ أفريقيا، خاصة جنوب أفريقيا؛ ومدغشقر. وهناك نباتات منها غالبا ما تستخدم عصائرها من الأوراق في استعمالات طبية.

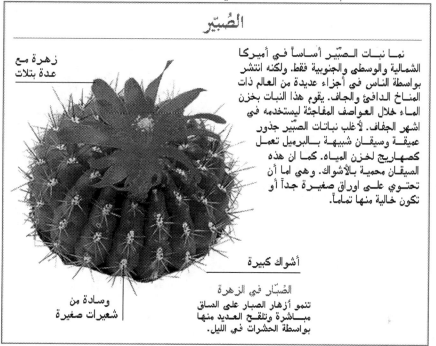

الصُبّير

نمـا نبـات الـصّبّير أسـاساً فـي أميـركا الشمـالية والوسطى والجنوبية فقط. ولكنه انتشر بواسطة النـاس في أجزاء عديدة من العالم ذات المنـاخ الـدافئ والجـاف. يقوم هذا النبات بخزن المـاء خلال العـواصف المفاجئة ليستخدمه في اشهر الجفاف. لأغلب نبـاتـات الصّبّير جذور عميقــة وسيقـان شبيهــة بـالبرميل تعمـل كصهـاريج لخـزن الميـاه. كمـا ان هذه السيقـان محميـة بـالأشواك. وهي اما أن تحتــوي علـى اوراق صغيـرة جداً أو تكون خالية منها تماماً.

زهرة مع
عدة بتلات
أشواك كبيرة
وسادة من
شعيرات صغيرة

الصُبّار في الزهرة

تنمو أزهار الصبار على الساق مبـاشرة وتلقـح العـديد منهـا بواسطة الحشرات في الليل.

رتبة تلك الزنابق تعود إلى تميزها، بأجزاء كم الزهرة (perianth) ومنها الأوراق الكأسية (sepals)، والأوراق التويجية لا تميز إلا بشكل نسبي، والحجرة الثلاثية لأعضاء التأنيث في الزهرة chambered gynoecium مع وجود الرحيق (nectaries) بين غرف رحيق الأوراق الكأسية (sepal nectaries)، كما تمتاز ببذور أكبر ونسيج الخزن المتطور بشكل جيد، ووجود الأنديزورم أو سويداء البزرة (endosperm) والجنين.

تحتوي الرتبة 15 عائلة، وتقريبا 8000 فصيلة، بضمن ذلك الأعشاب، الشجيرات المتسلقة، النباتات الريانة، الأنواع المائية.. وعادة ما تكون الأشجار.ذات جذوع سميكة في كل الأنواع؛ تنهض من مخزن أرضي للمواد العضوية وتكون أوراقها ضيقة بعروق متوازية... هذه الرتبة موجودة في كل انحاء العالم، لكن أغلب أعضائه وخصوصا المأكولة منها يزدهر فقط في المناطق شبه الاستوائية والمعتدلة.

السحلبيات

الزهرة السحلبيّة
لهذا النوع الأستوائي كغيره من السحلبيّات زهور ناشئة لتجذب أنواعاً معينة من حشرات التلقيح.

تكوّن السحلبيّات واحدة من اكبر العوائل الجديرة بالملاحظة في النباتات الزهرية...لزهور هذا النوع غالباً أشكال وألوان غريبة و ذات اسلوب خاص في إلصاق حبوب اللقاح بالحشرات السائرة عليها. أمّا بذورها فهي الأصغر من بين جميع نباتات العالم. في حين لا تستطيع أنواع كثيرة منها النمو دون مشاركة الفطريات.

سحلبيّة النبات الهوائي
إن أكثر السحلبيّات المدارية هي من النباتات الهوائية التي تنمو على بعضها من أجل التقوية.

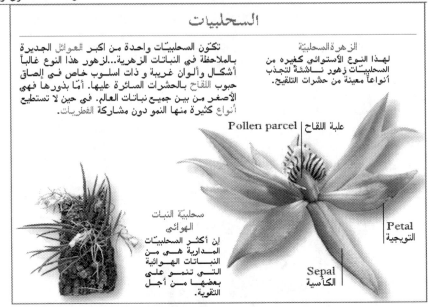

زنبق الماء المعطر

ينمو هذا النبات المائي ذو الرائحة الزكية من الجذور التي تزحف خلال الطين في أعماق البرك والبحيرات. فهي تنتج في كل عام أوراقاً عائمة تشبه الصحن، وتتبعها بعد ذلك زهور بيضاء كبيرة تلقّح على الأغلب عن طريق الخنفساءات الصغيرة. يوفر هذا النبات موطناً مصغراً للحيوانات المائية. إذ تلصق الحلزونات البيوض أسفل أوراقها، وتستخدم الأسماك هذه الأوراق كغطاء لتجنب رؤيتها من فوق.

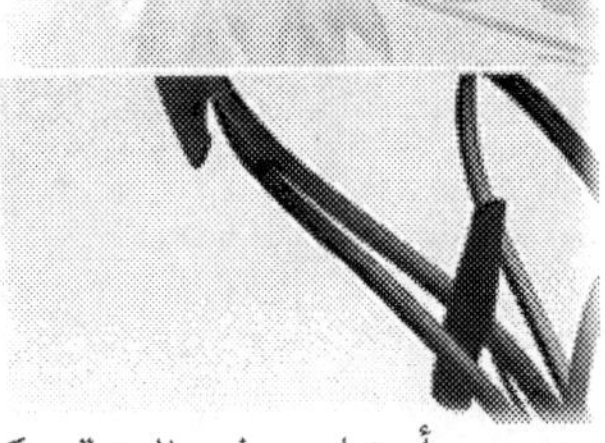

زهور شمعية مع العديد من البتلات

العديد من أعضاء هذه الرتبة تكيفت إلى المناخ القاحل. الطعام والماء يخزنان في البصلات أو الأشكال الأخرى من الجذع تحت الأرضي المكبر مثل الكعوب، السيقان الجذرية، والدرنات النباتية لتستخدم خلال الفترات غير المناسبة.. وهناك تراكيب حية مثل الجذوع والأوراق لربما يقومان بدور أعضاء الخزن أيضا؛ فغالبا ما تمتلك هذه الأعضاء

تثخينات في طبقات الجلد لتكوين طبقات غير نفاذة كي تمنع خسارة الماء.

العديد من النباتات في المجموعة لديها وسائل لاجنسية من إعادة الإنتاج، بضمن ذلك إنتاج البصيلات الدقيقة (bulblets) على بصلات والدة أو على عملية الإزهار وإنتاج البذور من قبل التناسل العذري دون لقاح أو ما يعرف علميا (.parthenogenesis).

هناك عائلة تعرف بالـ (pickerel)، وهي عائلة عشبية ضارة عندها حوالي 35 فصيلة من نباتات الماء العذب توجد في المناطق المدارية، إذ يعوم سنبل الماء بشكل حر على سطح الماء بسبب وجود الجوف المنتفخ، والجذوع والسويقات المجوفة وبسبب نموه السريع وكي ينقص من عدد المفترسين الطبيعيين، لذلك أصبحت هذه العائلة عشبة ضارة مزعجة في بعض المجاري المائية.

ضمن عائلة أخرى وهي عائلة آيريس، التي تتضمن حوالي 1800 فصيلة تحتوي حوالي 92 نوع، من النباتات التابعة لهذه العائلة المهمة الزعفران، الزنبق، والسوسن.

عائلة أخرى هي عائلة الـ (agave)، تحوي هذه العائلة حوالي 18 نوع و410 فصيلة؛ تتضمن العديد من النباتات الريانة التي تتواجد في المناطق المدارية وشبه المدارية خاصة في المناطق القاحلة. أوراقها الصلبة أساسية عادة تنهض من قاعدة الجذع، ولربما تنتج ألياف مفيدة.مثل قنب نبات السيزال الذي يعتبر نباتا شائعا في المكسيك، وألياف أخرى معروفة؛ مثل شجرة جوشوا في جنوب غرب الولايات المتحدة الأمريكية ونبتة القرن.

عائلة الكاثبرير (catbrier) الاستوائية التي تحتوي في الغالب على الأعشاب المعتدلة والنباتات المتسلقة أو المجرجرة الخشبية. تحوي هذه العائلة على 225 فصيلة منها مألوفة كالأزهار البرية مثل greenbrier أو ورد الحصان البري.

إن عائلة البطاطا الحلوة هي مجموعة إستوائية وشبه إستوائية بحجم وسط لها 8 أنواع وحوالي 630 فصيلة، أكثرها كرمات منزوعة الساق ضعيفة بدرنات نباتية تكون كأعضاء خزن الطعام تحت أرضية كبيرة، أو السيقان الجذرية. البطاطا الحلوة هي درنات نباتية صالحة للأكل من بضعة فصائل مفلوحة من جنس العائلة التمثيلي. البطاطا الحلوة تدعى بهذا الاسم في الولايات المتحدة الجنوبية لكنها غير مرتبطة إلى بطاطة حلوة الحقيقية.

إذا أردنا التصنيف العلمي لعائلة الزنبق فنقول إن الزنبق هو الاسم العام لليلياسي أو زنبقي العائلة، ليليالسي أو زنبقي الرتبة، إن الجنس البصلي آليوم.مثل نوع البصل العادي والشالوت (shallots) ينتج من هذه الفصيلة كصنف آليوم كيبا (Allium cepa).،الثوم يصنف كثوم معمر كآليوم ساتيفيوم (Allium sativum) وكآليوم سكونبيرازوم (schoenoprasum Allium)، أم نبات الكراث فيصنف كآليوم بوروم (.Allium porrum). الهليون يصنف كهليون officinalis وسرخس هليون كهليون setaceus.. أما

جنس الصبـــار فصبار يعود سنبـــل المـاء إلى بونتيدريـــاسي العـائلـة ويصنف كآيتشهورنيا. crassipes قنب نبات سيزال، من هذه الفصيلة ويصنف كأجاف sisalana؛ القنب الحقيقي، من هذه الفصيلة أيضا وصنف كحشيش sativa؛ أما شجرة الجوشوا فتصنف كيكا brevifolia؛ ونبتة القرن، تصنف كأجاف americana؛ والكل يعود إلى أجافاسى العائلة. زهرة الميتة، تصنف كسملاكس herbacea وأما الـ greenbrier فيصنف كسملاكس، والـ rotundifolia يعود إلى سملاكاسي العائلة. تعود البطاطا الحلوة إلى كونفولفولاسي العائلة وتصنف كإبوموا. batatas[1].

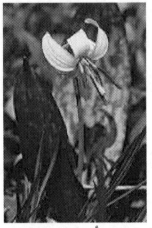

زنبق تروت.. التروت زنبقي، إريثرونيوم أمريكانوم americanum ، زهرة ربيعية تمثل نبات معمر ينشأ بطول 12 إنج (30 سنتيمتر)، يفلح لمعلقه الأصفر ويزهر بخضرة مزركشة. هذه النبتة تنمو أفضل في الترب المصرفة بشكل جيد الخصبة، بمحتوى دبال عالي(*). مكتبة مرجع إنكارتا مايكروسوفت 2003م.

جنس البصل: البصل، إسم عام لأي جنس ينتمي للأعشاب السنتينية من العائلة الزنبقية، يعود موطنها الأصلي إلى آسيا، ولكنها فلحت في المناطق المعتدلة والشبه الاستوائية لآلاف السنوات.

البصل الحقيقي المعروف كنوع من الطعام المستخدم هو نبتة بقاعدة منتفخة طويلة ومجوفة الأوراق بقواعد سميكة عريضة تكون معظم الانتفاخ للبصلة. تكون الزهور بيضاء أو وردية اللون، تحمل في ازهرار خيمي (umbels) لها ستة أوراق كأسية (sepals)،

---

(1) التفاصيل عن موسوعة إنكارتا العالمية، 2003م، موضوع البصليات والزنبق.

(*) الدبال: مادة عضوية منحلة.

ست أوراق تويجية، ستة سداة، ومدقة إنفرادية – لاحظ الأشكال السابقة التي تبين بالرسوم التوضيحية هذه التفاصيل-. من التنويعات ما يعرف بالبصل ذي التولد الأعلى، فالزهور تخلع من قبل البصيلات الدقيقة (bulblets) فتكون النباتات الجديدة.

البصل هو واحد من أكبر الخضار المتعدد الإستعمالات، إذ يستخدم كخام في السلطات، ويطبخ أو يخلل بطرق مختلفة، كما ويستعمل كنكهة أو توابل، وهناك منتجات بصلية مجففة تزود نكهات شعبية للشوربات وتطبخ.

يحتوي جنس البصل هذا على مواد ومركبات كبريتية (sulfurous) تعطيها الرائحة الكريهة، وزيوت متقلبة تعطيها مذاقا لاذعا مميزا؛ وهذه المكونات تذوب بكل إستعداد في الماء كي ينتج حامض كبريتي (sulfuric acid) يؤدي إلى تهيج العيون فتسيل الدموع.

البصل الذي ينمو في المناطق الدافئة يزرع كمحصول شتوي ويكون أكثر إعتدالا في الذوق والرائحة من البصل الذي يزرع خلال الصيف في المناطق الأبرد.. هناك عدة دول تشتهر بإنتاج البصل منها ما ذكرناه آنفا، وهناك منتجون يستخدمون تقنيات تعمل على زيادة إنتاج الغلة الزراعية، فمثلا الإنتاج التجاري للولايات المتحدة من البصل في العام 1989م تجاوز الـ 2,172,000 طن متري. ويعتبر البصل البرمودي الأصفر وبصل الإسباني الأبيض من بين البصل المفلوح الأكثر إعتدالا.

البصل ينمو بشكل سهل من البذرة التي يحتمل أن تنمو أما في الحقل بشكل مباشر أو تزرع في الأسرة بطرق حديثة كي ينتج بصلات صغيرة أو مجموعات. وهذه تجفف بشكل عام وتشحن إلى الفلاحين والبستانيين والمزارعين التجاريين. البصل متكيف إلى درجة الحرارة ويمكن أن يزرع طول السنة طالما التربة غنية ورطبة، فتبذر من أربعة إلى ستة أسابيع قبل الصقيع الأخير في الربيع أو يزرع في الصيف المتأخر.

إن المحصول يسمح أن ينضج في الحقل حتى تبدأ قممه بالانحناء والانكسار. ثم بعد ذلك فإن البصلات تسحب وتنشر أو تعلق في مناطق جافة كي تجف، ثم يبدأ الخزن في العادة ويشحن البصل في حقائب شبكية مشقوقة أو مفتوحة كي تحفظها جافة مع مراعاة التهوية اللازمة لمنع التلف من جهة، وتمنعها من الإيراق والسقوط من جهة أخرى.

بصل آخر يرتبط بهذه العائلة من حيث الجنس يتضمن البصل البري العقدي مثل نوع الشالوت (shallot)، الثوم المعمر، البصل الأخضر، والكراث الاعتيادي المعروف.. كل هذه الأنواع كالشالوت والبصل الأخضر لديها بصلات صغيرة، تعرف أيضا بالسكاليونز (scallions). التصنيف العلمي للبصل من جنس آليوم (Allium)، زنبقي أو ليلياسي العائلة، والبصل الحقيقي المستخدم بكثرة في الطعام يصنف كنوع آليوم كيبا (Allium cepa)؛

البصل البري يصنف كنوع آليوم سيرينوم (Allium cernuum)، أما نوع الشالوت
(shallot) فيصنف كآليوم آسكيلانيسوم (Allium ascalonicum) ، بينما الثوم المعمر يصنف
كآليوم سكونيبرازوم (Allium schoenoprasum)، والبصل الأخضر والكراث الاعتيادي يصنف
كآليوم آمبيلوبرازوم (.Allium ampeloprasum).

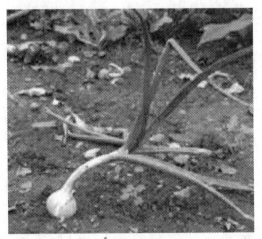

البصل المفلوح هو البصل دائم الازهرار، صالح للأكل في الصيف ، تفضل مواقع مشمسة
بالترب المصرفة بشكل جيد. ساقه بطول يتراوح من 30 إلى 70 سنتيمتر (12 إلى 28 إنج)
وينتج زهور وردية أو بيضاء... عن مكتبة مرجع إنكارتا مايكروسوفت 2003م.

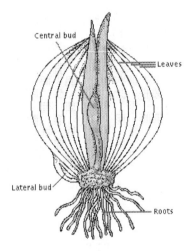

تركيب نبتة البصلة: التداخل بين الأوراق السميكة لتكوين مخزن طعام بصلي لنمو البرعم

المركزي والجذع والأوراق والزهور التي تظهر منها براعم جانبية، تدعى الفصوص كما هو الحال في النباتات مثل الثوم . عن مكتبة مرجع إنكارتا مايكروسوفت 2003م.

والبصليات عموما لها كتلة متداخلة ذات أوراق سميكة تنمو عادة على جذع قصير لتشكل بيئة غلق وحماية وخدمة ورفق لهذا المصدر الغذائي المهم .. البرعم الواحد على الأقل ربما يطور نبتة جديدة. البصلة تنمو تحت الأرض عادة، ولديها جذور تنمو أسفل من الجذع. البصلة المقطوعة، كما في حالة البصل العادي، قد تتداخل الأوراق فيها باحكام؛ بينما البصلة المتقشرة، كما في الثوم يكون الإحكام أقل والانفتاح أوسع. يشير إستعمال التعبير المشترك للفظة بصلة إلى كل نبات له صفة الانتفاخ المتراكب الأوراق المنزوع الساق أيضا (bulblike)، مثل كعب الزعفران أو الدرنة النباتية من زهرة الداليا، وحتى إلى السيقان الجذرية، كتل الجذور، وبعض الجذوع تحت الأرضية [1].

صنف الثوم

الثوم، إسم عام لبضعة أصناف قوية الرائحة من الأعشاب المنتمية إلى العائلة الزنبقية، والبصلات من هذه النباتات، تستعمل كنكهة الثوم، الثوم يشبه العائلة البصلية التي ينتمي لها ويرتبط بها ارتباطا وثيقا، فهو يمتلك ستة أجزاء صغيرة من الزهور الضاربة إلى البياض تحمل على الازهرار الخيمي (umbels) الذي بيناه في البصليات.. والثوم عرف منذ القدم في الحضارات السحيقة، فقد قدسه المصريون القدماء، واستخدم مضغه في اليونان القديمة.

إن الثمرة هي عبارة عن كبسولة تحتوي بذورا كلوية الشكل سوداء،.والثوم نبات شائع يفلح منذ عصور قديمة. الانتفاخ أو البصلة في هذا النبات له رائحة قوية وذوق مميز، يغطى بطبقة جلدية ورقية حامية ويمكن أن تقسم لبصيلات دقيقة (bulblets) تدعى الفصوص..الثوم يستعمل كنكهة في الطبخ والتخليل، أحيانا في شكله الكامل أو يفرم إلى فصوص وأحيانا في شكل مقتطف مطبوخ، كما في الصلصات والضمادات. وفي الطب الثوم يستعمل كمدرر ومنبه، ومساعد هضمي، ومضاد للإجهادات العضلية (antispasmodic) [2]، كما وله استعمالات طبية معتدلة محتملة أخرى تحت التحقيق وكما سنفصل في البحوث الحديثة التي سنتناولها بشيء من التفصيل لاحقا في هذا الفصل.

الثوم البري البريطاني والثوم البري الأمريكي وثوم الحقول الأوروبية والأميريكية

---

(1) التفاصيل عن موسوعة إنكارتا العالمية، 2003م، موضوع البصليات

(2) **antispasmodic**, a drug or other agent that prevents muscle spasms in certain muscles, including muscles in the uterus, digestive system, or urinary tract... Excerpted from *Mosby's Medical Encyclopedia*. Copyright (c) 1994-5, 1996, 1997 The Learning Company Inc. All Rights Reserved

والآسيوية يستعمل أيضا للتوابل. هناك ما يعرف بالثوم الباطل أو الكاذب، أو سم غراب، وهو فصيلة أمريكية شمالية بحضيرة زهور صفراء أو خضراء وثيقة الصلة إلى الثومو لكن ينقصها الرائحة المميزة للثوم، كما وإنها سامة للمواشي.. من بين التوابل ما اشتق من الجذور كالثوم والزنجبيل. الثوم بصلة مختلقة لها العديد من الفصوص وهو كما بينا وثيق الصلة للبصل، نشأ في آسيا الوسطى. بينما واحدة من التوابل الأقدم. يجيء الزنجبيل من الأنواع العطرية السميكة ذات الشبه بالانتفاخ البصلي ولها سيقان جذرية زينجيبر الدائمة. إن السيقان الجذرية تبيع بشكل تجاري أو تجفف لتكوين مسحوق الزنجبيل. وزيتها أو عصيرها الأساسي يستخدم في صنع أشربة بطعم الزنجبيل، أو عصائر وصلصات.

التصنيف العلمي للثوم يعود إلى العائلة الليلياسية أو الزنبقية، وهو شائع ضمن التصنيف بما يعرف بالآليوم ساتيفوم (Allium sativum)، بينما الثوم البري بريطاني يصنف كآليوم أوليراكيوم (Allium oleraceum)، والثوم البري الأمريكي كآليوم كأندينز (.Allium candense)، وثوم الحقول الأوروبية والأميريكية يصنف كآليوم فينيل (Allium vineale)، بينما الثوم الكاذب أو الباطل يصنف كنوثوسكوردوم ثنائي الصمام[1] .

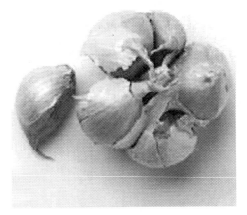

(1) التفاصيل عن موسوعة إنكارتا العالمية، 2003م، موضوع الثوم.. مكتبة مرجع إنكارتا مايكروسوفت 2003. جميع الحقوق محفوظة . والصور بعضها عن الشبكة العالمية الإنترنت.

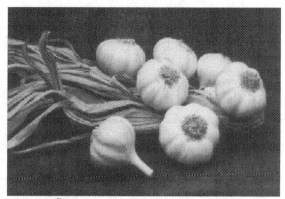

الثوم: متضمن في العائلة البصلية ضمن فصيلة الثوم، جنس الآليوم. له رائحة قوية وذوق لاذع مميز ..بصلات هذه النباتات تستعمل في التخليل والطبخ، وله فوائد علاجية جمة . مكتبة مرجع إنكارتا مايكروسوفت 2003.

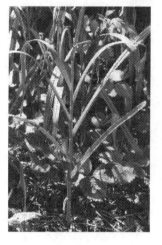

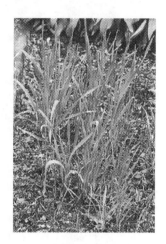

Garlic plant   Young garlic plants

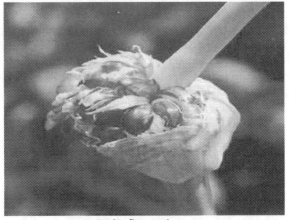

Garlic flower cluster

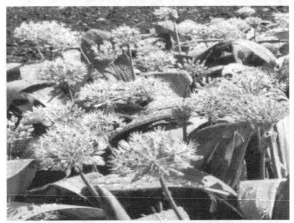

Central Asian species Allium karataviense

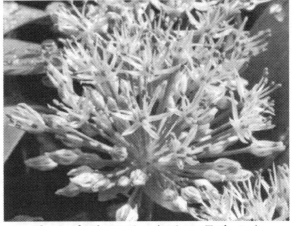

Flower of A. karatavinse (native to Turkestan)

ومما سبق يتضح أن البصل والثوم والكراث هما من نفس الصنف والجنس والعائلة، وكله تنتج مركبات تحمل رائحة كريهة ومذاقا لاذعا مميزا يعود أصلها لمواد كبريتية، كما وأن لها من الفوائد ما سنبينه أدناه.

البصل Allium Cepa : عشب طبي ولكن لا تعلمون [1].

بصل المطبخ family leliaceae يعتبر من الاعشاب الطبية وهي نبتة منتشرة في جميع اقطار العالم وتوجد أنواع كثيرة أهمها بصل المطبخ وبصل الشفاء المفقس (المنجب) وقد سماه الامير مصطفى الشهابي (ثوم قصبي Allium Fistulosm وكراث اندلسي Allium Ascelonium وبصل لؤلؤي (بصل زراعي)- وهو من فصيلة الزنبقيات، وهو نوعان الابيض والاحمر والفرق بينهما أن الابيض مذاقه أقل حرقة من الاحمر.

في البصل هذا من المواد الفعالة ما يوجب المعرفة مثل الزيت والذي في تركيبه كثير من الكبريت وفيتامين C ومادة الكلوكونين Glukonin التي تعادل الانسولين بمفعولها في تحديد نسبة السكر في الدم. ومن استعمالاته الطبية أنه يستعمل خارجيا في:

أ- يستعمل للتلبيخ (تعمل اللبيخة بتقطيع أو فرم البصل وتسخن الشرائح أو المفروم تسخينا جافا (دون أن يصفر لونها)) فوق:-

1- الصدر لمعالجة السعال الديكي.
2- الصدر والظهر لمعالجة التهاب الرئة.
3- موضع الكلى والمثانة لمعالجة انحباس البول.
4- مؤخرة الرأس لمعالجة الزكام.
5- حول الرقبة وفوق الحنجرة لمعالجة التهاب اللوزتين العادي والخناقي واختفاء الصوت (البحة).
6- وراء الأذن لاستدرار القيح من خلالها.
7- أصابع القدمين لمعالجة الاحتقان فيها (التثليج).
8- أوتار العضلات لمعالجة الالتهاب فيها.
9- الدمامل والجمرات للإسراع في تقيحها (طبخها) وشفائها.

<u>**طريقة الاستعمال :**</u> يغطى الموضع المصاب باللبخة بعد تسخينها وتثبت بقطعة قماش كتاني ولا يجوز استعمال نسيج اصم أو الورق ومن فوقها قطعة أكبر من نسيج صوفي لخفض الحرارة، تجدد اللبخة عند اللزوم كل 12 ساعة.

(1) بحث الصيدلانية خولة محمد وفيق، مجلة آفاق طبية العراقية، السنة 3، العدد 10، رمضان 1423هـ- تشرين ثاني 2002م، ص 28-29.

ب-معالجة مسامير اصابع القدم وذلك بوضع بضع شرائح البصل فوق المسمار وتثبت بضماد أو قطعة من المشمع اللصاق (بلاستر) حتى الصباح وتكرر العملية كل مساء إلى أن يتم نزع المسمار في حمام قدمي بالماء الساخن والصابون.

ج-تزال التآليل بتضميدها بشرائح من البصل مشبعة بالخل وتثبت فوقها بواسطة بلاستر.

د-عصير البصل يستعمل:-

1- لمعالجة الأورام والندب المتضخمة.
2- تسكين الآم الاطراف المبتورة بطليها بالعصير الطازج.
3- يدلك جلد الرأس (فروة الرأس) بعصير البصل لمعالجة سقوط الشعر.

هـ - يستعمل مزيج من البصل المبروش مع زيت الزيتون لمعالجة بعض القروح النتنة المملوءة بالنخرة (اللحم الميت).

ملاحظة هامة: لقد درج استعمال لبخة البصل في معالجة دهاس الأصابع ولكن هذا الاستعمال قد يسبب امتداد الالتهاب إلى الأوتار وضياع الحركة فيها بعد شفائها إذا كان الالتهاب قد وصل إلى درجة لا يمكن بعدها الحيلولة دون حدوث تقيح.

ولمعالجة الدهاس هو لف الإصبع المصاب بقطعة قطن مشبعة بالكحول وتثبيتها فوق قطعة من الخشب مبطنة بالقطن لمنع كل حركة فيها وتثبيت الساعد كله إلى الأعلى ويعاد ترطيب الضماد بالكحول ليضل رطبا باستمرار فاذا لم تجد هذه الطريقة بعد يومين أو ثلاثة من استعمالها أصبح الشق المبكر (جراحة) ضرورة لمحافظة على سلامة الأوتار وحركتها.

الاستعمالات الباطنية

أ- أكل بصلة واحدة متوسطة الحجم كل يوم تحسن الهضم وتطرد الغازات وتلين الباطنة.

ب- لمعالجة الإسهال صفار البيض المقلي مع حبوب الكراويا والبصل المفروم بالزبدة.

ج- لطرد الديدان عند الاطفال تنقع شرائح من البصل الغض في قليل من الماء طيلة الليل ويصفى في الصباح ويعطى للطفل بعد تحليته بالعسل ويستمر على ذلك يوميا إلى أن يتم طرد الديدان من الامعاء.

د- يعالج السعال عند الاطفال بجرعات صغيرة ومتعددة (ملعقة صغيرة من البصل المطبوخ بالعسل أو سكر النبات).

هـ- تعالج نوبات السعال الديكي وغيرها بمعقود البصل وذلك بطبخ شرائح من البصل في سكر النبات لعمل (شراب) يعطى منه ملعقة كبيرة كل ساعتين.

و- نوبات الربو تعالج باعطاء ملعقة صغيرة كل ثلاث ساعات من مزيج عصير البصل مع العسل باجزاء متساوية.

ز- أكل بصلة متوسطة الحجم يوميا يخفض كمية السكر في دم المصابين بالبول السكري ويقلل من جفاف الفم والشعور بالعطش وبالتالي شرب السوائل.

ح- لطرد الديدان المعوية الشعرية ومعالجة البواسير تستعمل حقن البصل الشرجية وذلك بغلي نصف بصلة متوسطة الحجم لمدة (3) دقائق في لتر من الماء وتصفيته بعد ذلك لحقنه فاترا في الشرج.

واخيراً يوصي بعض الاطباء بان لا يخلو طعام المصابين بالسرطان من البصل في جميع الوجبات.

وأما ضرره فانه يورث الشقيقة وصدع الرأس ويولد رياحا ويغير رائحة الفم والنكهة ويؤذي الجليس وإماتته طبخا ذهب بهذه المضرات منه، ويمنع استعمال البصل غير المطبوخ للحامل في 3-4 اشهر الاولى بشكل اعتيادي.

ملاحظة:توجد مادة عشبية طبية اسمها بصل العنصل ويسمى Squill ويسمى بصل فرعون وهو نبات Urginia martima ويتبع الفصيلة الزنبقية أيضا وهو يختلف عن بصل الاكل، ويوجد نوعان منه:-

1- بصل العنصل الأبيض White squill ويتميز بلون قشرته الصفراء.

2- بصل العنصل الأحمر أو بصل الغار Red squill ويتميز لون قشرته الخارجية التي تميل إلى الاحمرار لأنه يحتوي على مادة الانثوسيانين Anthocyanin في العصير الخلوي للأوراق.

كذلك يجب أن نميز بين البصل الاحمر وبصل العنصل الهندي Indian squill وهو معروف باسم Uriginea Indian ويتبع نفس الفصيلة الزنبقية ولونه قاتم قليلا.

يحتوي بصل العنصل الابيض على مواد كلايكوسيدية أهمها: سيلارين Seillarin و B Scillarine وأما العنصل الاحمر فانه يحتوي اضافة إلى هذين الكلايكوسيدين على سيلاروزيد Seillaroside وسيلاروبروسيد Scillarubroside وهما غير موجودين في بصل العنصل الابيض.

استعماله: يؤثر على القلب تأثيرا مفيدا إذا ما استعمل بكميات بسيطة جدا وإذا أزدادت هذه الكمية فأن تأثيره يعتبر قاتلا، ولهذا يحذر استعمال النبات الخام لعدم امكان تقدير ما به من المكونات الفعالة التي تعرض من يستعمله للخطر.

وبصل العنصل معروف من القدم لأطباء الإغريق والمصريين القدماء فقد وصفه الأطباء العرب كما وصفه ديوسقوريدس منقوعا في الخل المخفف لعلاج القلب ولقد كان المصريون القدماء يقدسون النبات ويعتبرونه طاردا للشيطان أو الارواح الشريرة ولقد عثر على تذكرة طبية لهذا النبات في أحدى الروايات المصرية.

بيانات جديدة على الفوائد الطبية للثوم

عرف الثوم كعلاج منذ القدم، ولكن أثبتت البحوث الحديثة أن له استخدامات طبية جديدة وعجيبة، فقد أثبت أنه جيد لمقاومة تحرك الجراثيم، ويحفظ القلب صحيا، ومقاوم للسعال والبرد وغير ذلك مما سنفصل أدناه. فحسب المعلومات المتوفرة من المركز الدولي لمعلومات الثوم هناك العديد من الفوائد التي تربط أخذ الثوم بشكل منتظم مع:

1. الثوم والكليسترول.
2. الثوم والحمل.
3. حلويات الثوم الصحية .
4. مواد كيمياوية خاصة متوفرة في الثوم.

كما ثبت أن للثوم واستعماله فوائد جمة في معالجة للمشاكل الصحية التالية:

1. مضاد للبكتريا والجراثيم بشكل فعال جدا -أنتيبيكتريال- .
2. مقاوم جيد للفطريات - antifungal -.
3. منظم جيد لضغط دم.
4. مفيد للدورة الدموية.
5. منظم جيد للكوليستيرول cholesterol.
6. مقاوم للعجز.
7. مفيد للحمل.
8. مفيد لمقاومة مرض سكر.
9. يقاوم الأكسدة Anti-oxidant .
10. مفيد ومقوي للقلب Cardioprotective .
11. مقاوم للسعال والبرد.
12. مفيد للمعدة.
13. مقاوم لبعض أنواع السرطان.

وفضلا عن استعمال الثوم كغذاء ودواء للبشر، فهو يستخدم كغذاء للحيوانات الأليفة والحيوانات الأخرى [1]

الثوم والكليسترول:

هناك عدة دراسات جرت وتجري، بلغت المثبتة بشكل حقيقة علمية لحد اليوم حوالي 12 دراسة رصينة أكدت مؤخرا أن الثوم في بضعة أشكاله يمكن أن يخفض

---

(1) The Garlic Information Centre: An International Information Service on the Medicinal Benefits of Garlic.. garlic@mistral.co.uk .

الكوليستيرول أكثر. والباحثون من كل انحاء العالم خصوصا في أكسفورد بالمملكة المتحدة وأمريكا قد نشروا بعض الخلاصات من هذه البيانات الجيدة حول هذا النبات المهم الثوم.

البحث المتناول أدناه أحد أهم تلك البحوث [1]، فقد بين كل من سيلاجي ونيل هاو (Silagy CS, Neil HAW,) في بحثهم الذي نشر عام 1994م أن إضافات الثوم لها جزء مهم يمكن أن تلعبه في معالجة الكوليستيرول العالي، وبأن البحوث حول العالم أثبتت أن بإمكان الثوم تخفيض حوالي 12% من. إجمالي الكوليستيرول.

الدراسة الأكبر لحد الآن قد قيدت في ألمانيا، حيث بينت أن 261 مريضا من حوالي 30 نوع من حالات الكوليستيرول المرتفع تم استعمال عام للثوم لهم أما بواسطة الأقراص أو مسحوق الثوم أو علاج مموه. بعد فترة معالجة استغرقت 12 أسبوع بإعطاء مصل قليل أدت لخفض مستويات الكوليستيرول بحوالي 12% مقارنة بانخفاض وصل إلى 17% في حالة مجموعة العلاج المموه. ولقد تبين أن علاج الثوم يعطي تحسنا مباشرا أفضل من العلاج المموه بينما يكون الأخير أفضل بعد فترة أسابيع كما تبين الأشكال أدناه والتي تحوي الدراسة الإحصائية المبينة لهذا الاكتشاف والمقارنة بين علاج الثوم المباشر والعلاج المموه- the placebo group.- مبينة للفترة الزمنية بالأسابيع.

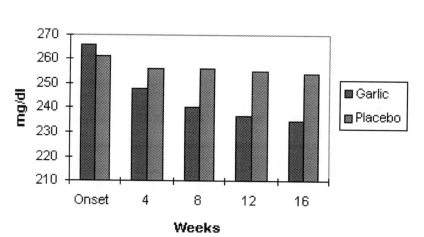

Total Cholesterol

(1) Garlic as lipid lowering agent - a meta analysis.. By Silagy CS, Neil HAW, 1994, The Journal of the Royal College of Physicians, Vol 28 No 1:39-45

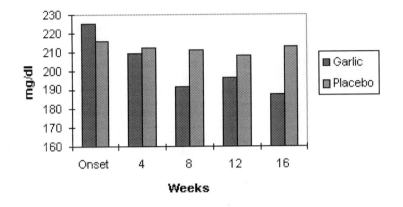

Triglycerides

الثوم والحمل[1]:

بينت البحوث الحديثة أنه بإمكان القضاء على تعقيدات الحمل طبيعيا بالثوم، ففي بحث جديد نفذ من قبل الدكتور دي إس أو أو آر أي إن إن أي، الآنسة جي إتش آي آر أي إن آي والدكتور آي داس في القسم الأكاديمي لطب الأمراض النسائية أوبسترتريس وفي مستشفى تشيلسي ويستمنستر في لندن المملكة المتحدة - Dr D Sooranna, Ms J Hirani and Dr I Das in the Academic Department of Obstertrics & Gynaecology at the Chelsea & Westminster Hospital in London UK. -. وجد بأن أخذ الثوم خلال فترة الحمل يمكن أن يقطع خطر التسمم المحتمل جراء الحمل أو ما يعرف علميا بالـ eclampsia[2]، كما ويمنع ارتفاع ضغط

---

(1) Garlic and Pregnancy: Cut the complications of pregnancy naturally with garlic Dr D Sooranna, Ms J Hirani and Dr I Das in the Academic Department of Obstertrics & Gynaecology at the Chelsea & Westminster Hospital in London UK.

(2) **eclampsia** /iklamp'se-/, the gravest form of poisoning of pregnancy, marked by grand mal convulsion, coma, high blood pressure, water retention, and protein in the urine. The symptoms of coming convulsions often include anxiety, pain under the breastbone, headache, blurred vision, continual and extremely high blood pressure, and increasingly overactive reflexes. Convulsions may be prevented by bed rest in a quiet, dimly lit room and by injecting a calming drug into the muscles. Treatment of a convulsion must include keeping the mother's airway open, protecting her against injury, and giving drugs to stop the convulsion and lower the blood pressure. Once this is done, the child can be born. Convulsions rarely happen after the child has been born. Eclampsia occurs in 0.2% of pregnancies, and the cause is not known.. Excerpted from *Mosby's Medical Encyclopedia*. Copyright (c) 1994-5, 1996, 1997 The Learning Company Inc. All Rights Reserved

الدم وتنظيم نسب البروتين وحجز البول لدى الحامل..

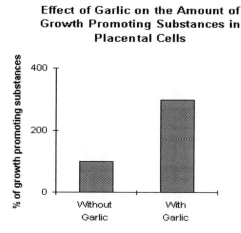

Effect of Garlic on the Amount of Growth Promoting Substances in Placental Cells

الدراسات تكشف أن الثوم لربما يساعد على رفع وزن الرضع عموما وخصوصا لأولئك المتوقع قلة وزنهم. التجارب حسب فريق البحث بينت أن للثوم قابلية إعطاء قوة إلى الخلايا في مشيمة النساء التي من المحتمل أن تعاني من ضعف في التحفز للنمو بشكل سريع. علاوة على ذلك، فإن له نشاطا رئيسيا في تنظيم النظام الهرموني والإنزيمي للحامل مما ذلك يخفض في احتمالات الحمل الشاذ. والشكل أعلاه يوضح أن النمو في هذه الخلايا للمشيمة يكون أكثر بكثير في حالة استخدام الثوم.

بيانات جديدة

تجري في أغلب بلدان العالم المتقدم تقريبا بحوث علمية حول فوائد الثوم في علاج العديد من الأمراض والمشاكل الصحية تتضمن السرطان، مرض السكر، أمراض القلب والدورة الدموية، محاربة البكتريا والفطريات، واستعمالات أخرى كثيرة..

وتقام الندوات وتجرى البحوث وتنظم المؤتمرات وتؤلف الكتب حول ذلك، وفي ندوة دولية أقيمت مؤخرا في برلين. حول فوائد الثوم قام الأستاذ بيتر جوسلنج بتأليف كتاب شامل عن الثوم يحتوي دليل الثوم الكامل.. في هذا الكتاب تجد آخر المعلومات العلمية التي نشرت عن فوائد الثوم في الحالات الصحية المتعددة، كما ويعطي التفسيرات

والمناقشات العلمية الرصينة لكل حالات الشفاء التي اكتشفت بالتفصيلات السريرية المنشورة بالنسبة لعمل الثوم وما وجد في داخله من مركبات تعد الأكثر أهمية لمقاومة ومقارعة أمراض وحالات عديدة مثل ارتفاع الضغط والكوليستيرول والبكتريا والفطريات والأكسدة وأمراض الجهاز الهضمي وغير ذلك.. وفي الجزء الثاني من هذا الكتاب الممتاز يحتوي حقائق منها معروفة وأكثرها نادرة حول الثوم حتى للذين يعتبرون أنفسهم خبراء في الثوم..هذا الكتاب يعتبر هدية رائعة لأي شخص مهتم بهذه العشبة المدهشة![1].

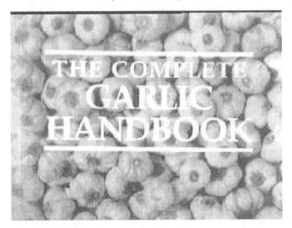

غلاف الكتاب الموسوعي عن الثوم

ولقد أقيمت ندوة دولية عن الثوم في (5-7) تشرين الأول/أكتوبر 1995, في جامعة برلين، بألمانيا[2]، وقدمت الندوة بيانات غاية في الأهمية . هذه البيانات قد قدمت في ندوة نقلت عبر الأقمار الصناعية حول بحث الثوم الدولي، في المؤتمر الدولي السادس في فيتوثيرابي (Phytotherapy)، بالارتباط والتعاون مع الهيئة العلمية الأوروبية للفيتوثيرابي والذي أقيم في أرض الجامعة الحرة في برلين بألمانيا.. وكان من أهم البحوث:

1. هذه البيانات تركزت حول مختلف الفوائد والأساليب المستفادة من الثوم وخصوصا في ملكيات مسحوق الثوم المجفف وإنتاج ومقتطفاته المائية. البيانات قد قدمت أيضا على الأنماط المبتكرة الجديدة من الفعل لمسحوق الثوم، وأيضا

(1) The Complete Garlic Handbook contains all the latest scientific information published on the benefits of garlic in various medical conditions.. Written by our Director of Operations Mr .Peter Josling - this is the most comprehensive book you can buy on garlic.. 120pp.. GC163   - Price: $18.00

(2) International Garlic Symposium.. 5th - 7th October 1995, Free University of Berlin, Berlin, Germany.

تفصيلات أخرى على ملكياتها العقاقيرية ونشاطها السريري، وأهميتها في الطب..
قدم تلك المعلومات يشكل رئيس الأستاذ الدكتور جي. جي. بيلز مدير مركز علم الصيدلة كارديوفاسكولار، ويسبادين، ألمانيا. (Chairman: Professor Dr G. G. Belz,Director Centre for Cardiovascular Pharmacology, Wiesbaden, Germany).

2. كما قدم الأستاذ جي. سيجال، يو. كاسبير، وأي. معهد والتر لعلم وظائف الأعضاء، مجموعة بحث بيوفيسيكال، فريي يونيفيرسيتات برلين، ألمانيا (*G. Siegal, U. Casper, and A. Walter Institute of Physiology, Biophysical Research Group, Freie Universitat Berlin, Germany*)، بحثا بعنوان التغييرات في النغمة الوعائية وعملية الأيض الكالسيوم (Changes in vascular tone and calcium metabolism) بين فيه أن هناك بضعة تأثيرات مفيدة تنسب إلى ثوم نوع آليوم ساتيفيوم (Allium sativum)، ومنها كمثال، أنه يخفض ضغط الدم الشرياني، وأيضا يمنع حصول تصلب الشرايين (arteriosclerotic)[1] والتغييرات الوعائية.. وأثبت أن هناك تأثيرا لمحلول مقتطف الثوم المائي وناخبيه (allicin ajoene, و glutamylpeptides) على الخصائص الكهرو ميكانيكية للأوعية التاجية الإنسانية التي تنشأ من القلب. وفي الأشرطة الوعائية المعزولة، يؤثر الثوم على إمكانية الغشاء وتطور القوة الميكانيكي في المقتطفات المائية ويعمل على زيادة في تركيز الـ (hyperpolarized) غشاء خلايا العضلة الناعمة الوعائية وخفضه بشكل آني بنسب كبيرة بينها في البحث، وإذن، التأثير على إمكانية الغشاء والنغمة الوعائية التاجية قد وجدا في الداخل مدى تركيز المعني للرجل، والنتيجة هي أن الثوم أثر على عدد القنوات للكالسيوم 2+ (Ca2+) في التيار الداخلي في تناقصات خلايا العضلة الناعمة الوعائية من 3 إلى 4 دقائق، فجعل

(1) arteriosclerosis, a common disorder of the arteries. It is marked by thickening, loss of elasticity, and hardening of the walls through calcium. This results in less blood supply, especially to the brain and legs. The condition often develops with aging. It also often occurs with high blood pressure, kidney disease, hardening of the connective tissues (scleroderma), diabetes, and excess of lipids in the blood (hyperlipidemia). Symptoms include leg cramps when walking (intermittent claudication), changes in skin temperature and color, altered pulses, headache, dizziness, and memory defects. Drugs to widen the blood vessels and exercise to stimulate circulation may relieve symptoms of arteriosclerosis. However, there is no specific treatment for the disorder. Kinds of arteriosclerosis are atherosclerosis, Monckeberg's arteriosclerosis... Excerpted from Mosby's Medical Encyclopedia. Copyright (c) 1994-5, 1996, 1997 The Learning Company Inc. All Rights Reserved.

نسبة الإرخاء العضلي تزداد لحوالي 7.9%.. وفضلا عن ذلك فقد توصل الباحث لجملة من الاستنتاجات المهمة حول التأثير الإيجابي المهم للثوم على نسب الكالسيوم المؤثرة في الجسم.

3. كما قدم الأستاذ ألكساندر إن. أوريخوف (Alexander N. Orekhov) من معهد كارديولوجي التجريبي بموسكو - روسيا (Institute of Experimental Cardiology, Moscow Russia) بحث بعنوان (Direct anti-atherosclerotic effects of garlic powder). تأثير أقراص مسحوق الثوم، كوي (Kwai)، على إمكانية atherogenic مصل دم مرضى مرض الشريان التاجيين (The effect of garlic powder tablets. Kwai, on atherogenic potential of blood serum of coronary artery disease patients was investigated in a placebo-controlled double-blind study.) وتوصل إلى أهمية مسحوق الثوم ومحلوله المائي في منع الأكسدة، وتقوية القلب والدورة الدموية وتنشيط خلايا العضلات، كما أثبت أهمية الثوم في معالجة الكسور للعظام والمفاصل.

4. وأثبت الأستاذ إنستيتوت دير يونيفيرسيتات الأستاذ رولف جيبهاردت فيسيولوجيستش، دي -67027 توبنجين (Professor Rolf Gebhardt Physiologisch-chemisches Institut der Universitat, D-72076 Tubingen) في بحثه الموسوم منع التركيب الحيوي كليسترول بمركبات الثوم (Inhibition of Cholesterol Biosynthesis by Garlic Compounds)، أن الثوم يؤثر تأثيرا كبيرا في تقليل الكوليستيرول للبشر والحيوان على حد سواء، فهو يعمل على تحفيز مواد وإمنزيمات خاصة تقلل تأثير الدهون والكوليستيرول في الجسم كالأدينوسين. والجدول أدناه يلخص ذلك:

Table 1
Advantages of garlic-derived organosulfur compounds as inhibitors of cholesterol biosynthesis.

1-They enhance in a sensitive manner the physiological mechanisms that reduce endogenous cholesterol biosynthesis resulting in a high bio-compatibility of their effects.
2-They exert multiple different actions leading to a balanced response of the cells and the whole organism.
3-They exert only partial inhibition preventing depletion of important terpenoid intermediates of cholesterol biosynthesis.

4-Presumably (due to their mode of action) they do not affect cholesterol biosynthesis in organs that need this molecule for production of hormones and other functions.
5-They do not seem to produce adverse effects during long-term application of garlic preparations.

هذه النتائج تبين بشكل قاطع أن الثوم يمارس تأثيرات متعددة على الكبد كي يعمل على محاربة الكوليستيرول، وأن التركيب الحيوي للثوم ينتج في تحوير معدل من التعليمة الفسلجية ويؤدي بإشارة ممرات خلوية تقود إلى تأثير فعال على بضع وظائف أيضية في طريق متوافق فسلجي. هذه الميزات لربما تعيد تحظير الثوم كنوع من الأدوات العلاجية الفريدة لمعالجة الحالات المعتدلة.hypercholesterolemia

5. وأثبت كل من الأساتذة الدكتور. إس إس أو آر أي إن إن آي، الآنسة جي إتش آي آر أي إن آي، الآنسة. إن خان والدكتور. أنا داس أقسام أكاديمية من علم التوليد وطب الأمراض النسائية وطب الأمراض العقلية.. جيرنغ كروس وويستمينستر مدرسة طبية، مستشفى تشيلسي وويسمينستر، لندن (Dr. S Sooranna, Ms J Hirani, Ms. N Khan and Dr. I Das Academic Departments of Obstetrics & Gynaecology and Psychiatry, Charing Cross & Westminster Medical School, Chelsea & Westminster Hospital, London.) في بحثهم الموسوم : الثوم وعملية الأيض الأكسيد النتريكية: التوريط خلال الحمل (Garlic and Nitric Oxide metabolism: The implications during pregnancy).. وأثبت البحث أهمية الثوم في العمليات الأيضية والبايوكيميائية للحامل في تقوية نشاطها وتنظيم عمل المشيمة والدورة الدموية لكل من الأم والجنين فضلا عن النشاط وتقوية العظام والعضلات والمفاصل.
6. وأثبت الدكتور أندرو نيل والأستاذ كرستوفر سيلاجي.. يونيفيرسيتي لأكسفورد، يو. كي. وجامعة فلندرس الاسترالية جنوبية، أديليد (Dr Andrew Neil and Professor Christopher Silagy University of Oxford, U.K. and Flinders University of South Australia, Adelaide).. في بحثهم تحليل تأثيرات الثوم على ضغط الدم والمصل ليبايدز (A meta-analysis of the effects of garlic on blood pressure and serum lipids)، أن للثوم القابلية الفريدة على تخفيض ضغط الدم وتخفيض مصل ليبايدز الدهني (serum lipids) كما أثبتوا أن الثوم يمنع تجمع الصفائح الدموية (platelet) ويخفض من ضغط الدم ويزيد من القابلية على تحليل

الألياف في الدم (fibrinolysis) [1] ويخفض المصل الدهني ليبايدز lipids)، كما ويكون الثوم صفة الـ (cardioprotective) أي ينظم عمل القلب ليمنع تأثير الأدوية الكيميائية المناظرة من أن تؤثر سلبا عليه.

7. كذلك بين الباحث أو إس دي إي سانتوس بروومسجروف، من برمنغهام.(O S De A Santos - Bromsgrove, Birmingham) في بحثه عن الدراسة المقارن لزيت ومسحوق الثوم على الكوليستيرول والمصل الدهني ليبايدز(- Garlic supplements Comparative effectiveness in cardiovascular care)، أن المسحوق والزيت يعملان باتجاه تنظيم هذه الأمور في الجسم على النحو الأفضل وكما يتبين في الجدول أدناه:

	POWDER	OIL
Total Cholesterol Start	**6.67**	**6.27**
Total Cholesterol Finish	**5.76**	**6.07**
LDL Start	**4.48**	**4.08**
LDL Finish	**3.75**	**4.06**
Systolic BP Start	**151**	**138**
Systolic BP Finish	**124**	**138**
Diastolic BP Start	**96**	**88**
Diastolic BP Finish	**79**	**86**

8. كما بين كل من الدكتور بي إم أي إن إس إي إل إل، ساليسبري المملكة المتحدة، الدكتور جي. بي. دي. متهورة، المملكة المتحدة حمام، الدكتور. جي. لويد، المملكة المتحدة حمام، الدكتور بي. ليثردال، ساوثهمبتون المملكة المتحدة.(Dr P Mansell, Salisbury UK, Dr J.P.D. Reckless, Bath UK, Dr. J. Lloyd, Bath UK, Dr B. Leatherdale, Southampton UK.)، في بحثهم الموسوم تأثير مسحوق الثوم المجفف كأقراص على مصل lipids الدهني عند مرضى السكر التابعين غير الأنسيولين The effect of dried garlic powder tablets on serum lipids in non-insulin dependent diabetic patients) أن مرضى السكر يستفيدون أيضا من تناول

(1) fibrinolysis, the body's continuous process of dissolving fibrin to break down small fibrous clots in the blood. This action is increased by various stressors such as intense exercise and inflammatory reactions.. Excerpted from *Mosby's Medical Encyclopedia*. Copyright (c) 1994-5, 1996, 1997 The Learning Company Inc. All Rights Reserved.

أقراص الثوم كبديل عن الأدوية الصناعية كالأنسولين..

9. كما أكد الأساتذة بي جي إتش أو إل يو بي وجي أي دي إل إي آر، مجموعة بحث تغذية لتجنب مرض القلب، قسم علم الأحياء البشرية والعلوم المغذية، جامعة جويلف، أونتاريو، كندا.(B J Holub and A J Adler, Nutrition Research Group for Heart Disease Prevention, Department of Human Biology and Nutritional Sciences, University of Guelph, Ontario, Canada.) على نفس الاتجاه من التأثير على الكوليستيرول ومصل ليبايدز باستخدام الثوم وزيت السمك .

10. أكدت دراسات أخرى عديدة يصعب حصرها أن للثوم تأثيرات مهمة على الشريان التاجي والأبهر والشرايين الفخذية وعمل القلب والجهاز التنفسي ومعالجة أمراض الربو وضيق التنفس والعضلات والعظام والمفاصل والكسور وتنظيم عمل المعدة والكبد وغير ذلك الكثير.

11. بل إن من البحوث اللطيفة القيمة في أثر الثوم أنه يعمل باتجاه معاكس لعمل التدخين المدمر، ففي أحد البحوث المقدمة للمؤتمر والتي قدمها الأستاذ إتش كي آي إي إس إي دبليو إي تي تي إي آر، مدير معهد الطب وإمانوهايموتولوجي نقل دم، مستشفى جامعة، تشاريت_ للجامعة هومبولدت، برلين(Director of The Professor H Kiesewetter, Transfusion Medicine and Institute of Immunohaemotology, University Hospital, Charit_ of the Humboldt University, Berlin.) في بحث بعنوان تأثير مدى بعيد أقراص مسحوق الثوم على تطور تشكيل اللوحة في الفروع السباتية لكلتا الشرايين الفخذية تقرير أولي (Long term effect of garlic powder tablets on the development of plaque formation in the carotid branches of both femoral arteries - A preliminary report)، تبين أنه من دراسة أجريت على 174 مشارك ، 16.9% كان يعاني البدانة المفرطة، 3.1% كان عنده مرض سكر 17.7%له إرتفاع ضغط الدم، 4% لديه hyperuricaemia و 32.6 % كان لديهم hypercholesterolaemia، وقد تبين من البحث أن تناول مسحوق أو أقراص أو زيت الثوم يعمل على تقليل الآثار السلبية لهذه الحالات بنسب جيدة.

12. كما وأثبت أيضا أن الثوم له قيمة غذائية مهمة وأنه يمكن استعماله كحلويات لمرضى السكر ولتخفيف الوزن. كما وجد أن الثوم يحوي مواد كيميائية خاصة لها من الفوائد الغذائية الكثير.

وتوصل الأستاذ بيلز إلى الخلاصة النهائية والاستنتاج النهائي من الملاحظات التي لخصت الرأي من كل أولئك الذين قدموا بياناتهم في هذه الندوة الدولية. على أن أقراص ومسحوق الثوم في الوقت الحاضر يمكن أن تنتج بشكل طبي صحي مضمون النتائج لمعالجة أمراض عديدة تعتبر قاسية وصارمة علميا.

المواد الكيمياوية الخاصة الموجودة في الثوم :

للأغراض البحثية يمكن الكشف عن محتويات الثوم لغرض فهم فوائده المختلفة..

Garlic Specialty Chemicals available for purchase .. Our specialty chemicals division (NOPEX) can provide a range of specialist garlic components, specifically for research purposes.

جدول محتويات المواد في نبتة الثوم حسب آخر ما اكتشف فيه من مركبات

Garlic contents
Alliin - Garlic contains three S-alkylcysteine sulphoxides capable of producing thiosulphinates. Alliin or S-2-propenylcysteine sulphoxide constitutes approximately 85% of the three sulphoxides. Available as a stable solid in quantities from 0.5g. Email garlic@mistral.co.uk for prices and availability.
Allicin - A pungent oil, yellow brown in color. Must be stored at -70 centigrade. Will decompose within a few hours. Synthesised from diallyl disulphide. Soluble in water and several organic solvents (details on request).Available in small quantities and transported in dry ice. Email garlic@mistral.co.uk for prices and availability.
Allicin - We can now supply allicin as a stable liquid dissolved in water. The compound is produced by a natural substrate/enzyme reaction and is classified under EEC directive 88/388 and US Federal Register Title 21, Section 101.22. Pale yellow to colorless liquid 1.5 mg allicin/ml. Stored in a chilled environment at 4 centigrade allicin is stable for at least 6 months (re-evaluation required after this).
Stable allicin is now available following discovery of a new manufacturing procedure. Currently only available from The Garlic Centre, strictly for research purposes only. Material transfer agreement and full details of your research projects will be required and acknowledgement of The Garlic Information Center in any published work will be required. Email garlic@mistral.co.uk for prices and availability.
Ajoene -Originally discovered after incubation of chopped garlic in methanol with remarkable activity towards inhibition of blood platelet aggregation. Stable solid showing no decay at room temperature in the absence of solvent.. Available as an isometric mixture E/Z 4,5,9-trithiadodeca-1,6,11-triene-9-oxide. Z isomer is

dominant when prepared in nonpolar solvents. Email garlic@mistral.co.uk for prices and availability.
All chemicals are supplied with quality control certification. Analytical proceedures and details of published work on each of the above compounds is available - prices on request.

الثوم يحتوي ثروة من مركبات الكبريت؛ الأكثر أهمية للذوق.. هذه المركبات الكبريتية تعتبر سائدة ومثالية للعائلة البصلية بأكملها كالبصل والكراث.. من هذه المركبات المهمة:

1- يحتوي الثوم على ثلاثة إس آلكيليستاين سلفوكسايد (alkylcysteine sulphoxides) قادر على إنتاج . thiosulphinates.. الين أو إس إثنان يحوي sulphoxide -propenylcysteine 2 يكون تقريبا 85% من الثلاثة sulphoxides .

2- اليسين زيت لاذع، أسمر أصفر في اللون. يجب أن تكون مخزونة في 70- درجة مئوية. ستتفسخ ضمن بضع ساعات. مركب من . diallyl disulphide قابل للذوبان في الماء وجزء منه مذيب عضوي .

3- اليسين allicin يمكن أن يجهز الآن كسائل مستقر يذوب في الماء، والمركب ينتج طبيعيا كرد فعل للإنزيم ويصنف تحت اسم إي إي سي[1] .

ومن ما سبق تفصيله يتبين أن للبصل والثوم أهمية غذائية ودوائية وصحية وبيئية كبيرة تجعلهما من النباتات ذات الأهمية الكبيرة للبشر والحيوان والبيئة وكما فصلنا.. مشكلة هذه النباتات وجود المركبات الكبريتية التي تجعل من مذاقهما لاذعا ورائحتهما غير محببة مما يجعلهما منفرين للآخرين..

ولأن تناول هذه النباتات من الأهمية الصحية بحيث لا يمكن تركها، فإن حل مشكلة الرائحة هذه كما أثبتت البحوث الحديثة هو بتناول بعض الأطعمة الصحية ذات الروائح الطيبة أو المطيبات كنبات الهيل بعض المعطرات الصناعية كبخاخات الفم المطيبة وغير ذلك من الأساليب.

ولكي نكمل الصورة دعونا نفهم السبق الإسلامي من القرآن والسنة لفوائد تلك النباتات المهمة، ومن ثم نفهم لماذا غلظت كراهة تناولها قبل الصلاة رغم حث الشرع الحنيف على تناولها وفوائدها؟!.

(1) The Garlic Information Centre: An International Information Service on the Medicinal Benefits of Garlic.. garlic@mistral.co.uk .

الثوم والبصل في القرآن الكريم والسنة المطهرة

جاء ذكر البصل والثوم في الآية الكريمة متعلقة بقصة سيدنا موسى عليه السلام مع قومه من بني إسرائيل من قوله تعالى:

﴿ وَإِذْ قُلْتُمْ يَـٰمُوسَىٰ لَن نَّصْبِرَ عَلَىٰ طَعَامٍ وَٰحِدٍ فَٱدْعُ لَنَا رَبَّكَ يُخْرِجْ لَنَا مِمَّا تُنۢبِتُ ٱلْأَرْضُ مِنۢ بَقْلِهَا وَقِثَّآئِهَا وَفُومِهَا وَعَدَسِهَا وَبَصَلِهَا ۖ قَالَ أَتَسْتَبْدِلُونَ ٱلَّذِى هُوَ أَدْنَىٰ بِٱلَّذِى هُوَ خَيْرٌ ۚ ٱهْبِطُوا۟ مِصْرًا فَإِنَّ لَكُم مَّا سَأَلْتُمْ ۗ وَضُرِبَتْ عَلَيْهِمُ ٱلذِّلَّةُ وَٱلْمَسْكَنَةُ وَبَآءُو بِغَضَبٍ مِّنَ ٱللَّهِ ۗ ذَٰلِكَ بِأَنَّهُمْ كَانُوا۟ يَكْفُرُونَ بِـَٔايَـٰتِ ٱللَّهِ وَيَقْتُلُونَ ٱلنَّبِيِّـۧنَ بِغَيْرِ ٱلْحَقِّ ۗ ذَٰلِكَ بِمَا عَصَوا۟ وَّكَانُوا۟ يَعْتَدُونَ ﴿٦١﴾ ﴾ (البقرة:61)... والتفسير لهذه الآية الكريمة يمكن أن نفهمه من بعض تفاسير السلف الصالح:

التبيان في تفسير غريب القرآن ج: 1 ص: 89-90

بقلها البقل جنس مندرج فيه النبات الرطب مما يأكله الناس والبهائم يقال فيه بقلت الأرض وأبقلت أي صارت ذا بقل وقثائها القثاء اسم جنس واحدة قثاءه بضم القاف وكسرها وهو هذا المعروف وقال الخليل هو الخيار ويقال أرض ومعناه كثيرة القثاء, وفومها الفوم الحنطة والخبز جميعا يقال فوموا أي اختبزوا ويقال الفوم الثوم: أبدلت الفاء ثاء كما قالوا جدث وجدف للقبر وقيل الفوم الحنطة فقط وقيل الحبوب التي تخبز وقيل السنبلة وقيل الحبوب التي تؤكل وقيل عقدة في البصل وكل قطعة عظيمة في اللحم وكل لقمة كبيرة وقيل الحمص والثوم بأن الفاء بدل من الثاء معزوة إلى الكسائي والفراء والنضر بن شميل وغيرهم أدنى أفعل تفضيل من الدنو وهو القرب وقال الأخفش من الدناءة وهي الخسة والرداءة خففت الهمزة بإبدالها ألفا وقيل من الدون أي أحط في المنزلة وأصله دون قصار وزنه أفلع.

لسان العرب ج: 1 ص: 565

والفوم الخبز والحنطة ويقال هو الثوم .

تفسير البيضاوي ج: 1 ص: 331-332

وإذ قلتم يا موسى لن نصبر على طعام واحد يريدون به ما رزقوا في التيه من المن والسلوى وبوحدته أنه لا يختلف ولا يتبدل كقولهم طعام مائدة الأمير واحد يريدون أنه لا تتغير ألوانه وبذلك أجمعوا أو ضرب واحد لأنهما طعام أهل التلذذ وهم كانوا فلاحة فنزعوا إلى عكرهم واشتهوا ما ألفوه فادع لنا ربك سله لنا بدعائك إياه يخرج لنا يظهر ويوجد وجزمه بأنه جواب فادع فإن دعوته سبب الإجابة مما تنبت الأرض من الإسناد المجازي وإقامة القابل مقام الفاعل ومن للتبعيض من بقلها وقثائها وفومها وعدسها وبصلها تفسير وبيان وقع موقع الحال وقيل بدل بإعادة الجار والبقل ما أنبتته الأرض من الخضر والمراد

به أطايبه التي تؤكل والفوم الحنطة ويقال للخبز ومنه فوموا لنا وقيل الثوم . وقرىء قثائها بالضم وهو لغة فيه قال أي الـلـه أو موسى عليه السلام أتستبدلون الذي هو أدنى أقرب منزلة وأدون قدرا وأصل الدنو القرب في المكان فاستعير للخسة كما استعير البعد للشرف والرفعة فقيل بعيد المحل بعيد الهمة وقرىء أدنأ من الدناءة بالذي هو خير يريد به المن والسلوى فإنه خير في اللذة والنفع وعدم الحاجة إلى السعي اهبطوا مصرا انحدروا إليه من التيه يقال هبط الوادي إذا نزل به وهبط منه إذا خرج منه وقرىء بالضم والمصر البلد العظيم وأصله الحد بين الشيئين وقيل أراد به العلم وإنما صرفه لسكون وسطه أو على تأويل البلد ويؤيده أنه غير منون في مصحف ابن مسعود وقيل أصله مصراتم فعرب.

والمعنى المفهوم من التفاسير أن النباتات المذكورة على لسان القوم هي من طيبات الطعام ومنها البصل والثوم حسب بعض الأقوال، ولكنها ليست الأجود والأطيب بل وصفت بأنها أدنى من غيرها، لذلك فليس هناك قطعية بأن هذه الأصناف مكروهة أو محرمة بل على العكس فهي من الطعام المتناول والمقبول.

أما في الحديث الشريف فقد جاءت أحاديث بكراهة تناول البصل والثوم والكراث لا لأنه محرم أو مضر بل لأن رائحته كريهة منفرة، وفي هذا دليل على أهمية نظافة البيئة والمكان والإنسان في الإسلام. أما فوائدها الغذائية والعلاجية فقد بينتها أحاديث أخرى.

ولغرض أن نجعل الموضوع تحت مجهر البحث والتمحيص دعونا نجرد الأحاديث التي جاءت من أهم مصادر أهل السنن وهي الكتب التسعة الأساسية عند أهل علوم الحديث، والتي سنجعلها بشكل جدول نبين فيه تسلسل خاص بالحديث ومتنه ومصدره من كتب السنن والحديث، ثم تبيان فكرته وتحليله ليتسنى لنا الخروج بالنتائج المرجوة من الموضوع:

تسلسل	متن الحديث	المصدر	التحليل
1	عن أبي الزبير عن جابر قال نهى رسول الـلـه ﷺ عن أكل البصل والكراث فغلبتنا الحاجة فأكلنا منها فقال **(من أكل من هذه الشجرة المنتنة فلا يقربن مسجدنا فإن الملائكة تأذى مما يتأذى منه الإنس).**	صحيح مسلم (المساجد ومواضع الصلاة 874)	**علة النهي النتانة أي الرائحة الكريهة(*).**
2	عن ابن جريج قال أخبرني عطاء عن جابر بن عبد الـلـه عن النبي ﷺ قال **(من أكل من هذه البقلة الثوم** - وقال مرة - **من أكل البصل والثوم والكراث فلا يقربن مسجدنا فإن الملائكة تتأذى مما يتأذى منه بنو آدم).**	صحيح مسلم (المساجد ومواضع الصلاة 876)	**علة النهي النتانة أي الرائحة الكريهة(*).**
3	عن أبي سعيد الخدري أن رسول الـلـه ﷺ مر على زراعة بصل هو وأصحابه فنزل ناس منهم فأكلوا منه	صحيح مسلم (المساجد ومواضع	**علة النهي النتانة أي**

	ولم يأكل آخرون فرحنا إليه فدعا الذين لم يأكلوا البصل وأخر الآخرين حتى ذهب ريحها .	الصلاة 878)	**الرائحة الكريهة(*).**
4	عن معدان بن أبي طلحة أن عمر بن الخطاب خطب يوم الجمعة فذكر نبي الله ﷺ وذكر أبا بكر .. ومما جاء في الخطبة:ثم إنكم أيها الناس تأكلون شجرتين لا أراهما إلا خبيثتين هذا البصل والثوم لقد رأيت رسول الله ﷺ إذا وجد ريحهما من الرجل في المسجد أمر به فأخرج إلى البقيع فمن أكلهما فليمتهما طبخا .	صحيح مسلم (المساجد ومواضع الصلاة 879)	**علة النهي النتانة أي الرائحة الكريهة(*). والحل هو إزالة الرائحة بالطبخ.**
5	عن جابر بن عبدالله قال قال النبي ﷺ **(من أكل من هذه الشجرة يريد الثوم فلا يغشانا في مساجدنا)**، قال راوي الحديث ما يعني به، قال ما أراه يعني إلا نيئه وقال مخلد بن يزيد عن ابن جريج إلا نتنه .	صحيح البخاري (الأذان 807)	**علة النهي النتانة أي الرائحة الكريهة(*).**
6	عن عبيدالله عن نافع وسالم عن ابن عمر رضي الله عنهما أن رسول الله ﷺ نهى يوم خيبر عن أكل الثوم وعن لحوم الحمر الأهلية نهى عن أكل الثوم هو عن نافع وحده ولحوم الحمر الأهلية عن سالم.	صحيح البخاري (المغازي 3893)	**علة النهي النتانة أي الرائحة الكريهة(*).**
7	عن عبيد الله عن نافع عن ابن عمر أن رسول الله ﷺ قال **(من أكل من هذه البقلة فلا يقربن مساجدنا حتى يذهب ريحها يعني الثوم).**	صحيح مسلم (المساجد ومواضع الصلاة 871)	**علة النهي النتانة أي الرائحة الكريهة(*).**
8	عن أبي هريرة قال قال رسول الله ﷺ **(من أكل من هذه الشجرة فلا يقربن مسجدنا ولا يؤذينا بريح الثوم).**	صحيح مسلم (المساجد ومواضع الصلاة 873)	**علة النهي النتانة أي الرائحة الكريهة(*).**
9	عن أبي سعيد قال لم نعد أن فتحت خيبر فوقعنا أصحاب رسول الله ﷺ في تلك البقلة الثوم والناس جياع فأكلنا منها أكلا شديداً ثم رحنا إلى المسجد فوجد رسول الله ﷺ الريح فقال **(من أكل من هذه الشجرة الخبيثة شيئا فلا يقربنا في المسجد)**، فقال الناس حرمت حرمت، فبلغ ذاك النبي ﷺ فقال **(أيها الناس إنه ليس بي تحريم ما أحل الله لي ولكنها شجرة أكره ريحها).**	صحيح مسلم (المساجد ومواضع الصلاة 877)	**هذا الحديث فيه دليل واضح على عدم تحريم تناول الثوم بالقطعية، وإنما علة النهي النتانة أي الرائحة الكريهة(*).**

10	باب إباحة اكل الثوم وانه ينبغي لمن اراد خطاب الكبار تركه وكذا ما في معناه.	مسلم (كتاب الأشربة)	**الأصل الإباحة.**
11	عن أبي خلدة عن أبي العالية قال الثوم من طيبات الرزق وأبو خلدة اسمه خالد بن دينار وهو ثقة عند أهل الحديث وقد أدرك أنس بن مالك وسمع منه وأبو العالية اسمه رفيع هو الرياحي قال عبد الرحمن بن مهدي كان أبو خلدة خيارا مسلما.	سنن الترمذي (الأطعمة 1733)	**دليل واضح على أهمية تناول الثوم وأنه من طيبات الرزق كقيمة غذائية إلا أن المشكلة فيه هي الرائحة. وكذا البصل.**
12	عن علي رضي اللـه عنه أنه قال نهي عن أكل الثوم إلا مطبوخا .	سنن الترمذي (الأطعمة 1730)	**علة النهي النتانة أي الرائحة الكريهة(*).**
13	عن معدان بن أبي طلحة أن عمر بن الخطاب قال إنكم أيها الناس تأكلون من شجرتين ما أراهما إلا خبيثتين هذا البصل والثوم ولقد رأيت نبي اللـه ﷺ إذا وجد ريحهما من الرجل أمر به فأخرج إلى البقيع فمن أكلهما فليمتهما طبخا .	سنن النسائي (المساجد 701)	**علة النهي النتانة أي الرائحة الكريهة(*). والحل هو إزالة الرائحة بالطبخ.**
14	عن معاوية بن قرة عن أبيه أن النبي ﷺ نهى عن هاتين الشجرتين وقال **(من أكلهما فلا يقربن مسجدنا وقال إن كنتم لا بد آكليهما فأميتوهما طبخا)** قال يعني البصل والثوم .	سنن أبي داود (الأطعمة 3331)	**علة النهي النتانة أي الرائحة الكريهة(*). والحل هو إزالة الرائحة بالطبخ.**
15	عن خالد عن أبي زياد خيار بن سلمة أنه سأل عائشة عن البصل فقالت إن آخر طعام أكله رسول اللـه ﷺ طعام فيه بصل.	سنن أبي داود (الأطعمة 3333)	**دليل واضح على أهمية تناول البصل وأنه من طيبات الرزق كقيمة غذائية إلا أن المشكلة**

فيه هي الرائحة.			
علة النهي النتانة أي الرائحة الكريهة^(*).	سنن أبي داود (الأطعمة 3327)	عن أبي سعيد الخدري حدثه أنه ذكر عند رسول الله ﷺ الثوم والبصل وقيل يا رسول الله وأشد ذلك كله الثوم أفتحرمه فقال النبي ﷺ (**كلوه ومن أكله منكم فلا يقرب هذا المسجد حتى يذهب ريحه منه**).	16
استخدام الثوم لحالة المرض كعلاج.. وفي هذا سبق علمي.	سنن أبي داود (الأطعمة 3330)	عن المغيرة بن شعبة قال أكلت ثوما فأتيت مصلى النبي ﷺ وقد سبقت بركعة فلما دخلت المسجد وجد النبي ﷺ ريح الثوم فلما قضى رسول الله ﷺ صلاته قال (**من أكل من هذه الشجرة فلا يقربنا حتى يذهب ريحها أو ريحه**)، فلما قضيت الصلاة جئت إلى رسول الله ﷺ فقلت يا رسول الله و الله لتعطيني يدك قال فأدخلت يده في كم قميصي إلى صدري فإذا أنا معصوب الصدر قال (**إن لك عذرا**).	17
علة النهي النتانة أي الرائحة الكريهة^(*). والحل هو إزالة الرائحة بالطبخ.	سنن أبي داود (الأطعمة 3332)	عن علي عليه السلام قال نهي عن أكل الثوم إلا مطبوخا .	18
علة النهي النتانة أي الرائحة الكريهة^(*). والحل هو إزالة الرائحة بالطبخ.	سنن ابن ماجة (إقامة الصلاة والسنن فيها 1004)	عن معدان بن أبي طلحة اليعمري ان عمر بن الخطاب قام يوم الجمعة خطيبا أو خطب يوم الجمعة فحمد الله وأثنى عليه ثم قال يا أيها الناس إنكم تأكلون شجرتين لا أراهما إلا خبيثتين هذا الثوم وهذا البصل ولقد كنت أرى الرجل على عهد رسول الله ﷺ يوجد ريحه منه فيؤخذ بيده حتى يخرج إلى البقيع فمن كان آكلها لا بد فليمتها طبخا.	19
علة النهي النتانة أي الرائحة الكريهة^(*).	سنن ابن ماجة (الأطعمة 3357)	عن دخين الحجري أنه سمع عقبة بن عامر الجهني يقول إن رسول الله ﷺ قال لأصحابه (**لا تأكلوا البصل**)، ثم قال كلمة خفية (**النيء**) .	20
دليل واضح على الإباحة وعدم الحرمة.	مسند أحمد (باقي مسند المكثرين 11377)	عن أبي سعيد الخدري أن رسول الله ﷺ نهى عن الكراث والبصل والثوم فقلنا أحرام هو قال لا ولكن رسول الله ﷺ نهى عنه .	21

22	عن جابر أن النبي ﷺ نهى زمن خيبر عن البصل والكراث فأكلهما قوم ثم جاءوا إلى المسجد فقال النبي ﷺ (**ألم أنه عن هاتين الشجرتين المنتنتين**)، قالوا بلى يا رسول الله ولكن أجهدنا الجوع فقال رسول الله ﷺ (**من أكلهما فلا يحضر مسجدنا فإن الملائكة تتأذى مما يتأذى منه بنو آدم**) .	مسند أحمد (باقي مسند المكثرين 14626)	**علة النهي النتانة أي الرائحة الكريهة(*).**
23	عن جابر بن عبد الله قال إن رسول الله ﷺ نهانا عن أكل الكراث والبصل قال الربيع فسألت عطاء عن ذلك فقال حدثني جابر بن عبد الله أن رسول الله ﷺ نهى عنه .	مسند أحمد (باقي مسند المكثرين 14736)	**علة النهي النتانة أي الرائحة الكريهة(*).**
24	عن أبي أيوب قال لما قدم رسول الله ﷺ المدينة اقترعت الأنصار أيهم يؤوي رسول الله ﷺ فقرعهم أبو أيوب فآوى رسول الله ﷺ فكان إذا أهدي لرسول الله ﷺ طعام أهدي لأبي أيوب قال فدخل أبو أيوب يوما فإذا قصعة فيها بصل فقال ما هذا فقالوا أرسل به رسول الله ﷺ قال فاطلع أبو أيوب إلى النبي ﷺ فقال يا رسول الله ما منعك من هذه القصعة قال : (**رأيت فيها بصلا**)، قال ولا يحل لنا البصل قال (**بلى فكلوه ولكن يغشاني ما لا يغشاكم**)، وقال حيوة (**إنه يغشاني ما لا يغشاكم**) .	مسند أحمد (باقي مسند الأنصار 22408)	**دليل على أمر النبي ﷺ بتناول البصل والثوم.**
25	عن أبي زياد خيار ابن سلمة أنه سأل عائشة عن البصل فقالت إن آخر طعام أكله رسول الله ﷺ طعام فيه بصل .	مسند أحمد (باقي مسند الأنصار 23444)	**دليل واضح على أهمية تناول البصل وأنه من طيبات الرزق كقيمة غذائية إلا أن المشكلة فيه هي الرائحة.**
26	عن سعيد بن المسيب أن أبا هريرة أخبره أن رسول الله ﷺ (**قال من أكل من هذه الشجرة فلا يؤذينا بها في مسجدنا هذا**)، قال يعقوب يعني الثوم.	مسند أحمد (باقي مسند المكثرين 7267	**علة النهي النتانة أي الرائحة الكريهة(*).**
27	حدثنا بشر بن حرب سمعت أبا سعيد الخدري يحدث قال غزونا مع رسول الله ﷺ فدك وخيبر قال ففتح الله على رسوله فدك وخيبر فوقع الناس في بقلة لهم هذا الثوم والبصل قال فراحوا إلى رسول الله ﷺ فوجد	مسند أحمد (باقي مسند المكثرين 11197)	**علة النهي النتانة أي الرائحة الكريهة(*).**

	ريحها فتأذى به ثم عاد القوم فقال (**ألا لا تأكلوه فمن أكل منها شيئا فلا يقربن مجلسنا**).		الكريهة(*).
28	عن المغيرة بن شعبة قال أكلت ثوما ثم أتيت مصلى النبي ﷺ فوجدته قد سبقني بركعة فلما صلى قمت أقضي فوجد ريح الثوم فقال (**من أكل هذه البقلة فلا يقربن مسجدنا حتى يذهب ريحها**)، قال فلما قضيت الصلاة أتيته فقلت يا رسول الله إن لي عذرا ناولني يدك قال فوجدته و الله سهلا فناولني يده فأدخلتها في كمي إلى صدري فوجده معصوبا فقال (**إن لك عذرا**).	مسند احمد (مسند الكوفيين (17495	**استخدام الثوم لحالة المرض كعلاج.. وفي هذا سبق علمي.**
29	عن أبي أيوب أن رسول الله ﷺ كان إذا أتي بطعام نال منه ما شاء الله أن ينال ثم يبعث بسائره إلى أبي أيوب وفيه أثر يده فأتي بطعام فيه الثوم فلم يطعم منه رسول الله ﷺ شيئا وبعث به إلى أبي أيوب فقال له أهله فقال ادنوه مني فإني أحتاج إليه فلما لم ير أثر يد رسول الله ﷺ فيه كف يده منه وأتى رسول الله ﷺ فقال يا نبي الله بأبي وأمي هذا الطعام لم تأكل منه آكل منه قال (**فيه تلك الثومة فيستأذن علي جبريل عليه السلام**)، قال فآكل منه يا رسول الله قال (**نعم فكل**).	مسند أحمد (باقي مسند الأنصار (22426	**دليل على أمر النبي ﷺ بتناول البصل والثوم.**
(*) لتبيان المعنى اللغوي لكلمة النتنة أو الخبيثة يرجى ملاحظة التفصيل الخاص بمعنى خبيثة أدناه.			

قبل أن نبين ملخص التحليل للأحاديث الشريفة نود أولا أن نعرف معنى كلمة خبيث في اللغة، فقد جاء في لسان العرب ج: 2 ص: 143-145 حول معنى كلمة خبيث:

((من الخبث والخبائث فإنه أراد بالخبث الشر وبالخبائث الشياطين قال أبو عبيد وأخبرت عن أبي الهيثم أنه كان يرويه من الخبث بضم الباء وهو جمع الخبيث وهو الشيطان الذكر ويجعل الخبائث جمعا للخبيثة من الشياطين قال أبو منصور وهذا عندي أشبه بالصواب ابن الأثير في تفسير الحديث الخبث بضم الباء جمع الخبيث والخبائث جمع الخبيثة يريد ذكور الشياطين وإناثهم وقيل هو الخبث بسكون الباء وهو خلاف طيب الفعل من فجور وغيره والخبائث يريد بها الأفعال المذمومة والخصال الرديئة وأخبث الرجل أي اتخذ أصحابا خبثاء فهو خبيث مخبث ومخبثان يقال يا مخبثان وقوله عزوجل "الخبيثات للخبيثين والخبيثون للخبيثات" قال الزجاج معناه الكلمات الخبيثات للخبيثين من الرجال والنساء والرجال الخبيثون للكلمات الخبيثات أي لا يتكلم بالخبيثات إلا الخبيث من الرجال والنساء وقيل المعنى الكلمات الخبيثات إنما تلصق بالخبيث من الرجال والنساء فأما الطاهرون والطاهرات فلا يلصق بهم السب وقيل الخبيثات من النساء

للخبيثين من الرجال وكذلك الطيبات للطيبين وقد خبث خبثا وخباثة وخباثية صار خبيثا وأخبث صار ذا خبث وأخبث إذا كان أصحابه وأهله خبثاء ولهذا قالوا خبيث مخبث والاسم الخبيثى وتخابث أظهر الخبث وأخبثه غيره علمه الخبث وأفسده ويقال في النداء يا خبث كما يقال يا لكع تريد يا خبيث وسبي خبثة خبيث وهو سبي من كان له عهد من أهل الكفر لا يجوز سبيه ولا ملك عبد ولا أمة منه وفي الحديث أنه كتب للعداء بن خالد أنه اشترى منه عبدا أو أمة لا داء ولا خبثة ولا غائلة أراد بالخبثة الحرام كما عبر عن الحلال بالطيب والخبثة نوع من أنواع الخبيث أراد أنه عبد رقيق لا أنه من قوم لا يحل سبيهم كمن أعطي عهدا وأمانا وهو حر في الأصل وفي حديث الحجاج أنه قال لأنس يا خبثة يريد يا خبيث ويقال للأخلاق الخبيثة يا خبثة ويكتب في عهدة الرقيق لا داء ولا خبثة ولا غائلة فالداء ما دلس فيه من عيب يخفى أو علة باطنة لا ترى والخبثة أن لا يكون طيبة لأنه سبي من قوم لا يحل استرقاقهم لعهد تقدم لهم أو حرية في الأصل ثبتت لهم والغائلة أن يستحقه مستحق بملك صح له فيجب على بائعه رد الثمن إلى المشتري وكل من أهلك شيئا فقد غاله واغتاله فكأن استحقاق المالك إياه صار سببا لهلاك الثمن الذي أداه المشتري إلى البائع ومخبثان اسم معرفة والأنثى مخبثانة وفي حديث سعيد كذب مخبثان هو الخبيث ويقال للرجل والمرأة جميعا وكأنه يدل على المبالغة وقال بعضهم لا يستعمل مخبثان إلا في النداء خاصة ويقال للذكر يا خبث وللأنثى يا خباث مثل يا لكاع بني على الكسر وهذا مطرد عند سيبويه وروي عن الحسن أنه قال يخاطب الدنيا خباث كل عيدانك مضضنا فوجدنا عاقبته مرا يعني الدنيا وخباث بوزن قطام معدول من الخبث وحرف النداء محذوف أي يا خباث والمض مثل المص يريد إنا جربناك وخبرناك فوجدنا عاقبتك مرة والأخابث جمع الأخبث يقال هم أخابث الناس ويقال للرجل والمرأة يا مخبثان بغير هاء للأنثى والخبيث الخبيث والجمع خبيثون والخابث الردي من كل شيء فاسد يقال هو خبيث الطعم وخبيث اللون وخبيث الفعل والحرام البحت يسمى خبيثا مثل الزنا والمال الحرام والدم وما أشبهها مما حرمه الله تعالى.. **يقال في الشيء الكريه الطعم والرائحة خبيث مثل الثوم والبصل والكراث ولذلك قال سيدنا رسول الله ﷺ من أكل من هذه الشجرة الخبيثة فلا يقربن مسجدنا وقال الله تعالى في نعت النبي يحل لهم الطيبات ويحرم عليهم الخبائث فالطيبات ما كانت العرب تستطيبه من المآكل في الجاهلية مما لم ينزل فيه تحريم مثل الأزواج الثمانية ولحوم الوحش من الظباء وغيرها ومثل الجراد والوبر والأرنب واليربوع والضب والخبائث ما كانت تستقذره ولا تأكله مثل الأفاعي والعقارب والبرصة والخنافس والورلان والفأر فأحل الله تعالى وتقدس ما كانوا يستطيبون أكله وحرم ما كانوا يستخبثونه إلا ما نص على تحريمه في الكتاب من مثل الميتة والدم ولحم**

الخنزير وما أهل لغير الله به عند الذبح أو بين تحريمه على لسان سيدنا رسول الله ﷺ مثل نهيه عن لحوم الحمر الأهلية وأكل كل ذي ناب من السباع وكل ذي مخلب من الطير ودلت الألف واللام اللتان دخلتا للتعريف في الطيبات والخبائث على أن المراد بها أشياء معهودة عند المخاطبين بها وهذا قول محمد بن إدريس الشافعي رضي الله عنه وقوله عزوجل ومثل كلمة خبيثة كشجرة خبيثة قيل إنها الحنظل وقيل إنها الكشوث ابن الأعرابي أصل الخبث في كلام العرب المكروه فإن كان في الكلام فهو الشتم وإن كان من الملل فهو الكفر وإن كان من الطعام فهو الحرام وإن كان من الشراب فهو الضار ومنه قيل لما يرمى من منفي الحديد الخبث ومنه الحديث إن الحمى تنفي الذنوب كما ينفي الكير الخبث وخبث الحديد والفضة بفتح الخاء والباء ما نفاه الكير إذا أذيبا وهو ما لا خير فيه ويكنى به عن ذي البطن وفي الحديث نهى عن كل دواء خبيث قال ابن الأثير هو من جهتين إحداهما النجاسة وهو الحرام كالخمر والأرواث والأبوال كلها نجسة خبيثة وتناولها حرام إلا ما خصته السنة من أبوال الإبل عند بعضهم وروث ما يؤكل لحمه عند آخرين والجهة الأخرى من طريق الطعم والمذاق قال ولا ينكر أن يكون كره ذلك لما فيه من المشقة على الطباع وكراهية النفوس لها ومنه الحديث من أكل من هذه الشجرة الخبيثة لا يقربن مسجدنا يريد الثوم والبصل والكراث وخبثها من جهة كراهة طعمها ورائحتها لأنها طاهرة وليس أكلها من الأعذار المذكورة في الانقطاع عن المساجد وإنما أمرهم بالاعتزال عقوبة ونكالا لأنه كان يتأذى بريحها وفي الحديث مهر البغي خبيث وثمن الكلب خبيث وكسب الحجام خبيث قال الخطابي قد يجمع الكلام بين القرائن في اللفظ ويفرق بينها في المعنى ويعرف ذلك من الأعراض والمقاصد فأما مهر البغي وثمن الكلب فيريد بالخبيث فيهما الحرام لأن الكلب نجس والزنا حرام وبذل العوض عليه وأخذه حرام وأما كسب الحجام فيريد بالخبيث فيه الكراهية لأن الحجامة مباحة وقد يكون الكلام في الفصل الواحد بعضه على الوجوب وبعضه على الندب وبعضه على الحقيقة وبعضه على المجاز ويفرق بينهما بدلائل الأصول واعتبار معانيها والأخبثان الرجيع والبول وهما أيضا السهر والضجر ويقال نزل به الأخبثان أي البخر والسهر وفي الحديث لا يصلي الرجل وهو يدافع الأخبثين عنى بهما الغائط والبول للفراء الأخبثان القيء والسلاح وفي الصحاح البول والغائط وفي الحديث إذا بلغ الماء قلتين لم يحمل خبثا الخبث بفتحتين النجس وفي حديث هرقل فأصبح يوما وهو خبيث النفس أي ثقيلها كريه الحال ومنه الحديث لا يقولن أحدكم خبثت نفسي أي ثقلت وغثت كأنه كره اسم الخبث وطعام مخبثة تخبث عنه النفس وقيل هو الذي من غير حله وقول عنترة نبئت عمرا غير شاكر نعمة والكفر مخبثة لنفس المنعم أي مفسدة والخبثة الزنية وهو ابن خبثة لابن الزنية يقال ولد فلان لخبثة أي ولد لغير رشدة وفي الحديث إذا كثر الخبث كان كذا وكذا أراد الفسق والفجور

ومنه حديث سعد بن عبادة أنه أتي النبي برجل مخدج سقيم وجد مع أمة يخبث بها أي يزني)) .

وإذن الخبث معناه في أحاديث كراهة تناول الثوم والبصل والكراث جاءت من الرائحة والطعم وليس لجنس النبات أو لعدم وجود فوائد له، والدليل أن النبي ﷺ كان يتناوله ولكن يكره ريحه ويحث على إزالة الريح أما بعدم الجلوس في جماعة حتى انتهاء الرائحة أو إماتته طبخا، ولم يصرح بحرمته بل وأجاز أكله، بل وجاء في بعض الأحاديث كما في الجدول أنه من طيبات الرزق، كما ولم يمانع في استخدامه كعلاج كما في بعض الأحاديث المبينة في الجدول...

يقول ابن القيم في كتابه القيم (الطب النبوي) حول موضوع فوائد ومضار البصل والثوم ما نصه:

((بصل وروى أبو داود في سننه عن عائشة رضى اللـه عنها أنها سئلت عن البصل فقالت إن آخر طعام أكله كان فيه بصل وثبت عنه في الصحيحين أنه منع آكله من دخول المسجد والبصل حار في الثالثة وفيه رطوبة فضلية وينفع من تغير المياه ويدفع ريح السموم ويفتق الشهوة ويقوى المعدة ويهيج الباه ويزيد في المنى ويحسن اللون ويقطع البلغم ويجلو المعدة وبزره يذهب البهق ويدلك به حول داء الثعلب فينفع جدا وهو بالملح يقل الثآليل وإذا شمه من شرب دواء مسهلا منعه من القيء والغثيان واذهب رائحة ذلك الدواء وإذا تسعط بمائه نقى الرأس ويقطر في الأذن لثقل السمع والطنين والقيح والماء الحادث في الأذنين وينفع من الماء النازل من العينين اكتحالا يكتحل ببزره مع العسل لبياض العين والمطبوخ منه كثير الغذاء ينفع من اليرقان والسعال وخشونة الصدر ويدر البول ويلين الطبع وينفع من عضة الكلب غير الكلب إذا نطل عليها ماؤه بملح وسذاب وإذا احتمل فتح أفواه البواسير فصل وأما ضرره فانه يورث الشقيقة ويصدع الرأس ويولد ارياحا ويظلم البصر وكثرة أكله تورث النسيان ويفسد العقل ويغير رائحة الفم والنكهة ويؤذى الجليس والملائكة واماتته طبخا تذهب بهذه المضرات منه وفي السنن أنه أمر آكله وآكل الثوم أن يميتهما طبخا))[1].

وقال أيضا في مكان آخر: ((ثلج وثبت في الصحيح عن النبي ﷺ أنه قال اللهم أغسلني من خطاياي بالماء والثلج والبرد وفي هذا الحديث من الفقه أن الدواء يداوى بضده فإن الخطايا من الحرارة والحريق ما يضاد الثلج والبرد والماء البارد ولا يقال إن الماء الحار أبلغ في إزالة الأوساخ لأن في الماء البارد من تصلب الجسم وتقويته ما ليس في الحار والخطايا توجب أثرين التدنيس والإرخاء فالمطلوب تداويها بما ينظف القلب ويصلبه فذكر

---

(1) الطب النبوي، ابن القيم الجوزيه، ج: 1 ص: 223-224.

الماء البارد والثلج والبرد إشارة إلى هذين الأمرين وبعد فالثلج بارد على الأصح وغلط من قال حار وشبهته تولد الحيوان فيه وهذا لا يدل على حرارته فإنه يتولد في الفواكه الباردة وفي الخل وأما تعطيشه فلتهييجه الحرارة لا لحرارته في نفسه ويضر المعدة والعصب وإذا كان وجع الأسنان من حرارة مفرطة سكنها ثوم وهو قريب من البصل وفي الحديث من أكلهما فليميتهما طبخا . وأهدي إليه طعام فيه ثوم فأرسل به إلى أبي أيوب الأنصارى فقال: يا رسول الله تكرهه وترسل به إلي فقال: إني أناجي من لا تناجي وبعد فهو حار يابس في الرابعة ويسخن إسخانا قويا ويجفف تجفيفا بالغا نافعا للمبرودين ولمن مزاجه بلغمى ولمن أشرف على الوقوع في الفالج وهو مجفف للمنى مفتح للسدد محلل للرياح الغليظة هضم للطعام قاطع للعطش مطلق للبطن مدر للبول يقوم في لسع الهوام وجميع الأورام الباردة مقام الترياق وإذا دق عمل به ضماد على نهش الحيات أو فى لسع العقارب نفعها وجذب السموم منها ويسخن البدن ويزيد في حرارته ويقطع البلغم ويحلل النفخ ويصفى الحلق ويحفظ صحة أكثر الأبدان وينفع من تغير المياه والسعال المزمن ويؤكل نيئا ومطبوخا ومشويا وينفع مع وجع الصدر من البرد ويخرج العلق من الحلق وإذا دق مع الخل والملح والعسل ثم وضع على الضرس المتأكل فتته واسقطه وعلى الضرس الوجع سكن وجعه وإن دق منه مقدار درهمين واخذ مع ماء العسل اخرج البلغم والدود وإذا طلى بالعسل على البهق نفع ومن مضاره انه يصدع ويضر الدماغ والعينين ويضعف البصر والباه ويعطش ويهيج الصفراء ويجفف رائحة الفم ويذهب رائحته أن يمضغ عليه ورق السذاب))[1].

وأضاف في مكان آخر: ((ومزاجه حار يابس مقو للقلب والدماغ والحواس وأعضاء البدن نافع من الفالج وللقوة والأمراض البلغمية وأوجاع المعدة الباردة والرياح الغليظة من السدد إذا شرب أو طلى به من خارج وإذا تبخر به نفع من الزكام والصداع والشقيقة الباردة عود والعود الهندى نوعان أحدهما يستعمل في الأدوية وهو الكست ويقال له القسط وسيأتى في حرف القاف الثانى يستعمل في الطيب ويقال له الألوة وقد روى مسلم في صحيحه عن ابن عمر رضى الله عنهما أنه كان يستجمر بالألوة غير مطراة وبكافور يطرح معها ويقول هكذا كان يستجمر رسول الله ﷺ وثبت عنه في صفة نعيم أهل الجنة مجامرهم الألوة والمجامر جمع مجمر وهو ما يتجمر به من عود وغيره وهو أنواع أجودها الهندي ثم الصيني ثم القمارى ثم المندلى واجوده الأسود والأزرق الصلب الرزين الدسم وأقله جودة ما خف وطفا على الماء ويقال إنه شجر يقطع ويدفن في الآرض سنة فتأكل الأرض منه ما لا ينفع ويبقى عود الطيب لا تعمل فيه الأرض شيئا ويتعفن منه قشره وما لا طيب فيه وهو حار يابس في الثالثة ويفتح السدد ويكسر الرياح ويذهب بفضل الرطوبة ويقوي الأحشاء والقلب ويفرحه

(1) الطب النبوي، ابن القيم الجوزيه، ج: 1 ص: 226-227.

وينفع الدماغ ويقوى الحواس ويحبس البطن وينفع من سلس البول الحادث عن برد المثانة قال ابن سمحون العود ضروب كثيرة يجمعها اسم الألوة ويستعمل من داخل وخارج ويتجمر به منفردا ومع غيره وفي خلط الكافور به عند التجمير معنى طبى وهو إصلاح كل منهما الآخر وفي التجمير مراعاة جوهر الهواء واصلاحه فإنه أحد الاشياء السنة الضرورية التى في إصلاحها إصلاح الأبدان عدس قد ورد في أحاديث كلها باطلة على رسول الـلـه لم يقل منها شيئا كحديث انه قدس فيه سبعون نبيا وحديث أنه يرق القلب ويغزر الدمعة وانه مأكول الصالحين وأرفع شيء جاء به وأصحه انه شهوة اليهود التى قدموها على المن والسلوى وهو قرين الثوم والبصل في الذكر وطبعه طبع المؤنث بارد يابس وفيه قوتان متضادتان أحدهما يعقل الطبيعة والاخرى يطلقها وقشره حار يابس في الثالثة حرف مطلق للبطن وترياقه في قشره ولهذا كان صحاحه أنفع من مطحونه وأخف على المعدة وأقل ضررا فأنه لبه بطيء الهضم لبرودته ويبوسته))[1].

ويرى بعض علمائنا أنه لو لم يكن للثوم والبصل فوائد صحية لنهانا النبي ﷺ عن أكلهما بشكل مطلق، وكما بين ابن القيم أن البصل يقوي ويجلو المعدة، ويقطع البلغم، ويدلك به حول داء الثعلب وهو مرض جلدي فينفع كثيرا، ويدر البول ويفتح أفواه البواسير.. أما الثوم فقال عنه رحمه الـلـه تعالى أنه سخين إسخانا شديدا ، فهو هاضم للطعام، قاطع للعطش، مدر للبول، مقاوم في لسع الحشرات وجميع الأورام، ويفيد في أوجاع الأضراس وآلام الأسنان[2]، وغير ذلك من الفوائد التي لخصناها آنفا عن كتاب الطب النبوي لابن القيم رحمه الـلـه تعالى.

فنستنتج إذن من الآيات الكريمات والأحاديث الشريفة والنصوص السابقة وبتحليل لغوي وتفسير وعلمي لها ما يلي:

1- أن النبي ﷺ إنما حث على عدم تناولها ومن ثم إتيان المسجد مباشرة لما لها من خبث الرائحة فتؤذي المصلين كما وتؤذي الملائكة الحاضرة للصلاة. وحث ﷺ اللذين يريدون أو يضطرون لأكلها وتناولها أما إماتتها طبخا أو تناولها قبل فترة من حضور الجماعة كي تذهب ريحها المؤذية، وبهذا جاءت أغلب الأحاديث في الجدول أعلاه.. وهنا إشارة واضحة من نبي الإسلام ﷺ بأهمية نظافة الملبس والمأكل والجسم والبيئة.

2- أنه ﷺ لم يحرمها وأن الأصل هو الإباحة والحلة، ولكن كره ريحها كما في

(1) الطب النبوي، ابن القيم الجوزيه، ج: 1 ص: 265- 266.
(2) عن كتاب موسوعة الإعجاز العلمي في الحديث الشريف، الأستاذ عبد الرحيم مارديني، ص 149-151، بتصرف.

الحديث (9، 10، 21) من الجدول.

3- أن النبي ﷺ كان يتناول البصل وأقر بتناوله، بل وجاء في أقوال بعض الصحابة أن الثوم من طيبات الرزق كما في الأحاديث (11، 15، 24، 25) في الجدول.

4- أنه ﷺ أقر العلاج بها كما في الحديث (17، 28) من الجدول.

5- كما وأن والمعنى المفهوم من تفاسير آية سورة البقرة (الآية 61) والتي ذكرت في أول الموضوع أن النباتات المذكورة على لسان بني إسرائيل في قصة المن والسلوى هي من طيبات الطعام ومنها البصل والثوم حسب بعض الأقوال، ولكنها ليست الأجود والأطيب بل وصفت بأنها أدنى من غيرها، لذلك فليس هناك قطعية بأن هذه الأصناف مكروهة أو محرمة بل على العكس فهي من الطعام المتناول والمقبول.

6- أنه الإسلام الحنيف بين الفوائد الغذائية لهذين الصنفين من الطعام، كما حذر من مضارها كما فصل ذلك الإمام ابن القيم في كتابه الطب النبوي. وقد بينت البحوث الحديثة السبق العظيم للإسلام ودقة تشخيصه للموضوع وكما سبق تفصيله في البحوث العلمية الحديثة حول هذا الأمر.

ورغم ذلك ورغم كل الفوائد المرجوة من هذا الطعام إلا أن كره استخدامه لريحه وطعمه، فما بالك بدخان السجائر ذي الرائحة الكريهة لمستخدمه والذي ينتشر تأثيره السلبي في كل مكان بسرعة كبيرة... دعونا نكون أكثر دقة:

من البحوث السابقة تبين لنا أن مركبات الثوم والبصل الكيميائية كلها ومنها الكبريتيات التي بيناها في هذا الفصل مفيدة، مغذية، صحية، مقوية، معالجة للمرض، عدا أنها تصدر روائح مزعجة.. فكيف بالتبغ الذي يحوي مئات المركبات كلها مدمرة فمنها السامة ومنها المسرطنة ومنها الحارقة ومنها ذات الريح المزعج ولا يوجد فيها مركب مفيد واحد.؟!!!.... فإذا كانت الكراهة للرائحة رغم الفوائد فما الحكم لحال ما لا فائدة ترتجى منه بل مضرة ودمار لكل شيء كما فصلنا في فصل سابق؟!!. أليس عملية المقارنة هنا تؤدي للتحريم؟؟

الفصل الرابع

شرعية

التدخين

الفصل الرابع

شرعية التدخين

المقدمة:

بعد أن تبين لنا الآثار الكارثية المدمرة للتدخين والتبغ من حقائق البحوث المتعلقة بآثار التدخين والتي يقوم بها كبار علماء الدنيا في مختلف العلوم، نقف لنتأمل هل يعقل أن الإسلام العظيم الذي جاء رحمة للبشرية ومنقذاً لها من كل الرذائل والمفاسد يقف ليقبل كل تلك الآثار في هذا الأمر أو على الحياد منها؟!، أم أن القائلين بهذا هم إما جهال أو أصحاب أهواء؟!.

سنعمل في هذا الفصل على سبر أغوار تلك المسألة لنصل لفهم موضوعي لها من وجهة نظر الشرع الحنيف. وسنبتدئ بمقاصد الشريعة، ومن ثم عرض تحليلي وجيز للقواعد الفقهية المتعلقة بشكل مباشر بالتدخين، وأخيرا فتاوى ثقات علماء الأمة..

يقول الأستاذ العلامة الشيخ سعيد النورسي في رسائل النور : "يعتبر القرآن قلاقل العصر نتيجة أسباب دينية بالرغم من الأسباب الاقتصادية والاجتماعية والأخلاقية وانه لا يمكن تقويمها إلا باستخدام الوسائل الدينية مثل كل شئ. وانه لمن الجرأة الشك في حكمة القرآن نظرا لنجاح محمد ﷺ في تبليغ الرسالة التي أمره الله بتبليغها.." .. "يجب علينا في رأيي، مهما كان موقفنا الديني، أن نعتبر رسالة القرآن انبثاقا خلاقا في الوضع المكي. ولا شك انه كانت توجد مشاكل تتطلب الحل، وأزمات حاول البعض تخفيفها، ولكن كان يستحيل الانتقال من هذه المشاكل وتلك الأزمات إلى رسالة القرآن بواسطة التفكير المنطقي.. ولا شك أن رسالة القرآن تحل مشاكل اجتماعية وأخلاقية وفكرية، ولكن لا تحلها جميعا دفعة واحدة وليس بصورة بديهية، ولربما قال مؤرخ دنيوي أن محمدا ﷺ وقع صدفة على أفكار كانت بمثابة المفتاح لحل المشاكل الأساسية في زمانه وليس هذا ممكنا. ولا يمكن للمحاولات التجريبية ولا للفكر النافذ أن يفسر لنا كما يجب رسالة القرآن" (1).

مقاصد الشريعة:

لفظ الشريعة في أصل الاستعمال اللغوي الماء الذي يرده الشاربون, وهي في نفس

---

(1) عن رسائل الأستاذ العلامة سعيد النورسي رحمه الله تعالى، وقد استشهد بأقوال عدة منها: مونتجومري وات Montgomery Watt : عميد قسم الدراسات العربية في جامعة ادنبرا سابقاً . من آثاره: (عوامل انتشار الإسلام)، (محمد في مكة)، (محمد في المدينة) (الإسلام والجماعة الموحدة)، وهو دراسة فلسفية اجتماعية لردّ اصل الوحدة العربية إلى الإسلام(1961)... وعن كتاب (محمد في مكة)، ص 135... و ص 135-136.

الوقت طريق ومنهاج ومنبع يرتوي منه, ثم نقل هذا اللفظ إلى معنى الطريقة المستقيمة التي يفيد منها المتمسكون بها هداية وتوفيقا[1].

تهدف الشرائع السماوية عامة وشريعة الإسلام بوجه خاص إلى تحقيق مصالح العباد وحفظها ومنع الضرر عنهم, إلا أن هذه المصالح ليست هي ما يراه الإنسان مصلحة له ونفعا حسب هواه ورغبته, إنما المصلحة ما كانت مصلحة في ميزان الشرع الذي شرعه خالق الإنسان والكون معا فهو سبحانه مسبب أسبابه وأصل وجوده, وهو سبحانه القيوم -أي القائم- على ديمومة هذا الكون وهذا الإنسان حتى ينتهي العالم بإذنه, وهو سبحانه الوحيد الذي أحاط بكل شيء علما,ومن دواعي ومتطلبات هذه القيومية وهذه الإحاطة أن يحدد الأطر والقوانين والنواميس التي يمشي بها هذا الكون بشكل صحيح سواء أكان في المادة أو الروح, فيعرف تبعا لذلك أن الأمر الفلاني مناسب للإنسان باستخدام الأسلوب الفلاني وهكذا.

ويقسم العلماء مقاصد الشريعة هذه إلى ثلاثة أقسام وهي حسب الأهمية والأولوية:

1. **الضروريات:** ومعناها أنها لابد منها في قيام مصالح الدين والدنيا بحيث إذا فقدت لم تجر مصالح الدين والدنيا على استقامة, بل فساد وتهارج وفوت حياة, وفي الآخرة فوت النجاة والنعيم والرجوع بالخسران المبين. وهذه الضروريات هي خمس, حفظ الدين والنفس والعقل والنسل والمال. والحفظ يكون بأمرين فأما أحدهما فهو ما يقيم أركانها ويثبت قواعدها وهو عبارة عن مراعاتها من جانب الوجود, وأما الثاني فهو ما يدرأ عنها الاختلال ويحافظ عليها من كل ما يمكن أن يؤثر عليها أو يقوضها.

2. **الحاجيات:** ومعناها أنها مفتقر إليها من حيث التوسعة ورفع الضيق المؤدي في الغالب إلى الحرج والمشقة اللاحقة بفوت المطلوب, فإذا لم تراع دخل على المكلفين الحرج والمشقة, ولكنه لا يبلغ مبلغ الفساد العادي المتوقع في المصالح العامة وهي جارية في العبادات والعادات والمعاملات.

3. **التحسينيات:** وهي الأخذ بما يليق من محاسن العادات وتجنب الأحوال المدنسات التي تأنفها العقول الراجحات, فهي التي تجعل أحوال الناس تجري على مقتضى الآداب العالية والخلق القويم. فإذا فاتت لا يختل نظام الحياة ولا يلحق الناس المشقة والحرج, ولكن تصير حياتهم على خلاف ما تقتضيه المروءة ومكارم الأخلاق والفطرة السليمة.

ولكل من هذه الأقسام الثلاثة مكملات وهذه بالتأكيد ليست على مرتبة واحدة,

(1) الشريعة الإسلامية ومكانة المصلحة فيها, القاضي فاضل دولان, ص36, وانظر (بين الفقه والقانون), للأستاذ عبد الهادي أبو طالب,ص7.

وقد نتجت عن هذه المصالح الثلاثة ومكملاتها عدة قواعد فقهية استنبطها الفقهاء[1].

إذن أول مقاصد الشريعة وأهمها هو الضروريات بأقسامها الخمسة, وأهم هذه الأقسام هو حفظ الدين ومن ثم النفس والعقل للكائن البشري الذي هو أهم مخلوق في هذا الكون بل خلق الكون لأجله, فجعل اللـه تعالى كل ما في الكون من أمور عظيمة لا يجحدها إلا مكابر مسخر بأمره لأجل خدمة هذا المخلوق. ومن ثم أنزل الكتب وأرسل الرسل ليبينوا للناس على مر الأجيال حقيقة وسبب وجودهم, وحذروهم من مغبة انقيادهم وراء ما خلق لأجلهم وترك ما هو أهم ألا وهو ما خلقوا من أجله[2].

فالتدخين كما بينا في البحوث العلمية الحديثة في فصل سابق يدخل في:

1- قتل النفس أو على الأقل إصابتها بأمراض خطيرة.

2- قتل الأشخاص الذين يعيشون مع المدخن أو تعرضهم لشتى الأمراض.

3- التأثير السلبي على صفات أو سلوك المدخن ومعيته.

4- التأثير السلبي على مستقبل أطفاله من ناحية ذكائهم أو صفاتهم الوراثية، فالجينات تتأثر.

5- التأثير السلبي على القابلية الجنسية بحيث يقلل من احتمالات الإنجاب ويزيد احتمالية العقم عند النساء خاصة، وهذا يدخل في قتل الولد، وقد يكون متضمناً في قوله تعالى: ﴿ ۞ قُلْ تَعَالَوْاْ أَتْلُ مَا حَرَّمَ رَبُّكُمْ عَلَيْكُمْ أَلَّا تُشْرِكُواْ بِهِۦ شَيْـًٔا وَبِٱلْوَٰلِدَيْنِ إِحْسَٰنًا وَلَا تَقْتُلُوٓاْ أَوْلَٰدَكُم مِّنْ إِمْلَٰقٍ نَّحْنُ نَرْزُقُكُمْ وَإِيَّاهُمْ وَلَا تَقْرَبُواْ ٱلْفَوَٰحِشَ مَا ظَهَرَ مِنْهَا وَمَا بَطَنَ وَلَا تَقْتُلُواْ ٱلنَّفْسَ ٱلَّتِى حَرَّمَ ٱللَّهُ إِلَّا بِٱلْحَقِّ ذَٰلِكُمْ وَصَّىٰكُم بِهِۦ لَعَلَّكُمْ تَعْقِلُونَ ﴿١٥١﴾ ﴾ (الأنعام:151).. ﴿ وَلَا تَقْتُلُوٓاْ أَوْلَٰدَكُمْ خَشْيَةَ إِمْلَٰقٍ نَّحْنُ نَرْزُقُهُمْ وَإِيَّاكُمْ إِنَّ قَتْلَهُمْ كَانَ خِطْـًٔا كَبِيرًا ﴿٣١﴾ ﴾ (الإسراء:31) ..

6- الأضرار الاجتماعية والسلوكية بما يفضي إلى الفساد والشذوذ والانحراف.

7- تلوث البيئة وما يصاحبه من أذية للبشر والحيوان والنبات والتي بدورها تؤثر سلبا على دورة الحياة على الكوكب.

8- الأضرار الاقتصادية على الفرد والأسرة والأمة بما يعمم الضرر وينوع أشكاله.

9- مضار أخرى كثيرة بيناها في أضرار التدخين آنفا.

وخلاصة القول أن التدخين ضرر متنوع الأشكال وعام لا خاص.. وهذا ما يتطلب

---

(1) الإسلام والتنمية البشرية, الدكتور أسامة عبد المجيد العاني, ص9-14 بتصرف.

(2) عن كتابنا (القرآن منهل العلوم).

تفصيلا مهما في كيفية التعامل معه شرعا..

القواعد الفقهية في الشريعة الإسلامية:

بالعودة للقواعد الفقهية الرئيسية التي تستنبط منها الأحكام الفقهية والشرعية بما حدده علماؤنا الأفاضل الثقات، نستطيع ان نتوصل بالنقاش الهادئ والموضوعي لكل ما يتعلق بالأحكام المرتبطة بموضوع التدخين هذا سواء أكان الحكم من القاعدة مباشر الارتباط به أم غير مباشر. سنعتمد على كتاب لعالم جليل من علماء الأمة الثقات، وهو كتاب الوجيز في شرح القواعد الفقهية للأستاذ الفاضل الدكتور عبد الكريم زيدان... والجدول أدناه يعتمد في تسلسل القواعد على التسلسلات الواردة في الكتاب المذكور.

جدول مختصر القواعد الفقهية المتعلقة بالتدخين مباشرة (1)

تسلسل القاعدة	نص القاعدة الفقهية	تفسيرها	علاقتها بالتدخين	النتيجة
الأولى	الأمور بمقاصدها	وصف الفعل بالحل والحرمة بناء على قصد فاعله، فالأعمال بالنيات.	مباشرة، وحيث ثبت علميا أن التدخين يضر بكل شيء وأنه لا يساعد على نسيان الأحزان والكآبة بل يزيد منها ويعمل على تفشي الفاحشة، فقد انتفت كل الحجج باستخدامه.	حرام لأن نيته تدخل في الهوى المحرم وليس لفائدة فردية أو منفعة جماعية.. وجوب الترك
الثانية عشر	اليقين لا يزول بالشك	الشيء المتيقن لا يزول بالشيء الطارئ عليه وإنما يزول بيقين مثله.	مباشرة، فقد كانت الفتاوى فيه مختلفة لعدم وضوح الصورة، فكانت قائمة على اضطراب بين شك ويقين.. أما اليوم فقد ثبت باليقين أنه مضر ومدمر لكل شيء.	يحرم ..وتركه واجب
التاسعة عشر	الضرر لا يكون	لا عبرة للقديم المخالف	مباشرة، لأن الشرع لا	محرم .. وتركه

(1) الأستاذ الدكتور عبد الكريم زيدان، عن كتاب الوجيز في شرح القواعد الفقهية في الشريعة الإسلامية، صفحات مختلفة.

	قديما	للشرع القويم، وهي تفسر استناء لقاعدة أخرى (القديم على قدمه)	يبيح الضرر العام ولو كان غير فاحش، فما بالك بثبوت أنه يكرس الفاحشة ويحث عليها.	واجب
الثانية والعشرون	الضرورات تبيح المحضورات	الفرع السادس من هذه القاعدة يقول : الضرورة لا تبيح قتل النفس.	مباشرة، لأن تعريف الضرورة لا يدخل فيه التدخين، فكيف إذا كانت تؤدي لقتل الناس أو تسبب لهم عاهات مختلفة.	محرم .. وتركه واجب
الثالثة والعشرون	الضرورات تقدر بقدرها	تبين بدقة المقصود بالقاعدة السابقة، وقدار الذي تبيحه الضرورة هو المقدار الشرعي..	مباشر لأن المقدار الشرعي لا يبيح الضرر مهما صغر.	محرم .. وتركه واجب
الرابعة والعشرون	الحاجة تنزل منزلة الضرورة عامة أو خاصة	الحاجة دون الضرورة، فالحاجة تستدعي تيسيرا لرفع الضيق الذي يجده المكلف وإن لم يصل للضيق الذي تسببه حالة الضرورة.. هذا لحالة الحاجات التي لا غنى عنها إذ بدونها لتسبب في أذى	مباشرة، إذ إن هناك أصوات تقول بأن التدخين حاجة ملحة وأنه لا يستطيع تركه لأنه أصبح جزء من حياته.. الحاجة هنا تعريف مغلوط فقد ثبت أنها إدمان وليس حاجة.	محرم .. وتركه واجب
الخامسة والعشرون	ما جاز لعذر بطل لزواله	كحالة الضرورة الملجئة لفعل المحضور، فإن الإباحة للمحضور مقيد وجودها بوجود العذر المبيح ومدته، فإذا زال لم يبق سبب شرعي لبقائه، فتسقط الإباحة ويرجع المحضور لحكمه الأصلي وهو التحريم فلا يجوز فعله.	مباشرة، فقد كانت الفتاوى فيه مختلفة لعدم وضوح الصورة، فمن أباحها كان يعذر لعدم وضوح الصورة.. أما اليوم فقد ثبت باليقين أنه مضر ومدمر لكل شيء، فقد بطل العذر.	محرم .. وتركه واجب
السابعة والعشرون	الاضطرار لا يبطل حق الغير	الاضطرار قد يرفع الإثم عن المضطر إذا باشر المحذور شرعا، إلا أن هذا الاضطرار لا يبطل حق الآخرين إذا كان من	مباشر، هذه القاعدة لحالات الاضطرار المؤدية للهلاك كالاضطرار لأكل الميتة أو غيرها، فكيف إذا	محرم .. وتركه واجب

		شان هذا ضرر يقع للغير بالمال أو بالنفس أو الصحة أو غير ذلك.	كان لحالة هي نفسها قاتلة كما في حالتنا وهى التدخين.	
الثامنة والعشرون	ما حرم اخذه حرم إعطاؤه	إعطاء الحرام للغير أو أخذه منه سواء في الحرمة.	مباشرة لحالات المصنعين والمتاجرين والباعة للتبغ، فقد ثبتت حرمته فيثبت عندها التعامل معه كما في حال الخمر بائعها وحاملها وشاربها كلهم ملعونون.	محرم .. وتركه واجب
التاسعة والعشرون	ما حرم فعله حرم طلبه	كل أمر حرمت الشريعة فعله يحرم على المسلم أن يطلب من الغير أن يفعله.	مباشر لحالات الحاثين على فعل التدخين كأهل الإعلانات المرئية والمسموعة والمكتوبة وأصحاب السوء الحاثين على الشر.	محرم .. وتركه واجب
الثلاثون	لا ضرر ولا ضرار	وهو حديث نبوي شريف أخرجه الإمام مالك في الموطأ والحاكم والبيهقي والدارقطني.. يشتمل على حكمين: لا ضرر أي لا يجوز لأحد الإضرار بنفسه أو غيره بالمال والنفس والعرض لأن إلحاق الضرر بالغير ظلم والظلم محرم في الإسلام.. أما حكم لا ضرار فمعناه لا يجوز مقابلة الضرر بالضرر .	مباشر، لأن التدخين ضرر كله بيل وضرر يشمل كل المحذورات من حيث اتساعه وأشكاله وديمومته.	محرم .. وتركه واجب
الحادية والثلاثون	الضرر يزال	وجوب إزالة الضرر، فالضرر ظلم ومنكر وشر وإفساد، والظلم واجب الإزالة، فعدم إزالته حرام.	مباشرة، إذ تامر بإزالة الظلم للنفس وللغير أي الضرر المدمر الناجم عن التدخين.	محرم .. وتركه واجب
الثانية والثلاثون	الضرر لا يزال بمثله	لا يجوز إزالة الظلم الناجم من الضرر بظلم مثله أو حتى أقل منه.	مباشرة، لأن استخدام البدائل التبغية كالعلكة وغيرها تؤدي لضرر	محرم .. وتركه واجب

			أيضا وإن كان اقل، فلا يجوز استخدامها شرعا.	
الثالثة والثلاثون	الضرر يدفع بقدر الإمكان	الضرر يزال بالكلية كما بينت القاعدتان السابقتان، فإن تعذر ذلك فبما تيسر من جهد وقوة تدفع الظلم عن الناس، فما لا يدرك كله لا يترك جله.	مباشر، وهو استخدام كل الوسائل المتاحة للحرب على التدخين والقضاء عليه.	محرم .. وتركه واجب
الرابعة والثلاثون	يتحمل الضرر الخاص لدفع الضرر العام	الضرر العام لكل الناس والضرر الخاص لمجموعة قليلة منهم.	مباشر، لأن اهل الصناعة والتجارة بالتبغ سيدعون بأنهم يظلمون.. فحتى لو سلمنا أننا سنتعامل معهم كأهل حرف مقبولة، فنقول لهم أنكم يجب أن تتحملوا الخسارة لمنع الضرر على أغلبية النلس	محرم .. وتركه واجب
الخامسة والثلاثون	الضرر الأشد يزال بالضرر الأخف	يمكن القبول بالضرر الأخف إن تعذر إزالته بالكلية.	مباشر، وهو استخدام كل الوسائل المتاحة للحرب على التدخين والقضاء عليه.	محرم .. وتركه واجب
الثامنة والثلاثون	درء المفاسد أولى من جلب المصالح	يقدم دفع الضرر والمفسدة على جلب الفائدة والمصلحة لأن اعتناء الشرع بالمنهيات بتركها أشد من اعتنائه بالمأمورات.	مباشر، لأن دفع الضرر المدمر عن الناس أهم من منفعة البعض، إذا افترضنا جدلا بأن التجارة بالتبغ منفعة أصلا.	محرم .. وتركه واجب
الثامنة والأربعون	إذا سقط الأصل سقط الفرع	الفرع ما ليس له وجود بنفسه بل مرتبط بغيره، فإذا سقط الأصل سقط حتما الفرع المرتبط به.	مباشر، البحوث بينت أن التبغ يتعامل في الصناعة مع مواد محرمة بعينها كالكحول والوقود، فما دام الشرع حرم هذه المواد فالتدخين وأصله التبغ محرم بالضرورة.	محرم .. وتركه واجب

الحادية والخمسون	إذا بطل الشيء بطل ما في ضمنه	أي إذا بطل المتضمن بطل المتضمن.. أي إذا حرم شيء فما بداخله والمؤدي له باطل أيضا.	مباشر، البحوث بينت أن التبغ يتعامل في الصناعة مع مواد محرمة بعينها كالكحول والوقود، فما دام الشرع حرم هذه المواد فالتدخين وأصله التبغ محرم بالضرورة.	محرم .. وتركه واجب
الثالثة والخمسون	التصرف على الرعية منوط بالمصلحة	أي أن أصل إباحة الأشياء في الشرع مبني على المصلحة العامة والخاصة، فإذا تضررت بشكل عظيم - كحالتنا هنا - وجب التحريم.	مباشر، لأن الضرر العام والخاص حصل والمصلحة العامة والخاصة تضررت بشكل كبير.	محرم .. وتركه واجب
السادسة والخمسون	لا عبرة بالظن البين خطؤه	لا يعول على الظن البين الظاهر خطؤه، ولا يكترث به بل يعتبر كأن لم يكن ويبطل الحكم الذي بني عليه.	مباشر، لأنه قد يكون أفتي سابقا بالحل للتدخين بناء على ظن ظاهر بأنه يزيل الكآبة، أما وقد ثبت العكس فهذا يزيد من الحرمة حرمة.	محرم .. وتركه واجب
السابعة والخمسون	لا حجة مع الاحتمال الناشيء عن الدليل	ليس من البرهان المقبول ولا الاحتجاج المسموع الذي يثبت به الحقوق والادعاءات، إذا تطرق لهذا البرهان احتمال وجود ما ينقضه.	مباشرة، إذ لا برهان فلا حجة للمتقولين بالحلة بعد ما قام الدليل وثبت بالعلم اليقيني أن التدخين مضر لكل شيء، بل ومدمر.	محرم .. وتركه واجب
الثامنة والخمسون	لا عبرة للتوهم	الأحكام لا تبنى على الشك والتوهم.	مباشر، لأن الجهال وأهل الهوى فقط هم من يدعون بالحلة بعد اليوم.	محرم .. وتركه واجب
التاسعة والخمسون	الثابت بالبرهان كالثابت بالعيان	البرهان ما يثبت به الشيء من حق لفرد أو جماعة، أو يرد به ظلم عن فرد أو جماعة.	مباشر، حيث قام البرهان على ظلم التدخين وأحقية تركه.	محرم .. وتركه واجب
الثانية والستون	البينة حجة متعدية والإقرار	الإقرار حجة على المقر فقط ولا يسري على غيره.	مباشر، لأن كبار منتجي التبغ والسيجارة	محرم .. وتركه واجب

	حجة قاصرة		أقروا بضرره المدمر وظلمه الكبير.	
السبعون	المتسبب لا يضمن إلا بالتعمد	المتسبب هو من يتلف الشيء بعمله عمدا أو سهوا، فهو لا يضمن إلا إذا كان متعمدا.	مباشر، لأن أهل الحرفة يعرفون أنهم يتقصدون الإيذاء.	محرم .. وتركه واجب
التاسعة والسبعون	إذا اجتمع الحلال مع الحرام غلب الحرام	أي إذا اجتمع دليل على حلة أمر مقابل دليل على حرمته يذهب مباشرة للحرمة ورعا وتحفظا.. فمن استبرأ من الشبهات فقد استبرأ لدينه.	مباشر، القاعدة لحالة تقابل الدليلان، فكيف إذا قام الدليل على الحرمة، ولم يقم أي دليل على الحلة.	محرم .. وتركه واجب
الحادية والثمانون	الأصل بالأشياء الإباحة	الأصل في الأشياء من ناحية الانتفاع بها هو الإباحة.	مباشر، لأن الشيء هنا لا فائدة منه مطلقا، بل على العكس هو مضر كله.	محرم .. وتركه واجب
التاسعة والثمانون	الأصل في المضار التحريم	المضار جمع مضرة وهو خلاف المنفعة، والمضرة سوء الحال والنقصان في النفس والبدن والمال وغيره.	مباشر، لأن كل تلك المضار المذكورة مجتمعة في التبغ والتدخين.	محرم .. وتركه واجب

يقول الشيخ القرضاوي : لما ظهر الدخان والتبغ قبل عدة قرون، اختلف العلماء حينها في شأنه، فقسم قال بالحرمة، وقسم قال بالحلة، وقسم جعله مكروها، وقسم قال فيه تصح فيه الأحكام الخمسة، أي الإباحة والحرمة والكراهة والندب والاستحباب. هذا لما كان العلم الطبي لم يصل بعد لحقيقة أنه مدمر للصحة والبيئة والعقل والاقتصاد..

أما وأنه قد أثبت ذلك بالقطع ومن عدة أوجه- وهذا ما بيناه مفصلا ودعما بالبحوث في هذا الكتاب- فيجب أن يقول الفقه قوله القطعي بحرمة التدخين، لأنه إذا قال الطبيب هذا الشيء ضار ومهلك، وجب على الفقيه القول بأنه حرام، لأن الأصل في القواعد الفقهية واضح وهي مقاصد الشريعة الخمسة التي تبين ضرورة حفظ البدن والدين والعقل والمال وغيرها، ومنها قاعدة لا ضرر ولا ضرار... فالتعاطي للتبغ والشيشة والمدمنات الأخرى هو قتل بطيء للنفس أو انتحار فضلا عن الأذى للآخرين.

ومن ذلك ما ذكرناه في أمر الفساد في الأرض، وإفساد النواميس والقوانين الإلهية في الحفاظ على هذه الأمور الخمسة، فالله تعالى لا يحب الفساد، ومن ذلك قول اللـه تعالى:

﴿ إِنَّمَا جَزَٰٓؤُاْ ٱلَّذِينَ يُحَارِبُونَ ٱللَّهَ وَرَسُولَهُۥ وَيَسۡعَوۡنَ فِي ٱلۡأَرۡضِ فَسَادًا أَن يُقَتَّلُوٓاْ أَوۡ يُصَلَّبُوٓاْ أَوۡ تُقَطَّعَ أَيۡدِيهِمۡ وَأَرۡجُلُهُم مِّنۡ خِلَٰفٍ أَوۡ يُنفَوۡاْ مِنَ ٱلۡأَرۡضِۚ ذَٰلِكَ لَهُمۡ خِزۡيٞ فِي ٱلدُّنۡيَاۖ وَلَهُمۡ فِي ٱلۡأٓخِرَةِ عَذَابٌ عَظِيمٌ ٣٣ ﴾ (المائدة:33).. وبأمكان القاريء الكريم الرجوع لكتابنا (المنظار الهندسي للقرآن الكريم)، الباب الثاني الفصل المتعلق بالبيئة وفسادها.

يبين الـلـه تعالى في موضوع الأصل في الحلة للأشياء أنها طيبة لأن الإنسان خلق طيبا من طيب ونفخ فيه الطيب وخلق على أحسن تقويم فلا يحل له إلا الطيب، وكذلك فأن النفس النقية الصافية تكره الخبيث النتن ولا تقبله، فيقول تعالى : ﴿ ٱلَّذِينَ يَتَّبِعُونَ ٱلرَّسُولَ ٱلنَّبِيَّ ٱلۡأُمِّيَّ ٱلَّذِي يَجِدُونَهُۥ مَكۡتُوبًا عِندَهُمۡ فِي ٱلتَّوۡرَىٰةِ وَٱلۡإِنجِيلِ يَأۡمُرُهُم بِٱلۡمَعۡرُوفِ وَيَنۡهَىٰهُمۡ عَنِ ٱلۡمُنكَرِ وَيُحِلُّ لَهُمُ ٱلطَّيِّبَٰتِ وَيُحَرِّمُ عَلَيۡهِمُ ٱلۡخَبَٰٓئِثَ وَيَضَعُ عَنۡهُمۡ إِصۡرَهُمۡ وَٱلۡأَغۡلَٰلَ ٱلَّتِي كَانَتۡ عَلَيۡهِمۡۚ فَٱلَّذِينَ ءَامَنُواْ بِهِۦ وَعَزَّرُوهُ وَنَصَرُوهُ وَٱتَّبَعُواْ ٱلنُّورَ ٱلَّذِيٓ أُنزِلَ مَعَهُۥٓ أُوْلَٰٓئِكَ هُمُ ٱلۡمُفۡلِحُونَ ١٥٧ ﴾ (الأعراف:157).. ﴿ وَلُوطًا ءَاتَيۡنَٰهُ حُكۡمٗا وَعِلۡمٗا وَنَجَّيۡنَٰهُ مِنَ ٱلۡقَرۡيَةِ ٱلَّتِي كَانَت تَّعۡمَلُ ٱلۡخَبَٰٓئِثَۚ إِنَّهُمۡ كَانُواْ قَوۡمَ سَوۡءٖ فَٰسِقِينَ ٧٤ ﴾ (الأنبياء:74).

أي أن الإسلام يحرم الخبائث كقاعدة مطلقة، وللوصول للمعنى الحقيقي للخبائث التي يحرمها الإسلام، ننقل قول اللغة فيها، وهو ما ذكرناه في فصل البصل والثوم ونقتطف منه لأهميته، فقد جاء في لسان العرب ج: 2 ص: 143-145 حول معنى كلمة خبيث:

((....وخبيث الفعل والحرام البحت يسمى خبيثا مثل الزنا والمال الحرام والدم وما أشبهها مما حرمه الـلـه تعالى.. **يقال في الشيء الكريه الطعم والرائحة خبيث مثل الثوم والبصل والكراث ولذلك قال سيدنا رسول الـلـه ﷺ من أكل من هذه الشجرة الخبيثة فلا يقربن مسجدنا وقال الـلـه تعالى في نعت النبي يحل لهم الطيبات ويحرم عليهم الخبائث فالطيبات ما كانت العرب تستطيبه من المأكل في الجاهلية مما لم ينزل فيه تحريم مثل الأزواج الثمانية ولحوم الوحش من الظباء وغيرها ومثل الجراد والوبر والأرنب واليربوع والضب والخبائث ما كانت تستقذره ولا تأكله مثل الأفاعي والعقارب والبرصة والخنافس والورلان والفأر فأحل الـلـه تعالى وتقدس ما كانوا يستطيبون أكله وحرم ما كانوا يستخبثونه إلا ما نص على تحريمه في الكتاب من مثل الميتة والدم ولحم الخنزير وما أهل لغير الـلـه به عند الذبح أو بين تحريمه على لسان سيدنا رسول الـلـه ﷺ مثل نهيه عن لحوم الحمر الأهلية وأكل كل ذي ناب من السباع وكل ذي مخلب من الطير ودلت الألف واللام اللتان دخلتا للتعريف في الطيبات والخبائث على أن المراد بها أشياء معهودة عند المخاطبين بها وهذا قول محمد بن إدريس الشافعي رضي الـلـه عنه وقوله عز وجل: ومثل كلمة خبيثة كشجرة خبيثة قيل إنها الحنظل وقيل إنها الكشوث..))** .

أي أن الخبث في الطعام والشراب، هو ما خبث من طعم أو رائحة فتخرج منه رائحة نتنة غير مريحة.. هذا لطعام وشراب يحل أكله وشربه وفيه من الفوائد الصحية رغم خبثه وكما فصلنا في فصل الثوم والبصل، فكيف إذا تكلمنا عن دخان في هو من الضرر العام ما بيناه في فصول هذات الكتاب؟!!!.

ومن الأحاديث الشريفة نأخذ ما يعضد ذلك:

1. البخاري (الذبائح والصيد 5108) عن أبي موسى رضي الـله عنه عن النبي ﷺ قال (**مثل الجليس الصالح والسوء كحامل المسك ونافخ الكير فحامل المسك إما أن يحذيك وإما أن تبتاع منه وإما أن تجد منه ريحا طيبة ونافخ الكير إما أن يحرق ثيابك وإما أن تجد ريحا خبيثة**) .

2. مسلم (البر والصلة والآداب 4762 عن أبي موسى عن النبي ﷺ قال (**إنما مثل الجليس الصالح والجليس السوء كحامل المسك ونافخ الكير فحامل المسك إما أن يحذيك وإما أن تبتاع منه وإما أن تجد منه ريحا طيبة ونافخ الكير إما أن يحرق ثيابك وإما أن تجد ريحا خبيثة**).

3. الترمذي (الأشربة 1788) عن جابر بن عبد الله أن رسول الـله ﷺ قال (**ما أسكر كثيره فقليله حرام**)، قال وفي الباب عن سعد وعائشة وعبد الله بن عمرو وابن عمر وخوات بن جبير، قال أبو عيسى هذا حديث حسن غريب من حديث جابر.

4. النسائي (الأشربة 5513) عن عمرو بن شعيب عن أبيه عن جده عن النبي ﷺ قال (**ما أسكر كثيره فقليله حرام**).

فقد ثبت من خلال استعراض البحوث الحديثة التي بيناها أن التبغ يحوي المحروقات والمدمنات وقليل من المسكرات فضلا عن سموم عددناها وفصلناها.. إذن هي عبارة عن خليط من خبائث وسموم ومسكرات ومحروقات.. فكلها قذر في قذر وخبث في خبث ونجس في نجس.. وإذا كان نافخ الكير ينفث الروائح الكريهة لتصيب الرجل أو ملبسه أو نفسه فيضره ويؤذيه فما بالك بنفس يستنشقه باستمرار مكوناته نفس مكونات حرق القير أو الكير؟!!...

الفتاوى الفقهية

سنستعرض أدناه نبذا من فتاوى الشيوخ والعلماء الأجلاء من مختلف الأمصار في موضوع التدخين بعدما ثبتت إدانته بالقتل العمد مع سبق الإصرار والترصد!!.

1. **أولا: فتاوى الدكتور الشيخ يوسف عبد الـله القرضاوي**: أحكام التدخين في ضوء النصوص والقواعد الشرعية.. هذه نصوص فتاوى الشيخ الجليل التي أوردها في مناسبات عدة.. وقد اختلط على الناس أمر الفتوى الصريحة بشأن المسألة فذكر

الكثيرون حالات متناقضة أو ملتبسة منها:

1- في كتاب " الحلال والحرام " أفتى الدكتور القرضاوي بأن التدخين حرام مستندا إلى أنه قد ثبت ضرره (الطبعة الأخيرة).

2- في حلقة تليفزيونية ذكر الدكتور القرضاوي أن التدخين حرام أو مكروه كراهة التحريم.

3- في تقرير لكلية الأطباء الملكية البريطانية قالوا فيه (أقلعوا عن التدخين وإلا عاجلتكم المنية) ..

4- بلغنا أنه قد أفتى بعض كبار علماء الدين بأن التدخين بين حرام ومكروه، ومسموح به.

(أ) فهو حرام في حالة عدم قدرة المدخن على تحمل مصاريف التدخين.

(ب) ومكروه للقادر عليه.

(ج) ومسموح به إذا كان هناك راحة نفسية للمريض من التدخين.

5- نرى كثيرين من علماء ورجال الدين يدخنون.

وقد قام الدكتور القرضاوي بتفصيل المسألة على النحو التالي:

• ظهر هذا النبات المعروف الذي يطلق عليه اسم " الدخان " أو (التبغ) أو (التمباك) أو (التتن)، في آخر القرن العاشر الهجري، وبدأ استعماله يشيع بين الناس، مما أوجب على علماء ذلك العصر أن يتكلموا في بيان حكمه الشرعي.

• ونظرا لحداثته وعدم وجود حكم سابق فيه للفقهاء المجتهدين، ولا من بعدهم من أهل التخريج والترجيح في المذاهب، وعدم تصورهم لحقيقته ونتائجه تصورا كاملا، مبنيا على دراسة علمية صحيحة، اختلفوا فيه اختلافا بينا.

• منهم من ذهب إلى حرمته... ومنهم من أفتى بكراهته... ومنهم من قال بإباحته... ومنهم من لم يطلق حكما بل ذهب إلى التفصيل... ومنهم من توقف فيه وسكت عن البحث عنه. (انظر: مطالب أولي النهى شرح غاية المنتهى في فقه الحنابلة ج 6 ص 218)... وكل أهل مذهب من المذاهب الأربعة فيهم من حرمه، وفيهم من كرهه، وفيهم من أباحه... ولهذا لا نستطيع أن ننسب إلى مذهب القول بإباحة أو تحريم أو كراهة.

أدلة المحرمين : أما المحرمون فاستندوا إلى عدة اعتبارات شرعية يجمع شتاتها ما يلي:

1- الإسكار : فمنهم من قال إنه مسكر، وكل مسكر حرام، والمراد بالمسكر في قولهم: مطلق المغطي للعقل، وإن لم يكن معه الشدة المطربة. قالوا: ولا ريب أنها حاصلة لمن يتعاطاه أول مرة. وبعضهم قال: معلوم أن كل من شرب دخانا كائنا ما كان

أسكره، بمعنى أشرقه، وأذهب عقله بتضييق أنفاسه ومسامه عليه، فالإسكار من هذه الحيثية لا سكر اللذة والطرب. (الفواكه العديدة في المسائل المفيدة . الشهير بمجموع المنقور ج 2). ورتب بعضهم على هذا عدم جواز إمامه من يشربه.

2- التفتير والتخدير: وقالوا: إن لم يسلم أنه يسكر، فهو يخدر ويفتر . وقد روى الإمام أحمد وأبو داود عن أم سلمة أن رسول الله ﷺ " نهى عن كل مسكر ومفتر ". (رمز له السيوطي في الجامع الصغير بعلامة الصحة وأقره المناوي في فيض القدير). قالوا: والمفتر ما يورث الفتور والخدر في الأطراف . وحسبك بهذا الحديث دليلا على تحريمه.

3- الضرر :والضرر الذي ذكروه هنا ينقسم إلى نوعين :

(أ) ضرر بدني: حيث يضعف القوي، ويغير لون الوجه بالصفرة، والإصابة بالسعال الشديد، الذي قد يؤدي إلى مرض السل... ومن سديد ما قاله بعض العلماء هنا: أنه لا فرق في حرمة المضر بين أن يكون ضرره دفعيا (أي يأتي دفعة واحدة) وأن يكون تدريجيا، فإن التدريجي هو الأكثر وقوعا.

(ب) ضرر مالي: ونعني به أن في التدخين تبذيرا للمال، أي إنفاقه فيما لا يفيد الجسم ولا الروح، ولا ينفع في الدنيا ولا الآخرة، وقد نهى النبي ﷺ عن إضاعة المال . وقال الله تعالى: ﴿ وَءَاتِ ذَا ٱلْقُرْبَىٰ حَقَّهُۥ وَٱلْمِسْكِينَ وَٱبْنَ ٱلسَّبِيلِ وَلَا تُبَذِّرْ تَبْذِيرًا ﴿٢٦﴾ إِنَّ ٱلْمُبَذِّرِينَ كَانُوٓاْ إِخْوَٰنَ ٱلشَّيَٰطِينِ ۖ وَكَانَ ٱلشَّيْطَٰنُ لِرَبِّهِۦ كَفُورًا ﴿٢٧﴾ ﴾ (الإسراء). وقال أحد العلماء : لو اعترف شخص أنه لا يجد فيه نفعا بوجه من الوجوه، فينبغي أن يحرم عليه، لا من حيث الاستعمال . بل من حيث إضاعة المال، إذ لا فرق في حرمة إضاعته بين إلقائه في البحر، وإحراقه بالنار، أو غير ذلك من وجوه الإتلاف.

وممن حرم الدخان ونهى عنه من علماء مصر فيما مضى: شيخ الإسلام أحمد السنهوري البهوتي الحنبلي، وشيخ المالكية إبراهيم اللقاني .... ومن علماء المغرب: أبو الغيث القشاش المالكي . ومن علماء دمشق: نجم الدين بن بدر الدين ابن مفسر القرآن، العربي الغزي العامري الشافعي . ومن علماء اليمن: إبراهيم بن جمعان، وتلميذه أبو بكر بن الأهدل. ومن علماء الحرمين: المحقق عبد الملك العصامي، وتلميذه محمد بن علامة، والسيد عمر البصري . وفي الديار الرومية (التركية) الشيخ الأعظم محمد الخواجه، وعيسى الشهواي الحنفي، ومكي بن فرو المكي، والسيد سعد البلخي المدني. كل هؤلاء من علماء الأمة أفتوا بتحريمه ونهوا عن تعاطيه. (انظر الفواكه العديدة ج 2 ص 80-87).

مستند القائلين بالكراهة : أما القائلون بكراهته، فقد استندوا إلى ما يأتي :

(أ) أنه لا يخلو من نوع ضرر، ولا سيما الإكثار منه . مع أن القليل يجر إلى

الكثير.

(ب) النقص في المال، فإذا لم يكن تبذيرا ولا إسرافا ولا إضاعة . فهو نقص في المال، كان يمكن إنفاقه فيما هو خير منه وأنفع لصاحبه والناس.

(ج) نتن رائحته التي تزعج كل من لم يألفها وتؤذيه، وكل ما كان كذلك فتناوله مكروه كأكل البصل النيئ والثوم والكرات ونحوها.

(د) إخلاله بالمروءة بالنسبة لأهل الفضائل والكمالات.

(هـ) يشغل عن أداء العبادة على الوجه الأكمل.

(و) ومن اعتاده قد يعجز في بعض الأيام عن تحصيله فيتشوش خاطره لفقده.

(ز) ومثل ذلك إذا كان في مجلس لا ينبغي استعماله فيه، أو يستحي ممن حضر.

وقال الشيخ أبو سهل محمد بن الواعظ الحنفي : الذي تفيده الأدلة كراهته قطعا، وحرمته ظنا، وكراهته لا يتوقف فيه إلا مخذول مكابر، لقاطع الحق معاند، فكل منتن مكروه كالبصل . وهذا الدخان الخبيث أولى، ومنع شاربه من دخول المسجد ومن حضوره المجامع أولى.

مستند القائلين بالإباحة: وأما القائلون بالإباحة فتمسكوا بأنها الأصل في الأشياء، ودعوى أنه يسكر أو يخدر غير صحيحة ؛ لأن الإسكار غيبوبة العقل مع حركة الأعضاء، والتخدير غيبوبة العقل مع فتور الأعضاء، وكلاهما لا يحصل لشاربه . نعم، من لم يعتده يحصل له إذا شربه نوع غثيان، وهذا لا يوجب التحريم. ودعوى أنه إسراف فهذا غير خاص بالدخان. (انظر: رد المختار "حاشية ابن عابدين" ج 5 ص 326).

هذا ما ذهب إليه العلامة الشيخ عبد الغني النابلسي. وقال الشيخ مصطفى السيوطي الرحباني شارح " غاية المنتهى " في فقه الحنابلة :

" كل عالم محقق له اطلاع على أصول الدين وفروعه، إذا خلا من الميل مع الهوى النفساني، وسئل الآن عن شربه بعد اشتهاره، ومعرفة الناس به، وبطلان دعوى المدلين فيه بإضراره للعقل والبدن لا يجيب إلا بإباحته، لأن الأصل في الأشياء التي لا ضرر فيها ولا نص تحريم: الحل والإباحة، حتى يرد الشرع بالتحريم . . واتفق المحققون على أن تحكم العقل والرأي بلا مستند شرعي باطل ". (انظر رد المختار (حاشية ابن عابدين) ج 5 ص 36).

وهذا ما قاله الشيخ بناء على ما تبين له في زمنه . ولو عرف ما ظهر من ضرره اليوم لغير رأيه يقينا.

القائلون بالتفصيل : وأما القائلون بالتفصيل فقالوا : إن هذا النبات في حد ذاته طاهر غير مسكر ولا مضر ولا مستقذر، فالأصل إباحته، ثم تجري فيه الأحكام الشرعية :

فمن لم يحصل له ضرر باستعماله في بدنه أو عقله، فهو جائز له.

ومن ضره حرم عليه استعماله كمن يضر به استعمال العسل.

ومن نفعه في دفع مضر كمرض، وجب عليه استعماله.

وثبوت هذه الأحكام بموجب العارض، ويكون في حد ذاته مباحا كما لا يخفى.

أقوال المعاصرين : وإذا غضضنا الطرف عن المتقدمين، ونظرنا إلى أقوال المعاصرين، وجدناهم أيضا مختلفين في إصدار حكم بشأنه.

فمنهم - كالشيخ حسنين مخلوف مفتي مصر الأسبق - الذي تبنى رأي بعض من سبق من العلماء، أن الأصل فيه الإباحة، وتعرض له الحرمة أو الكراهة بمقتضى، كأن يحصل منه ضرر كثير أو قليل، في النفس أو في المال أو فيهما، أو يؤدي إلى مفسدة، وضياع حق، كحرمان زوجته أو أولاده، أو من يحق عليه نفقتهم شرعا من القوت بسبب إنفاق ماله في شرائه، فإذا تحقق شيء من هذه العوارض حكم بكراهته أو حرمته على حسب ضعفها أو قوتها، وإذا خلا منها وأشباهها كان حلالا. (انظر: فتاوى شرعية للشيخ حسنين مخلوف ج 2 ص 112 - 113).

ومنهم من جزم بحرمته، وألف فيه بعض الرسائل، وعامة علماء نجد يحرمونه، وخصوصا إذا تعاطاه عالم من علماء الدين، وقد قال العلامة الشيخ محمد بن مانع كبير علماء قطر ومدير معارف السعودية في عصره - قال في حاشية له على " غاية المنتهي ج 2 ص 332 :

" إن القول بإباحة الدخان . ضرب من الهذيان، فلا يعول عليه الإنسان، لضرره الملموس، وتحذيره المحسوس، ورائحته الكريهة، وبذل المال فيما لا فائدة فيه، فلا تغتر بأقوال المبيحين . فكل يؤخذ من قوله ويترك، إلا رسول الـلـه ﷺ.

ولعل من أعدل ما قيل فيه وأصحه استدلالا، ما ذكره المغفور له الشيخ الأكبر محمود شلتوت شيخ الأزهر في فتاويه حين قال: (مما يذكر هنا أن الشيخ رحمه الـلـه كان مبتلى بالتدخين حيث اعتاده من عهد الشباب ولم يستطع التحرر من سلطانه . ولكنه لإنصافه رجح القول بالتحريم إعمالا لعلل الأحكام وقواعد التشريع العامة).:

" إذا كان التبغ لا يحدث سكرا، ولا يفسد عقلا، فإن له آثارا ضاره . يحسها شاربه في صحته، ويحسها فيه غير شاربه . وقد حلل الأطباء عناصره، وعرفوا فيها العنصر السام الذي يقضي - وإن كان ببطء - على سعادة الإنسان وهنائه . وإذن فهو ولاشك، أذي وضرر . والإيذاء والضرر خبث يحظر به الشيء في نظر الإسلام.

وإذا نظرنا مع هذا إلى ما ينفق فيه من أموال، كثيرا ما يكون شاربه في حاجة إليها، أو يكون صرفها في غيره أنفع وأجدى.

وإذا نظرنا إلى هذا الجانب عرفنا له جهة مالية تقضي في نظر الشريعة بحظره وعدم إباحته.

ومن هنا نعلم أخذا من معرفتنا الوثيقة بآثار التبغ السيئة في الصحة والمال . أنه مما

يمقته الشرع ويكرهه . وحكم الإسلام على الشيء بالحرمة أو الكراهة لا يتوقف على وجود نص خاص بذلك الشيء . فلعلل الأحكام، وقواعد التشريع العامة، قيمتها في معرفة الأحكام، وبهذه العلل وتلك القواعد، كان الإسلام ذا أهلية قوية في إعطاء كل شيء يستحدثه الناس حكمه من حل أو حرمة . وذلك عن طريق معرفة الخصائص والآثار الغالبة للشيء، فحيث كان الضرر كان الحظر، وحيث خلص النفع أو غلب كانت الإباحة، وإذا استوى النفع والضرر كانت الوقاية خيرا من العلاج ". (الفتاوى للشيخ شلتوت ص 354 ط. مطبعة الأزهر). ا هـ.

تمحيص وترجيح:

ويبدو لي أن الخلاف الذي نقلناه عن علماء المذاهب عند ظهور الدخان، وشيوع تعاطيه، واختلافهم في إصدار حكم شرعي في استعماله، ليس منشأه في الغالب اختلاف الأدلة، بل الاختلاف في تحقيق المناط.

أعني أنهم متفقون على أن ما يثبت ضرره على البدن أو العقل يحرم تعاطيه. ولكنهم يختلفون في تطبيق هذا الحكم على الدخان.

فمنهم من أثبت له عدة منافع في زعمه . ومنهم من أثبت له مضار قليلة تقابلها منافع موازية لها . ومنهم من لم يثبت له أية منافع، ولكن نفى عنه الضرر . وهكذا. ومعنى هذا: أنهم لو تأكدوا من وجود الضرر في هذا الشيء لحرموه بلا جدال . وهنا نقول: إن إثبات الضرر البدني أو نفيه في " الدخان " ومثله مما يتعاطى ليس من شأن علماء الفقه، بل من شأن علماء الطب والتحليل . فهم الذين يسألون هنا، لأنهم أهل العلم والخبرة . قال تعالى: ﴿ فَسْـَٔلْ بِهِۦ خَبِيرًا ﴾ (الفرقان: 59) . وقال: ﴿ وَلَا يُنَبِّئُكَ مِثْلُ خَبِيرٍ ﴾ (فاطر: 14).

أما علماء الطب والتحليل فقد قالوا كلمتهم في بيان آثار التدخين الضارة على البدن بوجه عام وعلى الرئتين والجهاز التنفسي بوجه خاص . وما يؤدي إليه من الإصابة بسرطان الرئة مما جعل العالم كله في السنوات الأخيرة ينادي بوجوب التحذير من التدخين. على أن من أضرار التدخين ما لا يحتاج إثباته إلى طبيب اختصاصي ولا إلى محلل كيمائي، حيث يتساوى في معرفته عموم الناس، من مثقفين وأميين.

وينبغي أن نذكر هنا ما نقلناه من قبل عن بعض العلماء، وهو أن الضرر التدريجي كالضرر الدفعي الفوري، كلاهما مقتض للتحريم . ولهذا كان تناول السم السريع التأثير في الصدر والسم البطيء التأثير حراما بلا ريب.

وعلى هذا القول: إن اختلاف علماء الفتوى في التحريم والإباحة في نبات الدخان إنما هو بناء على ما ثبت لدى كل منهم من الإضرار أو عدمه.

أما ما يقوله بعض الناس: كيف تحرمون مثل هذا النبات بلا نص ؟ .. فالجواب:

أنه ليس من الضروري أن ينص الشارع على كل فرد من المحرمات، ويبغي أن يضع ضوابط أو قواعد تندرج تحتها جزئيات شتى، وأفراد كثيرة . فإن القواعد يمكن حصرها، أما الأفراد فلا يمكن حصرها.

ويكفي أن يحرم الشارع الخبيث أو الضار، ليدخل تحته ما لا يحصى من المطعومات والمشروبات الخبيثة أو الضارة، ولهذا أجمع العلماء على تحريم الحشيشة ونحوها من المخدرات، مع عدم وجود نص معين بتحريمها على الخصوص.

وهذا الإمام أبو محمد بن حزم الظاهري، نراه متمسكا بحرفيه النصوص وظواهرها، ومع هذا يقرر تحريم ما يستضر بأكله، أخذا من عموم النصوص قال: وأما كل ما أضر فهو حرام لقول النبي ﷺ: " **إن اللـه كتب الإحسان على كل شيء ..** " فمن أضر بنفسه أو بغيره فلم يحسن، ومن لم يحسن فقد خالف كتاب (أي كتابة) اللـه الإحسان على كل شيء ". (انظر: المحلى ج 7 ص 504-505، المسألة 1030 طـ . الإمام). ويمكن أن يستدل لهذا الحكم أيضا بقوله ﷺ: " **لا ضرر ولا ضرار** " . كما يمكن الاستدلال بقوله تعالى: ﴿ وَلَا تَقْتُلُوٓاْ أَنفُسَكُمْۚ إِنَّ ٱللَّهَ كَانَ بِكُمْ رَحِيمًا ﴾ (النساء: 29).

ومن أجود العبارات الفقهية في تحريم تناول المضرات عبارة الإمام النووي في روضته قال: " كل ما أضر أكله كالزجاج والحجر والسم، يحرم أكله . وكل طاهر لا ضرر في أكله يحل، إلا المستقذرات الطاهرات، كالمني والمخاط . فإنها حرام على الصحيح.. إلى أن قال: ويجوز شرب دواء فيه قليل سم إذا كان الغالب السلامة واحتيج إليه. ومن الناس من يتمسك هنا بقاعدة: الأصل في الأشياء الإباحة إلا ما نص الشرع على تحريمه. والرد على هؤلاء أن من علماء الأصول من عكس ذلك فقال: الأصل في الأشياء الحظر إلا ما جاء الشرع بإباحته.

والصحيح من قول هؤلاء وهؤلاء التفصيل . فالأصل في المنافع الإباحة، لقوله تعالى في معرض الامتنان على عباده: ﴿ هُوَ ٱلَّذِى خَلَقَ لَكُم مَّا فِى ٱلْأَرْضِ جَمِيعًا ﴾ (البقرة: 29). ولا يمتن عليهم بما هو محرم عليهم.

وأما المضار، وهي: ما يؤذي البدن أو النفس أو هما معا . فالأصل فيها الحظر والتحريم.

على أن في " التدخين " نوعا من الضرر يجب ألا يغفل، وهو ضرر يقيني لا شك فيه، وهو الضرر المالي . وأعني به إنفاق المال فيما لا ينفع بحال، لا في الدنيا ولا في الدين، ولا سيما مع غلاء أثمانه، وإسراف بعض هواته في تناوله، حتى أن أحدهم قد ينفق فيه ما يكفي لإعاشة أسرة كاملة.

أما ما يجده بعض الناس من راحة نفسية في التدخين، فليس منفعة ذاتية فيه، وإنما ذلك لاعتياده عليه وإدمانه له فهو لهذا يرتاح لاستعماله. شأن كل ما يعتاد الإنسان تعاطيه

مهما كان مؤذيا وضارا غاية الضرر.

وقد قال الإمام ابن حزم في " محلاه " (المحلى: ج 7 ص 503، مسألة 1027) : السرف حرام . وهو:

1- النفقة فيما حرم الـلـه تعالى، قلت أو كثرت، ولو أنها جزء من قدر جناح بعوضة.
2- أو التبذير فيما لا يحتاج إليه ضرورة، مما لا يبقى للمنفق بعده غنى.
3- أو إضاعة المال وإن قل برميه عبثا...
4- قال الـلـه تعالى: ﴿ وَلَا تُسْرِفُوٓاْ ۚ إِنَّهُۥ لَا يُحِبُّ ٱلْمُسْرِفِينَ ﴾ (الأنعام: من الآية 141).... ﴿ ۞ يَٰبَنِىٓ ءَادَمَ خُذُواْ زِينَتَكُمْ عِندَ كُلِّ مَسْجِدٍ وَكُلُواْ وَٱشْرَبُواْ وَلَا تُسْرِفُوٓاْ ۚ إِنَّهُۥ لَا يُحِبُّ ٱلْمُسْرِفِينَ ﴾ (الأعراف:31)... ولا يخفى أن إنفاق المال في التدخين إضاعة له.

وقد أعجبني مما نقلته من قبل قول أحد العلماء: لو اعترف شخص أنه لا يجد في التدخين نفعا بوجه من الوجوه، فينبغي أن يحرم عليه . من حيث إنه إضاعة للمال . إذا لا فرق في حرمة إضاعته بين إلقائه في البحر، وإحراقه بالنار، أو غير ذلك من وجوه الإتلاف.. فكيف إذا كان مع الإتلاف للمال ضرر يقينا أو ظنا ؟ . أي أنه اجتمع عليه إتلاف المال وإتلاف البدن معا... فواعجبا لمن يشتري ضرر بدنه بحر ماله طائعا مختارا.

وهناك ضرر آخر، يغفل عنه عادة الكاتبون في هذا الموضوع وهو الضرر النفسي، وأقصد به، أن الاعتياد على التدخين وأمثاله، يستعبد إرادة الإنسان، ويجعلها أسيرة لهذه العادة السخيفة . بحيث لا يستطيع أن يتخلص منها بسهولة إذا رغب في ذلك يوما لسبب ما . كظهور ضررها على بدنه، أو سوء أثرها في تربية ولده، أو حاجته إلى ما ينفق فيها لصرفه في وجوه أخرى أنفع والزم، أو نحو ذلك من الأسباب. ونظرا لهذا الاستعباد النفسي، نرى بعض المدخنين، يجور على قوت أولاده، والضروري من نفقة أسرته، من أجل إرضاء مزاجه هذا، لأنه لم يعد قادرا على التحرر منه.

وإذا عجز مثل هذا يوما عن التدخين، لمانع داخلي أو خارجي، فإن حياته تضطرب، وميزانه يختل، وحاله تسوء، وفكرة يتشوش، وأعصابه تثور لسبب أو لغير سبب.

ولا ريب أن مثل هذا الضرر جدير بالاعتبار في إصدار حكم على التدخين. ويتبين من هذا التمحيص الذي ذكرناه: أن إطلاق القول بإباحة التدخين لا وجه له، بل هو غلط صريح، وغفلة عن جوانب الموضوع كله، ويكفي ما فيه من إضاعة لجزء من المال بما لا نفع فيه وما يصحبه من نتن الرائحة المؤذية، وما فيه من ضرر بعضه محقق، وبعضه مظنون أو محتمل.

وإن كان لهذا القول وجه فيما مضى، عند ظهور استعمال هذا النبات في سنة ألف من الهجرة، بحيث لم يتأكد علماء ذلك العصر من ثبوت ضرره، فليس له أي وجه في عصرنا بعد أن أفاضت الهيئات العلمية الطبية في بيان أضراره، وسيئ آثاره، وعلم بها الخاص والعام، وأيدتها لغة الأرقام.

وحسبنا ما جاء في السؤال من إحصاءات، تضمنها تقرير أكبر هيئة طبية محترمة في العالم وإذا سقط القول بالإباحة المطلقة . لم يبق إلا القول بالكراهة أو القول بالتحريم. وقد اتضح لنا مما سبق أن القول بالتحريم أوجه وأقوى حجة . وهذا هو رأينا . وذلك لتحقق الضرر البدني والمالي والنفسي باعتياد التدخين.

وإذا قيل لمجرد الكراهة، فهل هي كراهة تنزيه أو تحريم ؟ الظاهر الثاني.

نظرا لقوة الاعتبارات والأدلة التي أدت إلى القول بالتحريم فمن أنزل الحكم عن الحرام لم ينزل عن درجة المكروه التحريمي. ومهما يكن فمن المقرر أن الإصرار على الصغائر يقربها من الكبائر . ولهذا أخشى أن يكون الإصرار على المكروه مقربا من الحرام. على أن هناك ملابسات واعتبارات تختص ببعض الناس دون بعض، تؤكد الحرمة وتغلظها كما تؤكد الكراهة عند من قال بالكراهية، بل تنقلها إلى درجة التحريم.

وذلك مثل أن يضر الدخان شخصا بعينه، حسب وصف طبيب ثقة، أو حسب تجربة الشخص نفسه، أو حسب تجربة آخرين في مثل حاله.

ومثل أن يكون محتاجا إلى ثمنه لنفقته أو نفقة عياله، أو من تجب عليه نفقتهم شرعا (وينبغي أن يذكر هنا أيضا أن ملايين من المسلمين يموتون من الجوع - حقيقة لا تجوزا - على حين تنفق عشرات الملايين في شهوة التدخين).

ومثل أن يكون الدخان مستوردا من بلاد تعادي المسلمين، ويذهب ثمنه لتقويتها على المسلمين. ومثل أن يصدر ولي الأمر الشرعي أمرا بمنع التدخين، وطاعته واجبة فيما لا معصية فيه. ومثل أن يكون الشخص مقتدى به في علمه ودينه، مثل علماء الدين، ويقرب منهم الأطباء. هذا وينبغي أن نضع في اعتبارنا ونحن نصدر حكما بشأن التدخين عدة أمور لابد من مراعاتها، لتكون نظرتنا شاملة وعادلة.

الأولى: أن من المدخنين من يتمنى الخلاص من التدخين، ولكنه عجز عن تحقيق ذلك لتمكن هذه العادة من جسمه وأعصابه تمكنا لم يجعل لإرادته قدرة على التحرر منه، بحيث يصيبه أذى كثير إذا تركه . فهذا معذور بقدر محاولته وعجزه، ولكل امرئ ما نوى. الثانية: أن ميلنا إلى تحريم التدخين لما ذكرنا من وجهة النظر والاعتبارات الشرعية، لا يعني أنه مثل شرب الخمر أو الزنى أو السرقة مثلا، فإن الحرام في الإسلام درجات، بعضها صغائر، وبعضها كبائر، ولكل حكمه ودرجته . فالكبائر لا تكفرها إلا التوبة النصوح، أما الصغائر فتكفرها الصلوات الخمس، وصلاة الجمعة، وصيام رمضان وقيامه،

وغير ذلك من الطاعات، بل يكفرها مجرد اجتناب الكبائر.

وقد جاء عن ابن عباس وبعض السلف أن الإصرار على الصغيرة يجعلها كبيرة . ولكن هذا أيضا غير متفق عليه.

الثالثة: أن المحرم المختلف فيه ليس في درجة الحرام المتفق عليه . ولهذا يصعب أن ترمي فاعله بالفسوق، وأن تسقط شهادته، ونحو ذلك، وخصوصا إذا كان مما عمت به البلوى. هذا، وقد تبين من هذه الدراسة: أن ما حكاه صاحب السؤال عن بعض العلماء: أنه أدار معظم الحكم في التدخين على المقدرة المالية وحدها، أو عدمها، فيحرم في حالة عجز المدخن عن مصاريف التدخين، ويكره للقادر عليه، فهو غير سديد ولا مستوعب ؛ فإن الضرر البدني والنفسي يجب أن يكون له اعتباره أيضا، بجوار الضرر المالي. إن الغني ليس من حقه أن يضيع ماله، ويبعثره لما يشاء ؛ لأنه مال الـلـه أولا، ومال الجماعة ثانيا.

وإن ما جاء في السؤال من أن كثيرا من علماء الدين يدخنون، فإن هؤلاء العلماء لم يدعوا لأنفسهم العصمة، وكثير منهم ابتلوا به في مرحلة الشباب والطيش، ثم ضعفت إرادتهم عن التخلص من نيره، ومنهم من أفتى بحرمته رغم أنه مبتلى بتعاطيه. وقد رأينا من الأطباء أيضا كثيرين يؤمنون بأضرار التدخين، ويتحدثون أو يكتبون في ذلك، ومع ذلك لم يقلعوا عن التدخين.

وإذا كان التدخين مذموما في شأن الرجال، فهو أشد ذما في شأن النساء، لأنه يشوه جمال المرأة، ويغير لون أسنانها، ويجعل رائحة فمها كريهة، مع ما يجب أن تكون عليه الأنثى من حسن وجمال.

ويضيف الشيخ الفاضل في مناسبة أخرى:

هناك قاعدة عامة مقررة في شريعة الإسلام، وهي أنه لا يحل للمسلم أن يتناول من الأطعمة أو الأشربة شيئا يقتله بسرعة أو ببطء - كالسم بأنواعه - أو يضره ويؤذيه - ولا أن يكثر من طعام أو شراب يمرض الإكثار منه، فإن المسلم ليس ملك نفسه، وإنما هو ملك دينه وأمته، وحياته وصحته وماله، ونعم الـلـه كلها عليه وديعة عنده، ولا يحل له التفريط فيها. قال تعالى: ﴿ وَلَا تَقْتُلُوٓاْ أَنفُسَكُمْۚ إِنَّ ٱللَّهَ كَانَ بِكُمْ رَحِيمًا ﴾ (النساء: 29). وقال: ﴿ وَلَا تُلْقُواْ بِأَيْدِيكُمْ إِلَى ٱلتَّهْلُكَةِ ﴾ (البقرة: 195). وقال الرسول ﷺ: **(لا ضرر ولا ضرار)**. (رواه أحمد وابن ماجة). ووفقا لهذا المبدأ نقول: إن تناول التبغ (الدخان)-بصوره المختلفة مثل السيجارة أو النرجيلة أو غير ذلك ـ ما دام قد ثبت أنه يضر بمتناوله فهو حرام، وخاصة إذا قرر ذلك طبيب مختص بالنسبة لشخص معين، ولو لم يثبت ضرره الصحي لكان إضاعة للمال فما لا ينفع في الدين أو الدنيا، وقد نهى النبي ﷺ عن إضاعة المال. (رواه البخاري). ويتأكد النهي إذا كان محتاجا إلى ما ينفقه من مال لنفسه أو عياله.

أما علماء الطب والتحليل فقد قالوا كلمتهم في بيان آثار التدخين الضارة على البدن

بوجه عام وعلى الرئتين والجهاز التنفسي بوجه خاص . وما يؤدي إليه من الإصابة بسرطان الرئة مما جعل العالم كله في السنوات الأخيرة ينادي بوجوب التحذير من التدخين. على أن من أضرار التدخين ما لا يحتاج إثباته إلى طبيب اختصاصي ولا إلى محلل كيماوي، حيث يتساوي في معرفته عموم الناس، من مثقفين وأميين.

ومن أجود العبارات الفقهية في تحريم تناول المضرات عبارة الإمام النووي في روضته قال: "كل ما أضر أكله، كالزجاج والحجر والسم، يحرم أكله. وكل طاهر لا ضرر في أكله يحل أكله، إلا المستقذرات الطاهرات، كالمني والمخاط. فإنها حرام على الصحيح... ويجوز شرب دواء فيه قليل سم إذا كان الغالب السلامة، واحتيج إليه ".

1- الضرر المالي: لا يجوز للإنسان أن ينفق ماله فيما لا ينفعه لا في الدنيا ولا في الدين، لأن الإنسان مؤتمن على ماله مستخلف فيه. وكذلك فإن الصحة والمال وديعتان من الله ولذا لا يجوز للإنسان أن يضر صحته أو يضيع ماله. ولذلك نهى النبي ﷺ عن إضاعة المال.

2- والمدخن يشتري ضرر نفسه بحر ماله. وهذا أمر لا يجوز شرعا. قال الله تعالى: (ولا تسرفوا، إنه لا يحب المسرفين).. ولا يخفى أن إنفاق المال في التدخين إضاعة له. فكيف إذا كان مع الإتلاف للمال ضرر متحقق يقينا أو ظنا. أي أنه اجتمع عليه إتلاف المال وإتلاف البدن معا.

3- ضرر الاستعباد: وهناك ضرر آخر، يغفل عنه عادة الكاتبون في هذا الموضوع وهو الضرر النفسي، وأقصد به، أن الاعتياد على التدخين وأمثاله، يستعبد إرادة الإنسان، ويجعلها أسيرة لهذه العادة السخيفة، بحيث لا يستطيع أن يتخلص منها بسهولة إذا رغب في ذلك يوما لسبب ما، كظهور ضررها على بدنه، أو سوء أثرها في تربية ولده، أو حاجته إلى ما ينفق فيها لصرفه في وجوه أخرى أنفع وألزم، أو نحو ذلك من الأسباب. ونظرا لهذا الاستعباد النفسي، نرى بعض المدخنين، يجور على قوت أولاده، والضروري من نفقة أسرته، من أجل إرضاء مزاجه هذا، لأنه لم يعد قادرا على التحرر منه.وإذا عجز مثل هذا يوما عن التدخين، لمانع داخلي أو خارجي، فإن حياته تضطرب، وميزانه يختل، وحاله تسوء، وفكره يتشوش، وأعصابه تثور لسبب أو لغير سبب. ولاريب أن مثل هذا الضرر جدير بالاعتبار في إصدار حكم على التدخين.

4- التدخين محرم شرعا : ليس للقول بحل التدخين أي وجه في عصرنا بعد أن أفاضت الهيئات العلمية الطبية في بيان أضراره، وسيء آثاره، وعلم بها الخاص والعام، وأيدتها لغة الأرقام. وإذا سقط القول بالإباحة المطلقة، لم يبق إلا القول بالكراهة أو القول بالتحريم. وقد اتضح لنا مما سبق أن القول بالتحريم أوجه

وأقوى حجة. وهذا هو رأينا. وذلك لتحقق الضرر البدني والمالي والنفسي باعتياد التدخين. لأن كل ما يضر بصحة الإنسان يجب أن يحرم شرعا. و اللـه تعالى يقول(ولا تلقوا بأيديكم إلى التهلكة).. ويقول جل جلاله (ولا تقتلوا أنفسكم إن اللـه كان بكم رحيما) ويقول اللـه عز وجل (ولا تسرفوا إنه لا يحب المسرفين) ، (...ولا تبذر تبذيرا * إن المبذرين كانوا إخوان الشياطين)، فهناك ضرر بدني ثابت وهناك ضرر مالي ثابت كذلك، فتناول كل ما يضر الإنسان يحرم، لقوله تعالى: (ولا تقتلوا أنفسكم) . من أجل هذا يجب أن نفتي بحرمة هذا التدخين في عصرنا.

والواقع الذي لاشك فيه هو ان الأطباء يجمعون على أن في التدخين ضررا مؤكدا. صحيح أن ضرره ليس فوريا ، ولكنه ضرر تدريجي. والضرر التدريجي كالضرر الفوري في التحريم، فالسم البطيء كالسم السريع كلاهما يحرم تناوله على الإنسان.

والانتحار محرم بنوعيه السريع والبطيء، والمدخن ينتحر انتحارا بطيئا. والإنسان لا يجوز أن يضر أو يقتل نفسه، ولا أن يضر غيره. ولهذا قال النبيﷺ : " **لا ضرر ولا ضرار**" أي لا تضر نفسك ولا تضر غيرك، فهذا ضرر مؤكد على نفس الإنسان بإجماع أطباء العالم، لهذا أوجبت دول العالم على كل شركة تعلن عن التدخين أن تقول إنه ضار بالصحة بعد أن استيقن ضرره للجميع، لهذا لا يصح أن يختلف الفقهاء في تحريمه. والضرورات الخمس التي ذكرها الأصوليون وفقهاء الدين، وأوجبوا الحرص على المحافظة عليها وعدم الإضرار بها هي الدين والنفس والعقل والنسل والمال. وكلها تتأثر بهذه الآفة. فدين الإنسان يتأثر، فمن الناس من لا يصوم رمضان لأنه لا يستطيع أن يمتنع عن التدخين. والنسل يتضرر بالتدخين، سواء كان المدخن أحد الأبوين أو كلاهما، بل إن الجنين يتضرر من تدخين أمه، بما يعني أن المدخن لا يضر نفسه فقط وإنما يضر غيره، وهناك ما يسمى الآن التدخين القسري، أو التدخين بالإكراه، فيدخن الإنسان رغم أنفه وهو لا يتناول السجارة وإنما يتناولها قهرا عندما يجلس بجوار إنسان مدخن أو في بيئة فيها التدخين.

فأنت أيها المدخن تضر نفسك وتضر غيرك رغم إرادته وأنفه، فمن أجل هذا الضرر وغيره يجب أن يحرم التدخين وأن يجمع العلماء على تحريمه. وقد أدار بعض العلماء معظم الحكم في التدخين على المقدرة المالية وحدها، أو عدمها، فيحرم في حالة عجز المدخن عن مصاريف التدخين، ويكره للقادر عليه. وهذا رأي غير سديد ولا مستوعب. فإن الضرر البدني والنفسي الذي أجمع العلماء والأطباء في العالم على تحققه له اعتباره الكبير، بجوار الضرر المالي. ثم إن الغني ليس من حقه أن يضيع ماله، ويبعثره فيما يشاء. لأنه مال اللـه أولا، ومال الجماعة ثانيا. وينبغي للإنسان المسلم العاقل أن يمتنع عن هذه الآفة الضارة الخبيثة، فالتبغ لاشك من الخبائث، وليس من الطيبات، إذ ليس فيه أي نفع دنيوي أو

نفع ديني.

ونصيحتي لكل مدخن أن يقلع عن هذه الآفة، بعزيمة قوية، وتصميم صارم؛ فإن التدرج فيها لا يغني. ومن كان ضعيف الإرادة، عليه أن يقلل من شرها ما استطاع، ولا يحسنها لغيره، ولا يغري بها أحدا، كأن يقدمها للآخرين، أو يلح على زواره بتناولها، بل ينبغي أن يبين لغيره أضرارها المالية والبدنية والنفسية، وأقرب هذه الأضرار أنه أصبح عبدا لها بحيث لم يستطع أن يتخلص منها، وعليه أن يسأل الـلـه تعالى أن يعينه على التحرر من نيرها. ونصيحتي للشباب خاصة، أن ينزهوا أنفسهم عن الوقوع في هذه الآفة التي تفسد عليهم صحتهم، وتضعف من قوتهم ونضرتهم، ولا يسقطوا فريسة للوهم الذي يخيل إليهم أنها من علامات الرجولة، أو استقلال الشخصية. ومن تورط منهم في ارتكابها يستطيع بسهولة التحرر منها، والتغلب عليها وهو في أول الطريق، قبل أن تتمكن هي منه، وتتغلب عليه، ويعسر عليه فيما بعد النجاة من براثنها إلا من رحم ربك.

وعلى أجهزة الإعلام أن تشن حملة منظمة بكل الأساليب على التدخين وتبين مساوئه. وعلى مؤلفي ومخرجي ومنتجي الأفلام والتمثيليات والمسلسلات، أن يكفوا عن الدعاية للتدخين، بوساطة ظهور " السيجارة " بمناسبة وغير مناسبة في كل المواقف. وعلى الدولة أن تتكاتف لمقاومة هذه الآفة، وتحرير الأمة من شرورها، وإن خسرت خزانة الدولة ملايين من العملات، فصحة الشعب الجسمية والنفسية أهم وأغلى من الملايين والبلايين. و الـلـه أعلم.

نسأل الـلـه تبارك وتعالى أن ينير بصائرنا، وأن يفقهنا في ديننا، وأن يعلمنا ما ينفعنا، وينفعنا بما علمنا، إنه سميع قريب. وصلى الـلـه على سيدنا محمد وعلى آله وصحبه وسلم. والسلام عليكم ورحمة الـلـه وبركاته.

2. **ثانيا: فتوى الأستاذ الدكتور أحمد يوسف سليمان**: التدخين وأثره على الصحة والمال... تاريخ الفتوى: 2002/1/18م.. إذ يقول ما نصه: ((الحمد لله والصلاة والسلام على رسول الـلـه .. اختلف الفقهاء المعاصرون في حكم التدخين عن قائل بالحرمة، وقائل بالكراهية التحريمية، والذي نختاره للفتيا أن التدخين حرام، والدليل على ذلك ما يلي:

أولا: المادة التي تصنع منها السجاير وغيرها مما يدخنه المدخنون خبيثة الطعم والرائحة وكل خبيث حرام، قال الـلـه تعالى مبينا أهداف البعثة المحمدية: ﴿ وَيُحِلُّ لَهُمُ ٱلطَّيِّبَٰتِ وَيُحَرِّمُ عَلَيۡهِمُ ٱلۡخَبَٰٓئِثَ وَيَضَعُ عَنۡهُمۡ إِصۡرَهُمۡ وَٱلۡأَغۡلَٰلَ ٱلَّتِي كَانَتۡ عَلَيۡهِمۡۚ ﴾ (الأعراف: آية 157).

ثانيا: لقد ثبت طبيا أن السجائر تسبب كثيرا من الأمراض، بل إن بعض هذه

الأمراض التي تسببها من الأمراض الخبيثة التي استعصى على الأطباء علاجها، ولم يكتشفوا لها علاجا ناجعا حتى الآن، فهذه الأمراض تتلف الصحة، وتودي بالحياة، وتفضي في الغالب بالأمم إلى التهلكة، وما كان هذا شأنه فهو حرام. لقوله تعالى: ﴿ وَلَا تُلْقُوا۟ بِأَيْدِيكُمْ إِلَى ٱلتَّهْلُكَةِ ﴾ (البقرة: آية 195)، وقوله تعالى : ﴿ وَلَا تَقْتُلُوٓا۟ أَنفُسَكُمْ ۚ إِنَّ ٱللَّهَ كَانَ بِكُمْ رَحِيمًا ﴾ (النساء: آية 29).

ثالثا: في التدخين إضاعة للمال في غير فائدة، بل فيما فيه الضرر، وهذا يسمى شرعا بالتبذير، وقد قال الـلـه تعالى: ﴿ ... وَلَا تُبَذِّرْ تَبْذِيرًا ﴿٢٦﴾ إِنَّ ٱلْمُبَذِّرِينَ كَانُوٓا۟ إِخْوَٰنَ ٱلشَّيَـٰطِينِ ۖ وَكَانَ ٱلشَّيْطَـٰنُ لِرَبِّهِۦ كَفُورًا ﴿٢٧﴾ ﴾ (الإسراء: آية 26-27)، وقال النبي ﷺ: **"إن الـلـه كره لكم ثلاثا، قيل وقال، وكثرة السؤال، وإضاعة المال"**.

رابعا: جحود النعمة، فإن الصحة نعمة عظيمة يجب شكر الـلـه عليها بالحفاظ عليها فقد صح أن النبي ﷺ قال: "**نعمتان مغبون فيهما كثير من الناس: الصحة والفراغ**"، وكذلك المال نعمة يجب شكر الـلـه عليها، وشكره عليها يكون بوضعها في مواضعها، وذلك يكون بإنفاق المال في الحلال الطيب، الذي يعود على المنفق وعلى من حوله بالمنفعة، مع التوسط بين البخل والتقتير من جهة والإسراف والتبذير من جهة أخرى، قال الـلـه تعالى عن صفات عباد الرحمن: ﴿ وَٱلَّذِينَ إِذَآ أَنفَقُوا۟ لَمْ يُسْرِفُوا۟ وَلَمْ يَقْتُرُوا۟ وَكَانَ بَيْنَ ذَٰلِكَ قَوَامًا ﴿٦٧﴾ ﴾ (الفرقان: آية 67)... و الـلـه أعلم)).

3. **ثالثا: نص فتاوى علماء السعودية بشأن التدخين..** اللجنة الدائمة للبحوث العلمية والإفتاء بالمملكة العربية السعودية تفتي بشأن التدخين بالتالي: " شرب الدخان حرام، والاتجار به حرام، لما فيه من الضرر وقد روي في الحديث "**لا ضرر ولا ضرار**"، ولأنه من الخبائث، وقد قال تعالى في صفة النبي ﷺ : ﴿ وَيُحِلُّ لَهُمُ ٱلطَّيِّبَـٰتِ وَيُحَرِّمُ عَلَيْهِمُ ٱلْخَبَـٰٓئِثَ ﴾ (الأعراف: 157) .. وبالله التوفيق"... الرئيس: عبد العزيز بن باز .. نائب الرئيس: عبد الرزاق عفيفي.. العضو: عبد الـلـه بن غديان.. العضو: عبد الـلـه بن قعود.. فتوى برقم 1407 بتاريخ 9 ذو القعدة 1396 هجرية.

شرب الدخان محرم وكذلك الشيشة .. والدليل قوله تعالى ﴿ وَلَا تَقْتُلُوٓا۟ أَنفُسَكُمْ ۚ إِنَّ ٱللَّهَ كَانَ بِكُمْ رَحِيمًا ﴾ (النساء: آية 29)، وقوله تعالى: ﴿ وَلَا تُلْقُوا۟ بِأَيْدِيكُمْ إِلَى ٱلتَّهْلُكَةِ ﴾ (البقرة: آية 195) ... وقد ثبت في الطب أن تناول هذه الأشياء مضر، وإذا كان مضرا كان حراما. ودليل آخر هو قوله تعالى: ﴿ وَلَا تُؤْتُوا۟ ٱلسُّفَهَآءَ أَمْوَٰلَكُمُ ٱلَّتِى جَعَلَ ٱللَّهُ لَكُمْ قِيَـٰمًا ﴾ (النساء: 5) فنهى عن إتيان السفهاء أموالنا لأنهم يبذرونها ولا ريب أن بذل الأموال في

شراء الدخان والشيشة تبذير وإفساد لها فيكون منهيا عنه بدلالة هذه الآية.

ومن السنة أن الرسول ﷺ نهى عن إضاعة المال، وبذل الأموال في هذه المشروبات (السجائر والشيشة) من إضاعة المال ولأن النبي ﷺ قال: "**لا ضرر ولا ضرار**".

الشيخ محمد بن صالح بن عثيمين، عضو هيئة كبار العلماء بالمملكة العربية السعودية. وقد جاء في الفتوى الصادرة برقم 1407 وتاريخ 1396/11/9هـ عن اللجنة الدائمة للبحوث العلمية والإفتاء بالرياض: "لا تحل التجارة في الدخان والجراك وسائر المحرمات لأنه من الخبائث، ولما فيه من الضرر البدني والروحي والمالي، وإذا أراد الشخص أن يتصدق أو يحج أو ينفق في وجوه البر فينبغي أن يتحرى الطيب من ماله ليتصدق به أو يحج به أو ينفقه في وجوه البر لعموم قوله تعالى: ﴿ يَـٰٓأَيُّهَا ٱلَّذِينَ ءَامَنُوٓاْ أَنفِقُواْ مِن طَيِّبَـٰتِ مَا كَسَبْتُمْ وَمِمَّآ أَخْرَجْنَا لَكُم مِّنَ ٱلْأَرْضِ ۖ وَلَا تَيَمَّمُواْ ٱلْخَبِيثَ مِنْهُ تُنفِقُونَ وَلَسْتُم بِـَٔاخِذِيهِ إِلَّآ أَن تُغْمِضُواْ فِيهِ ۚ وَٱعْلَمُوٓاْ أَنَّ ٱللَّهَ غَنِىٌّ حَمِيدٌ ﴿٢٦٧﴾ ﴾ (البقرة: 267)،وقوله ﷺ: "**إن الله طيب لا يقبل إلا طيبا**" الحديث. وبالله التوفيق وصلى الله على نبينا محمد وآله وصحبه وسلم".

هل في تجارة التبغ والسجائر منافع للناس ؟.. كثر الكلام عن أرباح التبغ وتجارته وانتشر بلاء تجارة التبغ وزراعته بين الدول الإسلامية بزعم الأرباح المالية، ثم فرض صندوق النقد الدولي على الدول المتخلفة زراعته كشرط قبل الحصول على المعونات، وتقاعست الدول النامية في دفع المصيبة على شعوبها بسبب تخلف نظامها الديموقراطية وتعطل آلية مناصحة الحكام بسبب بعض المتنفعين من شركات التبغ هنا وهناك. بينما تصدى له المنصفون في الغرب والشرق بالحجة والبيان على كون التبغ وتجارته خسران في خسران والأدلة الاقتصادية كثيرة على ذلك .

أناقش في هذا المقال بعض الجوانب الفقهية من تجارة التبغ .. قال تعالى : (يمحق الله الربا ويربي الصدقات).. الكلام ينطبق نفسه على الربح الحلال والحرام مهما كان نوعه ، والتدخين مثال آخر على ذلك والسبب أنني فتشت بين الخبائث فلم أجد أخس من ربح تجارة الدخان (لأنه باب للمخدرات والخمر والانحرافات السلوكية كلها) وخاصة أن معظم تجارها تجار للمخدرات بآن واحد فالفارق بينهما معدوم وكلاهما سم قاتل يروج باسم المتعة، وكلاهما تأسران صاحبهما بالإدمان ، وهذا ما دعا الكونغرس الأمريكي مؤخرا لتصنيفها مع المخدرات !.. وانظر رحمك الله لما قاله العلامة الكتاني رحمه الله في كتابه " نصيحة الإخوان بترك الدخان " من 400 عام !:

ثم اعلم يا أخي بصرك الله بالحق أنه تواترت الأخبار ، أن التاجر فيه مقرون بالخسارة فقد أخبرنا جمع جم من التجار ، أن من أموالهم ما سرق ومنها ما حرق ومنها ما

غرق !!!- انتهى -.

واعلم أخي أن النبي عليه السلام قال : " **لايزال العبد في فسحة من دينه ما لم يصب دما حراما** " رواه أحمد والبخاري عن ابن عمر رضي اللـه عنهما .. وزد على ذلك ما أفتاه الدكتور فريد واصل المفتي السابق لمصر أن حج من تاجر بالتبغ باطل لأنه مال حرام.

ثم تذكر رعاك اللـه ما كانت نساء السلف الصالح تقوله لأزواجهن كل صباح قبل الذهاب للعمل: " تحرى لنا الحلال فنحن نصبر على الجوع ولانصبر على النار ". أما أخطر ما قيل عن التجارة بالسجائر ، فهو قوله عليه السلام : " **يبقى المسلم في سعة من دينه ما لم يصب دما حراما** " رواه الطبراني عن أبي بكر رضي اللـه عنه - صحيح الجامع للألباني رحمه اللـه - 4519.. ففي كل عام يقتل تجار التبغ وتجار المفرق وشركات التبغ العالمية والحكومات المرخصة مليون ونصف مسلم ، وفي ذلك كلهم شركاء في هذه الجريمة، وكلهم سيقتص منه يوم القيامة !..

وإذن، فتوى من اللجنة الدائمة للبحوث العلمية والافتاء بالمملكة العربية السعودية للشيخ عبدالعزيز بن باز... شرب الدخان حرام، والاتجار به حرام، لما فيه من الضرر وقد روي في الحديث "لا ضرر ولا ضرار"... لأنه من الخبائث، وقد قال تعالى في صفة النبي ﷺ ﴿ وَيُحِلُّ لَهُمُ ٱلطَّيِّبَٰتِ وَيُحَرِّمُ عَلَيۡهِمُ ٱلۡخَبَٰٓئِثَ﴾ (الأعراف: 157)، وبالله التوفيق...

4. **رابعا: فتوى مفتي الديار المصرية السابق نصر فريد واصل**...التدخين حرام شرعا...أصدرت دار الإفتاء المصرية حكما شرعيا بالحرمة القطعية للتدخين..جاء فيها أن العلم قد قطع في عصرنا الحالي بأضرار استخدامات التبغ على النفس..لما في التدخين من أضرار تصيب المدخن وغيره ممن يخالطونه..ولما فيه من إسراف وتبذير نهى اللـه عنهما...و اللـه تعالى يقول "ولا تقتلوا أنفسكم إن اللـه كان بكم رحيما" ويقول تعالى"ولا تلقوا بأيديكم إلى التهلكة وأحسنوا إن اللـه يحب المحسنين" وعليه فإن التدخين حرام بكل المقاييس الشرعية..

وللعلم أن عددا من شركات التبغ قامت برشوة عدد من علماء الأمة عبر القرن الماضي ليبقى المدخن مطمئنا أن التدخين فقط مكروه ... وكما قال تعالى : ﴿ وَإِنَّ ٱلشَّيَٰطِينَ لَيُوحُونَ إِلَىٰٓ أَوۡلِيَآئِهِمۡ لِيُجَٰدِلُوكُمۡۖ وَإِنۡ أَطَعۡتُمُوهُمۡ إِنَّكُمۡ لَمُشۡرِكُونَ﴾ (الأنعام 121) .

جمهورية مصر العربية
دار الإفتاء

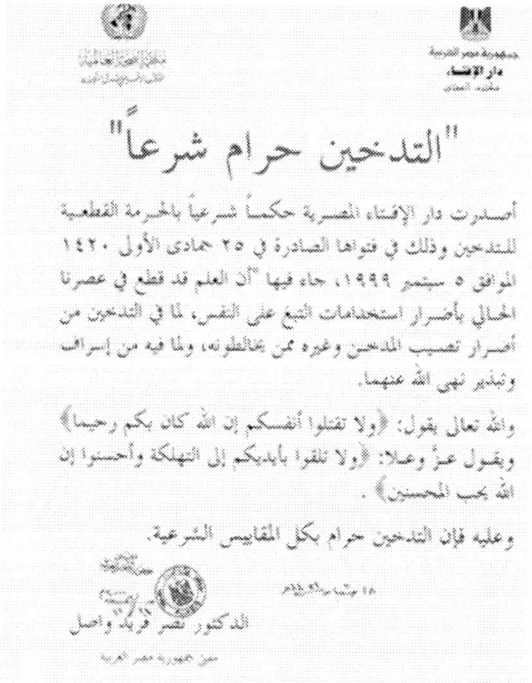

"التدخين حرام شرعاً"

أصدرت دار الإفتاء المصرية حكماً شرعياً بالحرمة القطعية للتدخين وذلك في فتواها الصادرة في ٢٥ جمادى الأولى ١٤٢٠ الموافق ٥ سبتمبر ١٩٩٩، جاء فيها "أن العلم قد قطع في عصرنا الحالي بأضرار استخدامات التبغ على النفس، لما في التدخين من أضرار تصيب المدخن وغيره ممن يخالطونه، ولما فيه من إسراف وتبذير نهى الله عنهما.

والله تعالى يقول: ﴿ولا تقتلوا أنفسكم إن الله كان بكم رحيما﴾ ويقول عزّ وجلا: ﴿ولا تلقوا بأيديكم إلى التهلكة وأحسنوا إن الله يحب المحسنين﴾.

وعليه فإن التدخين حرام بكل المقاييس الشرعية.

الدكتور نصر فريد واصل

مفتي جمهورية مصر العربية

صورة طبق الأصل عن الفتوى المصرية

فتاوى أخرى ذات صلة:

لما كان الدخان الناتج من التبغ له كل تلك المؤثرات السلبية التي بينتها البحوث العلمية الرصينة، والتي على أساسها بدأ العلماء الشرعيون يقطعون ويجزمون بأن التدخين محرم لتنوع ضرره، فإن دخان المدمنات الأخرى كالشيشة والنركيلة والتي يحتوي دخانها من السموم ما لا يقل أثرا وضررا عن دخان التبغ، لذلك فإن الفتوى فيها متساوية مع التبغ..

أما القات الذي هو من المدمنات أيضا فقد ارتأينا أن نبين قول الشرع أيضا لأنه يدخل في نفس الباب وله نفس الأثر المدمر، بل قد يزيد أثره الإدماني بكثير عن التدخين. أما الخمر فإنه أم الخبائث وقد أثبت ذلك علميا وبشكل قاطع لأي شك وكما هو واضح من آلاف البحوث التي تصدر يوميا في العالم لتوضح هذه الحقيقة التي حذر منها الإسلام منذ قرون عدة ولكن الناس عباد لشهواتهم أعداء لجهلهم..

لذلك سننقل أدناه نصوص الفتاوي للشيوخ الأجلاء في موضوع القات كما جاءت من على المواقع الإسلامية في شبكة المعلومات الدولية الإنترنت.

أولا :تناول القات بين العلم والدين.. تاريخ الإجابة: 2001/11/17م .. موضوع

الفتوى: الأطعمة والأشربة.. اسم المفتي: الدكتور الشيخ يوسف عبد الله القرضاوي.

نص السؤال: عرفنا رأيكم في حكم التدخين، وميلكم إلى تحريمه، نظرا لما يجلبه من الضرر على مدمنه في البدن والنفس والمال، وأنه نوع من قتل النفس أو الانتحار البطيء.. ونريد أن نعرف رأيكم في آفة أخرى منتشرة عندنا في اليمن من زمن بعيد، وقد تعارف الناس عليها، وشب عليها الصغير، وشاخ عليها الكبير حتى إن العلماء والقضاة يتناولونها دون نكير. وقد قرأنا وسمعنا أن بعض العلماء في بلاد أخرى حرموا تناول هذا القات وأنكروا على من اعتاده وأدمنه، لما وراءه من ضرر وإسراف، والله لا يحب المسرفين. نرجو البيان المقنع في هذه القضية الحساسة عند اليمنيين. وجزاكم الله خيرا.

الإجابة: الحمد لله والصلاة والسلام على رسول الله .. أما حكم التدخين، فلا ريب أن مقررات العلم والطب المعاصرين، وما كشفته من آثار التدخين على أصحابه قد أكدت ما كررناه في فتاوينا، من حرمة الإصرار على هذه الآفة المدمرة للجسم وللمال، والمستبعدة لإرادة الإنسان. وزاد العلم شيئا جديدا، وهو ما يعرف الآن باسم (التدخين القسري) ويراد به تأثير التدخين على غير المدخنين ممن يكونون قرب المدخن. وهو تأثير خطير قد يفوق لدى بعض الناس التأثير على المدخن نفسه. إن الإسلام يقول : " لا ضرر ولا ضرار " أي لا تضر نفسك ولا تضر غيرك. والمدخن يضر نفسه، ويضر غيره. والشريعة جاءت للمحافظة على المصالح الضرورية للخلق، وقد حصرها الشرعيون في خمس : الدين والنفس والعقل والنسل والمال. والتدخين يضر بهذه المصالح. أما القات فقد أدخله (المؤتمر العالمي لمحاربة المسكرات والمخدرات والتدخين) - الذي عقد بالمدينة المنورة وتحت رعاية الجامعة الإسلامية بها، منذ سنوات - ضمن المواد المشمولة بالمنع، وألحقها بالمخدرات والتدخين.

ولكن كثيرا من إخواننا من مشايخ اليمن وقضاته، اعترضوا على قرار المؤتمر الذي صدر بالإجماع، واعتبروا أن المؤتمرين لم يعرفوا حقيقة القات، وأنهم غلوا في حكمهم، وشددوا في أمر لم يرد بالمنع منه كتاب ولا سنة، وقد ظل أهل اليمن يستعملونه من قرون، وفيهم العلماء والفقهاء والصالحون ولا زالوا يستعملونه إلى اليوم.

وممن تصدى لذلك صديقنا العالم الغيور القاضي يحيي بن لطف الفسيل ، الذي أصدر في ذلك رسالة سماها : " دحض الشبهات حول القات " ضمنها المعاني التي أشرنا إليها، وأنكر فيها أن يكون في القات أي شبه بالمخدرات، كما نفى أن يكون فيه أي ضرر مما يذكره المشددون فيه، إلا أن يكون ذلك شيئا خاصا ببعض الناس فيقصر المنع عليهم، كما لو كان هناك شخص يضره تناول العسل، وكذلك الإسراف يختص ببعض الناس دون بعض.

والذي لمسته عند زيارتي لليمن في أواخر السبعينيات، من خلال المشاهدة والسماع أن للقات الآثار التالية :

1- أنه غالى الثمن جدا، وهذه كانت مفاجأة لي، فقد كنت أحسبه مثل السجاير، فإذا هو يكلف أضعافها، وأضعاف أضعافها. كنت أتغدى عند أحد الفضلاء مع بعض الأخوة، فإذا أحد الضيوف يأتي ومعه أغصان خضراء يحتضنها . ولاحظ الحضور أني أنظر إليها مستغربا فسألوني : أتعرف هذا النبات الأخضر ؟ قلت : لا . فقالوا : هذا هو القات . فسألتهم وكم يكون ثمن هذه الحزمة التي يحملها صاحبنا؟ فقال أخونا : 150 ريالا، فقلت : وكم يوما تكفى صاحبنا ؟ قالوا : إنه سيتسلى بها بعد الغداء فلا يأتي المغرب إلا وقد انتهى منها ! .. قلت : وهل يكلف القات أهله مثل هذه المبالغ ؟ قالوا : وأكثر منها . فهناك من يأكل بثلاثمائة وبأربعمائة وأكثر من ذلك. وأعتقد أن هذا داخل في الإسراف بيقين، إن لم يكن داخلا في التبذير وإضاعة المال فيما لا ينفع في الدنيا ولا في الآخرة... وإذا كان الأكثرون اعتبروا تدخين السجائر أو " التنباك " كما يسميه بعضهم، أو " التتن " كما يسميه الآخرون من باب الإسراف المحظور، فإن أكل القات يدخل فيه من باب أولى.

2- أنه مضيع لأوقات آكليه، أو ماضغيه، فهم يقضون في ذلك كل يوم مدة تمتد من بعد الظهر إلى المغرب، وهى فترة (التخزين) كما يسمونها هناك . فماضغ القات (يخزنه) في فمه، ويتلذذ به . ويهمل كل شيء في هذا الموقف، وهو ليس بالقليل، والوقت رأس مال الإنسان، فإذا ضيعه بهذه الصورة، فقد غبن نفسه، ولم يستثمر حياته كما ينبغي للمسلم. وإذا نظر إليه على مستوى الشعب فهو خسارة عامة فادحة، وضرر مؤكد على الإنتاج والتنمية، وتعطيل لطاقات المجتمع بغير موجب. وهذا الضرر ملموس ومشهود، ولا ينازع فيه أحد، وقد انتشر بين الإخوة في اليمن هذه الحكمة : أول آفات القات تضييع الأوقات ! .

3- عرفت من الأخوة المهتمين بالأمر في اليمن أن نحو 30% ثلاثين في المائة من أرض اليمن مزروعة بالقات، وهى من أخصب الأراضي وأنفعها، في حين أن اليمن تستورد القمح وغيره من الأقوات والخضروات. ولا ريب أن هذه خسارة اقتصادية جسيمة على الشعب اليمنى . لا أظن أحدا ممن يحرصون على خير هذا البلد ومستقبله يكابر فيها.

4- أهل اليمن مختلفون فيما بينهم في شأن تأثير القات وأضراره الجسيمة والنفسية، فكثير منهم ينفي أن له ضررا، وبعضهم يزعم أن ضرره خفيف بالنسبة لمنافعه، ومن المؤكد أن المبتلى به يصعب أن يقول غير ذلك . فهو غير محايد في حكمه وشهادته. ولكن هناك كثيرا من المنصفين أكدوا ما يصحبه من أضرار متنوعة، وما يدعى من وجود نفع فيه، فلا أثر له، فإن إثمه أكبر من نفعه، وقد ذكر بعض

الأطباء أنه وسيلة من وسائل نقل الأمراض. وأن له آثارا صحية سيئة. ومن العلماء اليمنيين الذين صدعوا بالحق في هذه القضية، ونبهوا على أضرار القات وآفاته: العلامة المصلح الشيخ محمد سالم البيحاني، فقد ذكر في كتابه (إصلاح المجتمع) في شرح حديث نبوي عن الخمر والمسكرات قوله: (وهنا أجد مناسبة وفرصة سانحة للحديث عن القات والتنباك، والابتلاء بهما عندنا كثير، وهما من المصائب والأمراض الاجتماعية الفتاكة، وإن لم يكونا من المسكر، فضررهما قريب من ضرر الخمر والميسر، لما فيهما من ضياع المال، وذهاب الأوقات، والجناية على الصحة، وبهما يقع التشاغل عن الصلاة، وكثير من الواجبات المهمة؛ ولقائل أن يقول: هذا شيء سكت الله عنه، ولم يثبت على تحريمه والامتناع منه أي دليل، وإنما الحلال ما أحله الله، والحرام ما حرمه الله، وقد قال جل ذكره: ﴿ هُوَ ٱلَّذِى خَلَقَ لَكُم مَّا فِى ٱلْأَرْضِ جَمِيعًا ﴾ (البقرة: 29). وقال تعالى: ﴿ قُل لَّآ أَجِدُ فِى مَآ أُوحِىَ إِلَىَّ مُحَرَّمًا عَلَىٰ طَاعِمٍ يَطْعَمُهُۥٓ إِلَّآ أَن يَكُونَ مَيْتَةً أَوْ دَمًا مَّسْفُوحًا أَوْ لَحْمَ خِنزِيرٍ ﴾ (الأنعام: 145) الآية. وصواب ما يقول هذا المدافع عن القات والتنباك، ولكنه مغالط في الأدلة، ومتغافل عن العمومات الدالة على وجوب الاحتفاظ بالمصالح، وحرمة الخبائث، والوقوع في شيء من المفاسد، ومعلوم من أمر القات أنه يؤثر على الصحة البدنية؛ فيحطم الأضراس، ويهيج الباسور، ويفسد المعدة، ويضعف شهية الأكل، ويدر السلاس - وهو الودي - وربما أهلك الصلب، وأضعف المنى، وأظهر الهزال، وسبب القبض المزمن، ومرض الكلى، وأولاد صاحب القات غالبا يخرجون ضعاف البنية، صغار الأجسام، قصار القامة، قليلا دمهم، مصابين بعدة أمراض خبيثة.

إن رمـت تعـرف آفـة الآفـات ... فـانظر إلى إدمـان مضـغ القـات
القـات قتـل للمـواهب والـقوى ... ومـولـد للهـم والحسـرات
مـا القـات إلا فـكرة مسمومـة ... ترمـى النفـوس بأبشـع النكبـات
ينسـاب في الأحشـاء داء فاتـكا ... ويعـرض الأعصـاب للصدمـات
يـذر العقـول تتيـه في أوهامـهـا ... ويـذيقـهـا كـأس الشـقاء العاتـي
ويميـت في روح الشـباب طموحـه ... ويـذيـب كـل عزيـمة وثبـات
يغتـال عمـر المـرء مـع أموالـه ... ويـريـه ألـوانـا مـن النقمـات
هـو لـلإرادة والـفتوة قـاتـل ... هـو مـاحـق للأوجـه النضـرات
فـإذا نظـرت إلى وجـوه هـواتـه ... أبـصرت فـيـهـا صفـرة الأمـوات

وهذا مع ما يبذل أهله فيه من الأثمان المحتاج إليها، ولو أنهم صرفوها في الأغذية

الطيبة وتربية أولادهم، أو تصدقوا بها في سبيل اللـه لكان خيرا لهم، وصدق شاعرنا القائل:

عزمـت عـلى تـرك التناول لـلقات ... صيانة عـرضي أن يضيع وأوقـاتي
وقـد كنت عـن هـذا المضر مـدافعا ... زمانـا طويـلا رافعـا فيـه أصـواتي
فلـما تبينـت المضـرة وانجلـت ... حقيقتـه بـادرتـه بـالـمنـاواة
طبيـعته اليـبس الـملم بـبـردة ... آخا الموت كم آفنيت منا الكرامات
وقيمـة شاري القات في آهل سوقه ... كقيمـة ما يـعطيه مـن ثـمن القات

وإنهم ليجتمعون على أكله من منتصف النهار إلى غروب الشمس، وربما استمر الاجتماع إلى منتصف الليل يأكلون الشجر، ويفرون أعراض الغائبين، ويخوضون في كل باطل، ويتكلمون فيما لا يعنيهم، ويزعم بعضهم أنه يستعين به على قيام الليل، وأنه قوت الصالحين، ويقولون : جاء به الخضر من جبل قاف للملك ذي القرنين، ويروون فيه من الحكايات والأقاصيص شيئا كثيرا.. ومن الشيوخ الذين قضى القات على أضراسهم من يدقه، ويطرب لسماع صوت المدق، ثم يلوكه ويمص ماءه، وقد يجففونه ثم يحملونه معهم في أسفارهم، وإذا رآهم من لا يعرف القات سخر بهم، وضحك منهم.

أما التنباك وهو التبغ فضره أكبر، والمصيبة به أعظم، ولا يبعد أن يكون من الخبائث التي نهى اللـه عنها، ولو لم يكن فيه من الشر إلا ما تشهد به الأطباء لكان كافيا في تجنبه، والابتعاد عنه، وقد أفرط جماعات من المسلمين في حكمه حتى جعلوه مثل الخمر، وحاربوه بكل وسيلة، وقالوا بفسق متعاطيه، كما أن آخرين قد بالغوا في استعماله إلى حد بعيد، وهو شجرة خبيثة دخلت بلاد المسلمين في حوالي سنة 1012 هـ وانتشر في سائر البلاد واستعمله الخاصة والعامة ؛ فمن الناس من يأخذه في لفائف السيجارة، ومنهم من يشعله في المشرعة، ومنهم من يشربه بالنارجيلة، وهى المدامة التي عم استعمالها سائر البلاد اليمنية، حتى أصبحت زينة المجالس وعروس البيوت، واستصحبها المدخنون في حضرهم وسفرهم، وأنشدوا لها، وفيها القصائد والمقطوعات الشعرية :

مدامتي نديمتي أنيستي في وحدتي ... تقول في قرقارها يا صاح خذني بالتي

وأخبث من ذا وذاك من يمضغ التنباك، ويجمعه مطحونا مع مواد أخرى، ثم يضعه بين شفتيه وأسنانه، ويسمى ذلك بالشمة، فيبصق متعاطيها حيث كان، بصاقا تعافه النفوس ويتقذر به المكان، وربما لفظها من فيه كسلحة الديك في أنظف مكان، وللناس فيما يعشقون مذاهب ! وبعضهم يستنشق التنباك بعد طحنه وهو (البردقان)، يصبه في أنفه صبا يفسد به دماغه، ويجنى به على سمعه وبصره، ثم لا ينفك عاطسا، ويتمخط بيده وفى منديله أو على الأرض وأمام الجالسين. وأخبرني أحد أصدقائي أن قريبه الذي كان يستعمل البردقان لما مات مكث ثلاث ساعات، وأنفه يتصبب خبثا ! ولو اقتصر الناس على ما لابد

منه للحياة لاستراحوا من التكاليف والنفقات الشاقة، ولما عرضوا أنفسهم لشيء من هذه الشرور، وأنا لا أقيس القات والتنباك بالخمر في التحريم، وما يترتب عليه من عقاب الآخرة، ولكن أقول هذا قريب من هذا، وكل مضر بصحة الإنسان في بدنه أو عقله أو ماله فهو حرام، والبر ما اطمأنت إليه النفس، واطمأن إليه القلب، والإثم ما حاك في النفس، وتردد في الصدر، وإن أفتاك المفتون) (من كتاب (إصلاح المجتمع) للبيحاني ص 406 - 408) . اهـ .. رحم الله الشيخ البيحاني فقد أجاد وأفاد. و الله أعلم .

ثانيا: القات: حكمه وعقوبته.. المجيب: د. عبدالرحمن بن أحمد بن فايع الجرعي ...
عضو هيئة التدريس بجامعة الملك خالد التصنيف. الآداب والسلوك والتربية/الأخلاق.. التاريخ: 1425/3/8هـ

السلام عليكم... ما حكم القات الذي يتناوله الناس في شرق أفريقيا وجنوب الجزيرة العربية، هل هو محرم؟ وما هي عقوبة من يفعله؟.

الحمد لله، والصلاة والسلام على رسول الله، وبعد: وعليكم السلام ورحمة الله وبركاته. القات من أصناف المفترات، وقد ورد النهي عن المسكرات والمفترات في حديث أم سلمة -رضي الله عنها- قالت: نهى رسول الله ﷺ عن كل مسكر ومفتر" رواه أبو داود وسكت عنه، وصححه الهيثمي في الفتاوى الكبرى(229/4)، وكذا صححه العراقي والشوكاني. فالقات يؤول في النهاية إلى تفتير الجسم وتخديره، بالإضافة إلى ما يورثه تناول القات من الأضرار اللاحقة بالجسم والعقل والنفس، والمال، والأسرة، والمجتمع، حيث تصرف فيه الأوقات والأموال، وتضيع الواجبات من أجل مجالس القات،ولا ينكر هذا الأمر أحد ممن فيه إنصاف، ومن أجل ما سبق فإن حكم القات هو التحريم لاحتوائه على الأمور السابقة، أما عقوبته فيظهر لي أنها عقوبة تعزيرية تعود إلى تقدير الإمام بما يحقق المصلحة، ويدرأ هذه المفسدة عن المجتمع. و الله أعلم.

وهكذا يتبين لكل ذي لب أن هذه السموم حرمها الإسلام لمضرتها وتدميرها وإفسادها لكل شيء، والإسلام لا يرضى بذلك تحت أية تسمية.

الفصل الخامس

طرق المحاربة

وأساليب الإقلاع

إسأل مدخن...
إسأل طبيب

الفصل الخامس

طرق المحاربة وأساليب الإقلاع
إسأل مدخن...إسأل طبيب

المقدمة:

بعد استعراضنا للأثر السلبي الذي يسببه التدخين بأنواعه المختلفة، يجب علينا وضع الدواء الذي يخلص الناس من شره.. ولقد اثبتت البحوث الحديثة أن فوائد التخلص من التدخين مهمة للجسم، فبعد التخلص من التدخين يبدأ الجسم في جني ثمار هذه الخطوة الموفقة فتتحسن الصحة وتقل نسب الإصابة بالعديد من الأمراض مثل:

- السكتة الدماغية: يقل خطر الإصابة بها بعد الإقلاع بمدة من (5-15) سنة.
- سرطان الفم والحلق والبلعوم: يقل خطر الإصابة بهم إلى النصف بعد 5 سنوات.
- سرطان الحنجرة: تقل نسبة الإصابة به بعد الإقلاع.
- أمراض القلب الوعائية:يقل خطر الإصابة بها بعد عام، وتعود للمعدل الطبيعي بعد15 سنة من الإقلاع.
- أمراض الرئة الانسدادية المزمنة: يقل خطر الوفاة بها بعد الإقلاع بفترة طويلة.
- سرطان الرئة: يقل خطر الإصابة به إلى النصف بعد عشر سنوات من الإقلاع.
- سرطان البنكرياس: يقل خطر الإصابة به بعد الإقلاع بعشر سنوات.
- قرحة المعدة والإثنى عشر والقولون: يقل خطر الإصابة بها بعد الإقلاع.
- سرطان المثانة: يقل خطر الإصابة به إلى النصف بعد الإقلاع بسنوات قليلة.
- أمراض أوعية الدم الطرفية: تقل بعد الإقلاع.
- سرطان الرحم: يقل خطر الإصابة به بعد الإقلاع بسنوات قليلة.
- ولادة أطفال أقل من الوزن الطبيعي: لا تتأثر المرأة إذا أقلعت عن التدخين قبل الحمل أو في الثلاثة الأشهر الأولى من الحمل.

إذا فهمنا الحالة النفسية للمدخن، كيف يفكر، ولماذا يصر على التدخين رغم معرفته بأضراراه، نستطيع عندها ان نجد الطرق الكفيلة بجعله يقلع عنه، سواء بالنصح المباشر، بالترغيب والترهيب، أم بالبدائل والإغراءات المعاكسة، وصولا للوسائل الطبية الجراحية.

ولعل الكتب والبحوث التي ألفت في علاج التدخين عديدة منها على سبيل المثال لا الحصر : الشباب والتدخين، لسمير مكاوي عن مركز التعريب والبرمجة .. التدخين سم اجتماعي SMOKING A Social Poison، لمحمد الجبالي، المكتب الإسلامي للطباعة

والنشر.. التدخين، فتاك العصر كيف نحاربه، لمحمد حمد خضر عن دار خضر للطباعة.. مشكلة التدخين والحل، للأستاذ لطفي عبد العزيز الشربيني، عن دار النهضة العربية للطباعة والنشر والتوزيع.. التدخين مدى اضراره وكيفية علاجه، سعيد بن خلفان بن سليمان النعماني، عن مكتبة ومطبعة الإشعاع الفنية. التدخين هاجس العصر، عبد الغني عرفة، عن دار الفكر المعاصر.. كيف تقلع عن التدخين، لسامي القباني، عن دار العلم للملايين.. كيف تقلع عن التدخين، عن دار ومكتبة الهلال.. أخطار التدخين، لهارلد شراياك، عن دار الشرق الأوسط للنشر.. التدخين عادة سيئة يهديها الاهل للأبناء، للأستاذ جليل وديع شكور، عن عالم الكتب للطباعة والنشر والتوزيع.. كيف تقلع عن التدخين، لسيمون مورجان، عن دار الرشيد.. سيكولوجية التدخين، لعبد المنعم شحاته، عن دار الكتب الحديثة.. وغيرها الكثير..

التدخين نوع من أنواع السلوك المنحرف، يكتسبه الفرد من محيطه الاجتماعي ويعتاد عليه مع توالي الأيام والسنين إلى أن يصبح جزءا من شخصيته وجانبا مهما لهذه الشخصية، إنه باختصار عادة من عادات المجتمعات الحديثة المليئة بالاضطراب وعدم الاتزان.. ولعل الخوف والقلق والاضطراب والتردد والعشوائية أهم سمات وأمراض المجتمعات هذه.. ففي ظل هذه الأمراض وأهمها الخوف والقلق ينشغل الفكر بتحصيل المأمن بدل أن ينشغل بالإنتاج المثمر، وهذان المرضان بالذات أي الخوف والقلق يعرقلان المواهب إن لم يقتلانها، وفي ظلهما يفرخ اليأس والقنوط، ويشيع الانشغال بما لا يجدي، وينتشر السخف بدل الثقافة، وتروج الخرافات بدل الحقائق، ويكثر مستثمرو الآلام والأوهام بدل الأطباء الحكماء، ويهرب أغلب الناس من مواجهة الحقائق إلى بلايا كالخمر والمخدرات والتدخين، وإلى ما قد يكون مثلها أو أسوأ أثرا كالأحاديث الفارغة، والأدب المخدر، والفكر الكسيح. كل ذلك مما يثمره الخوف والتوجس والقلق. وما لم تصحح هذه العلاقة المختلة، وتبنى على أساس من الثقة والائتمان؛ فلا أمل في خير، ولا خروج من سبيل، لكن الثقة والائتمان لن تكون ما لم يكن طرفا المعادلة قويين أمينين[1].

يقول الدكتور أكرم شافعي أخصائي الإقلاع عن التدخين : ليس هناك طريقة ثابتة واحدة أو قاعدة عامة للإقلاع عن التدخين، بل كل شخص له أسلوبه الخاص للإقلاع اعتمادا على أمور عديدة منها شدة التدخين والحالة النفسية والذهنية والاجتماعية.. هناك فحوص خاصة عديدة تجرى لغرض التعرف فقط على الأسلوب الذي سيحدد للشخص المتقدم لغرض إقلاعه عن التدخين، ومن هذه الفحوص فحص

(1) عن مقال للأستاذ عبد القادر حامد، مجلة البيان السعودية، العدد 22، ص(8)، ربيع أول 1410هـ/ أكتوبر 1989م، بتصرف.

الحافز وفحوص نفسية معينة أخرى. وهناك جهاز حديث يؤخذ به نفس المريض لمعرفة نسبة أول أوكسيد الكربون فيه، ومن هذه النسبة يتم التعرف هل أن الحالة هي حالة إدمان جسدي أم إدمان نفسي أم مجرد عادة. ولكل من هذه الحالات علاجه، فالعادة مثلا تعالج بمعالجة الأمور النفسية للشخص والتمارين الرياضية ومشاهدة بعض الأمور المفرحة التي تقلل من التشنج النفسي والاكتئاب. أما بالنسبة لحالات الإدمان الجسدية والنفسية فلكل شخص أسلوبه ولكن عموما هناك بدائل وطرق وقاية، فضلا عن طرق العلاج الحديثة[1].

مفتاح الحل إذن هو فهم سايكولوجية التدخين أو الحالة النفسية للمدخن وكيف نجعله يكره التدخين قبل أن يتركه.. وهناك اليوم مراكز متخصصة تقدم خدماتها للمدمنين لغرض الإقلاع عن التدخين.. تستند قناعة الناس بالسيجارة واعتمادها التدخين كوسيلة على عدة أسس ولعدة أسباب نوجزها بما يلي:

1. أساس مفاده انها تستطيع أن تنسي الشخص همومه، ومن ثم فإنها مهرب من واقع مرير عند الكبار، أو أنها - وبسبب الدعايات الكاذبة- تمثل نضجا وكمالا للشخصية، أو لمجرد التقليد للكبار خصوصا عند الرجال المراهقين والشباب.
2. المرحلة الأخرى هي أن يبدأ الشخص بالتدخين فيجد فيه لذة يسد بها نقص في شخصيته أو خلل في تصرفه كما يظن، إذ ان المدخنين أغلبهم على قناعة أن المقابل يجد فيه شخصا كاملا أو مرموقا.
3. يستمر التدخين على هذه القناعات الباطلة ليتركز النيكوتين في كريات الدم الحمراء ليصبح جزءا من تكوينها، وهكذا يصبح الجسم بحاجة بيولوجية مستمرة للنيكوتين.
4. ثم يبدأ المخ بالإيعاز للمدخن عن طريق مركز اكتشف حديثا في المخ سمي مركز النيكوتين في المخ، وهو المسؤول عن الحفاظ على نسبة النيكوتين ثابتة في الدم، فيطلب من الجهاز العصبي تزويده بالنيكوتين ليحافظ على نسبته ثابتة في الدم، وكلما ازداد التركيز ازداداً معه الحاجة للدخان.
5. مع الحاجة البيولوجية والنفسية تصبح عادة لا يمكن الاستغناء عنها.

في هذا الفصل سنستعرض الطرق والتجارب التي استخدمتها الأمم والمجتمعات الواعية والمتحضرة لمحاربته والقضاء عليه، سواء بوسائل الإرشاد والإعلام، أم بوسائل

---

(1) تفاصيل خاصة ذكرها الدكتور أكرم شافعي الأخصائي في الإقلاع عن التدخين، في برنامج تلفازي من قناة (mbc) الفضائية يوم الأربعاء 2004/6/16م.

الترهيب والترغيب، أم بوسائل النصح والتوعية، أم باستخدام البدائل العلمية والعلاجات الطبية.

كما سأبين أيضا تجربتي الشخصية مع التدخين وقصتي الكاملة معه منذ أول سيجارة وإلى أن وصلت لعلبتين في اليوم حتى من اللـه تعالى علي بالتخلص منه ومن شره باستخدام نصيحة لطبيب طبقتها بحذافيرها فنجحت ولله الفضل والمنة.

كذلك سنعرض لتجارب اخرى إعلامية منها تجربة الأستاذ عمرو خالد في برنامجه صناع الحياة، وكذلك تجربة المتخصصين ومنهم الدكتور رامي الذي كان لدوره الرائع سواء على المستوى المعلوماتي في شبكة الإنترنت أو التخصصي ضمن عمله اليومي نصيا طبيا له عند اللـه تعالى وعند الناس فجزى اللـه تعالى الجميع ألف خير.

كذلك سنعرج لطرق طبية وفيزيائية حديثة في علاج التدخين تعتمد فكرة تبديل الدم الفاسد بدم يتكون بشكل جديد يترك معه التدخين لفترة قصيرة لتقل الحاجة للتدخين بموت الكريات المشبعة بالنيكوتين وتكوين كريات جديدة لا يتركز فيها النيكوتين، وهكذا يمكن القضاء على هذه العادة باستخدام طرق علاجية ووقائية ونصحية عديدة:

1. نظام حمية مع رياضة فعالة تستهلك طاقة تجبر جهاز الدوران في الجسم على تدوير الدم بشكل سريع ليذيب الشوائب والزوائد ويكون كريات جديدة نظيفة.
2. استخدام الحجامة التي تعتمد فكرة إزالة الدم الفاسد، مع ترك التدخين لفترة قصيرة تستبدل الكريات المشبعة بأخرى جديدة نظيفة، وهذا الأسلوب هو إعجاز ونصر للإسلام والطب النبوي المعجز.
3. الطرق الجراحية بتبديل الدم.
4. استخدام البدائل.
5. الدعاية المضادة والحشد الشعبي ضد التدخين ومحاربة ومقاطعة شركات التبغ ومثيلاتها.
6. الطرق الوقائية أي بالقضاء على أهم مسببات الإدمان على المسكرات والدخان كالأمراض الاجتماعية التي ذكرناها كالخوف والقلق، وإيجاد فرص العمل وتحقيق الذات والمواهب والرياضة وغيرها من الوسائل العلاجية والوقائية والنفسية والاجتماعية. كذلك من الطرق الوقائية استخدام الأساليب التربوية الصحيحة واتباع طريقة القدوة الحسنة والصحبة الصالحة والبيئة المناسبة.

1- تجارب الأمم والأفراد:

توقف تدخين الأفراد : تم إجراء دراسات على مدخنين سابقين، وتبين أن

الخطر الداهم المتمثل بالأمراض المتأتية من التدخين تتناقص مع كل سنة من الإمتناع. فالمدخنون الذين يتركون قبل عمر الـ 50 عام ينخفض خطر الإصابة بالأمراض إلى النصف مقارنة بأولئك الذين يستمرون في التدخين. منذ تقرير الجراح العام المذكور آنفا والذي أجري عام 1964م, نسبة الذكور المدخنين قد تناقص من أكثر من 50 بالمائة إلى حوالي 28 بالمائة، بينما النسبة المئوية للنساء المدخنات قد تناقص من حوالي 34 بالمائة إلى 23 بالمائة. اليوم، حوالي 44 مليون أمريكي تركوا هذه العادة القاتلة.

إن طرق توقف التدخين وفيرة، والعديد من الكتب والكراريس متوفرة تساعد الناس على ترك التدخين. العديد من تاركي التدخين أصبحوا ضمن جمعيات وهيئات لمساعدة المدخنين على ترك هذه العادة، وقد قامت هذه الهيئات باتباع عدة تقنيات وأساليب من الترغيب والترهيب لمساعدة الناس على ترك هذه العادة كأسلوب إثارة التحدي وإسداء النصح وتبيان الأخطار ومنح الجوائز وإجراء المسابقات وإقامة الندوات والدورات ونشر الإعلانات وغيرها، وذلك لإسناد الإنضباط الذاتي أيضا المدخن السابق.

في تقرير الجراح العام (the U.S. surgeon general) لسنة 1988م، أعلن أن النيكوتين عقار يؤدي للإدمان وعامل رئيسي له (addictive)، وأنه يجب إقناع الناس بكل مستوياته بهذه الحقيقة.. دعا التقرير أن تأثير النيكوتين لا يقل عن أثر جميع المخدرات والعقاقير الإدمانية، وأن تكاليف استهلاكه أكثر من جميع أنواع المخدرات والمدمنات مثل الكوكايين، الكحول، أو الهيروين. البحوث الحديثة تدعم بدليلها المستند إلى الإحصائيات هذا الاستنتاج، فلقد تبين أن مجموع الوفيات المتأتية من استخدام دخان التبوغ أكثر بحوالي 20 مرة من إجمالي منسوب الوفيات المتأتية من مجموع العقاقير الإدمانية الأخرى في الولايات المتحدة.

هناك فوائد مباشرة من الناحية الصحية والاجتماعية لترك أو توقف التدخين والتي تشمل التخفيض الآني لأخطار الصحة للمدخن، دخول أسهل إلى النشاطات ومؤسسات الإجتماعية المحاربة للتدخين والتي بدأت تزداد على النطاق الاجتماعي بشكل كبير، وغالبا، علاوات تأمين صحة أوطأ.. ومع هذا، أن تترك التدخين فهذا أمر صعب، ولكن المسألة تعتمد على الإرادة والتصميم والتحمل... السبب الرئيسي على الأغلب في صعوبة الترك لأن المدخن يشتهي تأثير النيكوتين في الدخان[1]، لذلك فإن أغلب أساليب العلاج والإقلاع تعتمد على فكرة نزع أو تقليل شهوة الحاجة للنيكوتين وكما بينت البحوث الحديثة التي نناقشها في هذه الفقرات من هذا الفصل.

إذ يبدي خبراء الإقلاع عن التدخين تفاؤلهم حيال إمكانية توفير وسائل جديدة

(1) الموسوعة العالمية, موسوعة انكارتا 2003م, التدخين, بتصرف.

لتمكين المدخنين من التخلص من هذه العادة القبيحة، ومن بين هذه الوسائل الأقراص الطبية والغاز المضحك. وعلى أية حال فقد أصبحت الوسائل الفعالة في متناول الجميع.. فإذا ما قررت الإقلاع عن التدخين فلن تفعل ذلك بمفردك، بل أصبح هناك العديد من الوسائل التي تعينك على ذلك، والتي تم اختبارها والتحقق من نجاعتها. ومن بين هذه الوسائل اللصوق الخاصة بمكافحة التدخين وبخاخ الأنف واللبان والمستنشقات، بحيث يمكن بمساعدتها زيادة فرص نجاح الإقلاع عن التدخين إلى حد كبير. لكن هذه الخيارات ليست الوحيدة؛ بل هناك وسائل وبدائل أخرى[1] نعرضها في هذا الفصل،فضلا عن اننا سنستشهد ببعض التجارب للمقلعين عن التدخين من هنا وهناك .

أساليب محاربة التدخين في المجتمع وقوانين المنع والتعويض : بعد الكشف الطبي الرئيسي حول التدخين خلال الخمسينات والستينات من القرن العشرين الميلادي كان هناك محاولات في بضعة بلدان لتقليل تأثير زيادة الطلب على التبغ عن طرق عدة كالإعلان وغيره.. فبعد تقرير عام 1964م في الولايات المتحدة عن التدخين والذي ذكرناه في فصل سابق عند الحديث عن تاريخ التدخين، أصبح العمل المباشر الأول في المجتمع الأمريكي بل ومنه انتقل للمجتمع الغربي بأسره هو أن تكبح وتمنع التدخين بكافة الوسائل المتاحة، منها مثلا وضع تحذير أو إنذار على رزم السيجارة خاص بلجنة التجارة الإتحادية.. هذا الإنذار بدأ في 1964م، ثم قوي في 1969م، وهو ما يقرأ على خلفية العلبة من نص يقول: ((تدخين السيجارة خطر على صحتك)).. ثم تم تطوير عدة بدائل للإنذارات والملاحقات القضائية والقانونية والبيئية والصحية للقضاء على التدخين أو تحجيمه على الأقل منذ ذاك وحتى اليوم، نذكر من هذه الخطوات والإجراءات[2]:

1. عام 1971م منعت كل إعلانات السجائر من الراديو والتلفزيون ووسائل الإعلام الأخرى، وتوقفت إعلانات السيجار والسجائر والأنبوب من تلفزيونات الولايات المتحدة اعتبارا من كانون الثاني/يناير 1971م... فمنتجو السيجارة في كندا وافقوا على أن ينهوا إعلانات التلفزيون الخاصة بالتدخين في عام 1972م بعد أن تم التأثير عليهم من قبل مجلس العموم لدفع فاتورات مكلفة.. عام 1972م وفي تلفزيون ألمانيا الغربية إعلانات السجائر تم إلغائها.
2. نتيجة لتقرير صادر من الكلية الملكية البريطانية للأطباء في كانون الثاني/يناير 1971 م حول عدد الموتى من السرطان، اسست حملة صحية تضمنت إنذارات

(1) موقع الإسلام اليوم، أساليب جديدة للخلاص من التدخين، 1423/5/6هـ - 2002/7/16م.

(2) الإجراءات مأخوذة عن الموسوعة العالمية, موسوعة انكارتا 2003م, وكذلك الموسوعة البريطانية (بريتانيكا 2002م)، موضوع التدخين, بتصرف.

على رزم السيجارة وإعلانات تجارية ضد التدخين.

3. أبرمت اتفاقية في نيسان/أبريل 1971م مع كبريات الشركات الأمريكية للتبغ تطلبت تحذير صحي في الإعلانات الأخرى.. الإتفاقية أصبحت قانونا بعد ذلك.
4. أجريت وسائل أخرى لمنع التدخين مثل زيادة نظام الضرائب، في بعض البلدان، خاصة في أوروبا، الضريبة على رزمة السجائر زادت بشكل مثير في نهايات القرن الـ20 الميلادي.
5. خلال فترة السبعينيات والثمانينيات من القرن العشرين الميلادي وخصوصا بعد عام 1984م وضعت شروط وقوانين صارمة في مدن ودول عديدة لمنع التدخين وتكوين مناطق عمل وتجمعات خالية من التدخين والدخان.. هذا الإتجاه استمر بقوة حتى غدا التدخين الآن ممنوعا في الغالبية الساحقة من مستويات الدولة وفي أكثر بنايات الحكومة وفي العديد من الأعمال الخاصة.
6. بدأ التحريم في الولايات المتحدة وبضعة بلدان أخرى في ثمانينيات القرن الماضي، ففي بعض الولايات المحلية الأمريكية تم تحديد التدخين علنا في البنايات، وهذه المقاييس قلدت في القطاع الخاص فيما يتعلق بمكاتب متحدة وأماكن أخرى من العمل.
7. إعتبارا من شباط/فبراير 1990م تم وضع قانون إتحادي منع بموجبه تدخين السجائر والبايب على كافة الرحلات الخطوط الجوية المحلية في الولايات المتحدة تحت معدل ست ساعات في الأمد.
8. بحلول عام 1998م كانت أكثر من 90 بالمائة من الرحلات المستمرة بين الولايات المتحدة وكل البلدان الأجنبية خالية أيضا من الدخان والتدخين.
9. منذ عام 1995م قامت منظمة إدارة الطعام والعقار في الولايات المتحدة الأمريكية - إف دي أي – (Food and Drug Administration (FDA)) بعدة محاولات ونشاطات مؤثرة لزيادة المراقبة والولاية القضائية على التسويق والإعلان لمنتجات التبغ بهدف تخفيض التدخين، وخاصة بين الأمريكان المراهقين.. لكن في آذار من عام 2000م أصدرت المحاكم الخاصة في الولايات المتحدة الأمريكية حكما بأن الـ (إف دي أي) ليس عندها الصلاحية لأن تنظم منتجات بيع التبغ.
10. في ولاية كاليفورنيا منع التدخين في أكثر الأعمال ومناطق العمل ابتداء من عام 1995م بموجب قانون خاص شرع لهذا الغرض. تضمن القانون استثناء للحانات والبارات والكازينوهات على ان ينتهي ذلك في موعد أقصاه كانون الثاني/يناير من العام اللاحق.. بعض مالكي هذه الأماكن احتجوا ضد القانون الجديد على أساس أنه يؤذي عملهم، ولكن دراسة أجريت بجامعة كاليفورنيا في سان فرانسيسكو

وجدت أن تلك الأماكن المتواجدة في المساحات التي منع التدخين فيها لا من مصاعب جراء منعها في البارات أو الصالات. وفي عام 1998م تم تميد قانون منع التدخين هذا إلى كل الصالات والبارات والحانات والكازينوهات.. بل ومنع التدخين في الساحات والمرافق العامة في كاليفورنيا حتى اعتبرت ولاية كاليفورنيا الأكثر صرامة في قوانين منع التدخين في عموم الولايات المتحدة... القانون هدف أيضا لحماية العمال من دخان التبغ سيء التصنيع والتدخين السلبي، الذي يزيد خطر تقلص السرطان ومرض قلب الرئة حتى في غير المدخنين، طبقا لوكالة حماية البيئة (إي بي أي). أعمال انتهاك هذا القانون ربما تواجه غرامات تتراوح من 100 دولار إلى 7000 دولار... منظمات منع التدخين ومحاربته ذكرت أن قانون كاليفورنيا هذا مهم جدا لأنه يمكن أن يكون نموذجا للتشريع المشابه في الولايات الأخرى، وربما يشير إلى بداية اتجاه وطني لمنعه في عموم الولايات الأمريكية، بل وحتى في دول أخرى..

11. منظمة الأمان المهني وإدارة الصحة في الولايات المتحدة المعروفة باسم - أو إس إتش أي- (The United States Occupational Safety and Health Administration (OSHA)) اقترحت أن يكون التدخين ممنوعا في كل أماكن العمل والوظائف الحكومية والخاصة، ولو أن مثل هذا القانون لم يطبق بشكل كامل لحد الآن.
12. صناعة التبغ انتقدت بإزدياد لدورها في تشجيع التدخين، خصوصا عند صغار السن والمراهقين والشباب. وتوالى الانقضاض في المقاضاة والدعاوى ضد صناعة التبغ في كل أنحاء العالم – عدا عالمنا العربي طبعاً- ، ولكن روعي أن تكون الدعاوى جزئية العقوبة، وأن يتم تجنب الدعاوي المدمرة للشركات قدر الإمكان وأخذ المسألة بالتدريج لصعوبة الحصول على نتائج مباشرة.
13. دعاوي متعددة عملت من مختلف الجهات الرسمية والشعبية ضد شركات التبغ، الفكرة منها لتعويض أو استرداد الأضرار الناتجة عن مرض أو موت سببه التدخين. وقد حدث النجاح الرئيسي الأول في عام 1996م عندما وافقت مجموعة ليجيت (Liggett Group)، إتحاد مالي الشركات، على أن تدفع أضرارا إلى خمس ولايات.
14. في عام 1998م تم الاتفاق بين مصنعي التبغ ومحامين ومدعين عامين على تسوية مالية لتعويض خسائر مختلفة في 46 ولاية أمريكية بمبلغ قيمته الإجمالية 206 بليون دولار أمريكي تدفع على فترة 25 سنة، وتستخدم لتعويض الولايات التي خسرت أموالا طائلة للإنفاق على مرضى التدخين خلال عقود من الزمن السابق،

ولتمويل برنامج وطني شامل لمحارة التدخين، وكذلك للاهتمام بصحة الأطفال غير المشمولين بالرعاية الصحية والتأمين الصحي.

15. صناعة التبغ أيضا حوربت بوابل من الدعاوى الخاصة من قبل المدخنين الفرديين وعوائلهم يطالبون بتعويض الأضرار الناجمة عن التدخين والمتعلقة بمشاكل الصحة والموت. عبر الولايات المتحدة، مثل هذه الدعاوي أعطت نتائج مختلفة. في بعض الحالات، قامت هيئات المحلفين بتبرئة ساحة شركات التبغ من كل مسؤولية، بينما في حالات أخرى تم إنصاف المدعين بتعويضات وجوائز مالية وعينية كبيرة، وهناك حالات أخرى لازالت متعثرة وتحت المناشدات القضائية.

16. ممثلو صناعة التبغ أنكروا وبشدة ولزمن طويل بأن مادة النيكوتين تحمل صفات المادة الإدمانية، وأن هناك صلة بين التدخين والصحة الفقيرة. ولكن في السنوات الأخيرة، على أية حال، واجه صناع السجائر في العالم ضغوطا متزايدة من الدعاوي من قبل المحامين والمدعين والمنظمات الإتحادية تتعلق بالتدخين مستشهدين بآراء علمية ودلائل وحقائق ثابتة راسخة وسائدة حول أخطار التدخين على الصحة الفردية والعامة والبيئة. وفي نهاية عام 1999م فيليب موريس، صانع سيجارة الأمة الأكبر، اعترف بأن التدخين بشكل عام إدماني الفعل ومدمر ويسبب مشاكل صحة جدية.

17. آخر المستجدات في حركة محاربة التدخين في المجتمع قانونيا، والتي يعتبر طريقها شاقا وطويلا ووعرا، هو إقناع أولئك الذين بدأوا التدخين مؤخرا أن يجعلوه أكثر صعوبة بأن يدعوا أنهم كانوا في غفلة عن الأخطار المحدقة بهم صحيا ونفسيا واجتماعيا، فلهم أن يختاروا مقاضاة شركات صناعة السجائر.

18. استخدام أسلوب زيادة أجور البطاقة أو الهوية الصحية للمدخنين لدرجة تثقل كاهل المدخن فيخير بين ترك التدخين وبين الاستمرار على البطاقة، وهذا ما أثبته بحث للأستاذ جونستون حطب روبرت في مؤسسة محاربة التدخين (آش) بتاريخ 04/ 23/ 2004م.

نماذج للمحاربة والإقلاع:

1. **شركات تقدم حوافز لموظفيها للإقلاع عن التدخين** : مقال كتبه خالد الخواجا في **جريدة الرأي الأردنية** بتاريخ الأربعاء 21 أبريل 2004م , 1 ربيع الأول 1425هـ. وهذا هو نص المقال:

أقلع مدير شركة خاصة عن التدخين بعد ان كان يدخن 4 باكيتات يوميا ولمدة 30 عاما بعد استماعه لدرس ديني للداعية الاسلامي عمرو خالد. ولم يقف الامر عند ذلك بل

إن الشركة التي يعمل بها انتهجت نفس الأسلوب حين أقلع معه 80 مدخنا من اصل 150 مدخنا فيها من اصل مجموع العاملين فيها والبالغ 380 عاملا والذين دعوا إلى حفل جماعي لتأييد هذا التوجه وتحفيز العمال المدخنين الاخرين لتركه وعددهم زهاء 150 عاملا والتي تبلغ نسبتهم 40% من إجمالي العاملين الـ 380 عاملا، وقرر المدير العام للشركة تقديم حافز مالي يصل إلى 150 دينارا لكل من يترك التدخين ووفق شروط صارمة في حال خالف ذلك. وبين ان عدد العمال الذين أقلعوا عن التدخين بلغ امس 80 مدخنا سجلوا على لوحة شرف خاصة لهذه الغاية اما الفتيات العاملات المدخنات فرفضن الكشف عن اسمائهن لظروف خاصة.

2. **الإقلاع عن التدخين:** ذكرت المجلة الطبية البريطانية في بحوث أبجدية الإقلاع عن التدخين وأولويات سياسة مكافحة التدخين أن العلاج بالنيكوتين في حالة الحوامل هو أكثر أمنا للسيدة الحامل من التدخين، ولكن ليس بشكل مطلق، والأفضل هو الإقلاع الكامل عن التدخين والنيكوتين.. وللمزيد أذهب للموقع التالي:

.http://bmj.bmjjournals.com/[...]/328/7446/1007?ecoll

3. **مواقع تساعدك في محاربة التدخين :** هناك مواقع عديدة على الشبكة العالمية (الإنترنت) تساعد الناس على الإقلاع عن التدخين، منها على سبيل المثال لا الحصر:
   - **موقع مدرسة الإسلام.**
   - مشروع شبكة الأطفال العالمية ضد التبغ .
   - لا للتدخين في العالم العربي .
   - موقع لا للتدخين

4. **الحملات الإعلانية :** من المدخنين امتنعوا بفضل الحملات الإعلانية، فقد ذكرت وكالة قدس برس بلندن أن هناك دراسة نشرت حديثا في بريطانيا أثبتت أن الحملات الإعلانية التي تحذر من أخطار التدخين، قد أدت الدور المطلوب منها وساعدت مجموعة من المدخنين على الإقلاع عن ذلك. حيث قادت سلطات التربية الصحية البريطانية حملة إعلانية متلفزة للتحذير من آثار التدخين خلال الثمانية عشر شهرا الماضية، إلا أن هذه الحملة لاقت انتقادا شديدا حول التكاليف الباهظة لها، ووصفت بأنها غير مجدية... ورحبت السلطات البريطانية بنتائج هذه الدراسة، التي بينت أن 50 في المائة من المدخنين في المناطق التي تبث فيها هذه الحملات الإعلانية، نجحوا في

الإقلاع عن التدخين، مقارنة مع الأشخاص المدخنين في المناطق التي لا يتم فيها بث مثل هذه الحملات.. وتهدف الحملات الإعلانية التحذيرية إلى حث المدخنين على الإقلاع عن تلك العادة السيئة، وقد ظهرت في تلفزيونات مناطق "يوركشاير" و"غرانادا" شمال بريطانيا، وقارنت الدراسة بين نسبة الأشخاص الذين أقلعوا عن التدخين في تلك المناطق ونسبتهم في المناطق التي لم تبث فيها هذه الحملات وهى مناطق وسط بريطانيا.. وقد تكلفت هذه الحملات الإعلانية في الفترة ما بين عامي 1992 إلى 1994 حوالي 12.5 مليون جنيه إسترليني (19.4 مليون دولار)، كما قامت الحكومة البريطانية بشن حملة تحذيرية أخرى في بداية العام الجاري قدرت تكاليفها أيضا بملايين الجنيهات. ومقابل ذلك فإن الحملات التي تشنها شركات التبغ وتصنيع السجائر تقدر تكاليفها بحوالي 100 مليون جنية إسترليني سنويا.

5. **العالم يشدد التحذيرات ضد التدخين :** صدق البرلمان الأوروبي على تشريع مثير للجدل يجبر شركات التبغ على وضع تحذيرات صحية بارزة جدا على علب السجائر التي تباع في أوروبا .. وستغطي التحذيرات ثلاثين في المئة على الأقل من الجانب الأمامي للعلبة وأربعين في المئة من الجانب الخلفي .. وبالإضافة لهذا ستمنح الحكومات سلطة الأمر بوضع صور ملونة ربما تصدم المشترين تظهر العواقب المحتملة للتدخين مثل صور لآثاره على الأسنان والرئة . وستعرض المقترحات الآن على وزراء الصحة الذين يتوقع أن يوافقوا عليها، لكن شركات التبغ عارضت هذه المقترحات بشدة . ونجحت حملتهم بالفعل في إسقاط اقتراح لحظر الدعاية والإعلان عن منتجات التبغ في الاتحاد الأوروبي.

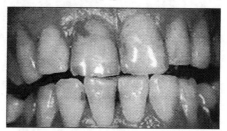

أسنان المدخن: كم هي جميلة وجذابة!!!.

وقالت كاثرين ستيهلر العضو بالبرلمان الأوروبي انه إذا كان حجم التحذير الصحي يعكس حجم الخطر مباشرة فيجب أن يغطي التحذير علبة السجائر بشكل كامل. وأضافت أن نصف المدخنين سيموتون بسبب التبغ وسيموت نصف هؤلاء في منتصف عمرهم، وسيحظر

التشريع الجديد أيضا استخدام عبارات مثل قطران خفيف أو متوسط أو منخفض. وقالت ستيهلر إن المدخنين الأوروبيين صدقوا فكرة أن السجائر المنخفضة القطران أقل ضررا، لكنها في الحقيقة لها نفس تأثير السجائر العادية، كما يقترح التشريع الجديد خفض كمية القطران في السيجارة الواحدة من اثني عشر جراما إلى عشرة جرامات.. لكن جوليت توريس من جماعة الدفاع عن حقوق المدخنين في المملكة المتحدة قالت انه تعتقد أن هذه المقترحات لن يكون لها تأثير كبير لان غالبية المدخنين يدركون تماما المخاطر الصحية للتدخين.

وقد أصبحت قصص المنع في المؤسسات الحكومية والمناطق السكانية والعامة في كل دول أوربا تقريبا وخصوصا ايرلندا وبلجيكا والدانمارك وكندا ونيوزيلندا وبريطانيا، كذلك قامت دول أخرى مثل اليابان وكوريا الجنوبية والهند وغيرها بإجراءات مماثلة..

وقد أصبحت الدعوة لاتفاق دولي لمكافحة التدخين ضرورة، وهو ما طالب به عشرة ملايين طبيب من مختلف دول العالم ودعوا الحكومات إلى مكافحة التدخين. فقد دعت منظمات وجمعيات طبية تمثل نحو عشرة ملايين طبيب في 117 دولة حكومات العالم إلى الموافقة على اتفاق دولي صارم يحد من استهلاك التبغ لما له من أضرار وخيمة على صحة الانسان وبالتالي المجتمع.. وتقدم الجمعية الطبية الدولية ومنظمات اخرى ذات صلة، تلتقي في جنيف الاثنين، ما يعرف بـ "بيان الاطباء للحد من التبغ في العالم " إلى المدير العام لمنظمة الصحة العالمية التابعة للأمم المتحدة غرو هارلم برونتلاند..

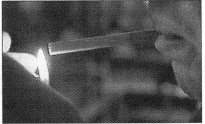

يشار إلى أن منظمة الصحة العالمية تستضيف اجتماعات ومحادثات تستمر أسبوعين لدراسة إطار عمل يحدد الخطوط العريضة لاتفاق عالمى يقنن ويحد من استهلاك التبغ.

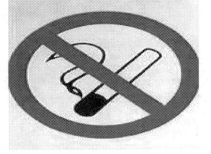

ومن المقرر أن توافق الدول الأعضاء في منظمة الصحة العالمية، البالغ عددها 192 دولة، على أول اتفاقية دولية للصحة العامة بحلول مايو/ أيار من العام المقبل. وقال الدكتور ديلون هيومان الأمين العام للجمعية الطبية الدولية، في بيان صدر منه، إن الأطباء يرون يوميا الآثار المدمرة لاستهلاك التبغ على حياة المدخنين وهؤلاء الذين يستنشقون الدخان المنبعث من المدخنين، أو ما يعرف المدخن السلبي.

وأضاف الدكتور ديلون أنه على الرغم من أن الأطباء يمكنهم الاضطلاع بدور مهم جدا في الرعاية الوقائية والعلاجية، لكن يتوجب علينا الوقوف معا للدعوة إلى سن تشريعات فعالة من الحكومات للحد من هذا الوباء ومنع انتشاره. وحض بيان الأطباء جميع الحكومات إلى اتخاذ الإجراءات لفرض وضع تحذير صحي واضح يحتوي على معلومات على كل علبة تبغ، وإيقاف ما وصفها بأنها "مزاعم مضللة" تقول بان بعض السجائر أكثر أمانا من غيرها.. ومن المطالب الأخرى لاتفاقية عام 2003 المقترحة، حسب البيان، الدعوة إلى حظر الإعلان عن منتجات التبغ، وكذلك حماية غير المدخنين من شروره ومضار دخان التبغ.

6. **انجازات اللجنة الوطنية العراقية لمكافحة التدخين** [1]: من الإنجازات التي حققتها اللجان المتخصصة في دولنا ما قامت به اللجنة العراقية لمكافحة التدخين، ومنها:

1- تأليف لجان فرعية في المحافظات .
2- تسمية 28 تشرين أول من كل عام يوما وطنيا لمكافحة التدخين .
3- الاحتفال سنويا بيوم 31 آيار من كل عام يوميا عالميا لمكافحة التدخين .
4- اصدار أكثر من 70 دراسة اقتصادية واجتماعية عن التدخين .
5- تضييف المؤتمر العربي الثاني ضد التدخين عام 1990 .
6- افتتاح عيادة استشارية لمكافحة التدخين .
7- وضع جوائز سنوية للنشاطات ضد التدخين .
8- نالت اللجنة الميدالية الذهبية من منظمة الصحة العالمية عن نشاطها في منطق الشرق الاوسط عام 1966 .

7. **طرق المحاربة الطبية الحديثة :** تمكن العلم والبحث العلمي المضني ولسنوات طويلة من مراقبة عمل الأثر البيوكيميائي والعصبي للتدخين على البشر لأجل فهم علاقة الدخان بالإدمان وكيفية التخلص منه، فكان أن

---

(1) بحث (**التدخين القاتل الطليق**)، الأساتذة الدكتور عبد الحافظ عبد الوهاب.. الدكتور آياد نوري فتاح.. مجلة علوم، العدد 110، شهري تموز-آب / 2000م، ملف العدد، الصفحات 20-25، بتصرف.

تمكنت جهات عدة من وضع بدائل صحية وطبية وعلاجية مختلفة لمحاربة التدخين نذكر منها على سبيل المثال لا الحصر:

1. إحدى تلك الطرق هي إيجاد بدائل عن مسبب الإدمان وهو النيكوتين، فتم تصنيع بعض البدائل الأقل ضررا من النيكوتين لتعطى في الفم أو توضع على الجلد وغير ذلك. فهناك عدد من المنتجات البديلة عن النيكوتين متوفرة تساعد الشخص الراغب بترك التدخين. مثال على ذلك ما يعرف بعلكة النيكوتين، تعمل علكة النيكوتين بأسلوب يعوض المدخن عن شهوته للنيكوتين من جهة، ومن جهة أخرى يقلل هذه الشهوة، فيتم تزويد الجسم بجرع صغيرة من النيكوتين عندما تمضغ هذه العلكة، وهو مشابه لأغلب الأساليب المعالجة لشهوة الحاجة للنيكوتين عند المدخن[1].

2. مثال آخر هو رقع النيكوتين الصغيرة أو أقراص النيكوتين، والتي تحوي نيكوتين يصنع بشكل أقراص لاصقة توضع وتلصق في مقدمة الجلد، فتعمل هذه الأقراص على امتصاص النيكوتين ببطء من خلال الجلد ويدخل مجرى الدم. وبمرور الوقت جرعة النيكوتين تقلل وفي النهاية الشهوة للنيكوتين تخفف[2].

قرص النيكوتين الجديد هذا من الوسائل التي تضاعف جهود من يرغب في الإقلاع عن التدخين ثلاث مرات. ويعد من أنجع الأنواع لعلاج التدخين بين مركبات النيكوتين كما يقول الباحث " كريس ستيل" الذي يدير واحدة من أكبر عيادات الإقلاع عن التدخين في أوروبا بمدينة مانشيستر في بريطانيا. ويجري حاليا أحدث دراساته على تجارب أقراص النيكوتين الجديدة، حيث تشمل الدراسة 1800 شخص في بريطانيا وأمريكا.

الأقراص السالفة الذكر متوفرة في بريطانيا بحجمين (2 ملغم و 4 ملغم) ، وهو ما يساوي حجم جرعة النيكوتين الموجودة في العلكة، وهي مصممة لكي تساعد على تخفيف شوق المدخن ورغبته في السجائر وتقليل أعراض الانقطاع عن التدخين بحيث يتعاطاها المدخن تدريجيا على مدى 12 أسبوعا .

ووفقا للنتائج التي أظهرتها التجارب التي سيتم نشرها في مجلة " أرشيف الطب الباطني" خلال هذا العام، فإن رغبة المدخن وشوقه للسجائر قد تراجعت بنسبة 23% خلال الأسبوع الأول.. ويقول الخبراء إن الأقراص الجديدة أكثر فعالية من العلكة لأنها تعطي حوالي 25% من النيكوتين زيادة على ما هو بالعلكة. يقول " توم غلين" مدير علوم السرطان

(1) الموسوعة العالمية، موسوعة انكارتا 2003م, التدخين, بتصرف.

(2) الموسوعة العالمية, موسوعة انكارتا 2003م, التدخين, بتصرف.

في جمعية السرطان الأمريكية " إن أقراص النيكوتين الجديدة عبارة عن علاج شبيه بما كان يتعاطاه المدخن، وهي شبيهة بعلكة النيكوتين بحيث تزود المريض بجرعة نيكوتين سريعة ويستطيع الحصول عليها متى شاء، بخلاف اللاصق الذي يعد أيضا وسيلة ناجحة لولا أنه يبدأ مفعوله بعد مرور مدة طويلة من الوقت. وعلى أية حال فإن بدائل النيكوتين تؤدي غرضا مشابها وهو مضاعفة معدلات الإقلاع عن التدخين .

غير أن بعض المختصين ما زال متشككا حيال جودة الأقراص الجديدة ونجاعتها وتفوقها على ما سبقها من علاجات للإقلاع عن التدخين . وفي رأيهم الاختراعات الجديدة جيدة في البداية إلا أنها تتكشف عن مشاكل وآثار سلبية عند التطبيق[1] .

3. علاجات بديلة أخرى للنيكوتين تتضمن نيكوتين رذاذ أنفي. هذا الرذاذ الموصوف طبيا يريح شهوة السيجارة ويذهبها تدريجيا وذلك بتسليم نسبة قليلة من النيكوتين إلى الأغشية الأنفية.
4. هناك أيضا ما يعرف بالوصفة الطبية بمستنشق النيكوتين والمشابه للسيجارة؛ عندما ينفخ هذا المستنشق يطلق نيكوتين في الفم.
5. هناك طرق جربت في بعض البلدان لإنتاج تبغ يحوي نيكوتين منخفض ومحتويات أقل للقطران[2] .
6. طريقة أبرة الصوديوم التي اكتشقت مؤخرا أنها تنهي مفعول الإدمان بالنيكوتين مباشرة، ولو أن التأثيرات الجانبية لها لا تزال غير مؤكدة.
7. مؤخرا، تم جمع ثلاثة علاجات مختلفة لتوقف التدخين معا. هذا الأسلوب والتقنية الجديدة المعتمدة على تجميع ثلاث عقارات ضد الكآبة والإحباط (antidepressant) لـــتكوين عقـــار جديد ضد الـــتدخين بمـــا يعرف بالـ(بوبروبين bupropin)،والذي يحمل الاسم ذا العلامة التجارية (زيبان *Zyban*)، والذي هو عبارة عن علاج بديل عن الاحتياج للنيكوتين. هذه التقنية لمنع وتوقف التدخين أسفرت عن نتائج رائعة في المدى القريب. فبينما أقل من 25 بالمائة من المدخنين الذين يستعملون بدائل النيكوتين استمروا بإقلاعهم عن التدخين لأكثر من سنة، فإن النسبة عند مستخدمي تقنيات المزيج مثل زيبان كانت 40 إلى 60 بالمائة في السنة[3] .
8. أسلوب آخر لعلاج الإقلاع عن التدخين فهو علاج يعرف باسم " توباماكس"

---

(1) موقع الإسلام اليوم، أساليب جديدة للخلاص من التدخين، 1423/5/6هـ - 2002/7/16م.
(2) الموسوعة البريطانية, (بريتانيكا 2002م), التدخين, بتصرف.
(3) الموسوعة العالمية, موسوعة انكارتا 2003م, التدخين, بتصرف.

والذي يستخدم أساسا كعلاج لنوبات التشنج والصرع. ويعمل هذا الدواء على منع حدوث التغيرات التي يسببها نقص النيكوتين في الدماغ وطبيعته الكيميائية، كما أن هذا العقار مفيد في علاج الإدمان على النيكوتين، كما يقول الباحث " وايني شيفر" في وزارة الطاقة الأمريكية والمختبر القومي " بروك هافن". ويعكف علماء مختبر " بروك هافن" على دراسة الطبيعة الكيميائية للإدمان على التدخين منذ عقدين من الزمن، حيث كان تركيز هذه الدراسات والأبحاث على الرسائل الدماغية الكيميائية التي يعتقد أنها تؤدي دورا في تهيئة الحالة المرحة والسعيدة عند المدخن في أثناء التدخين. وقد تبين ليشفر وزملائه أن عقار " توباماكس" هذا يغير من حالة الدماغ الكيميائية بطريقة تجعله لا يرغب في التدخين .. ورغم أن التجارب ما زالت مبكرة للخروج بتوصيات حيال عقار توباماكس إلا أن النتائج مشجعة وتستحق الاهتمام لمجرد أنه اختراع جديد للمساعدة على الإقلاع عن التدخين[1].

9. قام باحث مصري هو الأستاذ الكيمياوي محمد درويش باستخدام طريقة الأعشاب التي تحدثنا عن بعضها في فصل المقارنات، وقام باكتشاف أسلوبين، أولهما، أسلوب مشروب ضد التدخين من خليط من أعشاب برية تقوم بتقليل تأثير النيكوتين في الدم، كما وتعمل على مقاومة أمراض أخرى للجهاز الهضمي والبولي والتنفسي والعصبي. والطريقة الثانية هي مسحوق من أعشاب برية يلف بدل التبغ أو يوضع في الأنبوب ليعمل على تقليل أثر النيكوتين ومحاربته فضلا عن ريحه الطيبة ومقاومته لأمراض أخرى كما هو حال المشروب.

10. تعتبر الأساليب المحاربة الاقتصادية أحد أهم الطرق في محاربة التدخين، كأساليب الترغيب والترهيب مثل زيادة الضرائب والكمارك على المسوقين والمستوردين، وكذلك استخدام نظام الحوافز التشجيعية للمقلعين من الموظفين والعمال في الشركات والمؤسسات والدوائر. وقد طبق هذا النظام في دول الخليج كقطر مثلا كما يبين الوزير القطري الدكتور حجر أحمد حجر في لقاء له حول هذا الموضوع.

11. تستخدم أساليب المحاورات والفلاشات الصوتية والصورية في الشبكة العالمية كأسلوب حديث لتبيان أخطار التدخين، وقد كانت التجربة الأسترالية

---

(1) موقع الإسلام اليوم، أساليب جديدة للخلاص من التدخين، 1423/5/6هـ - 2002/7/16م.

متميزة في هذا المضمار. وقد أضحى الإعلان أحد أهم أساليب التوعية ضد أخطار التدخين بعد أن كان الأهم في ترويجه، يقول الدكتور أكرم شافعي أخصائي الإقلاع عن التدخين : وإن من أحد أساليب خداع الناس ترويج أسلوب التدخين الخفيف (light smoking)، على أساس أن تركيز النيكوتين في هذا النوع من التبغ قليل، فلا يؤدي لمشاكل صحية، والحقيقة أن فرقه هو أن المدخن سيدخن أكثر أو يأخذ نفسا أعمق ليستحوذ على النيكوتين الذي يطلبه منه المخ، والنتيجة واحدة، وعليه فعلى وسائل الإعلام توضيح مخاطر هذه الأساليب الخداعة.

8. **تجربة الطبيب رامي محمد ديابي:** يعتبر الدكتور رامي واحد من أهم نشطاء محاربة التدخين، وله مشاركات علمية في مجال اختصاصه، وكذلك في المجال الإعلامي على الشبكة العالمية أو من على شاشة التلفاز. والرجل له خبرة طويلة في محاربة التدخين ، وهو مدير موقع الحملة العالمية ضد التدخين - من مدرسة الإسلام- .. وقد قمنا باستعارة بعض من تجاربه في هذا الكتاب، ومنها 3 مشاريع هي :
   1- مشروع الأطفال (عالم الزهور).
   2- مشروع السواك.
   3- مشروع المحاضرات.

أولا: مشروع الأطفال (عالم الزهور):

وهذا المشروع هو باختصار عبارة عن ورقة العمل المقدمة من قبل الدكتور رامي في مؤتمر الصحة أو التدخين فنلندا 2003- مشروع عالم الزهور : (GFCC The Global flowers country (campaign) Proj.).. أو مشروع شبكة الأطفال العالمية ضد التبغ: www.globalkidslink.org.

يعتبر السباق بين شركات التبغ والبرامج الصحية إلى عقول الأطفال هو الفيصل في تحديد اتجاهات حجم وفيات الكرة الأرضية من وباء التدخين مستقبليا .. وفكرة البرنامج هي المسابقة نحو عقول الأطفال بالمعلومات الصحية وحقائق وباء التدخين عبر شبكة معلومات عالمية تربط كل مدارس العالم الابتدائية ببعضها عبر هرم شبكي يراعي أحوال الدول الفقيرة فيستخدم البريد العادي بدلا من الإلكتروني في المناطق المتخلفة .

ويمكن القول بأن ربط الأطفال في الكرة الأرضية معلوماتيا بواسطة شبكة عالمية هرمية صحية يمكن أن يكون الحل لعدة أوبئة عالمية أخرى مثل ثقافة العنف والجوع والأيدز وغيرها عدا ما يقدمه الحوار لمشاكل عالمية بين القارات (الحروب وصراع الحضارات والفقر

والجهل ....) .

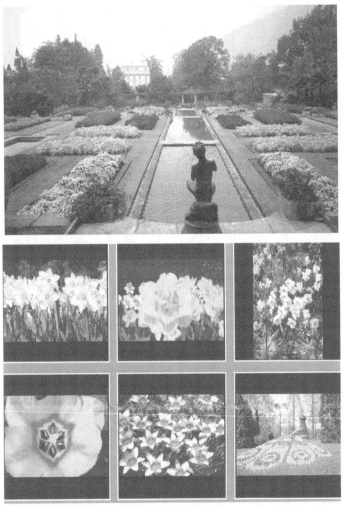

الفرق بين الورد وريحه وفوائده والدخان وخبثه ومضاره
كالفرق بين الطفولة البريئة والوحشية الكريهة، وهو فرق بين الحياة والموت..
أترون الإنسان يستحق الريح الطيب والشكل الجميل أم الريح الخبيث والشكل القبيح
ومن بعده مرض وموت ودمار للبيئة والأجيال.. لكم الحكم؟!.

الخطوات العملية :

1- تكوين البناء الهرمي لشبكة عالم الزهور :

يتكون من المدير العام للمشروع (الحملة العالمية ضد التدخين ETCC) وشبكة هرمية من مندوب في كل قارة ثم مندوب في كل دولة ثم مندوب في كل بلد ثم مندوب في كل

مدرسة وكل صف مدرسي لمدارس الابتدائية .

2- تأسيس البنية التحتية اللوجستية للشبكة (معونات الدول الغنية من أجهزة مستعملة وحواسيب للدول الفقيرة) مع تهيئة استخدام وسائل الإعلام الجماهيري تمهيدا للحملات المتخصصة ضد التدخين في المدارس الابتدائية .

3- انطلاق الحملة (بفكرة أولية - " لقاح التبغ ") وهي مواد مدرسية تدخل على المنهج الدراسي بضغط منظمة الصحة العالمية على الحكومات ويتم تقريرها وهي عبارة عن ساعتين سنويا لكل سنة دراسية في المرحلة الابتدائية ساعة نظرية وساعة عملية والمناهج رقمية وورقية بآن واحد مع شريط فيديو وكاسيت لكل سنة دراسية.

المنهج المقترح للدول الإسلامية من الدكتور رامي محمد ديابي

والبرنامج العالمي محطة لتنفيذ أفكار كثيرة مهمة عالميا مستقبلا بحول اللـه منها:

1- ورشات تدريب الأطفال عن بعد.

2- حملات يقودها الأطفال لإنقاذ الأطفال من رق النيكوتين. وغيرها

العمل المطلوب :

1- تبني المشروع من منظمة الصحة العالمية ودعمه حتى توقع عليه الحكومات.

2- المتطوعون من كل مناطق العالم الجغرافية (الوكلاء للمشروع في بلدانهم) والمترجمون للغات العالمية.

3- المنظمات العالمية غير الربحية . (الدعم والتمويل والمشاركة في التخطيط والتنفيذ)

4- الممولون الدوليون يمكنهم مراسلتنا عبر الميل التالي: GFCC@islamway.net.

كما يشمل عمل د. رامي في المؤتمر ورقة جانبية باسم :نحو تفعيل أمثل لدور الإسلام في محاربة التدخين (باللغة الإنكليزية) وسيقوم بترجمته قريبا بحول اللـه .. مع :

- دور التقنيات في الحرب على التدخين - وأهمية استخدامات الرسائل المصورة في الجوال ضمن برامج مكافحة التدخين الخاصة بالشباب .
- الثقافة الإسلامية استخدمت في مناهج اللغة العربية بشكل رئيسي ويراعى في اللغة الإنكليزية الخلفية الخاصة بكل بلد على حدة.
- من يساعدك على الإقلاع ؟.. تحرك فورا: عيادات وقف التدخين - رفاق المسجد وصحبة الخير - علماء التدخين - والأطباء والعلماء المسلمين غير المدخنين -.
- ويمكن تلخيص الخبرات العالمية بكلمة وهي : برفع سوية الإرادة وطرقها : عبر

– العلم والمعرفة وسؤال العلماء.

– العمل في مجال مكافحة تعاطي التبغ.

– زيارة مواقع العلماء على الانترنت وعلى الأرض .

- السواك بديل منطقي وحيد .

- تعاليم الإسلام كلها : الصيام - الدعاء والصلة بالله - السواك - صحبة أهل المساجد..
- مركز التثقيف الصحي في بلدك يزودك بالإرشادات الصحية التربوية حول الوقاية من وباء التدخين وتسهل لك التدرب على طرق تنظيم الحملات ضد التدخين.
- وزارة الأوقاف وإدارة الدعوة ترشدك دينيا عن الجوانب الشرعية المتعلقة بالتدخين.

ثانيا: مشروع السواك: نظرية (السواك الدواء والسجائر الداء)

السواك خير بديل للعادة الميكانيكية ومعاكسة للتأثيرات التخريبية للسجائر: اقرأ (نظرية السواك الدواء والسجائر الداء للدكتور رامي محمد ديابي) .. السواك أهم وقاية وعلاج لوباء عالمي(التدخين).

أسرار طبية حديثة من عراقة الحضارة الإسلامية الطبية .. **<u>للطبيب والباحث والصحفي رامي محمد ديابي</u>**

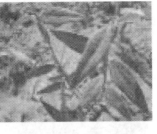

Persica Salvadoria Plant -1-

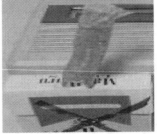

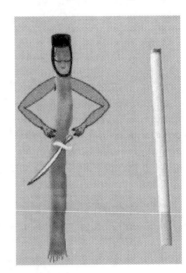

New technology in Quit Smoking By SEWAKING

التقنية الجديدة في جعل السواك يوقف لك التدخين

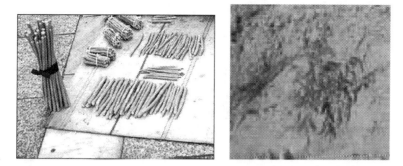

Persica Salvadoria Plant - 2(Sewak or Miswak or teeth brush Plant)

Sewak (Persica Salvadoria Roots as its sold in Mecca)

خير قصه ابدا بها حديتي هي ابيات علي بن أبي طالب رضي الـلـه عنه لفاطمة حبيبة الحبيب عليه السلام وهي تتسوك ويرمقها من بعيد فيقول :

أحظيت ياعود الآراك بثغرهـــا ... ما خفت ياعود الأراك أراك
لو كـــان غـيرك ياسـواك قتلته ... ما فاز مني يـاســواك سواك

ثم أعرج على مفخرة ادعتها أمي عائشة رضي الـلـه عنها وهي للسواك الذي كان آخر من مازج ريقه ريق الحبيب عليه السلام قبل الرحيل .... ثم أقول مستعينا بالله ..

لقد قادتني حرقتي على شباب الأمة الإسلامية المحترقين بوباء التبغ وأخلاقهم الإسلامية والعربية الأصيلة التي نسفتها السجائر وحياتهم المهدورة وشبابهم الذي أفنته وأمواله تجارة القتل العالمية (انظر التبغ والاقتصاد العالمي للدكتور رامي) عبر مسيرة خمس سنوات من العمل في هذا المجال المهم كثغر عظيم لهبوب الريح على المسلمين أسست له موقع الحملة العالمية الالكترونية على التدخين ,حيث قادني العمل في هذا المجال لهذه النظرية التي أدعو الـلـه أن يجعل فيها بذور العلاج العام للأمة الإسلامية من هذا الوباء الخطير .

ويستمر الدكتور رامي بقوله : ثم تعلمت من منظار الأمن الإسلامي الفكري والأخلاقي وبحوثه الفكرية أن زراعة السواك Persica Salvadoria أو المسمى بشجر الآراك في المدارس وحدود الصحارى في بلاد المسلمين كوقف للتصحر والدعوة له ولاستعماله إعلاميا عبر برامج التلفاز والمسرحيات والتسوك في الشارع والمجاهرة به وإشاعة إستعماله بين الطلاب في المدارس وتشجيع ذلك تمثل السياسة الرئيسية وحجر الأساس في

الأمن الأخلاقي والحضاري الإسلامي في وجه مخططات أعداء الأمة **(اقرأ التدخين : مخاطر التدخين وشركات التبغ للدكتور البار أستاذنا الفاضل)** على مكارم أخلاق المسلمين وهي غاية البعثة النبوية الشريفة (لقوله عليه السلام إنما بعثت لأتمم مكارم الأخلاق) وسأدلل على ذلك من خلال هذا البحث بحول اللـه .

يتحدث الدكتور رامي عن تجربته في محاربة التدخين فيذكر إشراقة نبوية: كنت عبر السنوات الست الأخيرة في عملي ضد التدخين كثيرا ما أعود لأعيش مع اللحظات الأخيرة من وفاة نبي الرحمة وهو يتسوك بعود من الآراك بفكر المتأمل والباحث العلمي والمتبحر لسر هذا الاختيار النبوي في فراق الدنيا على عود من الآراك ؟. وكان كل يوم أزداد فيه إطلاعا على خفايا الميزات العلمية للآراك أزداد تعظيما للآراك تلك المعجزة الطبية البيئية لسكان القرن العشرين **إذ تبين أن الآراك هو الشجرة الأمثل لوقف التصحر بقدرتها على النمو في السبخات المالحة وإمكانية استمرارها في الحياة بريها بماء البحر وهذا ما جعل الإمارات العربية تنتصر في مشروع وقف التصحر وغزو الصحراء** ، عدا عن التأثير المذهل لعود الآراك في شفاء المدمنين على النيكوتين (من المدخنين) والذي يبشر بزوال أمراض وخيمة مثل المخدرات والإدمان الكحولي والتدخين إذا تبنته الحكومات في برامجها الصحية والوقائية .

مقدمة الرسالة :

إن الحضارة الشرقية العريقة التي امتدت عبر مئات السنين لتمد جسور النور لأوروبا في عصور الظلام هي نفسها تلك الحضارة التي توشك أن تـنقذ العالم اليوم من أمراض الحضارة المدنية الحديثة ولاعجب **(اقرأ السواك والصيام للدكتور حسان شمسي باشا)** .. وربما كان مثالنا في هذا النظرية مصداقية لتلك العبارات السابقة وهو ما كشفه العلم الحديث- **اقرأ أسرار جديدة للسواك في الغرب** - وما يتوقع من الدور المستقبلي لتلك الجذور الطبية المسماة (بالآراك - Persica Salvadoria) في العلاج والوقاية من مشكلة التصحر عالميا وكعلاج عملي بسيط التكلفة لوباء التدخين والمخدرات والكحولية ... أما كيف ذلك فالجواب يقع في شطرين :

الأول ربما كان في خبر نقلته محطة البي بي سي عن نجاح إمارة أبوظبي في زرع مليوني شجرة آراك (شجرة السواك) عبر مسافة تصل إلى 100 كيلومتر باتجاه الربع الخالي بعدما تبين أن الآراك يستطيع النمو في السبخات المالحة ويمكن ريه بماء البحر (بالإضافة لشجرة العوم). إن أهمية الجذور الطبية لنبات الأراك المستخدم في البلاد العربية منذ آلاف السنين معروفة كدواء عشبي لأمراض كثيرة وكفرشاة ومعجون أسنان بآن واحد ومؤخرا جاءت الأبحاث العلمية في جامعة عين شمس عبر أربع سنين لتكشف حقائق مذهلة تضاف إلى الأبحاث الغربية الأمريكية والسويسرية وغيرها لتثبت أهمية طبية خاصة لهذا

الجذر النباتي الطبي .. ويحضرني هنا ما ذكره أستاذنا الدكتور محمد علي البار في **كتابه القيم (السواك)** نقلا عن المجامع الغربية والشرقية في تميز السواك بمادة الثيو سيانات المضادة للنخور السنية والتي كانت معظم السبب في عدم حاجة العرب قديما لطبيب الأسنان. بل وإن إثبات العبارة القديمة **(الفم مرآة الجسد)** عادت لتتصدر هدف كثير من المراكز البحثية في أمريكا (د . جمال شلبي) ..

من خلال هذه السطور أركز على الإعجاز النبوي في عظمة الدلالة العلمية البيئية الصحية في وفاة النبي عليه السلام وهو يتسوك وأدلل على كون السواك ربما المخرج العملي للأمة الإسلامية من وباء التدخين (دلالة عظيمة وأساس للأمن الأخلاقي والاجتماعي) , ذلك الوباء الذي يعد السبب الأول والوحيد لوباء المخدرات والإنحرافات السلوكية المختلفة في المجتمعات المسلمة.

نظرية السواك الدواء والسجائر الداء.. الأسس التي قامت عليها النظرية :

1- **خاصية الاعتياد المشترك (للسواك والسجائر) فيزيولوجيا وميكانيكيا.**

الميل الفيزيولوجي **(اقرأ السواك وخصال الفطرة)** والعلاقة الميكانيكية بين اليد والفم هي أساس من أسس نجاح صناعة السجائرتجاريا وهي عامل مشترك بين الداء (التدخين) والدواء (السواك) ولعل منعكس المص عند الأطفال أحد الشواهد على ذلك .

تنص الفرضية :

"أن الأصل في عادة السجائر فيزيولوجي وميكانيكي ويحدث الإدمان خاصة في حال انعدام البديل الفطري الصحي "السواك" .. أما شواهد النظرية فهي كثيرة منها الميل الفيزيولوجي عند الأطفال لعادات كثيرة تربط الفم باليد ومنها مص الأصبع ونتف الشارب وغيرها".

شاهد منW.H.O منظمة الصحة العالمية:

يذكر الفنان دريد لحام في شريط الفيديو الذي أصدرته منظمة الصحة العالمية في عام 2001 بمناسبة اليوم العالمي للتدخين خلاصة مهمة وهي : إدمان التدخين هو إدمان المدخن للعادة الميكانيكية الحركية بين يديه والسجائر بشكل أساسي .

2- **السواك وسيلة ناجعة في علاج إدمان السجائر:**

هناك حالات عديدة نجحت بالإقلاع من مرضى عيادة الإقلاع الخاصة بي في حلب-سورية، وذلك باستعمال السواك الأخضر الطازج والذي يأتي من منطقة أبها ومن بلاد اليمن خاصة وكانت أفضل النتائج لعلاج ادمان التدخين بالسواك تتأتى باستعمال السواك الحار (له مذاق حار مثل مذاق قشر الفجل) وإن لم يكن الشفاء من السجائر كاملا فالانخفاض ملحوظ ، وهو عادة من 40-100 % عند مختلف الحالات ولذلك كنت أنصح المدخنين دوما بوضع السواك داخل علبة السجائر .

فضلا عن تقارير حالات الشفاء من الإدمان باستعمال الآراك كبديل ميكانيكي عن السجائر من دول إسلامية كثيرة والتي جعلت أحد المحسنين في السعودية "كما علمت" يقوم ببناء معمل مشهور (سواك مكة) ليحارب وباء التدخين ، ويبدو أن العادة الميكانيكية لليد بالتردد على الوجه هي عادة مغروسة في فيزيولوجيا الكائن البشري من قبل الإله الخالق سبحانه وهذا ما يتبادر للذهن عند قراءة حديث صحيح مسلم : عشر من سنن الفطرة وذكر أولها : السواك .

3- **تأثيرات صحية نافعة للسواك تعاكس تأثيرات السجائر الضارة:**

لعنات السجائر وآثارها المدمرة الصحية تصيب كل الطرق التنفسية بشكل أساسي حيث التماس المباشر مع دخان السجائر ثم تتعداه لكل الأجهزة الحيوية لتظهرالتأثيرات المخربة والمسرطنة بعد حين فتتنوع من اللثة والأسنان والفم والحنجرة والمعدة والأعصاب إلى الناحية الجنسية وبالمقابل يأتي السواك ليلعب دورا معاكسا في كل الأجهزة السابقة بداية من لون الأسنان وطعم الفم ورائحته للحنجرة والمعدة وغيرها .

ودور السواك في علاج التهابات الحنجرة والوقاية منها مجرب لتجاور تأثيره المعقم الجرثومي من المخاطية المبطنة للفم إلى الحنجرة إضافة لاستعمال منقوع السواك في الطب الشعبي كمهدئ للأعصاب والمعدة مع سماعي لقصتين من الموروث الشعبي (قصة من اللاذقية وأخرى الكويت) توجبان البحث العلمي للتأكد عن وجود خاصية لتأخير الدورة الشهرية عند النساء (كانت نساء العرب تستعمله في شهور الحج والعمرة) ثم إلى دوره المضاد للسرطان المثبت في أبحاث باكستانية سمعت عنها ولم أستطع الحصول عليها سوى إشارة من مقال في موقع مجلة الكهرباء السعودية ، إضافة لدوره المقوي جنسيا المعروف لكونه يعتبر أقوى معطر ومنكه للفم فضلا عن كونه أقوى مزيل فوري لرائحة الفم الكريهة والتي غالبا ما ينجم عنها قرف الزوجة من الزوج والبرود الجنسي. (قارن بين مظهر أسنان المتسوك والمدخن للتأكد).

4- ولعل من المفيد هنا ذكر الأدب النبوي في بدء دخوله عليه السلام البيت بالسواك فإذا أراد تقبيل بعض أهله كان فمه عطرا منكها .. دلالات وفاة النبي عليه السلام العلمية: أما الدلالات العظيمة من وفاة النبي عليه السلام على السواك فكثيرة منها رسالة بيئية ضد التصحر ورسالة للعودة للفطرة والموت عليها (السواك من سنن الفطرة) فضلا عن دلالتها في تشخيصها لأهم داء ودواء للأمة الإسلامية فالتدخين يكلف المسلمين 1.5 مليون وفاة سنويا - باعتبار المسلمين أقرب عددا للمليار والنصف بحلول 1423 هجرية - بالإضافة ل 800 مليون دولار تقريبا يوميا كثمن للسجائر - باعتبار أقل نسبة للتدخين في العالم الإسلامي 40% - تشير المقالات المتنوعة عن نسبة انتشار للتدخين تصل إلى 80% في تركيا وبنغلاديش - مضافا لها 4-6 مليار دولار(تقديرية شخصية) كنفقات المخدرات من

الناحية المالية فقط دون بقية المصائب الصحية والاجتماعية (التدخين مرتبط بالمخدرات وهو سبب له وحيد من كلام الدكتور محمد الخطيب ممثل منظمة الصحة العالمية في اليمن في مؤتمر مكافحة التدخين الكويت 1998) عدا عن داء الخمر (الكحولية) وخسائره المالية والروحية الذي يعد التدخين سببه الوحيد إضافة للفواتير الصحية المنوعة وخسائر الدين والشاهد على ذلك قول الدكتور محمد خطيب الممثل الإقليمي لمنظمة الصحة العالمية في اليمن - مؤتمر الكويت 1998 -

إن مادة النيكوتين التي يدمنها الفرد تعتبر من أخطر المواد المسببة للإدمان والتدخين مقدمة لإدمان المواد المخدرة كلها ويرتبط تعاطي الكحول دوما بالسجائر !.

5- حرمة السجائر وسنية السواك (ماتركت سنة إلا وجاءت مكانها بدعة) إن ارتباط السواك بالملائكة والسيجارة بالشياطين واضح من خلال عدة أمور منها : الحديث الشريف : (السواك مطهرة للفم مرضاة للرب) ، وفي رواية : مطردة للشيطان .. ثم علاقة من يمارسون السحر والجن وحبهم للسجائر ومعرفة أن المدخن يؤذي من حوله بمواد سامة غازية وسائلة ثم تسببه في حرائق الغابات والبيوت مع ما تحويه السجائر من مواد مشعة,إضافة لنفور الملائكة عن المدخنين ، لوصفه عليه السلام طبيعة الملائكة الكرام اللطيفة بأنها (تتأذى مما يتأذى منه بنو آدم) .

(ولعل هذا يفسر الإنحرافات السلوكية للمدخنين والتي أثبتها البحث العلمي في مصر والكويت وغيرها) عدا عن البحث العلمي الكندي الذي قمت بترجمته منذ شهرين للصحف والذي توصلت عبره الطبيبة الكندية لوجود علاقة تآزر قوية بين مستقبلات النيكوتين الدماغية وإدمان الكحول.

وشاهد آخر هو كثرة أعداد الذين يمارسون هوايتهم المفضلة " التدخين " في بيوت الشياطين لاحظ أعقاب السجائر الموجودة بكثرة في دورات المياه .

ويحضرني هنا شهادة أحد شخصيات دبي المشهورة " المهندس أحمد سفاريني " عندما جربت السجائر وجدت في نفسي ضعف النازع للخير وقوة نوازع الشر والشهوات ! .

تعقيب عملي للأمة الإسلامية : أمتاه استبدلي السيجارة بالسواك لكي يكتب لك التمكين. فإن الله لا يغير ما بقوم حتى يغيروا ما بأنفسهم .. قاطعي التبغ لأنه حيلة الصهاينة الأولى في إفساد المجتمعات الإسلامية ونهب ثرواتها بما يدره عليهم من أموال هائلة وبما يساهم به سوق التبغ في اتساع أسواق المخدرات والكحول والدعارة .. وهو إضافة لما سبق عمود الاقتصاد الصهيوني العالمي الأول... أمتاه إن لم تقدري على جهاد الصهاينة بمالك ولملمة جراح الأقصى فلا أقل أن لا ندعم سكاكين الأقصى... أمتاه فلا تشتري سموم التبغ رحمة بأطفال المسلمين وأراملهم " التبغ من أكبر أسباب المآسي الاجتماعية في بلاد المسلمين".. أمتاه ما غلبت أمتنا إلا بسيف النفاق وبسيف علماء مسلمين

سخروا الدين لقتل المسلمين !!. أمتاه حاربي كل مفت يقول " أن التدخين مكروه فقط " بالحجة والبيان. وأقيمي عليه الحجة بما استجد من أبحاث وحقائق علمية ووثائق سرية لشركات التبغ فضحت حديثا ، فإن أصر فاتهمي ذلك العالم في دينه ، فكما بينت تقارير شركات التبغ السرية أن من خططهم دعم علماء المسلمين القائلين بكراهة التبغ والمواصلة معهم لبناء جسور علاقات قوية تحول دون تعطل تجارة الموت بين شباب المسلمين .. أمتاه ادعمي كل تحرك ضد التبغ صحي وإعلامي ووقفي وخاصة المشاريع الصحية والإسلامية الإعلامية على الإنترنت.. إخواني حاربوا كل المنافقين من أعوان هذه الشركات اللعينة والتي وضعت في بلاد المسلمين من المسؤولين والإعلاميين ممن يحارب كل تحرك صحي لحماية شباب المسلمين (وتفصيل ذلك موجود على الانترنت في تقارير منظمة الصحة العالمية المسماة تقرير صوت الحقيقة) وفيها فضح لعملاء حكوميين وإعلاميين في بلاد العرب باعوا أطفال المسلمين بحفنة من الدولارات.

خلاصة : السواك من وجهة نظر علمية بحتة موضوع خرج من باب الشبهات والتساؤلات التشكيكية المطروحة حوله قديما من قبل من اعتادوا التهجم على كل قضية علمية أضاءت صروحا من تاريخ المسلمين العلمي العريق (اقرأ مقال زوايا إسلامية عن البحوث العلمية عن السواك) .. وذلك ليتربع على عرش المواد الطبيعية الفعالة في صحة الجسم والفم في البلاد المتقدمة حاليا خاصة بعدما عاد الطب الحديث ليثبت مقولة قديمة: الفم مرآة الجسد أي إن صحة الجسم في صحة الفم، وأهميته تتعدى النواحي الصحية العظيمة للنواحي الاقتصادية وذلك لأن السواك (مادة استهلاكية) ويمكن أن يدخل في صناعات عديدة من مواد طب الأسنان - لمواد الطب الشعبي لصناعات تغليف السواك (مثل : حقن السواك على الفرشاة البلاستيكية وغيرها) إضافة لصلاحيته في الطب الشعبي كمانع حمل طبيعي (يستخدم منقوعه شربا كما ورد ذلك عبر سماعي له من الكويت ومن اللاذقية) - مع كونه معقما معويا شديدا- معقم فموي للغرغرة - ويصنع منه الآن مشروب متة ممزوجة مع السواك) موجودة في سورية ويصرف بوصفات طبية- وكذلك يمكن وضعه ضمن البهارات أي ممزوجة مع السواك - وكذلك يستعمل كمزيل روائح للفم ومقو جنسي (وبالتالي يحقق السواك بديلا اقتصاديا للحكومات عن أرباح التبغ وضرائبه.

واليوم الغرب ينتظر منا أن نخاطبه بما يفهم ومع نهاية البحث العلمي المزمع إجراؤه لإثبات تلك النظرية أكاديميا بعون الله يمكن للمسلمين أن يتوجهوا للغرب ليقولوا لهم لقد أنزل الله الدواء قبل أن يكتشف الداء بمئات السنين وهذا غيض من فيض من رحمات الإسلام للعالم والتي جاءت عبر نبي الرحمة ليدل العالم على كل علاجات أوبئة الروح والجسد قبل مئات السنين .

مطوية بمناسبة اليوم القطري للبيئة.. " برنا طير وظباء وشجر ".. الشعار الوطني.. عنوان المطوية (تحالف الأراك والبيئة ضد التبغ): البيئة هي الهبة الإلهية العظيمة الذي عاش في ظلالها الوارفة آباؤنا وأجدادنا وسيعيش عليها أبناؤنا والأجيال القادمة وهي أمانة بأيدينا لنحميها من أجل سلامتنا ومن أجل الأجيال القادمة.

ومن المؤسف أن اليد البشرية بدأت تعبث بهذه البيئة من خلال النشاطات الجاهلة التي تمارس بشكل يومي على مستوى الدول من خلال زراعة التبغ وحرق الغابات لأجل تلك الصناعة الخبيثة (تجفيف التبغ) أو حرقها بإهمال المدخنين ونزع المحاصيل البيئية النافعة على حساب زراعة التبغ .

وقد كان لوزارة الغابات في أبو ظبي السبق في استغلال الخواص الفريدة لنبات الآراك صديق البيئة المتميز (السواك أو المسواك) في وقف التصحر وذلك بأنه ينبت في السبخات والماء المالح (ويمكن سقيه بماء البحر) وهي خاصة فريدة تجعل من زراعته في مناطق البراري.

في قطر استثمار بيئي ناجح مبشر بتحويل مناطق صفراء صحراوية منها لمحميات بيئية خضراء تترافق بتغير البنية الحيوانية مع إمكانية عودة أنواع كثيرة من الحيوانات البرية المهددة بالإنقراض مثل الظباء وغيرها من الطيور النادرة التي هجرتنا بسبب تدميرنا لبيئتها الخضراء الطبيعية.

هذا المستقبل البيئي الواعد يعده لنا الآراك واستثمار زراعته في الصحارى محولا إياها إلى نوع من البيئات الطبيعية التي تمكن تلك الطيوف الحيوانية الطبيعية من التوالد والتكاثر في مأمن من العبث البشري والصيد وغيرها من الممارسات المدمرة للبيئة.

إضافة لخواصة الهامة والفريدة في صحة الفم والأسنان الوقائية ، والأهم من ذلك خواصه في محاربة عادة التدخين السيئة ، ولذلك كانت زراعة الآراك على حدود الصحارى وفي المدارس وحول المساجد والمنازل من أهم وسائل الأمن الإسلامي الاجتماعي من عادة التدخين الخطرة على المجتمعات المسلمة لكونها البوابة الرئيسية والوحيدة لأوبئة أخطر هي : الكحولية والمخدرات والانحرافات السلوكية عموما .

وقد حاز الآراك هذه الرتبة المتميزة في صداقته للبيئة لفعاليته وتأثيره المعروف في وقف التصحر مع سبب الأثر الصحي المعاكس لكل تأثيرات السجائر الضارة صحيا من السرطانات الجهازية نهاية بأثره الموضعي المعاكس لتخريب السجائر لصحة الفم والأسنان ومظهرها السيئ عند المدخن.

ثم إن المتأمل في قول اللـه تعالى : " ﴿ هُوَ ٱلَّذِى جَعَلَ لَكُمُ ٱلْأَرْضَ ذَلُولاً فَٱمْشُواْ فِى مَنَاكِبِهَا وَكُلُواْ مِن رِّزْقِهِۦ وَإِلَيْهِ ٱلنُّشُورُ ﴿١٥﴾ ﴾ (الملك:15)، ليستنبط أن الأرض خلقت للإنسان

لينعم بها لا ليفسد فيها وقد قال تعالى: ﴿ إِنَّ ٱللَّهَ لَا يُحِبُّ ٱلْمُفْسِدِينَ ﴾ (القصص: 77)..

فالتبغ عدو البيئة الأول فهو يقتل أهم وأقدس مكوناتها (الإنسان) بمعدل 4 مليون سنويا أي 11 ألف يوميا وسيقتل 25 ألف يوميا بحلول 2020 م إذا لم تتوقف شركات التبغ عن استرقاقها للجنس البشري .

وقد ثبت علمياً أن الحرائق المنزلية وحرائق الغابات المدمرة للبيئة ومكوناتها الحية من أنماط الحياة البرية بمختلف أنواع مخلوقاتها المتوازنة بيئيا تكون ناجمة عن التدخين بنسبة عادة تصل إلى 33% من مجمل أسباب الحرائق عموما عدا عن القذارة التي تسببها لنا في منازلنا وشوارعنا وأماكن عملنا من أعقاب السجائر والمواد السامة الغازية والصلبة والسائلة عدا عن المواد المشعة التي تنجم عن احتراق السجائر والتي يسبب أثرها المتبقي السرطانات عند مخالطي المدخنين (مثل مادة البولونيوم والبوتولونيوم المشعتين) إضافة إلى النفايات الصلبة الناجمة عن المدخنين والتي تجعل مكان جلوسهم أقرب لمقلب النفايات عموما .. وفي بحث علمي شاهد مهم عن حجم المأساة في بلد فقير يدعى إدلب في سورية – ينفق المدرس المعدوم من راتبه الشهري الذي يبلغ معدله 100 دولار ما مقداره 40-50% على شراء السجائر [من بحث منشور عالميا للطبيب وسيم مزيك من حلب].[1]

الأبعاد التي لم يكتشفها وزير الصحة الأمريكي كوب في دساتير علاج متلازمة التدخين

The Undiscovered Dimensions of Smoking syndrome Treatment Tactics

مسودة المقال Draft article ideas: التدخين كما ظهر حديثا هو مجموعة من عدة عوامل من التظاهرات السلوكية والاجتماعية والأخلاقية والاقتصادية والصحية مرتبطة بعادة التدخين .. وقد أكد وزير اللصحة الأمريكي أن فشل علاج المدخنين عالميا يرجع لعلاجه ضمن بعد صحي فقط دون الاهتمام بعلاج بقية الأبعاد الأخرى للمتلازمة المعقدة للتدخين .

والجديد في الأمر هو البعد الميتافيزيقي (الديني) التشخيصي والعلاجي لمتلازمة التدخين الذي فتحه علينا علم التسوك السلوكي Behavioral Sewakization ولتوضيح هذه المفاهيم الجديدة عالميا يجب التعرض لأرضية علمية إسلامية وردت في القرآن في سورة البقرة تلقي بعض الضوء على هذا المفهوم:

---

(1) المراجع : نظرية السواك الدواء والسجائر الداء – للدكتور رامي محمد ديابي- من موقعه الخاص.. من كلام الدكتور محمد الخطيب... برنامج وقف التصحر التابع لوزارة الغابات في أبو ظبي – الإمارات العربية المتحدة – والذي نجح في غزو الربع الخالي بمليوني شجرة أراك بمسافة 100 ميل مربع من طرف مدينة العين على مدى 14 سنة تقريباً .

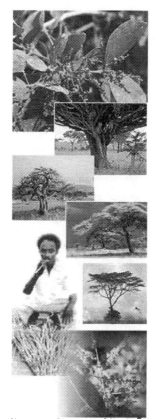

شجر الآراك الذي يستخلص منه السواك

1- ارتباط السواك بالسماء العليا - والتدخين بالسفلى.
2- عبادة الرحمن وعبادة الشيطان.
3- الضرر والنفع كمفهوم عملي في الضدين.
4- العلاج الغيبي يكون برفع سوية النفس للعوالم الراقية العلوية بواسطة: سنن الفطرة (هيئات ولباس ونظافة عامة تحبها الملائكة وتكرهها الشياطين - اللحية - الكحل - الدهن بزيت الزيتون - العطر - نتف الإبط - حف الشارب - قص الأظافر - الثوب الأبيض الجميل - الشعر المرجل - الأخلاق السمحة والكلام المؤدب - ذكر اللـه والقرآن) والقربات العلوية التي تتجلى عمليا بمفهوم (السيطرة على الجسد Body Control) وبينما يحدث العكس في التدخين والإنخفاض الروحي للأسفل - (لذلك ارتبط التدخين بعبادة الشيطان) الذي أقسم على نفسه أن يورد أكبر عدد من الناس لجهنم.
5- شهادة محسن دبي - كلام الخطيب- .
6- تفسير ختام بالشهادة وختام بالتدخين.

7- الملائكة تتأذى مما يتأذى منه بنو آدم - 4000 مادة سامة- ؟!.

8- الآلية نفسها تساق لعلاج المخدرات (رفع سوية الإرادة) وأهم آلية في شحن الطاقة الروحية مفهوم الاتصال العلوي العالي المترافق مع اقرار أدبي بكمال مرجعية الطاقة للجهة الاعلى في الكون.

(الموافقة على الشحن علوية حرة تماما من أي إرادة سفلى ولكن هناك قواعد أدبية للحصول على رخصة بالشحن بالطاقة لرفع قدرات التحكم بالجسد) ملخصها كلمة من كنوز الجنة - (لا حول ولا قوة إلا بالله) ونسبة الطاقة وانتجاتها إلى الجهة المانحة (مفهوم يشبه حقوق الملكية الفكرية) (بحيث أن لا ينسب العالم الغبي منتجها لفكري وطاقته العالية إلى نفسه فيقع في حفرة الغبي إبليس (الذي قال أنا ...) ونسي أنه مخلوق وطاقته من عند صاحب التخويل بالخلق الأعلى.وأن يذكر صاحب الطاقة الأعلى عند ذكر المنتجات الخاصة بالطاقة الفكرية).

9- الحجامة لها دور كبير في شحن الطاقة وتوازنها مما له دور كبير في نجاح التحكم الجسدي من قبل الطاقة الفكرية.(بدليل وصية الملائكة المتكررة بها يوم الإسراء)

جدول مقارنة بين بعض فوائد السواك وما يقابلها من أضرار السجائر

مقارنة	السجائر- (مع الأعتذار للمدخنين عن سوء فهم محتمل)	السواك
رائحة الفم	رائحة الزفت والقطران	معطرة - **ومزيل فوري لكافة الروائح الكريهة** - أسرع مزيل للروائح
تعقيم الفم	التبغ اهم وسيلة للغزو الجرثومي وأمراض الفم واللثة الالتهابية	**حمض العفص يتواجد بتركيز قوي قاتل للجراثيم بحيث لايمكن استعماله بشكل صناعي في الفم بأي وسيلة غير السواك**
طعم الفم	**مرارة الطعم الكريه وهلاك الحليمات الذوقية بواسطة دخان السجائر يجبر المدخن على استعمال كميات كبيرة من التوابل في سنين التدخين الأخيرة .**	من أسباب سعادة المرء ليلا استعماله السواك قبل النوم - الطعم الرائع (مطيبة للفم) - واستعمال النبي للسواك على أطراف اللسان ليلا إرشاد صحي لصحة الحليمات الذوقية التي تعطينا حس الطعام
مفرزات البلعوم	يسبب المفرزات المزعجة الدائمة للبلعوم	يقضي عليها تماما باسرع وقت

الآنفي المنظفة للبلغم	الآنفي والتي تجبر المدخن على البصاق دوما	قياسا لكثير من الأدوية التقليدية
طعم الطعام	تموت الحليمات الذوقية بسرعة مما يجبر المدخن على استعمال البهارات والمنكهات بكمية أكبر	يحفظ صحة **الحليمات الذوقية** ويطيل عمرها - (انظر حديث أبي موسى الأشعري رضي الله عنه في وصف تسوك النبي عليه السلام ليلا وكيف كان يمرر السواك على طرف لسانه)
لون الأسنان	قبيح ويدل على الإهمال العام للشخصية	ابيض مميز بسبب السيليكات المبيضة للأسنان وغيرها من المواد المعقمة للجراثيم
إفراز اللعاب	اضطرابات في إفراز اللعاب والتهابات فموية عديدة.	محرض قوي على الإلعاب وهو عامل مهم جدا في صيانة الصحة الفموية
أمراض اللثة	مدمر للثة مسرطن بأساليب عديدة وآليات موضعية وجهازية	يحافظ على حافة متقرنة للثة وهي قضية مهمة في صحة الفم والأسنان (أحدث ما قررته البحوث الصحية)
تأثير جهازي عام	شقاء وبلاء عام منتشر من الفم لكل الجسم بعدة آليات أقلها السرطانات	**صحة الجسم في صحة الفم المنكه والمطيب للمتسوك حقيقة علمية قديمة جدا عاد الطب الحديث ليؤكدها**
المعدة	تأثيرات مقرحة ومسرطنة ومعطلة للشهية	مهدئ للأعصاب المعدية (مستعمل كمنقوع في الطب الشعبي من القدم)
البيئة	سبب رئيسي في الحرائق ونسبة 33% من حرائق الغابات وبالتالي إمكانية زيادة رقعة التصحر عدا عن قذارة أماكن التدخين بالفضلات الناجمة عنه	نموه في السبخات والماء المالح جعل الامارات تتبناه وتحول 100 كيلومتر من الصحراء إلى أشجار
البيئة	زراعة التبغ تسبب التصحر لما يطلبه من أشجار تستعمل في تجفيفه بعد قطعها من الغابات	مثبت للتربة ومن اهم استراتيجيات وقف التصحر تبني زراعته في حدود الصحراء

الجدول المقارن بين بعض فوائد السواك الدينية وما يقابلها من أضرار السجائر

مقارنة	السجائر	السواك
رضا الرب	تطرد الملائكة وتأتي بالشياطين ويحبه السحرة	مرضاة للرب ويطرد الشياطين وتحبه الملائكة
البصر	مرارة الطعم الكريه وهلاك الحليمات الذوقية بواسطة دخان السجائر يجبر المدخن على استعمال كميات كبيرة من التوابل	مجلاة للبصر - كما وردت الآثار النبوية.. إشارة إلى حديث وفاة النبي عليه السلام في حجر عائشة رضي اللـه عنها وهو يتسوك . عن عائشة قالت : دخل عبد الرحمن بن أبي بكر الصديق - رضي اللـه عنهما - على النبي ﷺ وأنا مسندته إلى صدري ، ومع عبد الرحمن سواك رطب يستن به ، فأبده رسول اللـه ﷺبصره ، فأخذت السواك فقضمته وطيبته ، ثم دفعته إلى النبي ﷺ فاستن به ، فما رأيت رسول اللـه ﷺ استن استنانا قط أحسن منه ، فما عدا أن فرغ رسول اللـه ﷺرفع يده أو إصبعه ثم قال : في الرفيق الأعلى - ثلاثا - ثم قضى ، وكانت تقول : مات بين حاقنتي وذاقنتي.. وفي لفظ : فرأيته ينظر إليه ، وعرفت أنه يحب السواك ، فقلت : آخذه لك ؟ فأشار برأسه : أن نعم . هذا لفظ البخاري ، ولمسلم نحوه -
الفم	الرائحة الكريهة والسرطانات وتخرب الأسنان والأنسجة	مطيبة ومطهرة للفم - كما أوردت الأحاديث
نطق الشهادة عند الموت	يمنع من النطق بالشهادة	يذكر بالشهادة كما أورد العلماء
النصرة من اللـه	من أسباب الهزيمة	من أسباب النصر
مكانه ووقته	دور الخلاء والمقاهي ودور القمار والخمر	المسجد والصلاة والوضوء والقران
نوع مستخدميه (عموما)	اهل الخمر والزنى والمخدرات عموما	اهل المساجد والصلاح
تاثير سلوكي	انحرافات سلوكية متعددة كما أوردت الأبحاث -	يقوم الأخلاق ويهذبها - لصحبة الملائكة

	مفتاح الخمر والزنى والممر الإجباري له	
مثل جليسه	نافخ الكير	حامل العطر

جدول مقارنة بين السواك والفرشاة البلاستيكية

فراشي الأسنان	السواك	مقارنة
الطبقة المخاطية تعزل الجراثيم عن التأثر بأي مادة بلاستيكية	يخترق طبقة المخاط ليصل للجراثيم ويؤثر عليها	تعقيم الجراثيم
صناعي وكيماوي	طبيعي	أصل المادة
غالي الثمن نسبيا	يمكن زراعته ورخيص نسبيا	السعر
تنمو الجراثيم بعد أسبوعين من استعمال الفرشاة	مع القص اليومي يكون السواك معقما 100%	التعقيم
لايمكن حمله في الجيب ويقتصر استعماله على الحمام المنزلي	محمول ويمكن استعماله 5 مرات مع الصلوات بسهولة	استمرارية استعماله والوصولية
حالات تسمم بالفلور مسجلة في أمريكا كثيرة للأطفال	معدومة	أضرار جانبية
فضلات ملوثة للبيئة	صديق للبيئة واشجاره تنمو بالماء المالح وتمنع التصحر	صداقة البيئة
فضلات المعجون تزعج النائم في كثير من الأحيان	من السعادة استعماله قبل النوم (مطيبة للفم) وخاصة الحار منه	أثر استعماله عند النوم
يقتصر دوره على تنظيف الفم الميكانيكي	دواء مشهور في الطب الشعبي - مزيل فوري لرائحة الفم - يقوي البصر وأوردت كثير من العرب كلاما عن تأخيره للشيب وتأثيره في سلامة النطق وعد له الغزالي سبعين فائدة	ميزات متنوعة
قاسه بعض العلماء على السواك وأفتوا بأنه يجزء عن السواك ولكن العلوم الحديثة تتجه إلى القول	مكانته عظيمة في الدين وورد في فضائله مئات الأحاديث	الدين

بأنه استبدال الذي هو أدنى بالذي هو خير.		
فعالية ضعيفة في تنظيف القلح	فعالية متميزة في تنظيف القلح (A.D.A.)	الفعالية في تنظيف القلح
الفرشاة تحتوي على قليل من المواد الكيماوية الفعالة ويغلب عليها المواد التجارية	موجود فيه بنسبة 30% وهي نسبة لا يمكن استعمالها صناعيا إلا عبر السواك	العفص
لا مواد سيليكية فعالة عموما	تعمل المواد الساحلة بشكل مثالي لتنظيف القلح	بللورات السيليكات
تأثير ضعيف	قاتلة له تماما إذا استعمل كل 3-4 ساعات – (بحث سعودي مجلة الفيصل)	تأثيرها على الإيشيريشيا كولي
تأثير ضعيف	الثيو سيانات مادة فريدة التأثير على النخور السنية وهي موجودة في السواك	النخر السني
الأهداب البلاستيكية سرعان ما تهترئ وتضعف إمكانية تنظيف القلح تدريجيا مع الاستعمال	القص اليومي يوفر سطح معقم وحوافه حادة لتنظيف القلح	التأثير الميكانيكي والكيماوي

يقول الدكتور رامي : وقد وجدت هذا البحث قد أجري في نيوزيلاندا عن معاجين الأسنان الحاوية للسواك (وأنا لا أؤمن بأنها تعدل عشر فعالية السواك الطازج) وأرقامه ولم أقدر على الوصول إليه :

A study comparing the efficacy of a toothpaste containing extract of Salvadora persica with a standard fluoride toothpaste. - Quinlan R, Robson G, Pack AR -.

Department of Periodontology, School of Dentistry, University of Otago, Dunedin, New Zealand... Publication Types:

- Clinical Trial
- Randomized Controlled Trial

PMID: 8699489 [PubMed - indexed for MEDLINE]

إن تأخر الحضارة الإسلامية عن ركب العلوم في القرن الأخير جعل كثيرا من علماء المسلمين يقيسون مخترعات غربية جديدة على الأصول النبوية ويرضون لها أن تحل مكان الأصول المعروفة في عهد النبوة، متعللين بفقه الغايات الشرعية، وهذا كلام ظاهره حسن

لكن كثيرا ما يجانب الصواب إذ أن المدقق في العلوم الجديدة والمتبحر بها يجد أن كثيرا من العادات السلوكية النبوية لا يمكن لأي عصر أن يأتي بخير منها شكلا ومضمونا ولعل في الجدول التالي مثالا مهما.

مقارنة	الطعام باستعمال اليدين	الطعام بالملعقة المصنوعة بالألمنيوم
قياس الحرارة	ميزة مهمة فاليد تنقل حس الطعام الساخن فيتقي الآكل بيده الحريق في فمه	كثيرا ما يحرق الفم الطعام الساخن بالملعقة
معرفة الأجسام الصلبة باللمس	اليد تجنب الأسنان كثيرا من المواد التي يمكن أن تكسر الأسنان في الطعام (مثل الحصى المختلطة مع الحبوب)	لا يمكن تجنبها بالملعقة
عدوى الأمراض المختلفة	اليد أحسن الأشياء تنظيفا وتعقيما للشخص	إمكانية العدوى واردة
مرض الزهايمر	=	سببه تحلل الألمنيوم من الأواني والملاعق وترسبه في الدماغ
اقتصاديته	هبة من الـلـه	يشترى بالمال

وقياس ذلك على أمور كثيرة أخرى صحية وفطرية وعلمية من وسائل حياة النبي عليه السلام (دون التعميم طبعا) مثل نظام الجلوس على الفرش الأرضية وعدم الاعتماد على الكراسي وغيرها.

الخلاصة العملية للحكومات والمدارس والدول والبرامج الصحية المكافحة للتدخين :

1- زراعة السواك في المدارس وحدود الصحارى يمثل استثمارا بيئيا وصحيا عظيما وتجاريا وصناعيا.

2- من المهم تبني ترويج التسوك في المدارس بين الطلاب كظاهرة طبيعية (كان الصحابة يتظاهرون بالسواك ويضعونه في موضع القلم من الكاتب (على الأذن)) وتبني سياسة الأمر بالستر للعصاة من المدخنين ..

3- السواك أمن اجتماعي أساسي للمجتمعات في وجه السجائر والمخدرات والكحولية والدعارة الناجمة عن السبب الأول للفساد في الأرض وهو السجائر.

4-يقيني في دين الـلـه بعدما درست الأثر المفسد للسجائر على المجتمعات والأفراد أن حكم مروجيها ومهربيها يدخل في قول الـلـه تعالى في حد الحرابة ﴿ إِنَّمَا

جَزَٰٓؤُاْ ٱلَّذِينَ يُحَارِبُونَ ٱللَّهَ وَرَسُولَهُۥ وَيَسۡعَوۡنَ فِي ٱلۡأَرۡضِ فَسَادًا أَن يُقَتَّلُوٓاْ أَوۡ يُصَلَّبُوٓاْ أَوۡ تُقَطَّعَ أَيۡدِيهِمۡ وَأَرۡجُلُهُم مِّنۡ خِلَٰفٍ أَوۡ يُنفَوۡاْ مِنَ ٱلۡأَرۡضِۚ ﴾ المائدة 33- ولعل هذا ما حدا بعلماء المسلمين وبعض حكام الخلافة العثمانية (السلطان مراد الثاني) لاصدار تشريعات قاسية ضد مروجي التبغ مثل الخازوق وقطع الأنف والأذن.

الجانب الإعلامي الأخطر من المشكلة :

1. المشكلة الحالية في العالم الإسلامي هي مشكلة إعلامية فالسجائر تظهر بكثافة مخيفة في التلفاز ولا يمكن لأي مسلم أن يتذكر أنه شاهد سواكاً في أي مرة من حياته في التلفاز.
2. وبينما نقلت السيرة مجاهرة الصحابة والنبي بالتسوك والأمر بالسترة للعصاة (كل أمتي معافى إلا المجاهرون) يحدث العكس تماماً كما ذكرت الآثار النبوية عن عصور ما قبل الساعة (زماننا الحالي) فالأمر بالمنكر مشهور والنهي عن المعروف هو الحال.
3. (فبينما لا ينكر أحد على من شرب السجائر في الشارع أمام الأطفال , ينكر الكثيرون على المتسوك ظهوره في الشارع أمام الناس).
4. وقد فصل الدكتور رامي هذا الجانب الأهم في الوباء العالمي في مقال بعنوان : **السواك كبديل علمي إعلامي للسلوك الاجتماعي الجماهيري**[1] .

ارتباط السواك بالملائكة وارتباط السجائر بالسحرة والشياطين لحديث النبي عليه السلام : "**السواك مطهرة للفم مرضاة للرب**" .. فيدل على حب الملائكة للسواك والملائكة في حديث آخر تتأذى مما يتأذى به بنو آدم فألوف المواد السامة تنفر الملائكة وبالتالي تحضر الشياطين وقد سمعت من أكثر من شخص يتعاملون بشؤون علاج

(1) المصادر: مخطوطة نصيحة الإخوان بتجنب الدخان - للكتاني رحمه الله ..- موسوعة سنن الفطرة (السواك) للدكتور محمد علي البار.. المؤتمر الإقليمي الأول لمكافحة التدخين، إصدار الجمعية الكويتية لمكافحة التدخين 1998.. نتائج بحث لمواقع كثيرة علمية على الانترنت بواسطة كلمات مفتاحية هي : - السواك - الآراك - Persica Salvadoria.. **تنويه مهم :** اعتذار للإخوان المدخنين من أحبابي المسلمين وتوضيح : ما أقصده هنا هو أن التدخين شيء والمدخنين موضوع آخر .. ليس كل من شرب السجائر وصل للانحراف والرقم العالمي 3 من كل 10 مدخنين يصل للمخدرات مثلاً ، وادمان النيكوتين عالم مهم لادمان باقي المصائب وهذا لا يعني أن كل مدخن مجرم بل يعني أنه احصائيا مؤهب بنسبة أعلى ..والعكس هو الصحيح فكل مدمن مخدرات أو خمر أو لوطية أو زنى غالباً رجل بدأ انحرافه بالسيجارة ... وليس العكس ، أي ليس كل من دخن وصل لنهاية طرق المصائب ..وهم 60 % من الناجين بحول الله ..فعندما أتكلم عن الإنحرافات السلوكية للتدخين لا أقصد منها أن كل مدخن منحرف.. وعذراً لمن أسأت له من دون قصد و الله أعلم .. الكاتب: الطبيب رامي محمد ديابي Email: ithmed@islamway.com، الاحد، 03 ذو القعدة، 1423.

المسحورين أن السحرة والشياطين يحبون السحائر ويطلبونها دوما عند حضورهم

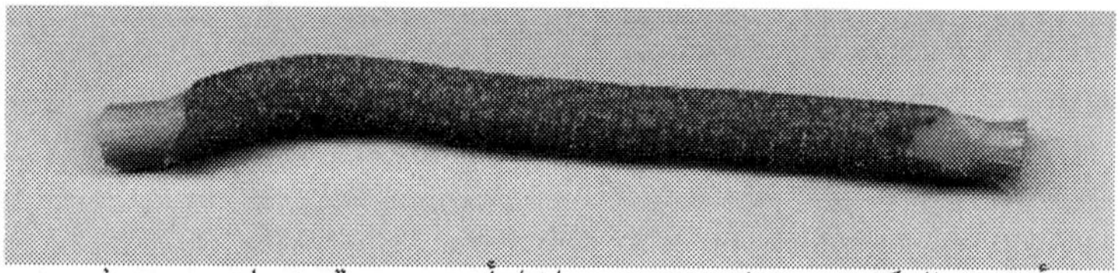

وقد أوضح الدكتور حسان شمسي باشا أمور مهمة تتعلق ببحوث جديدة حول السواك، فيقول الباحث: وقد نشر حديثا عدد من الدراسات العلمية عن السواك المأخوذ من عود الأراك . وقد ذكر فوائد السواك كل من الدكتور جون هاردي والدكتور خالد أحمد في مقال نشر عام 1995م. ومن هذه الدراسات دراسة نشرتها مجلة DAJ عام 1996وأكد فيها الباحثون أن السواك يبيض الأسنان ويقوي اللثة ويقي من تسوس الأسنان ، كما أن هناك دراسة أخرى نشرتها مجلة Indian J Dent Res عام 1996 . وأكدت هذه الدراسة ما جاء في عدد من الدراسات السابقة التي أظهرت بوضوح فوائد السواك في الوقاية من تكلس الأسنان ، ومن إصابة اللثة بالجراثيم . وقد قام الباحثون في هذه الدراسة الأخيرة بمقارنة نوعين من السواك ، الأول وهو ما يستخدم في منطقة الخليج - وهو المأخوذ من شجرة الأراك - والاسم العلمي لها هو Salvadora Persica . والثاني هو من شجرة Neem والاسم العلمي لها هو Azadiracht Indica ، وهو أيضا يستخدم في أجزاء متفرقة من العالم . .. وقد لاحظ الباحثون أن كلا النوعين من السواك كان فعالا في قتل جراثيم المكورات العقدية من نوع Strept Mutans و Strept Fecalis ، وهي جراثيم تصيب جوف الفم واللثة بالالتهابات . إلا أن خلاصة شجرة الأراك كانت أكثر فعالية بتراكيز منخفضة ضد الجرثومة الثانية . وفي دراسة من السودان - بالاشتراك مع جامعة اسكندنافية -نشرت في مجلة Acta Odontol Scand في شهر فبراير عام 2000م، قورن 109 أشخاص كانوا يستعملون السواك بـ 104 أشخاص كانوا يستعملون فرشاة الأسنان . فتبين للباحثين أن المجموعة التي كانت تستخدم السواك كانت أقل عرضة للإصابة بتكلس الأسنان ، وأنها كانت أيضا أقل عرضة للإصابة بنزف اللثة ، بالمقارنة مع أولئك الذين يستخدمون فراشي الأسنان . واستنتج الباحثون أن السواك يفيد في وقاية الأسنان من التكلس وفي حماية اللثة من الأمراض ، وأوصى الباحثون بضرورة استخدام السواك بدلا من فرشاة الأسنان .

ثالثا: مشروع المحاضرات العلمية:

ومن مشاريع الدكتور رامي المهمة أنه قام بنشر أساليب عمل محاضرات حديثة للتعريف بمخاطر التدخين والحث على تركه بالطرق العلمية.. وأدناه نصوص ما قام به جزاه الله خيرا:

كيف تصمم وكيف تلقي محاضرة عن وباء التدخين..

1- ابدأ محاضرتك ببسم الـلـه الرحمن الرحيم لتكون محاضرتك واضحة الهوية ومتصلة بالسماء ومكتوبة لك في صحائف الأجر يوم القيامة ..

2- Ice break(إذابة الثلج) بتعاليم الإسلام الأسرع فعالية في ذلك بين طرق العالم...

أ-ثم انتقل للبسمة والبشاشة العريضة الجميلة المبهجة في وجوه الحضور والسلام عليهم بتحية الإسلام : السلام عليكم ورحمة الـلـه وبركاته ومغفرته وكرره ثلاثا إن استطعت...

ب- ثم صافحهم فردا فردا بحرارة وقوة ورجولة وبكلتا يديك لتصل حرارة خطابك إلى قلوبهم وتترك أثرا في سلوكهم ..

ت- ولأنه أسرع طرق نقل الود والمحبة بعد المصافحة وتجنب مصافحة النساء لأن شعار حملة مدرسة الإسلام على الأيدز.. (أنا لا أصافح النساء مثل نبيي عليه السلام فأنا سليم من الأيدز)، فإن اعترضت عليك بعضهن فقل: عفوا أختاه المرأة عندنا في الإسلام مقدسة مطهرة وأوراقها زهرة جميلة مخصصة لبستاني واحد تتخرب بكثرة الملامسين..

ث- ثم اتل قول الـلـه تعالى : (يا أيها الناس إنا خلقناكم من ذكر وأنثى وجعلناكم شعوبا وقبائل لتعارفوا)، واطلب منهم التعارف بينهم بعد أن تعرفهم بنفسك (فلان.... محبكم في الـلـه) .

وهذه المقدمة من التعليمات مهمة جدا وهي مأخوذة علم ديناميكية المجموعات Group dynamics ومطورة إسلاميا لأن لمسات الإسلام والسلام الإسلامي واللقاء هي أسرع طرق نقل المجموعات للانتاج السريع الذهني والفكري المتناسق .

3- استخدم الصور المتحركة والأفلام والمرح في محاضرتك لتجذب القلوب والعقول وتسحرها، (وإن من البيان لسحرا) والحكمة ضالة المؤمن .

4- مع كل شريحة دقيقة من الكلام المقتضب السهل الفهم المركز في معلوماته وعليك اختيار الصورة التوضيحية بذكاء .

5- هناك الكثير من التعليمات يجب أن تقرأها وتمارسها قبل أن تكون محاضرا ناجحا وأهمها كلام الشيخ علي الطنطاوي رحمه الـلـه (5 شروط للخطيب الناجح : التمرين ثم التمرين ثم التمرين ثم التمرين ثم التمرين) .

<u>محتويات العرض المقدم بواسطة برنامج نقاط القوة (باور بوينت)... محتويات المحاضرة النموذجية ضد التدخين :</u>

1. أضرار تعاطي التبغ (المصطلح الحديث) .
2. ما هو تعاطي التبغ ؟ ما هي مكونات السجائر ؟ .

3. لماذا يدخن الناس؟.
4. التدخين وباء من صنع بشري - أهمية معرفة دور شركات التبغ في صنع الوباء - .
5. التدخين ليس متعة في نهر أو بحيرة .....إنها ليست نزهة.
6. التدخين أرق حديث .
7. التدخين السلبي ومفهوم الضرر والضرار .
8. كن قدوة ... الأطفال أمانة .
9. الضرر على الدين والأخلاق والسلوك والبيئة .
10. على الصحة : أمثلة من خلال أفلام التلفزيون الاسترالي السريعة : على الشرايين - على العين - على الدماغ - التأثير المسرطن - القطران - على الرئتين والقدرة على العمل؟؟ .
11. كذبة الدخان الخفيف -اللايت- وخداع شركات التبغ ! .
12. كيف تقلع؟ .

1- التعريف " تعاطي التبغ " هو :

1. وباء ينتقل بالإعلام والإعلان ...
2. هل نحن نصنع مستقبلنا عبرالتلفاز ....؟
3. السمنة والتدخين والأغذية الضارة والمشروبات الغازية ... أوبئة تلفزيونية
4. مصدر ونوع المعلومات اليومية المتداولة لدى للإنسان هو نوع برنامجه الحياتية ومحتواه الفكري ومستقبله الحضاري وأهليته للتمكين في الأرض وبدل قراءة جزء من القرآن يبرمج الطفل على الأخلاق يوميا نبرمجه على العنف والتفاهات عبر برامج عالمية صهيونية تتحكم في عقول الجيل.
5. ملاحظة عن الاصطلاح الجديد (تعاطي التبغ) ومفهومه : لم يعد الحديث عن سيجارة أو شيشة أو سويكة أو سيجار بل صار الحديث مؤخرا عن إدمان التبغ ... تعددت الوسائل والموت واحد والإدمان واحد، والحيلة الجديدة من شركات التبغ لإبادة الجنس البشري (الشيشة) .
6. اقرأ مقال خلطات رب العزة وخلطات شركات التبغ من موقع مدرسة الإسلام لتعرف أكثر على البعد المختص بهذا الموضوع ..

ولتعلم أخي الحبيب في الـلـه أن المواد المضافة حديثا للسجائر لتحصيل أرباح أسرع بسبب شراهة شركات التبغ ومعرفتها أن الزمن يعاكسها وأن الوعي في بلاد العالم

سيضطرها للإقفال عاجلا أم آجلا ..... هو السبب في انخفاض عمر السرطانات الناجمة عن التدخين وظهور الآفات التي تترافق مع التدخين في أعمار مبكرة لم تكن لتحدث قبل هذا الوقت في تلك الأعمار المبكرة وربما يدفعها لمزيد من الشراهة لابتلاع أطفال العالم الثالث حيث لا تشريعات كافية وفعالة لحماية الأطفال .... تلك المبالغ التي تدفع في الغرب لضحايا التبغ وبالتالي فأطفال العالم الثالث هم الممول الحقيقي لتلك المبالغ الفلكية لضحايا التبغ في الغرب ... اللهم أهلك تلك الوحوش البشرية برحمتك على طفولة الإنسان يارحمن.

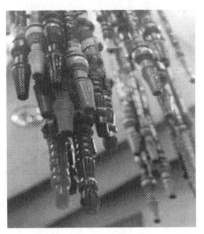

هل تتنزل لعنات السماء بهذا الشكل مثل ما تتنزل لعنات الأرض في هذا الزمان (الشيشة الملعونة).

3- لماذا يدخن الناس ؟ - هل هي حقا رجولة ؟؟؟؟.

القضية المشتركة في كل الإنحرافات السلوكية والصحية في المجتمع هي إصرار وسائل الإعلام على وضع المسخ من التافهين في موضع القدوة للناس أجمعين وتزاح عائشة المطهرة رضي الـلـه عنها من وسائل الإعلام والمناهج لتتصدر صفحات الصحف شاكيرا ومن مثلها من زبالات الأيدز ....

تستغل شركات التبغ طفولة الإنسان البريئة وفطرته الطاهرة في حب النمو والرجولة والكمال والخيل والشباب والمغامرات لتعلمه الإنحراف والتدخين بدلا من أن تعلمه الجهاد في سبيل قضايا الإنسانية والعدل والتوحيد ...

وصدق المفكر الإسلامي الأستاذ أحمد ألتنجي حين قال : أوله نقص في الرجولة وآخره نقص في الإرادة

وأنهي حديثي بأن وسطه نقص في خياطة جيب البنطال ... ولو أنهم ماتوا فورا لما تعاطوه أصلا ولكن..

وقد هيئت أكفانه وهو لا يدري.

4- التدخين وباء من صنع بشري - أهمية معرفة دور شركات التبغ في صنع الوباء -.

مواصفات التبغ المبيع في أمريكا المكتوبة على الخارج في الباكيت هي مطابقة وبينما المحتويات هي 3 أضعاف المكتوب في العالم الثالث .. وهذا يعني سرطانات وانتفاخ رئة وجلطات بعد 5-10 سنوات بدلا من أن تظهر بعد 20-40 عاما كما كان عليه الحال في السابق .

6- كم تربح شركات التبغ؟ رقيق السجائر ...عبيد النيكوتين .

مع السيجارة الأولى يدخل الإنسان السجن ؟.. شركات التبغ عدوة البشرية الأولى !. من كلام د محمد علي البار حفظه اللـه.. حرب شركات التبغ للقضاء على النسل البشري.. وزيادة على ماسبق :(وهي شريك أساسي لصناعة وتجارة المخدرات والسلاح والخمور والدعارة) د. رامي .

شركات التبغ وأنت أيها الإنسان (النظرة الشمولية لوباء تعاطي التبغ مهمة جدا وخاصة أن خبرات كاليفورنيا تدل علميا على أن الإنسان المدخن لا يتأثر بالتخويف من أضرار التبغ البعيدة ولكنه يتحفز للترك جدا إذا علم عن مخططات شركات التبغ الخبيثة ضده).

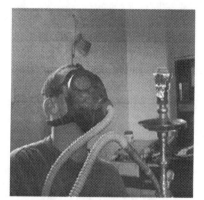

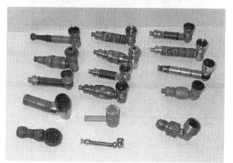

وسائل استخدام الماريوانا (الحشيش) والتبغ واحدة والتبغ ممر وحيد إجباري للمخدرات

مستقبل شركات التبغ في أطفالنا واستمرار تدخينهم.. نريدهم (الأطفال) لأن لهم شفاه (يدخنون بها)

عندما تدخن فإن أطفالك يدخنون.. يقول الدكتور رامي حول هذه المقولة: (لم أكن مقتنعا جدا بهذا المقال مثل ما اقتنعت به يوم شاهدت هذا الإعلان التلفزيوني الأمريكي الذي يري حقيقة الإدمان واستعداد المدمن لفعل أي شيء للحصول على النيكوتين .. وقد قرأت لابن عثيمين رحمه الله مطوية يصف فيه امرأة رضخت لبيع عرضها لأجل سيجارة ... كما مازلت احتفظ بمطبوعة لابن جبرين حفظه الله يصف أن أهل المقاهي من اللوطيين يروجون فعلتهم المنكرة بين الصبية بالسجائر ..فسبحان الله كم في هذه السيجارة من الخبائث ..).

2- أساليب النصح والتذكير

هناك أيضا أسالبب النصح والتذكير والتهديد والتقريع التي تتبع الأساليب العلمية النفسية والروحية في جعل التدخين مكروها، والعاملون في هذا المجال كثر، ولعل المشروع الثالث الذي تبناه الدكتور رامي والذي بيناه آنفا يدخل في هذا الباب، لكننا وضعناه ضمن تجربته الخاصة لأنها تجربة عميقة وطويلة تشمل عدة أنواع من أساليب المحاربة لهذا الداء العضال.. لكن هناك تجربة رائدة ورائعة أخرى هي تجربة الأستاذ عمرو خالد مع برنامجه صناع الحياة.

تجربة الأستاذ عمرو خالد حول محاربة المكيفات (تدخين السجائر.. الشيشة.. القات.. شرب الخمور.. تعاطي المخدرات) في برنامج صناع الحياة..

لعل تجربة الأستاذ عمرو خالد في برنامجه صناع الحياة مهمة في هذا المجال والتي سنستعرض جانبا منها أدناه في مجال محاربة التدخين والشيشة والقات والخمور.. ففي برنامجه الناجح (صناع الحياة) خصص الداعية الإسلامي المعروف الأستاذ عمرو خالد جزءا مهما من برنامجه للكلام عن المدمنات ومنها التدخين والشيشة والقات والكحول. سنستعرض ادناه بعضا من هذه التجربة **دون رتوش.**

المشروع: مشروع يساعد على تحمل المسؤولية... وهو محاربة المكيفات (تدخين السجائر.. الشيشة.. القات.. شرب الخمور.. تعاطي المخدرات).. هذه هي مسؤوليتنا.... وهذه هي الأمانة التي وكلنا بحملها من قبل الله عز وجل..قال تعالى: ﴿ إِنَّا عَرَضْنَا ٱلْأَمَانَةَ عَلَى ٱلسَّمَٰوَٰتِ وَٱلْأَرْضِ وَٱلْجِبَالِ فَأَبَيْنَ أَن يَحْمِلْنَهَا وَأَشْفَقْنَ مِنْهَا وَحَمَلَهَا ٱلْإِنسَٰنُ إِنَّهُۥ كَانَ ظَلُومًا جَهُولًا ﴿٧٢﴾ ﴾ (الأحزاب:72) ..

تخيل نفسك.. رسول الله يسألك يوم القيامة ماذا فعلت للإسلام...فتقول له: أنا

كنت أصلي وأصوم...فيقول لك.."لقد تعبت وبذلت الجهد..حتى تقول لي إنني كنت أصلي وأصوم"... تخيلي أيتها الفتاة إذا قابلتك السيدة سمية.. وسألتك ماذا فعلت للإسلام؟...ستقولين: أنا عملت عمرة...فتقول لك: لقد طعنني أبو جهل بالحربة في موضع عفتي... تخيل أيها الشاب إذا قابلك الشهيد جعفر بن أبي طالب.. وسألك ماذا فعلت للإسلام... فتقول له: إنني أصلي وكنت أقرأ القرآن... فيقول لك: لقد قطعت ذراعي وأنا أدافع عن الإسلام... وأنا أمسك بالراية.

بالنسبة لمشروعنا هذا الأسبوع هو محاربة هذه المكيفات الخمسة التي تنخر كالسوس في عظام أمتنا... وهدفنا هو تقليل أثر هذه المكيفات على مجتمعاتنا العربية.... وجميع الأمم التي نهضت... لم تنهض إلا بعد أن قامت بتحجيم هذه المكيفات... فمثلا الصين لم تنهض إلا بعد محاربة الأفيون...

أوروبا لم تنهض إلا بعد أن قيدت شرب الخمور في عطلات نهاية الأسبوع... وأصبح تدخين السجائر موضة قديمة... بلاد كثيرة منعت تدخين الشيشة... سيقول كثيرون...الغرب أيضا به هذه المشاكل... ولكن الرد جاهز... أوروبا قامت بتحجيم المشكلة...بينما نحن نترك الحبل على الغارب... ولقد قامت حكوماتنا بواجبها الذي تقدر عليه ووضعت القوانين...ولكن العبء الأكبر يقع على عاتقنا نحن...

ودعونا نتفق على تفاصيل المشروع......

قال تعالى:(وكذلك جعلناكم أمة وسطا لتكونوا شهداء على الناس)... هذه الآية دليل قرآني على أننا سنشهد يوم القيامة على البشرية...وكيف نشهد على البشرية إذا لم نكن متحملين للمسؤولية.. أحد المستشرقين...من شدة إعجابه بالإسلام...قال: يا له من دين...لو كان له رجال...

الهدف: تحمل المسؤولية المشروع: (محاربة المكيفات الخمسة : السجائر- الشيشة- القات – الخمور – المخدرات) ... المهمة: واجب عملي لمحاربة كل نوع... ونبدأ هذه الحلقة بالتدخين...

في البداية نضع هذه الحقيقة أمام عيوننا... شعب مدخن...هو شعب منهك...غير قادر على صناعة الحياة..

آثار التدخين على الصحة: التدخين يؤدي إلى حوالي 25 مرض ما بين أمراض مزمنة وأمراض قاتلة..

1. سرطان الفم والبلعوم.
2. سرطان الحنجرة.
3. سرطان المريء.
4. سرطان الرئة.

5. سرطان البنكرياس.
6. سرطان الكلى والحالب والمثانة.
7. الصدمة الدماغية.
8. مرض الشريان التاجي.
9. تمدد الشريان الأورطي.
10. تصلب الشرايين.
11. التمدد الرئوي المزمن.

هذه الأمراض لا يصاب بها المدخن فقط..ولكن يصاب بها من حوله أو من يقال عنهم المدخنين السلبيين... والمدخن السلبي هو من يستنشق الدخان من حوله...ولكنه لا يدخن...ويصاب بنفس الأمراض ولكن بنسب أقل. وتقول إحصائيات منظمة الصحة العالمية أن عدد من يموتون بسبب أمراض التدخين سنويا 4 مليون نسمة... يعني أكثر من عدد قتلى القنبلة الذرية على هيروشيما وناجازاكي في الحرب العالمية الثانية الذين بلغ عددهم ربع مليون قتيل.

عدد الوفيات من شرب الخمور وتعاطي المخدرات أقل بكثير من الوفيات بسبب التدخين.. في الولايات المتحدة الأميريكية يموت سنويا 400000 بسبب التدخين...بينما حوالي 120000يموتون بسبب شرب الخمور... وفي بريطانيا يموت سنويا 100000بسبب التدخين... وكل هذه الأرقام المقصود منها المدخنين المباشرين... بينما المدخن السلبي يكون عرضة للوفاة المفاجئة...نظرا لتراكم سميات التدخين التي يستنشقها. وتكون النتيجة أكثر فداحة بالنسبة للأطفال..

وبالنسبة للسيدات المدخنات:

1. إذا كن حوامل يؤدي إلى إجهاض 60% من حالات الحمل.
2. زيادة 40% في نسب تشوهات الأطفال عن المرأة العادية.
3. زيادة 65% في نسب إصابة الأطفال بأمراض الصدر والحساسية.
4. زيادة أكثر من 50% في نسب وفاة الأطفال عقب الولادة مباشرة.
5. عدم اكتمال فتر ةالحمل..
6. ولادة الأطفال ناقصي الوزن.
7. عدم اكتمال نمو الرئتين.
8. الموت المفاجيء للطفل في سن صغيرة بعد الولادة.
9. التهابات الجهاز التنفسي والأذن الوسطى.

يا إلهي...هل يعقل أننا نكره أبناءنا إلى هذه الدرجة...!!!!! أين شراسة الأم التي تستبسل في الدفاع عن أطفالها... أيعقل أن تصير الأم بهذا القدر من اللا مبالاة... أين

الأب الذي يحب أبناءه..أم أن الأمر صار عبارة عن آلة لجمع الأموال فقط... هل يعقل أن يقتل الأب إبنه...؟ إن مشكلة التدخين هو في وجود مادة النيكوتين القاتلة...لأنه عند حرق السيجارة يتكون أكثر من 4000 مركب سام... ذات مرة أجروا تجربة... بأن احضروا مادة النيكوتين وأذابوها في ماء وجعلوا قطة تشرب من هذا الماء...فماتت في الحال... ولكن بالنسبة للإنسان.... فشركات السجائر تقدم لك هذه المادة بجرعات صغيرة لا تقتل في الحال...ولكن تقتل على المدى البعيد...بعد 20 سنة... إن تدخين السجائر....ومعذرة على هذا المثال...يشبه كأن تضع فمك في فوهة عادم السيارة... يا لقسوة هذا المثال...

نأتي لواقعنا الأليم في العالم العربي:

1. في لبنان.. يموت سنويا 3500 بسبب التدخين.
2. في منطقة الخليج العربي...يموت سنويا 14000 بسبب التدخين.
3. يعاني 26% من الشعب المصري من أمراض التدخين.

آثار التدخين على الاقتصاد:

توجد 3 شركات عالمية تحتكر تقريبا الانتاج العالمي من السجائر...وهي شركات أمريكية وبريطانية ويابانية.

- سنة 1998 كان إجمالي مبيعات هذه الشركات 88 مليار دولار...
- في مصر...يتم استهلاك 80 مليار سيجارة سنويا..
- الحكومة المصرية تنفق سنويا...3 مليار دولار على علاج الأمراض الناتجة عن التدخين.
- الحكومة السعودية انفقت في الربع قرن الأخير ما يقرب من 3 مليار دولار على علاج الشعب السعودي من أمراض التدخين...

إنه استنزاف جسدي ومادي واجتماعي بدون أدنى شك... من المسؤول عن هذا...؟ وما هو الحل....؟. المسؤول هو نحن....والحل بأيدينا نحن...

طريق الحل:

1. في الفترة من 1964 إلى 1988م هبط عدد المدخنين بالولايات المتحدة 30 مليونا.
2. في بريطانيا...10 ملايين مدخن أقلعوا عن التدخين في العشرين سنة الأخيرة.
3. يحاول 71% من الشعب البريطاني أن يقلع عن التدخين.

سؤال قاس..وقد يكون جارحا لكرامتنا.... هل يملك الأمريكان والبريطانيين إرادة أقوى منا....هل يملكون عزيمة أحسن منا نحن...؟؟؟!!

عندما وجدت شركات السجائر أن نسب المدخنين في الغرب بدأت تقل...وجهوا اهتمامهم بالوطن العربي... فصار كل مدخن في الغرب يقلع عن التدخين... يحل محله 3 من العرب القصر.... لأن حوالي 52% من نسب مبيعات شركات السجائر موجودة في العالم

الثالث...أي في بلادنا... ومستهدفهم هو الأطفال الأقل من 18 عاما...لعدم وجود الرادع...وعدم وجود المسؤولية.. فالمحلات تبيع للأطفال... والآباء يدخنون أمام أطفالهم... وفي المدرسة يدخن المدرس أمام طلابه... وكل القدوات في المجتمع تدخن... كالطبيب.. والممثل... هذه هي خلاصة المشكلة بأكملها... فماذا يقول علماء الدين بالنسبة للتدخين...؟.

يقول الأستاذ عمرو خالد: قمت بدراسة التجارب الغربية في الولايات المتحدة وبريطانيا..والتي أدت في النهاية إلى انخفاض عدد المدخنين في بريطانيا 10 مليون وفي الولايات المتحدة 30 مليون...فكانت كالتالي:

- منعوا إعلانات السجائر في التليفيزيونات..وجربت هذه الطريقة في بعض الدول العربية...فوجدوا أن النتيجة لم تكن كما يجب..
- يكتب على 40% من مساحة علبة السجائر...التدخين قاتل..أو وضع صورة لطفل مشوه...فلم تقل نسبة المدخنين بالرغم من ذلك...
- رفع الجمارك على السجائر...فلم تقل نسب المدخنين أيضا..
- وجدوا أن الموضوع أساسه نفسي وسيكولوجي في المرتبة الأولى..لأن شركات السجائر عندما بدأت في الترويج للسجائر..روجت لها من ناحية أن التدخين يجعل المدخن أكثر وسامة وجاذبية للنساء...وجاءوا للسيدات وقالوا لهن أنتن أكثر حرية وجمالا وجاذبية... وهذا هو سبب انتشار التدخين الآن...

بالإضافة لذلك..الإدعاء الكاذب بأن السجائر تساعد على التركيز...وصفاء الذهن...والعكس هو الصحيح.. فقام الغرب بعمل حملة مضادة....وناجحة... فقال للمدخن...إذا أردت أن تدخن فهذا حق شخصي لك...ولكن...بدون أن تؤذي غيرك بدخانك... بالتالي أخذ يغير تدريجيا...من المفهوم الذي بنته شركات السجائر في نفوس المدخنين من أنهم جذابون...وأصبحوا يشعرون بأنهم منبوذون من الجميع... فأخذ الغرب في وضع القوانين التي تحد من التدخين والكثير منها موجود في بلادنا العربية...

1. منع التدخين في الأماكن العامة وسط الناس....فوجد الموظف نفسه في الشركة مضطرا لأن يخرج ليدخن في الجو شديد البرودة...لأنه ممنوع من التدخين بداخل الشركة.
2. التدخين بالمصالح الحكومية يكون في دورات المياة.
3. في المطارات..جعلوا الغرفة المخصصة للتدخين زجاجية...حتى ينظر الناس إليهم.. وتجعلهم يحسون بالمهانة... وأنهم كالمحبوسون في القفص.
4. منع التدخين بالطائرات حتى لو كانت الرحلة تصل إلى 12 ساعة.
5. في المطاعم...جعلوا أماكن المدخنين بجوار المطبخ ودورات المياة.

لقد تحرك الغرب وقضى على المشكلة..وكانت إرادتهم قوية... فسبحان الـلـه... نحن من نملك الإسلام والقرآن.. إرادتنا أضعف منهم.!!!!.. لقد منحنا الـلـه شهرا في العام لتدريب المسلمين على الإرادة... وهو شهر رمضان..

ذات مرة..كنت أجلس مع رجل غربي..فقال لي...إنكم تملكون دينا عظيما...له القدرة على تدريبكم وتقوية إرادتكم.. وتملكون كتابا.. به كل الوسائل التي تدربكم على الإرادة وتحمل المسؤولية ولكنكم... لا تنفذون ما به.... فأخذت شركات السجائر في حملة جديدة مضادة.. واستخدمت فيها مشاهير المجتمع من أطباء.. وممثلين.... وأساتذة في الجامعات...

ولكن هذه المحاولات استقبلت بالاستهجان... وأخذ الناس يرسلون لهم آلاف الرسائل... بأن يكفوا عن هذا لأنه يؤذيهم.... فهم قدوة.. ولا يجب أن يفعلوا هذا...

وأخذ الأبناء يتعلمون في المدارس أن يطلبوا من آبائهم أن يكفوا عن التدخين أمامهم...فاضطر الآباء إلى التدخين على سلم المنزل أو في الحمام...احتراما لأبنائهم...

ونجحوا في ذلك...

وبهذا نصل إلي مشروعنا وشعاره: لا للتدخين الذي يؤذي الآخرين... يعني آن الأوان أيها المدخن السلبي أن تتحرك.... فهذا حقك.... وليس هذا فقط..بل هو قانون... فلقد قامت بعض الدول العربية بوضع قوانين تمنع التدخين في الأماكن العامة...مثل..مصر..السعودية...قطر... وغيرها.

في مصر..

- القانون رقم 52 لسنة 1981م يمنع التدخين في الأماكن العامة ووسائل المواصلات...
- القانون 137 لسنة 1981 يقضي بمعاقبة المدخنين في الأماكن العامة...
- القانون رقم 4 لسنة 1994م منع التدخين في الأماكن العامة وتغريم المدخن في وسائل المواصلات بمبالغ تصل إلى 50 جنيها..ومن 1000 إلى 20000 إلى مدير المنشأة التي تسمح بالتدخين فيها..

إذا مهمتنا هي.... أننا نرفض أن نكون سلبيين في التدخين.... نطالب بحقنا في استنشاق هواء نقي... نرفض أن نكون غير حاملين للمسؤولية... إذا فمشروعنا الذي سنسير عليه هو كالتالي: لا للتدخين في الأماكن العامة.. نتجه لكل مدخن.. ونخبره بحقنا في استنشاق الهواء النقي.. لا لتدخين الأب أمام أبنائه... فماذا تفعل... نكتب ورقة بها عبارة: لا تؤذني بدخانك...

علينا نشر هذه الورقة في أماكن العمل...في البيت...في مدرسة...في الجامعة....في الحافلات....في مداخل العمارات...في الأفراح... فمثلا إذا وجدت سائق الحافلة

يدخن..اطلب منه أن يتوقف عن التدخين لأن هذا ممنوع بحسب القانون...وإذا رفض...فقل له إن هذا حقك .. وسوف تشتكيه... ولكن في الأماكن الخاصة...كل ما تستطيعه هو النصيحة... الحكومات الغربية...وضعت القوانين..... ولكن... الذي نفذ القانون هو الشعوب التي تملك إحساسا بالمسؤولية... وحكوماتنا العربية وضعت القوانين....

فما بقي سوى أن نتحرك... ويجب أن نتحرك...بأدب...وبقوة... والقوة لا تعني العنف.... بل القوة هو أنك تملك الحق...والقانون....وفتوى العلماء... إذا.....

- نعلق الورقة وشعارنا..لا تؤذني بدخانك...
- نتكلم مع من تسطيع ونحاول إقناعه بالإقلاع عن التدخين...
- إلى أصحاب الشركات..حاول أن تخصص غرفة للمدخنين في شركتك...فإذا لم تستطع...فيمنع التدخين داخل الشركة..ويدخنون خارج الشركة... فتخيل..أن الأطفال عندما يرون المدخن وهو منبوذ..ومضطر لتدخين السيجارة في أماكن لا تليق... تتغير تماما النظرة إلى المدخن... فيشبون وهم مؤمنون بأن التدخين هو عادة سيئة وضارة...ومنبوذة... وأنا أحس أن كلمة منبوذة هي شديدة القسوة.... وأفضل بدلا منها...أن يشعروا برغبتنا في أن يحموننا من آثار التدخين...

لماذا تتعالى صيحات الناس في الرغبة في تقليد الغرب...؟ لماذا نقلد الغرب في الأشياء السيئة فقط...ولا نقلدهم في الأشياء المفيدة...؟.

الوسائل المساعدة:

1. يوجد شريط اسمه رسالة إلى المدخن..حمله من الموقع :www.amrkhaled.net، ووزعه على من تعرفهم من المدخنين.... وسوف تقوم بعض وزارات الصحة في الدول العربية بتوزيع الشريط على المراكز الصحية لتوعية المدخنين.
2. رسالة مكتوبة...لكل المدخنين..اطبعها ووزعها على من تعرفهم من المدخنين.
3. القوانين الموجودة بالدول العربية لمكافحة التدخين...موجودة على الموقع.
4. الفتاوى الدينية التي تحرم التدخين لعلماء مصر والسعودية..موجودة على الموقع.

اعتقد الآن أنه لا توجد لديك أية حجة.... عليك الآن أخي.. وعليك يا أختي أن تقوما بدوركما في تحمل المسؤولية... مثلما قامت السيدة هند بنت عتبة في تثبيت المسلمين يوم معركة اليرموك... عندما قامت بالوقوف في وجه الجيش عندما انسحبت بعض القوات ولم تثبت... وقامت بتوبيخ زوجها أبي سفيان.. بأنه عليه أن يكفر عن ذنوبه عندما كان يقاتل رسول اللـه... والسيدة خولة بنت الأزور.. عندما قامت في معركة اليرموك أيضا وقد استشهد أخوها ضرار في المعركة.... فقامت بلبس زي الرجال.. وتلثمت.. وامتطت

جوادها.. وأخذت تدخل وتقاتل...حتى ظن المسلمون أنه خالد بن الوليد ولكنهم شاهدوا خالدا وهو معهم.. فبعد المعركة قابلها خالد وعرف من هي وسألها لم فعلت ما فعلت...قالت: ما كان للإسلام أن يسقط وأنا حية...فقال أحد المسلمين...بئس حامل القرآن أنا... وكان حافظا للقرآن.. وقالها أبو بكر قديما..أينقص الدين وأنا حي...

بيان إلى كل مدخن: قل لي لماذا تدخن؟.

- هل من أجل أن تتخلص من الضغط العصبي الواقع عليك؟ أشاروا عليك انك تنفث التوتر والضغط مع دخان السيجارة فتهدأ وتستطيع التركيز في العمل؟.
- هل كنت تجلس وسط مجموعة من الأصدقاء وبدؤوا يدخنون فوجدت نفسك مضطرا للمسايرة والمجاملة؟.
- هل رأيت أكابر النجوم تنتشر صورهم في كل مكان والسيجارة معلقة في طرف الفم والابتسامة الجذابة الآسرة على الطرف الآخر .... فنويت أن يكون شكلك أكثر جاذبية مما هو عليه وتناولت السيجارة لتدخنها ؟ .

هذه هي الأسباب الثلاثة الأكثر إنتشارا للتدخين وهى أسباب كاذبة لا أساس لها من الصحة ... فلقد أثبتت الدراسات الطبية الحديثة أن الضغط العصبي والتوتر لا يتأثر سلبا بالتدخين على العكس فالتدخين له آثار سلبية على الجهاز العصبي كما إنه لا يساعد إطلاقا على التركيز أو الإبداع على العكس . أما بالنسبة لمجاملة الأصحاب فهل أنت ضعيف لدرجة أن تنتحر أو تقتل نفسك من باب المجاملة ؟؟ هل شخصيتك سلبية إلي هذه الدرجة ؟ انك لا تعرف أن تقول لا، فيما يضرك !!!.

نأتي للسبب الأكثر إنتشارا بين الشباب :.المظهر الجذاب ..... ربما كان هذا صحيحا في الماضي قبل أن يكتشف العلم مساوئ التدخين أما الآن فلقد اختفى تقريبا التدخين من المجتمعات الراقية الأوروبية والأمريكية لدرجة حصر المدخنين في أماكن بعينها وكأن الرسالة إليهم: لستم مقبولين بيننا أثناء تدخينكم ..

أن منظر الشاب الصغير والسيجارة في فمه مضحك ومبك في نفس الوقت.. مضحك لأنه يتصور انه بهذه الصورة دخل في مجتمع الرجال وهو بالضبط مثل الطفلة التي ترتدى ملابس أمها فتغوص فيها بشكل مضحك ينم عن تفاهة وطفولة ومبك في حقيقة أنه يقتل نفسه وهو مازال غضا صغيرا يتفتح للدنيا إن شابا في العشرينات لا يستطيع أن يستكمل شوطا واحدا في مباراة كرة لأن لياقته البدنية منهارة ويهج بعد دقائق, هو شاب يستحق الرثاء ويدعو إليه.

لقد قال رسول الله ﷺ: إياكم ومحقرات الذنوب فإنهن يجتمعن على المرء حتى يهلكنه.... ولقد أجمعت كل الفتاوى أن التدخين حرام في مصر والسعودية فهى وإن اعتبرتها من الذنوب الصغيرة إلا أنها بكثرتها قادرة على التردي بك في قاع جهنم.

إن شعبا مدخنا معناه شعب منهك.. شعب مريض هل تصورت كم تنفق دولة مثل مصر على علاج الأمراض الناتجة عن التدخين: 3 مليار دولار سنويا...... والسعودية 3 بليون دولار على البند نفسه هل تتصورون حجم المبلغ بالنسبة لشعوب تحتاج إلي كل إمكانياتها ومواردها ؟ وأنت كشخص هل تستطيع أن تتخيل حجم إنفاقك على التدخين لو اعتبرنا أن متوسط عمرك 65 سنة وأنك بدأت التدخين من سن الخامسة عشرة ...هل تتصور كم أنفقت في خمسين عاما, أرجوك تناول ورقة وقلما واحسبها ...ستجدها مئات الآلاف هل تتصور ماذا كنت تستطيع أن تفعل بهذه الأموال؟ تغير السيارة ! تشترى بيتا أكبر !!! تتنزه !! تسافر حول العالم !!! باختصار كنت تستطيع أن تحيا حياة أفضل . هذه حسابات التدخين فقط غير ما ستدفعه لعلاجك من آثارها ولعلاج من حولك أيضا .. عشرات المئات من الآلاف فماذا فعلت بالمال ؟؟ أحرقته ...وليتك أحرقته فقط بل أحرقته وأذيت نفسك ومن حولك ثبت أن آثار التدخين السلبى خطيرة جدا على المحيطين بالمدخن: فـ65% من أمراض الجهاز التنفسى والحساسية عند أطفال لآباء وأمهات مدخنين. نسبة الإجهاض أعلى بـ40% عند المدخنات ...وولادة طفل مشوه أعلى بـ 30% هذا علاوة وفاة المواليد وعدم إكتمال نموهم وهذه أرقام أخرى أعلنتها منظمة الصحة العالمية: عدد الوفيات بسبب التدخين 4 مليون شخص.في السنة في لبنان 3500 حالة وفاة, في الخليج 14000 في مصر 26% من الوفيات بسبب التدخين!!!!! .

وفيات السجائر أعلى من وفيات الخمور ..الوفيات الناتجة عن القاء القنبلة الذرية كانت ربع مليون فقط هل مازلت مصمما على التدخين ؟؟ . هل مازلت تتصورين أنك امرأة أكثر جمالا ورقيا ؟.

والتدخين ينطبق على السيجارة وعلى الشيشة ولست أعرف من أين أتت المقولة أن الشيشة أخف ضررا, إن شيشة الفواكه تحتوى على فواكه قد تخمرت فبداخلها جزء من خمر ...ليس مسكرا وهو يطير مع الدخان ولكنه خمر قل أو كثر ماذا ستقول لرب العباد حين يتحقق فيك حديث رسول الله ﷺ:(**لا تزول قدما عبد يوم القيامة حتى يسأل عن أربع عن عمره فيما أفناه وعن جسده فيما أبلاه وعن ماله من أين اكتسبه وفيما وضعه وعن علمه ماذا عمل فيه**)، فأنت لن تجد إجابة عن بلائك لجسدك بيديك ..وعن عمرك الذي أضعته عامدا بالمرض وعن مالك الذي أنفقته حرقا بالدخان. هل تعلم أيها المدخن أن كبرى شركات التدخين في العالم 52% من مبيعاتها التي تبلغ 88 بليون دولار تتم في العالم العربى ؟؟؟؟. تعالى معي نحاول أن تتوقف عن قتل نفسك وإيذاء الآخرين !!! لن تستطيع ..بلى أنت قادر خفف من إستهلاكك اليومى أو الأسبوعى ..ابدأ حسبة لوجه الله تعالى حتى إذا ما أدركك الموت إستطعت الإجابة يوم الحساب ..... حتى تحفك الملائكة ...بدلا من أن تحيط بك الشياطين فإن الملائكة تتأذى مما يتأذى منه الإنسان (حديث

شريف)، الاختيار لك... صحة ومال وجنة ورضوان اللـه وصحبة الملائكة ...أو مرض ورائحة كريهه وعقم وأطفال مشوهه وأصدقاء من شياطين الإنس والجن...

رسالة إلى كل بائع دخان: سيدي البائع: تحية طيبة وبعد.. هذه رسالة محبة قبل أن يكون مطلبا... فهي من أجل صالحك قبل أن تكون لمصلحة شعب بأكمله وأمة بأسرها.. إن السجائر التي تقوم ببيعها وقد تظن أنها تدر عليك مكسبا كبيرا أو ربما ترى أن مكسبك كله منشأه من بيع السجائر وأن سائر البضائع لا تحقق لك أي دخل يذكر، مخطئ أنت بالتأكيد. فالله سبحانه وتعالى لم يجعل بركته فيما حرم ولا السعادة فيما يغضبه . لقد أجمع علماء المسلمين في فتاويهم أن التدخين حرام وبالتالي فبيع السجائر وكل ما هو للتدخين من تبغ ومعسل وخلافه هو إتجار في الحرام ويكون المكسب الناتج عنه كله مالا حراما.

يا سيدي لا تظن أن الرزق مال يتدفق بين يديك بل هو بركة في قليل وابن بار وقضاء بالخير يحيطك ومعونة في كربك. والمال الحرام يصطحب الضيق وسوء العاقبة وصعوبة الأيام وكثرة المشاكل والأمراض ولقد قال رسول اللـه ﷺ: " **إنه لا يربو لحم نبت من سحت إلا كانت النار أولى به**" (سنن الترمذي) .

ومن هذا الحديث يا سيدي تتبين فداحة هذه التجارة فكل ما ستكتسبه منها من طعام وصحة أو نماء أو تربية عيال سيكون مصيرها إلي النار. والمكسب مكسب اليوم ولكن الخسارة خسارة العمر فكر جيدا وتوكل على اللـه واجعل ابتعادك عن الحرام إرضاء له وسيخلفك مالا خيرا من مالك وحالا خيرا من حالك. ولك منا كل التقدير والاحترام.. مواطن مسلم يحبك ويحب لك الخير.

الشيشة : قبل أن أنص عليكم ما ذكر في برنامج الأستاذ عمرو خالد، أقول: يذكر المختصون أن الشيشة التي أصبحت اليوم تقليعة بحجة أن ضررها أقل من التدخين اتضح علميا أن الفرق بين الاثنين قليل جدا كنسبة ¾ تقريبا، وهذه تعتبر خطيرة أيضا، فضلا عن أن الشيشة لها أخطار جمة منها:

1. تسبب انتفاخ الرئة والانسداد الشعيبي أكثر من التدخين.
2. مادة البانثربايراينتس تسبب الترسب في جدران الرئة مما يساعد على انتفاخها وانسداد وتصلب شرايين القلب والمخ أيضا.
3. تؤدي لأمراض الربو والأمراض التنفسية الأخرى بشدة.
4. تنقل العدوى من شخص لآخر في مختلف الأمراض بدءا من الإنفلونزا وانتهاء بأخطر الأمراض عن طريق منطقة المص باللثة وكذلك عن طريق السائل.

وبذلك فهذه كذبة اخرى من أن الشيشة تكون بديلا مقبولا عن التدخين..

لنعد لما ذكره الأستاذ عمرو خالد في برنامجه (صناع الحياة).. يقول الجل جزاه اللـه

خيرا: أقول إن ما قلته عن السجائر ينطبق تماما على الشيشة... بل إن الشيشة أخطر من السجائر...

1. حجر الشيشة الواحد يعادل 55 سيجارة.
2. الشيشة تؤثر بشدة على سرطان المثانة..والفم.
3. في الماضي القريب من حوالي 15 عاما ...كان من يدخن الشيشة يعتبر إنسانا سيئا...ومن طبقة اجتماعية متدنية...ولا تقبل أن تتعامل معه... أما اليوم.. فأصبحت الشيشة منتشرة في جميع الطبقات الاجتماعية بين الجنسين.
4. الحقيقة أن مشكلة الشيشة الحقيقية بالإضافة إلى مشاكل التدخين... أنها مركز للبطالة...للكسل والتراخي..مركز للحرام وللجرأة على المعاصي....كثير من مدخني الشيشة اكتشفوا أنهم أخذوا يدخنون المخدرات عن طريق الشيشة...
5. حتى أن نظرة المجتمع للمرأة التي تدخن الشيشة بالذات هي نظرة لمرأة ذات صفة أخرى..
6. فساد الحياة الإجتماعية...فكثير من مشاكل الأسرة بدأت منذ بدأ الزوج في تدخين الشيشة...

إذا... لا للشيشة كمركز في حياتنا... لا للشيشة في العائلة... لا للشيشة بين الأصدقاء.... فماذا نفعل...؟. الأسلوب نفسه الذي نتبعه في تدخين السجائر... هو في الشيشة... فلا تستمع لمن يقول إنها مكروهة..... قال رسول الله ﷺ:" **إياكم ومحقرات الذنوب...فإنهن يجتمعن على المرء حتى يهلكنه**"...

والوسائل المساعدة بالنسبة للشيشة هي نفس الوسائل المساعدة لتدخين السجائر.... بالإضافة إلى الوسائل المساعدة...يوجد استقصاء..أرسله إلى مدخني الشيشة..حتى تبدأ معهم حوارا...

الاستقصاء:

- هل تعتقد أن الشيشة أكثر ضررا من السجائر صحيا؟.
- هل تعتقد أن الشيشة جزء من تراثنا أم خطأ ألفناه؟.
- هل تعتقد أن الشيشة حلال أم حرام؟.
- هل تعتقد أن الشيشة تؤثر بالسلب على حياتك الاجتماعية؟.
- هل تعتقد أن تدخين المرأة للشيشة تؤثر على نظرة المجتمع إليها؟.

إذا علينا نشر هذا الاستقصاء بين مدخني الشيشة...وجمع النتائج وإرسالها على الموقع...وتوزيع الشريط على المدخنين والرسالة الخاصة بالمدخنين... علينا يا شباب...يا فتيات..يا رجال....يا نساء يا أطفال...الأمة... أن نتحمل المسؤولية.... وأرجو أن أكون قد بلغت الرسالة.... والسلام عليكم ورحمة الله وبركاته.

القات: رسالة حب إلى مخزني القات

لو لم يكن قلبي يفيض حبا لكم ما توجهت إليكم بهذه الرسالة .... فهي صادقة من أعماقي لا ابتغى من ورائها إلا صالح الدنيا والدين لنا جميعا انشروها لكل من على الأرض يستعمل القات ولكم الأجر والثواب. اعرف أن الفتوى بتحريم القات اختلفت بين الإباحة التامة والتحريم التام والإباحة بشروط...ولكن هل يرضى الـلـه عن ذلك .... انظروا معي إلي تلك الحقائق :

1. عدد الأفراد التي تخزن القات يبلغ 3مليون شخص.
2. تكلفة اليوم الإجمالية لتخزين القات : 6 مليون دولار (متوسط 2 دولار امريكي= 300 ريال يمنى).
3. تصبح الميزانية السنوية التي تنفق على تخزين القات 156 مليون دولار.
4. يتم إهدار 15 مليون ساعة يوميا (متوسط 5 ساعات للفرد).

هل رأى أحدكم فداحة الخسارة ؟؟ أنا لم اذكر علانية أن المشكلة موجودة أساسا في اليمن وتأسيت برسول الـلـه ﷺ في قوله ناصحا المسلمين: ما بال أقوام ...ولكن رسالتي تلك لن يسمعها غيركم فأجيبوني بالله عليكم كم أسرة فقيرة في اليمن تجد بالكاد قوت يومها ؟ كم من هذه الأموال يمكن تصحيح وجه الحياة بها للمسلمين علاجا وتعليما وطعاما وكسوة؟

لا تقل لي أنا اكسب كثيرا وهذه مجرد فترة ترفيهية في يومي .... أن الحياة لا تحسب بحسابات الأفراد بل بمجموع ما يفعله الناس تتشكل صورة دنيتهم .. إنكم تؤخرون الأمة الإسلامية بهذا الفعل.

كيف سنواجه الـلـه يوم القيامة وبم سنجيبه ؟؟؟؟.

وانظروا إلي التحريم من هذا المنطلق : إهدار المال والوقت والمياه ..نعم يتم استعمال 800 مليون متر مكعب لزراعة القات ...يحدث هذا في زمن يموت فيه البشر من الجفاف وتختفي مدن كاملة من خريطة التواجد البشرى بسبب نقص المياه ؟؟؟ نعم هي من ماء المطر الذي تختزنه الأرض كمياه جوفيه يتم سحبها فيم بعد ولكن ألا تخافوا غضب الـلـه من المعصية بسم الـلـه الرحمن الرحيم:" قل أرأيتم إن أصبح ماؤكم غورا فمن يأتيكم بماء معين" (غورا: أي غار وابتلعته الأرض).

هل يعقل أن تستعمل زراعة القات 80% من ماء اليمن ؟؟؟ ... أن تقل زراعة البن اليمنى أحد أشهر أنواع البن في العالم لصالح زراعة القات ؟؟.. أن يتم استعمال 320 نوع مبيد حشري أغلبها ممنوع دوليا لدفع المحاصيل للزيادة... مما يسبب السرطانات والأمراض ؟؟.

يا أهل اليمن .... يا مهد الحضارة ... يا أصل العرب ... يا أجداد النبي - فلقد تزوج سيدنا إسماعيل من قبيلة جرهم وهي قبيلة مهاجرة من اليمن .... يا من وصف الـلـه

بلدكم بقوله في كتابه الكريم : " بلدة طيبة ورب غفور".

كم تمنيت أن أكون من أهل هذه البلد لأحصل على المغفرة مع أهلها .... يا من حملتم وحدكم عبء نشر الإسلام في جنوب شرق آسيا بحسن أخلاق تجاركم ..حتى أن في اندونيسيا مازالت هناك عائلات يمنية .... يا شعب قوى استطاع وسط محنة الأمة العربية وتمزقها أن يتجاوز خلافاته ويتحد في 1990 يا من قال عنكم رسول الله ﷺ: "آتاكم أهل اليمن هم ارق أفئدة وألين قلوبا ..الإيمان يماني والحكمة يمانية ""رواه مسلم ". يا من ظل عمر بن الخطاب وعلى بن أبي طالب يترقبان وصول التابعي أويس القرنى من اليمن ليستغفر لهم حسب وصية الرسول وهم من هم:

ماذا حدث ؟؟؟؟ وكيف حدث ؟؟؟؟ ولمصلحة من ؟؟؟؟؟ كيف تقضى أيها الأب خمس ساعات مع أصحابك في التخزين ناسيا أنك راع مسؤول عن رعيتك ؟؟؟؟ ستسأل عن زوجتك التي تعلمت التخزين ؟؟ عن أبنائك ؟ عن وقتك ؟؟عن مالك ؟؟؟؟؟ يا أهلي واخوتي تعالوا نتوقف عن هذا التدمير الذاتي للصحة والمال ...اسمع من يقول صعب... إذن تعالوا نقلل ونقلص وقت التخزين إلي أن نستطيع التوقف التام.

تقولون إن 30 % من الدخل يأتي من زراعة القات ...أقول لكم ما قاله الله سبحانه وتعالى في كتابه الكريم : "وإن خفتم عيلة فسوف يغنيكم الله من فضله إن شاء إن الله عليم".

هيا بنا نتوب ونستغفر عن هذا الذنب... إن الله يحب التوابين ويحب المتطهرين إن الله تعالى يبسط يده بالليل ليتوب مسيء النهار ويبسط يده بالنهار ليتوب مسيء الليل...24 ساعة متواصلة من التوبة والقبول لكل عبد تائب ...

أن القات حسب نشرة منظمة الصحة العالمية من المواد المخدرة ... هل سنلقى الله وقد قضينا اغلب عمرنا نتعاطى موادا مخدرة لمجرد أن العلماء اختلفوا في كنهها ؟؟؟؟؟.. ماذا سنقول لرسول الله ﷺ إذا اعرض عنك لأن حساب الوقت والمال كان سلبيا . قال رسول الله ﷺ (لا تزولا قدم عبد يوم القيامة حتى يسأل عن أربع : منها العمر أي الوقت والمال) .

تعالوا نستغفر ونتب ونحاول، تعالوا نزرع البن ونرو محصولنا بماء الله الطاهر حتى نستطيع أن نقول للناس في كل مكان ومن كل جنس ولون أن الموكا التي تشربونها وتطلبوها في المثلجات والحلوى هي من إنتاج أراضينا بأيدي أبنائنا وينسب اسمها إلي احد موانينا : ميناء المخاء ..... نحن أهل اليمن السعيد ...يمن الحضارة والرقى والتطور المستمر..

دراسات حديثة: وهنا أود ان أبين ان هناك دراسات حديثة بينت بعض الفوائد للقات ولكن هذه الفوائد لا تقارن بالنتائج المدمرة له على جميع الأصعدة..

في دراسة علمية حديثة بينت أن القات يزيد خصوبة الرجال ولكن تناوله بكميات كبيرة يؤدي لنتائج كارثية على المدى البعيد كما تتفق جميع الدراسات الحديثة . فلقد اكتشف فريق من الباحثين البريطانيين أن القات يحتوي على مادة كيماوية يمكنها زيادة قوة الحيوانات المنوية. وكشفت اختبارات المعمل التي أجرتها كلية "كينجز كوليج" في لندن النقاب عن أن سرعة خصوبة الحيوانات المنوية التي تمت معالجتها بهذه المادة ازدادت كما بقيت خصبة لفترة أطول من تلك التي لم تتم معالجتها. يذكر أن القات عبارة مخدر خفيف يجلب المرح بمجرد مضغه لكن استخدامه يرتبط بمشاكل على المدى البعيد.

وعرضت نتائج الدراسة في مؤتمر الجمعية الأوروبية للصحة الانجابية في برلين. ويقول الباحثون إن النتائج التي توصلوا إليها قد تؤدي إلى الحصول على منتجات تساعد الزوجين على الانجاب. وينتج عن مضغ أوراق القات الذي يشيع استخدامه خاصة في أجزاء من شرق إفريقيا مادة الكاثينون وهي مادة منشطة تتسبب في الاحساس بالبهجة المرتبطة بالنبات. وعندما تتحلل مادة الكاثينون في الجسم تنتج مواد كيماوية تشمل الكاثين والنوريفيدرين وهي مواد لها نفس تركيبة الأمفيتامينات والأدرينالين.

وقام باحثون من مركز الصحة الانجابية والغدد الصماء والبول السكري بكلية كينجز كوليج بفحص تأثير الكاثين على الحيوانات المنوية. ووجد الباحثون أن هذه المادة الكيماوية تسرع من نشاط الحيوان المنوي ومن ثم تصل إلى المرحلة التي تزداد فيها سرعة الخصوبة. وظلت الخصوبة في هذه المرحلة لوقت أطول من المعتاد. وتعتبر هذه النتائج مهمة لأنه مع لقاء الحيوان المنوي البويضة فإنه يحتاج للاتصال مستخدما نظام "القفل والمفتاح". ولو كانت البويضة في حالة ما قبل الذروة ولم تعد أغشيتها سليمة فإن الحيوان المنوي لن يشارك بدوره في العملية بما يعني أن الإخصاب لن يحدث.

وتشير الاختبارات الأولية إلى أن الحيوانات المنوية تتأثر بالكاثين بالطريقة نفسها. وأظهرت دراسات أخرى أجريت على الأرانب أن مضغ أوراق القات يمكن أيضا أن يزيد من خصوبة الحيوانات المنوية.

لكن ثمة بعض المخاوف من أن استخدام القات لفترات طويلة يمكن أن يقضي تماما على الحيوانات المنوية. وتقول التقديرات إن سبعة أطنان من أوراق القات تدخل بريطانيا إسبوعيا. وتقوم وزارة الداخلية البريطانية حاليا بفحص التأثيرات الصحية طويلة المدى للقات على خلفية مخاوف من احتمال ارتباطها بأمراض القلب ومشكلات الصحة العقلية. ومن المنتظر أن تعلن الوزارة البريطانية عن نتائج الفحوصات في وقت لاحق من هذا العام.

ويقول الباحثون إنهم سيجرون حاليا مزيدا من التحليلات على الحيوانات المنوية البشرية. وقالت البروفيسورة لين فريزر، أستاذة بيولوجيا الصحة الانجابية بكلية كينجز كولدج لبي بي سي نيوز أونلاين: "قد يكون من السهل نسبيا تطوير المنتجات. فالمركبات

التي تتعلق بما نقوم بدراسته تستخدم في العقاقير التي تباع دون استشارة طبية ولعلاجات الربو".

وأضافت: **"أما الكمية المطلوبة فليست كبيرة ومن ثم فإنها ليست مسألة تناول جرعات كبيرة جدا بما يتسبب في اثارة غير محمودة العواقب"**. وقالت فريزر إن المنتجات القائمة على القات يمكن أن تستخدم في مساعدة الأزواج الذين يعانون من مشاكل خاصة بالحمل الطبيعي وفي الطب السريري كاضافات للحيوان المنوي المستخدم في الاخصاب الصناعي. وأضافت أنه في حالة ثبوت تأثير الكاثين لانتاج الحيوانات المنوية: "فإننا قد نعطيه للرجال لتحسين انتاج الحيوانات المنوية وللنساء لأنه موجود في الجهاز الانجابي للمرأة الذي يعبر الحيوان المنوي من خلاله أثناء هذه العملية للاخصاب".

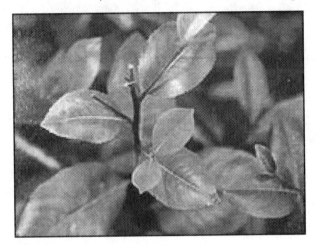

نبتة القات واحتمالات فوائدها للانجاب.. ولكن آثارها المدمرة أعظم من ذلك بكثير

أحببت ان أضيف هذه الإضافة على كلام الأستاذ عمرو خالد كي نكون موضوعيين.. ولنعد لرسائل الأستاذ عمرو خالد.

الخمور: رسالة لشاربي الخمر: أخي , أختي هذه رسالة موجهه إلي كل من يشرب الخمر ...لن أقول لك أيها العاصي اللعين ..بل أقول لك يا أخي ويا أختي إني أحبك فعلا وأخشى عليك سوء العاقبة ..لا تنجذب وراء الخداع ودعوات السوء, لقد جاء اليوم الذي ظهرت فيه في مجلاتنا إعلانات عن الخمر ..منها إعلان موجه خصيصا لتحطيم المراهقين فصيغته لا تصلح للرجال: خليك راجل وجرب ..... استفزاز رخيص لفورة المراهقة في عقول أبنائنا .. هل الرجولة هي شرب الخمر ؟؟.

ولكن صانع الإعلان يعلم أن المراهق سيجرب فقط ليثبت أنه رجل قادر على التحدي

وحتى تضيق الحلقات لو حاول الصغير الامتناع ظهر تيار آخر يقول : من قال إن الخمر حرام؟؟ من قال إن اجتنبوها معناها التحريم .... ؟ من قال ؟ القرآن واضح وصريح : "يا أيها الذين آمنوا إنما الخمر والميسر والأنصاب والأزلام رجس من عمل الشيطان فاجتنبوه".... قرن اللـه الخمر والميسر بالأصنام والأزلام أي بالشرك بالله ... واجتنبوه معناه لا تقتربوا حتى من مكان تتواجد فيه هذه الأشياء .. ... لأنها رجس.. أي نجس .... ناس تعلن عن الخمر بأسلوب استفزازي وناس تقلل من الوازع الديني فتكتمل الحلقة حول الشباب ليسقط في مستنقع شرب الخمور.

حين يبايع الرسول المؤمنين يقول :" أبايعكم على ألا تشركوا بالله شيئا ولا تقتلوا النفس التي حرم اللـه إلا بالحق ولا تزنوا ولا تشربوا مسكرا .... فإن لم تفعلوا من ذلك شيئا ضمنت لكم الجنة" . إذن بيعة الإسلام من شروطها عدم شرب المسكرات.

هل تتصورون أن 22% من طلبة الثانوي في إحدى البلاد العربية الكبيرة يشربون الخمر ...هذا قريب من ربع عدد الشباب الصغير ..هذه مأساة يقول رسول اللـه ﷺ:" **إن على اللـه عهدا لمن يشرب مسكرا أن يسقيه اللـه من طين الخبال قالوا وما هو قال صديد وعرق أهل النار**".. ويقول ﷺأيضا :" **لعن اللـه الخمر وشاربها وساقيها وبائعها وعاصرها وحاملها والمحمولة إليه**" ويجرؤ بعد ذلك أحد على قول إنها ليست حراما. إنها من الكبائر وما ينطبق على الخمر ينطبق على المخدرات بل المخدرات أشد ... يا أيها الشباب الذي يتصور أن البانجو شئ بسيط انه من المخدرات ...ومن شدة حرمة المخدرات اجمع فقهاء المسلمين على إعدام بائع المخدرات.

ولو تصورتم أن أوروبا وأمريكا تشرب الخمر وهى دول متقدمة انظروا إلي ما يحدث لهم : في ألمانيا 25 مليار مارك ينفق على علاج حالات بسبب الخمر .... 60% من حوادث الطريق بسبب الخمر 15 % أسباب المرض هو شرب الخمر.

في أمريكا 100000حالة وفاة سنوية بسبب الخمور .... 71 بليون دولار خسارة سنوية بسبب نقص أداء العاملين بسبب الخمر يعانى 5/1 سكان أمريكا من سمنة مفرطة بسبب الإفراط في شرب الخمر في انجلترا 200000يموتون بسبب الخمور , 2 بليون جنيه استرلينى خسارة سنوية 50% من الجرائم ثلث حوادث السيارات 5/1 حوادث الاعتداء الجنسي على الأطفال. وهل تظنون أن هذه الدول المتقدمة ستعانى كل هذه المعاناة وتقف مكتوفة الأيدي ..ابدا لقد حاولت أمريكا تحريم الخمر تماما على ثلاث مراحل :

1. بدأ ذلك في 1918 بتهيئة الرأي العام لتقبل الفكرة.
2. ثم صدر القانون فعليا واصبح ساريا في 1920.
3. ولكن الإرادة كانت اضعف من أن تقاوم فتم إلغاء القانون في 1933وفشلوا في

السيطرة على البلاء قارنوا ذلك بما فعله الإسلام حين حرم الخمر وأيضا على ثلاث مراحل:

- بدأ بآية :" يسألونك عن الخمر والميسر قل فيهما إثم كبير ومنافع للناس وإثمهما أكبر من نفعهما" ...هذه تهيئة ذهنية بأن الخمر شئ سئ.
- ثم :" يا أيها الذين آمنوا لا تقربوا الصلاة وأنتم سكارى حتى تعلموا ما تقولون" .... هذا تقليل لأوقات شرب الخمور وتحجيم للزمن المتاح.
- ثم كانت الآية الأخيرة :"يا أيها الذين آمنوا إنما الخمر والميسر والأنصاب والأزلام رجس من عمل الشيطان فاجتنبوه لعلكم تفلحون" (90) "إنما يريد الشيطان أن يوقع بينكم العداوة والبغضاء في الخمر والميسر ويصدكم عن ذكر الله وعن الصلاة فهل أنتم منتهون(91))، (المائدة). فكانت إجابة المسلمين ..نعم انتهينا يا رب انتهينا.... وأصبحت المدينة وقد توحلت طرقاتها وكأن المطر قد هطل طوال الليل وذلك بسبب سكب كل الخمور الموجودة في البيوت .

هذا هو الفارق بين إرادة المسلمين وإرادة غيرهم , وهذا هو الفرق بين تناول الإسلام للقضايا وتناول غيره لها.. هل تستكثروا أن نتفوق على الغرب في الإرادة .....؟؟؟؟ كان ابتعادنا عن الخمور أحد ميزاتنا فلماذا نفقدها الآن؟، يا من تشرب الخمر تذكر أنك ستقف بين يدي الله وحدك يوم القيامة وتحاسب حسابا عسيرا ...ستلقاه ورائحة الخمر تفوح من فمك ...ستلقاه مخمورا. لن يسلم عليك رسول الله ﷺ لن يضع يده في يدك سيشيح عنك بوجهه فلقد نقضت بيعة الإسلام .

أرجوك .... تب . أن يوم القيامة يمر على المؤمن مثل ركعتين خفيفتين مع أن طوله 50000 سنة ...يقف الناس حفاة عراة جائعين عطشى لا يموتون بسبب ذلك فيرتاحوا بل يظلوا واقفين والشمس تقترب والحر يزداد والعرق والذنوب تحيط بكل واحد. منهم من يصل العرق إلي قدميه أو ركبتيه أو صرته أو ترقوته أو عينيه كل واحد حسب ذنوبه ومنهم من يغرق في عرقه وكل هذا يحدث قبل الحساب... وترى ناسا يجتمعون على حوض الرسول ﷺ ماؤه أبيض من الثلج وأحلى من العسل ... أما أنت فتروى من طين الخبال ...

وتقف لتحاسب فتأتى نقطة الخمر في ميزانك مثل بحر كامل من السيئات فيثقل ويثقل ويثقل، والحل: توبوا... يا شباب توبوا، إن الله يبسط يده بالليل ليتوب مسئ النهار ويبسط يده بالنهار ليتوب مسئ الليل إن الله ينزل إلي السماء الدنيا - وقت السحر - هذا الوقت الذي تكون فيه مخمورا مع أصحابك فينادي: هل من تائب لأتوب عليه؟ هل من مستغفر فأغفر له؟ هل من طالب حاجة فأقضيها له؟ رب العزة هو الذي يبحث عنا... توبوا يا اخوتى... و الله إنى أخاف عليكم سوء العاقبة في الدنيا والآخرة أخاف عليك ارتعاشك يوم القيامة لأنك فعلا سترتجف وترتعش من هول ما سيحدث لك...

القبر صعب على العاصي فما بالك بمرتكب الكبائر... فالخمر والمخدرات من الكبائر وقف رسول الله ﷺ مع أصحابه وقد أتموا دفن واحد منهم في لحظتها , وقف يقول "استغفروا لأخيكم واطلبوا له التثبيت فإنه الآن يسأل" الآن وليس بعد سنوات أو أشهر أو حتى يومين ..... إن ضمة القبر قاسية وملائكة العذاب سود الوجوه سود الثياب لا يعصون الله ما أمرهم ويفعلون ما يؤمرون ....

خسارة ...ألف خسارة يا شباب .. يتجنبك رسول الله يوم القيامة ويقول سحقا سحقا , بعدا بعدا ..ويحتضن شابا كنت تستهزئ به وتعتبره من السذج المتخلفين.... شابا لم يحتس الخمر ولم يشارككم مجالسها فاحتقرتموه واعتبرتموه غبيا متخلفا متأخرا ...هو الآن يرفل في النعيم ...وأنتم في منتهى الشقاء ...هو الآن ينهل من كل السعادة وانتم تعذبون شتى أنواع العذاب عاهدوني على التوبة ...

اندموا على ذلك وتوقفوا عن ممارسة الذنب وعاهدوا الله أن لن تعودوا لمثله أبدا ...سيغفر لكم و الله سيغفر لكم ويقبلكم ويمسح كل ما سبق ....فالتوبة تجب ما قبلها تذكروا أعداد الشباب التي تموت بسبب حادثة طريق أو جرعة زائدة. تذكر صديقا أو جارا أو شخصا معرفة فقد حياته بسبب سكره وإدمانه ..وذهب للقاء ربه وهو غير مستعد لهذا اللقاء وليست له من هناك عودة ولا يملك من حيث هو توبة ولا يوجد هناك من يرحمه وكل ما حوله يهلكه ويعذبه. تذكروا وتوبوا ....أرجوكم يا أحبائى توبوا وادعوا غيركم للتوبة ...أقولها محبا مخلصا...

أفكار عملية اقترحها الأستاذ عمرو خالد:

- **طباعة وتوزيع رسالة حب إلى مخزني القات .**
- **طباعة وتوزيع رسالة موجهه إلي كل من يشرب الخمر .**
- **طباعة وتوزيع الملصقات في الأماكن العامة .**
- مقاطعة الأماكن التي تقدم الخمور .

ولأجل أن لا يكون في بيت المسلمين مدمن وجه الرجل كلمة إلى كل أب وأم: أن تبعد عن ابنك شبح المخدرات قد يكون أهم ما تفعله من أجله، سيشكرك بالتأكيد فيما بعد... تعتبر تحاليل المخدرات تهديدا سيفهمه غالبية الأبناء، سيعطي ذريعة مقبولة يعلل بها رفضه للتجربة ومجاراة أقرانه. وكن صريحا واخبر ابنك أنك قلق وترغب في إجراء تحليل مخدرات، يمنحهم ذلك سببا لمحاورتك بشأن المخدرات، كما يعطي سببا مقبولا اجتماعيا لعدم تجربتها ..."والداي يجريان التحليل علي".

أظهرت الدراسات أن غالبية الآباء لا يحبون تصور أن ابنهم من المتعاطين، 18% من الآباء يعتقدون أن أبناءهم قد جربوا المخدرات في حين أن 53% من المراهقين اعترفوا بتعاطي المخدرات في مرحلة ما.

تظهر الأبحاث أن الشباب المدخن تزداد لديه القابلية لتدخين الماريجوانا بأربعة عشر ضعفا عن غير المدخنين. الماريجوانا: مخدر يولد الإدمان وأثره أبلغ في الشباب عن الأشخاص الأكبر سنا.

قد يعترض الشباب على التحاليل بدعوى "أنك لا تثق بهم"، يكون الرد "ما أثق به هو أن المراهق قد يتخذ بعض القرارات الضارة ومن واجبي كأب/أم هو أن أردعه بأية وسيلة ممكنة، القرار الخاطئ قد يغير مجرى حياتك".

تأكد من أن أبنائك يعلمون أن حبك لهم يفوق أن تسمح لهم بالتورط في إدمان المخدرات، وستستخدم كل أداة متاحة لتبعدهم عنها بما فيها تحاليل المخدرات المنزلية.

بالإضافة إلى التحاليل المنزلية ننصح بالآتي:

1. تحدث إلى أبنائك وأنصت إليهم... هذه مفاتيح بناء التفاهم والثقة في أسرتك، كلما زاد وعيك بحياة أبنائك ومشاكلهم كلما سهل عليك تلافي أية مشكلة قبل أن تتفاقم.
2. كن على دراية بتأثيرات الكحول والمخدرات الأخرى... هذا سيساعدك على إجابة أي سؤال قد يطرحه ابنك وعلى تكوين وجهة نظر خاصة بك في الموضوع قبل أن تناقشهم فيه.
3. تأكد من أبنائك يعلمون بحبك لهم ومؤازرتك لهم برغم أنك قد لا ترضى عن جميع تصرفاتهم.
4. تفاوض في إرساء بعض قواعد التصرف المقبول... كلما تقدم ابنك في العمر، فإن القواعد ينبغي مراجعتها دوريا وغالبا تخفيف صرامتها شيئا فشيئا، اضمن لهم حريتهم بشرط أن يثبتوا جدارتهم بعدم مجاراة الأقران والدليل على ذلك موافقتهم بالخضوع لتحاليل المخدرات.
5. تذكر أن لديك حقوقا ومصالح أيضا... إنك مسؤول قانونا وماديا عن تصرفات ابنك المراهق، وذلك يضمن حقك في معرفة كل الحقائق التي تحتاجها عن حياة ابنك.
6. تعرف إلى أصدقاء أبنائك وذويهم.
7. كن قدوة حسنة.
8. كن أكثر اهتماما بحياة أبنائك:

أمثلة...

- قضاء مزيد من الوقت برفقتهم.
- نزهة أسبوعية منتظمة.
- لا تخش أن تسأل إلى أين يذهبون ومع من.

- حاول أن تتواجد بعد عودته من المدرسة.
- تناولوا الطعام سويا بقدر المستطاع... لمراجعة أحداث اليوم.

9. تعلم أن تتواصل معه بشكل أفضل:
- كن واضحا تماما في رفضك لاستخدامه المخدرات، لا تدع مجالا للتأويل.
- أنصت بشكل أفضل... أطرح الأسئلة وشجعهم على الحديث.
- أجبه إجابات صادقة.
- تحكم في ردود أفعالك حتى لا تغلق باب المناقشة المستقبلية.

10. افرض قوانينك:
- حدد القواعد وتبعات انتهاكها بوضوح.
- حدد موعدا للعودة إلى المنزل.
- دع أبناءك يتصلون بك من الخارج كثيرا.
- لا تسمح لأبنائك بالذهاب إلى منزل لم تتعرف إلى أصحابه.
- أنصت إلى شعورك الغريزي... لا تخش التدخل إن شعرت أن هناك ما يسوء.

11. الثناء والمكافأة:
- كافئ السلوك الطيب... بانتظام وفورا حتى ولو بإظهار الامتنان عن طريق ضمة أو كلمة.
- ركز على سلوكهم الإيجابي .

العلامات والأعراض:
لا شك أن الحالات المزاجية العادية للمراهق قد تشبه أعراض تعاطي المخدرات..
برجاء الملاحظة: عدد كبير من الآباء أثناء إيداعهم أبنائهم مراكز علاج الإدمان قالوا إنهم لم يلحظوا أية أعراض لتعاطي المخدرات.
مؤشرات تحترس منها:

1. ارتشاح الأنف المتصل، السعال، الأنف المسدود.
2. احمرار العينين، اتساع أو ضيق بؤبؤ العين.
3. اختلافات في النوم، كالأرق أو النوم في أوقات غير ملائمة.
4. انفتاح مفاجئ للشهية وخصوصا للحلويات أو فقدان للوزن أو للشهية غير مبرر.
5. إهمال للمظهر الشخصي.
6. رائحة التبغ تفوح من الشخص أو من ملابسه.
7. ردود أفعال غير متوقعة، كالاكتئاب أو القلق أو حدة الطبع أو الحساسية المفرطة أو العداء.
8. تجنب التفاعل مع الأبوين والانسحاب من الأنشطة الأسرية.

9. انهماك كامل في الذات واهتمام أقل بالآخرين.
10. فقدان الاهتمام بأنشطة وهوايات كانت مهمة في السابق.
11. انعدام الطاقة والحيوية أو على العكس النشاط المفرط.
12. تغير في القيم والمعتقدات.
13. تغير في الأصدقاء وعدم الرغبة في تعريفك بهم.
14. مكالمات سرية حيث يرفض المتصل تعريفك بنفسه.
15. فترات غير معللة من الغياب عن المنزل.
16. اختفاء النقود أو أشياء ثمينة من المنزل.
17. قضاء وقت طويل في حجرته، دخول حجرته مباشرة من الشارع.
18. مبالغة في رد الفعل مفاجئة وغير مبررة.
19. الكذب.
20. انخفاض في مستوى التحصيل والدرجات.

ولا تغفل بعض العلامات الأكثر وضوحا:

1. كبسولات أو أقراص أو عصي القطن.
2. ورق لف السجائر.
3. أنابيب صغيرة وشرائح زجاجية.
4. رائحة الماريجوانا (مثل الحبل المحروق) في الغرفة أو تنبعث من الشخص أو ملابسه.
5. حرق البخور في الغرفة أو معطرات الجو.
6. يحمل في يده دائما قطرة العين (فايزين) أو غرغرة أو لبان (علكة).

أنواع التحاليل:

1. تحليل الدم في أي معمل، وهو الأكثر دقة وشيوعا.
2. تحاليل منزلية تظهر نتيجتها فورا تباع في الصيدليات تظهر التعاطي القريب للمخدرات... وهي بترتيب الدقة كالتالي:

- تحاليل البول .
- تحاليل اللعاب.
- تحاليل العرق والشعر.

3- الأساليب العلاجية الفيزيائية والطبية :

من الأساليب المهمة في محاربة التدخين الأسلوب الذي يعتمد الفكرة التالية:

حيث أن المسألة تتعلق بالإدمان وهو تركيز لمادة ما - هنا النيكوتين- في الدم، وأن الدم هو دورة في جهاز الدوران البشري الذي يتألف بشكل رئيسي من أجهزة وهي القلب والرئتين وما تحويهما من تجاويف، وكذلك الوسط الذي تتم به كل العمليات الحيوية ألا وهو الدم الذي يتكون من كريات بيضاء للحماية، وحليقات دموية، وكذلك كريات حمراء تنقل الغذاء للخلايا وترجع الفاسد منه، وعمرها من الولادة وحتى الممات لا يتجاوز 120 يوما.. وأن تركيز النيكوتين هذا يكون في هذه الكريات، فعملية القضاء على هذا التركيز تتلخص باختصار في تخليص هذه الكريات من هذا التركيز.

على أن هذه المسألة متعلقة أصلا بالعوامل المساعدة على الإدمان التي ذكرناها في بداية الفصل، وعليه فالعملية تبدأ بإقناع المدخن أن التدخين ليس كما يتصور وإنما هو عدو عليه أن يقاتله ويقتله قبل أن يقتله هو.

إذن خطوات العمل هي عكس خطوات القناعة النفسية للمدخن بالسيجارة، أي أنها تتركز فيما يلي:

1. القناعة بأن التدخين مؤذ له ولأهله وجيبه، وأنه يدخل في مفهوم الانتحار البطيء وقتل الآخرين عمدا ومنهم الأهل والأولاد والأجنة طبعا، والسلاح هنا هو السيجارة بالتأكيد.
2. الاقتناع بأن السيجارة لا تعني الرجولة أو اكتمال الشخصية للمدخن ذكرا كان أم أنثى، بل تعني القذارة والتخبط وانعدام الإرادة وبالتالي ضعف الشخصية.
3. أن السيجارة لا تذهب الهموم بل تجلبها، والدلائل في هذا كثيرة منها ما بيناه في الفصل المتعلق بأخطار السيجارة من جميع النواحي ومنها النواحي النفسية والتربوية والاجتماعية.
4. تكون الإرادة الصلبة بعد ذلك كله للبدء بعملية الإقلاع والتهيؤ النفسي لها بكل همة وعزيمة لا تلين، وهذه المرحلة من أخطر المراحل، إذ يعتمد عليها المشوار اللاحق برمته.
5. البدء الفعلي لعملية تبديل الكريات الحمراء المشبعة بالنيكوتين بأخرى نقية، وهنا يراعى سؤال المختصين بعد إجراء فحوصات حتى يكون البدء بالعملية مجديا، إذ إنه يشمل عملين متوازيين:

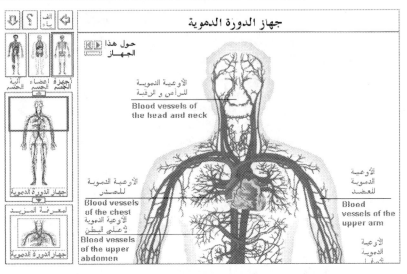

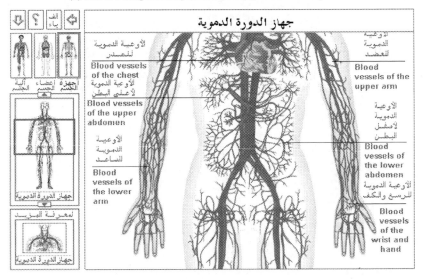

(C) 1994-95 Dorling Kindersley Multimedia & (C) 1996 Laleh Computer Inc.

(C) 1994-95 Dorling Kindersley Multimedia & (C) 1996 Laleh Computer Inc.

جهاز الدوران: تدور المشكلة فيه كما يدور الدم لأن الأمر كله هو تركيز النيكوتين في الدم.

أ- ترك التدخين.

ب- البدء بحرق طاقة عالية إما بالدخول في دورة رياضية مكثفة لتحقيق حرق الطاقة هذا والذي ينتج عنه زيادة في دوران الدم مما يؤدي لتنقيته من جهة ويسرع بتدمير الكريات القديمة لتكون جديدة محلها نقية لا تحمل النيكوتين، وهذه الطريقة هي التي

اتبعها المؤلف في ترك التدخين وكانت ناجحة جدا وكما سأبين ذلك لاحقا. أو بإجراء عملية تبديل الدم بآخر نقي لا يحمل النيكوتين، ولعل أهم طريقة لذلك هي الطريقة الإسلامية النبوية الرائعة في الحجامة.. ويالها من أسلوب عبقري لتحقيق هذا الغرض... ولكن ما الحجامة وتعريفها وما أسلوبها، هذا ما سنبينه أدناه.

الاستشفاء بالحجامة:

بعد معرفة الطب الحديث بوجود أساليب أخرى مهمة في العلاج لا تمر من خلال الأساليب التقليدية في الاستشفاء والتي تعتمد على ثقافات وحضارات الأمم الأخرى كالطب الصيني وطب الأعشاب بدأ ما يعرف بالطب البديل، ويقصد به كل أسلوب علاجي، سريري، جراحي، وقائي، أو دوائي لا يستخدم الأساليب التقليدية المتعارف عليها في علم الطب والعلاج.

ومن أهم ما جلب اهتمام الأطباء هو الأساليب الإسلامية في العلاج سواء أكانت قرآنية (كسماع القرآن والعسل) أم نبوية (كالحبة السوداء وماء زمزم وغيرها مما ذكرنا في هذا الكتاب)، يبرز أسلوب طبي نبوي طالما أكد وحرص عليها المصطفى • بل وأمر بالعمل بها ألا وهي الحجامة.

الحجامة لغة مشتقة من (حجم): حجم فلان الأمر أي أعاده إلى حجمه الطبيعي، وأحجم ضد تقدم[1]... والحجم في اللغة هو المص ، والحجامة هي عملية إخراج الدم من مواضع محددة - بينتها السنة المطهرة - على الجسم وذلك باحداث بعض الجروح السطحية وجمع الدم في المحجم (الكأس الذي يمص ويجمع الدم). إن كلمة الحجامة مشتقة من حجم وحجم، نقول: حجم فلان الأمر أي: أعاده إلى حجمه الطبيعي. وأحجم ضد تقدم، فمن احتجم تحجم الأمراض من التعرض له. فزيادة الدم الفاسد في الأبدان إثر توقف نموها في السنة الثانية والعشرين يجعله يتراكد في أركد منطقة فيها ألا وهي الظهر، ومع تقدم العمر تسبب هذه التراكمات عرقلة عامة لسريان الدم العمومي في الجسم مما يؤدي إلى ما يشبه الشلل في عمل كريات الدم الفتية وبالتالي يصبح الجسم بضعفه عرضة لمختلف الأمراض، فإذا احتجم عاد الدم إلى نصابه وذهب الفاسد منه (أي الحاوي على نسبة عظمى من الكريات الحمر الهرمة وأشباحها وأشكالها الشاذة ومن الشوائب الدموية الأخرى) وزال الضغط عن الجسم فاندفع الدم النقي العامل من الكريات الحمر الفتية ليغذي الخلايا والأعضاء كلها ويخلصها من الرواسب الضارة والأذى والفضلات. قال الرسول الكريم محمد ﷺ: ((**الحجامة أنفع ما تداوى به الناس**)).

إذن الحجامة هي سحب الدم الفاسد من الجسم الذي سبب مرضا معينا أو قد يسبب

(1) موسوعة الإعجاز العلمي في الحديث النبوي الشريف، عبد الرحيم مارديني، ص199.

مرض في المستقبل بسبب تراكمة وامتلائه بالاخلاط الضارة والحجم يعني التقليل أي التحجيم أي التقليل من الشيء والحجامة تنقي الدم من الاخلاط الضارة التي هي عبارة عن كريات دم هرمة وضعيفه لا تستطيع القيام بعملها على الوجه المطلوب من أمدام الجسم بالغذاء الكافي والدفاع عنه من الأمراض فبالحجامة تسحب هذه الاخلاط الضارة من كريات الدم. الحمراء والبيضاء ليحل محلها كريات دم جديدة.

تاريخ الحجامة : الحجامة عرفها الانسان منذ اقدم العصور فقد عرفها الاغريق والصينيون والفراعنه أيضا ورسولنا الكريم احتجم واحيا هذا الطب وحث عليه في العديد من الأحاديث.. فعن أبي هريرة قال رسول الله ﷺ **(اخبرني جبريل أن الحجم أنفع ماتداوى به الناس)**، صحيح الجامع 218.. عن أنس بن مالك ، قال رسول الله ﷺ، **(من اراد الحجامة فليتحر سبعة عشر أو تسعة عشر أو إحدى وعشرين، لايتبيع باحدكم الدم فيقتله ....)**، حديث صحيح، انظر صحيح ابن ماجة.

الحجامة قديمة العهد وسنة إلهية طبقها الأنبياء الكرام وأوصوا بها الناس، وجاء الرسول العربي (ص) فأحياها بعد موت ذكرها وطبقها بأصولها وله الفضل في سنها للمسلمين وللعالمين أجمعين، إلا أنها وبعد عصر مديد من انتقال الرسول العربي (ص) نسيت قوانينها نتيجة الإهمال والاستهتار والتجاوزات شيئا فشيئا، حتى اندثرت هذه القوانين وضاعت إلا ما ندر منها.. وهناك أيد أثيمة دست الكثير عليها، فأقلع الناس عن الحجامة ونسوها.. صحيح أن قسما قليلا من الناس كانوا ينفذونها، لكن وللأسف ما كانوا ليستفيدوا منها الفائدة المرجوة أو لا يستفيدون أبدا وأقلع الناس عنها لأنهم لم يلمسوا فائدتها المرجوة.. والسبب في أنهم لم يكونوا ليستفيدوا من تنفيذها هو عدم تنفيذها ضمن القوانين المشروعة لها، فالقوانين اندثرت وضاعت، فهم ينفذوها شتاء، صيفا، أو بعد بذل مجهود وتعب جسمي، أو بعد الطعام وليس على الريق. أما العلامة العربي السوري الراحل محمد أمين شيخو فلقد أحيا هذه السنة بإحيائه لقوانينها الدقيقة التي ذكرت في كتابه، فقد جاء بقوانينها ووضعها موضع تنفيذها الصحيح من الجسم.. كما جاء بالسر العام لآلية شفائها "التخلص من الدم الفاسد". لقد أعاد هذا الفن العلاجي الطبي بذلك الشكل الفعال العلمي المفيد ونشرها بقوانينها وأصولها في كافة معارفه.. أقاربه.. أصدقائه.. وهم نشروها طبعا في معارفهم.. أقاربهم أصدقائهم جيرانهم عامة الناس وهكذا حتى صارت ولها انتشار واسع في الكثير من البلاد والعباد، وذلك لما وجدوا وجنوا من فائدة عملية عظيمة نفسية وجسدية، وتكاثر الناس عليها جدا في السنوات الأخيرة لما تحقق بها من معجزات شفاء لأمراض العصر المستعصية كالسرطان والشلل والقلب القاتل والناعور والشقيقة وغيرها كثير..

الحجامة عند الإغريق

أدوات الحجامة المستخدمة قديما

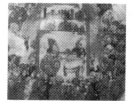

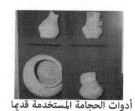

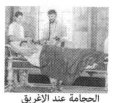

صورة قديمة لعملية الحجامة عند العرب

والحجامة من حيث طريقة عملها نوعان :

1. الحجامة الجافة وهي عبارة عن تكوين احتقان دموي فقط بدون تشريط.
2. الحجامة الرطبة أو المبزغة وهي عبارة عن تكوين احتقان دموي ثم تشريط لهذا الاحتقان لخروج الدم ويتم تحديد نوع الحجامة حسب المرض وحالة المريض وسنه يحدد طريقة التعامل معه فمريض السكر والضغط المرتفع والطفل وكبير السن كل له معاملة خاصة .

يعتبر الاستسقاء بالتعريف الحديث والاحتواء بالتعريف القديم مرض مادي سببه مادة غريبة باردة تتخلل الأعضاء فتربو لها، إما الأعضاء الظاهرة كلها، وإما المواضع الخالية من النواحي التي فيها تدبير الغذاء والأخلاط ، وأنواعها ثلاث لحمي وهو أصعبها، وزقي، وطبلي. علاج هذا المرض كما أثبت حديثا هو الحجامة [1].

تعتبر الحجامة من الأساليب الطبية والعلاجية التي أثبتت البحوث والتجارب الحديثة والكثيرة أهميتها في علاج كثير من الأمراض مثل ضغط الدم والقلب والشرايين وأمراض الجهاز العصبي والعظمي والعضلي والهضمي، فعملية الحجامة عبارة عن عملية تنفيس للدم وإخراجه من الجسم لتجديد حيويته وتخليصه من الدم الفاسد.

أخضع خبراء وأطباء عديدون، فنون وقوانين الحجامة الطبية كأساليب علاجية قديمة وكوروثة إلى البحث والتدقيق العلمي، وأجروا عليها دراسات مختبرية وتجارب على مئات المرضى، فوصلوا إلى نتائج وصفوها بأنها إنجاز طبي على المستوى العالمي. فالزيادة الطارئة للدم الفاسد في الجسم والبدن إثر توقف نموه في سن 22 عاما لدى الشباب يجعله يتراكم في الظهر، ومع تقدم العمر تسبب هذه التراكمات عرقلة عامة لسريان الدم في الجسم مما يجعله عرضة لمختلف الأمراض.. فإذا احتجم عاد الدم إلى وضعه الطبيعي بعد أن يذهب الدم الفاسد منه أي الحاوي على نسبة عظمى من كريات الدم الحمراء الهرمة بأشكالها الشاذة مع الشوائب الدموية الأخرى [2].

تجري الحجامة على منطقة الكاهل في أعلى مقدم الظهر تحت لوحي الكتفين وعلى جانبي العمود الفقري كونها أرقد منطقة من الجسم وخالية من المفاصل المتحركة،

(1) موسوعة الطب النبوي، قرص مدمج/الحجامة.
(2) موسوعة الإعجاز العلمي في الحديث النبوي الشريف، عبد الرحيم مارديني، ص199.

والشبكة الشعرية الدموية أشد ما تكون تشعبا وغزارة في هذه المنطقة مما يجعل سرعة تيار الدم تقل وبالتاي تحط رسوبيات الدم وشوائبه رحالها فيها[1] . يكون ذلك بوضع أكواب في تلك المناطق وكما علمنا طبيب الأرواح والأبدان المصطفى • (جهتي مؤخرة الرأس وجهتي الظهر وفي الرجل) والضغط عليها ثم إجراء تشريط في تلك المناطق لإخراج الدم الفاسد منها.

بلغت الأحاديث النبوية الشريفة في الحجامة في كتب السنن التسعة الرئيسية (البخاري، مسلم، الترمذي، النسائي، ابي داود، ابن ماجة أحمد، مالك، والدارمي) ما يربو عن 45 حديثا). إليك بعضها:

1. جاء في صحيح البخاري (الطب5263) عن أنس رضي اللـه عنه أنه سئل عن أجر الحجام فقال احتجم رسول اللـه • حجمه أبو طيبة وأعطاه صاعين من طعام وكلم مواليه فخففوا عنه وقال: (**إن أمثل ما تداويتم به الحجامة والقسط البحري وقال لا تعذبوا صبيانكم بالغمز من العذرة وعليكم بالقسط**).
2. وفي كتاب الطب من صحيح البخاري أيضا قال، قال رسول اللـه • : (**الحجامة على الريق دواء وعلى الشبع داء**).
3. وفي صحيح مسلم (المساقاة 2952) عن حميد قال سئل أنس بن مالك عن كسب الحجام فقال احتجم رسول اللـه • حجمه أبو طيبة فأمر له بصاعين من طعام وكلم أهله فوضعوا عنه من خراجه وقال :(**إن أفضل ما تداويتم به الحجامة أو هو من أمثل دوائكم**).
4. في سنن الترمذي (الطب 1970) عن ابن عباس قال قال رسول اللـه • : (**إن خير ما تداويتم به السعوط واللدود والحجامة والمشي**)، فلما اشتكى رسول اللـه • لده أصحابه فلما فرغوا قال لدوهم قال فلدوا كلهم غير العباس .
5. وفي الترمذي أيضا (الطب 1977) عن ابن مسعود قال حدث رسول اللـه • عن ليلة أسري به أنه لم يمر على ملإ من الملائكة إلا أمروه أن مر أمتك بالحجامة، قال أبو عيسى وهذا حديث حسن غريب من حديث ابن مسعود.
6. ابن ماجة (الطب 3477) عن أنس بن مالك أن رسول اللـه • قال : (**من أراد الحجامة فليتحر سبعة عشر أو تسعة عشر أو إحدى وعشرين ولا يتبيغ بأحدكم الدم فيقتله**) .
7. ابن ماجة (الطب 3478) عن ابن عمر قال يا نافع قد تبيغ بي الدم فالتمس لي حجاما واجعله رفيقا إن استطعت ولا تجعله شيخا كبيرا ولا صبيا صغيرا فإني

---

(1) موسوعة الإعجاز العلمي في الحديث النبوي الشريف، عبد الرحيم ماريديني، ص199 - 200.

سمعت رسول الـلـه • يقول : (**الحجامة على الريق أمثل وفيه شفاء وبركة وتزيد في العقل وفي الحفظ فاحتجموا على بركة الـلـه يوم الخميس واجتنبوا الحجامة يوم الأربعاء والجمعة والسبت ويوم الأحد تحريا واحتجموا يوم الاثنين والثلاثاء فإنه اليوم الذي عافى الـلـه فيه أيوب من البلاء وضربه بالبلاء يوم الأربعاء فإنه لا يبدو جذام ولا برص إلا يوم الأربعاء أو ليلة الأربعاء**).

8. هناك أحاديث أخرى ذكرت أن أفضل ما يتداوى به القرآن والعسل والحجامة والحبة السوداء وغير ذلك كما فصلنا في فصول الكتاب. ففي الحديث الذي ذكره البخاري عن سعيد بن جبير عن ابن عباس عن النبي • أنه قال : (**شربة عسل وشرطة محجم وكية نار، وأنا أنهي أمتي عن الكي**).

إحياء للعلاج بالحجامة هذا العلاج المهجور والذي بفضل الـلـه تعالى بدأ ينتشر الآن فقد نويت متوكلا على الـلـه أن أجمع بعض تفاصيلها وفوائدها وأحاديثها في موقع بسيط وصغير لكي يعطي القارىء الكريم نبذة مجملة وسريعة عن هذا العلاج النبوي العظيم. وهنا أود تأصيل هذه القاعدة الكلية، وهي كمال ديننا في جميع المجالات ومنها مجال الوقاية والتداوي من جميع الأمراض التي ظهرت من قبل أو التي لم تظهر وظهرت الآن أو التي ستظهر في المستقبل فإن في ديننا الكامل أدوية لها تبريها بإذن الـلـه تعالى. واننا لن نضل في علاج أي مرض ما دمنا متمسكين بكتاب الـلـه وسنة نبيه ﷺالقولية والفعلية والتقريرية، عن أبي هريرة رضي الـلـه عنه، قال رسول الـلـه ﷺ: (**تركت فيكم شيئين ، لن تضلوا بعدهما : كتاب الـلـه ، وسنتي ، ولن يتفرقا حتى يردا علي الحوض**) ..

إن طب نبينا محمد ﷺ هو الطب الصحيح الكامل المنزه عن الخطأ لأنه وحي يوحى قال تعالى : ﴿ وَمَا يَنطِقُ عَنِ ٱلۡهَوَىٰٓ ۝٣ إِنۡ هُوَ إِلَّا وَحۡيٞ يُوحَىٰ ۝٤ ﴾ ، وما عداه من الطب فناقص وذلك لإعتماد البشر في طبهم على التجربة المحضة وعقولهم القاصرة في فهم ما ينفع ويداوي الإنسان ، إن الـلـه تعالى الذي خلق الأنسان هو وحده القادر أن يبرأه من المرض بالطريقة الصحيحة الخالية من الأضرار قال تعالى ﴿ أَلَا يَعۡلَمُ مَنۡ خَلَقَ وَهُوَ ٱللَّطِيفُ ٱلۡخَبِيرُ ۝١٤ ﴾ ..

قال الامام ابن قيم الجوزية رحمه الـلـه تعالى: وليس طبه ﷺ كطب الأطباء ، فان طب النبي ﷺ متيقن قطعي إلهي ، صادر عن الوحي ، ومشكاة النبوة ، وكمال العقل. وطب غيره ، أكثره حدس وظنون ، وتجارب ، ولا ينكر عدم انتفاع كثير من المرضى بطب النبوة، فإنه إنما ينتفع به من تلقاه بالقبول ، واعتقاد الشفاء به ، وكمال التلقي له بالإيمان والإذعان ، فهذا القرآن الذي هو شفاء لما في الصدور – لإن لم يتلق هذا التلقي – لم يحصل

به شفاء الصدور من أدوائها ، بل لا يزيد المنافقين إلا رجسا إلى رجسهم ، ومرضا إلى مرضهم ، وأين يقع طب الأبدان منه ، فطب النبوة لا يناسب إلا الأبدان الطيبة ، كما أن شفاء القرآن لا يناسب إلا الأرواح الطيبة والقلوب الحية ، فاعراض الناس عن طب النبوة كاعراضهم عن الإستشفاء بالقرآن الذي هو الشفاء النافع ، وليس ذلك لقصور في الدواء ، ولكن لخبث الطبيعة ، وفساد المحل ، وعدم قبوله... ولقد اعترض بعض العلماء ، ومنهم ابن خلدون وتبعه بعض الكتاب المعاصرين بأن أقوال الرسول ﷺ في الطب هي من باب المشورة لا من باب التشريع. واستدلوا بقوله ﷺ :(**أنتم أعلم بأمر دنياكم**)، وجعلوا الطب من الصناعات التجريبية وأنه من الأمور التي ليس للتشريع فيها مجال، وهذا واضح البطلان ، لأن ما ورد في القرآن والسنة الصحيحة هو تشريع لا شك ، ولا حجة للمكابر في ذلك ، إلا ما كان من القصص أو الأخبار التي سيقت للموعظة والإعتبار ولكنها مع ذلك لا تخلو من حكم وأهداف أخرى.

أثبت علميا أن أنسب وقت لإجراء الحجامة هو شهري نيسان وأيار أي عندما يميل الجو إلى الدفء في الربيع، ولا يمكن تطبيقها في فصل الصيف بسبب ارتفاع درجة الحرارة التي تجعل الدم أكثر ميوعة ويتحرك بسرعة وسهولة في الأوعية الدموية، وهذا يعرقل تجمع الكريات الهرمة والشوائب في منطقة الكاهل. ويجب أن تكون الحجامة على الريق قبل أن يدخل الجسم أي طعام أو شراب لأن الطعام ينشط جهاز الهضم وبالتالي الدورة الدموية فتتحرك الرواكد التي تجمعت خلال النوم. ويجب أن يكون المريض قد أخذ قسطا من النوم لا يقل عن 9 ساعات، وأن يكون ممتنعا عن منتجات الألبان مدة 24 ساعة. ويجب عدم إجرائها للذكور دون سن 22 عاما أو الإناث اللواتي لم يبلغن سن اليأس بعد أي لم تنقطع عنهن الدورة الشهرية بعد. ويرى الأطباء أن الحجامة بشكلها العلمي المدروس كي لا تخلف آثارا سلبية .. أما فوائدها فهي تعالج أمراض الرطانات المختلفة، الشلل، أمراض القلب المتعددة، الشقيقة، الروماتيزم، التهاب الكبد، الربو، العقم عند الرجال، مرض الناعور المستعصي، الأكزيما.. كما وجد أن فور إجراء الحجامة يختفي الألم مباشرة وخاصة آلام الشقيقة والربو والأمراض الصدرية والعصبية[1].

وإذا ما عدنا للأحاديث فإننا نجد سبقا نبويا لما توصل له الطب الحديث من أمر الحجانة. فقد ذكرت الأحاديث أن أيام الحجامة الأكثر فعالية هي السابع عشر والتاسع عشر والحادي والعشرين من كل شهر قمري لأن العرب تتعامل مع الأشهر القمرية. وهذا لعمري العجب العجاب، فقد أثبت علماء الفلك أن دورة القمر عند بلوغه البدر يوم الرابع عشر منه يؤثر على كل سوائل الأرض من بحار وأنهار فيحصل المد ومن سوائل حياتية من

(1) موسوعة الإعجاز العلمي في الحديث النبوي الشريف، عبد الرحيم مارديني، ص200-202.

دم وهرمونات وإنزيمات وغير ذلك فتزداد التأثيرات الشهوانية من قتل وجنس وغير ذلك عند الإنسان والحيوان كما تتصاعد موجات الكآبة والإحباط أو النشوة عند الكثيرين. لذلك فإن الحجامة عند حالة الفوران تلك تؤدي إلى خروج دم كثير قد يودي بحياة الناس، كما وأن دورة حياة الكريات الحمر في الإنسان من نخاع العظم مرورا بالكبد وانتهاء بالطحال تبين أن أنسب وقت للتخلص من الفاسد منها هو تلك الفترة التي حددها المصطفى الذي لا ينطق عن الهوى صلوات ربي عليه وآله وسلم تسليما كثيرا. أما قوله ﷺ بالحجامة على الريق فهو ما أثبته الطب الحديث من أن أية جراحة يفضل أن تكون على ريق أي امتناع الشخص عن الأكل قبيل إجراء العملية مخافة حصول مضاعفات لا يحمد عقباها. وأما تحديد فصل الاعتدال الحراري لإجراء الحجامة أي شهري نيسان وأيار فإن هذا الأمر قد يكون غير موجود في مكة والمدينة أو جزيرة العرب عموما إذا ما علمنا أن الجو هناك يظل حارا أغلب أشهر السنة. وأما تحديده أيام (الإثنين والثلاثاء والخميس) ونهيه عن غيرها فهو ما يجب البحث فيه لمعرفة أسراره الخفية، و اللـه ورسوله أعلم.

أصبحت الحجامة الآن تقنية طبية وعلاجية عالمية، وقد افتتحت عدة عيادات في أنحاء العالم لأغراض التداوي وإجراء البحوث بهذه التقنية الطبية النبوية. وعلى سبيل المثال لا الحصر قام مجموعة من المختصين الألمان في الحجامة الانزلاقية بدهن الظهر بزيت الزيتون ثم قاموا بإمرار الأكواب على الظهر مسحا إلى حين الوصول إلى المنطقة التي أعطت ازرقاقا في الجلد، عندها قاموا بالتشريط لتنفيس الدم فحصلوا على نتائج رائعة مفادها أن 90% من الألم المفصلي والعضلي قد أزيل.

هنا تجدر الإشارة إلى أن عمليات الحجامة يجب أن يقرها ويوصي بها ويقوم بإجرائها أطباء متخصصون متمرسون بهذه التقنية وليس أناس مدعون لئلا تكون النتائج عكسية.

لو تدبرنا هذه الأحاديث لوجدنا أنها تعطي منهاجا طبيا شاملا لأنها تتحدث عن أفضل ما يمكن للمرء أن يتداوى به، فالحجامة مثلا علاج جراحي بسيط له نتائج مهمة على صعيد تنشيط الجسم وتقوية أجهزته بل وحتى إعادة تنظيم الطاقة بداخله، والمشي كما جاء في الحديث الثالث علاج أثبت الطب الحديث أن لا غنى لكل إنسان عنه فهو علاج فيزيائي، وأما السعوط فهو الدواء الذي يصب بالأنف كما جاء في مختار صحاح الرازي، وأما العلاج الدوائي فهو ما ذكرنا من العسل والحبة السوداء والماء، وأما العلاج الشعاعي فهو العلاج بالشمس، وأما العلاج الغذائي فهو ما ذكرنا في أمور الغذاء الصحي. وأما العلاج النفسي المتمثل بسماع القرآن الكريم والذكر فكما فصلنا في بداية الكتاب، والصلاة فعلاج نفسي وفيزيائي فضلا عن كونها عبادة، ولم ينس الإسلام الذوق وأثره في الصحة فسن كل الآداب المتعلقة بالذوق السليم وهو ما يعرف اليوم بلغة الغرب بالإيتيكيت،

ولعل العطور أحد هذه الأمور[1].

الحجامة..اكتشاف عربي يغزو العالم:

لا يمكن القول إلا أن فتحا طبيا جديدا صار يلوح في الأفق على المستوى العالمي، بعد أن بدأ الأستاذ الباحث عبد القادر الديراني مع مجموعة من كبار الأطباء في جامعة دمشق بتحقيق مؤلفات العلامة العربي الكبير محمد أمين شيخو، وتحديدا ما تعلق منها بعملية الحجامة الطبية الجراحية البسيطة. الدواء العجيب الذي شفى من مرض القلب القاتل والشلل والناعور والشقيقة والعقم والسرطان، للعلامة العربي السوري محمد أمين شيخو.

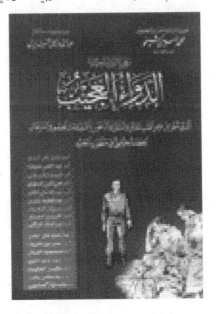

غلاف كتاب الدواء العجيب للعلامة محمد أمين شيخو

منذ أكثر من أربعين عاما قام العلامة محمد أمين شيخو باكتشاف عملية الحجامة على وجهها العلمي والطبي الحقيقي من خلال الأحاديث النبوية الشريفة، فبين مواقيتها السنوية والفصلية واليومية وشروط تعاطيها على الأسس العلمية التي لا تخطئ من أنها تؤخذ على الريق ولا ينبغي تناول مشتقات الحليب طيلة يوم الحجامة، وحتمية مكانها في منطقة الكاهل وما إلى ذلك.. وبتطبيقها ظهرت بأنها علاج هذا العصر الشافي، فهي موسوعة طبية حوت طبا بكامله

(1) عن كتابنا (الطب) ضمن سلسلة (ومضات إعجازية للقرآن والسنة النبوية) الصادر عن دار الكتب العلمية ببيروت.

بضربة مشرط.. فقد استطاعت الحجامة أن تهز عروش أمراض ظلت مستعصية ومستحيلة الشفاء، فكان النجاح منقطع النظير لم يسبق لعلاج طبي أو دواء في العالم أن حققه، وخصوصا عندما يتم الحديث عن أمراض مثل السرطانات والشلل والناعور والقلب القاتل والشقيقة والسكري والضعف الجنسي وغيرها، إلى الدرجة التي بدأت المراكز الدولية الاهتمام بهذا الكشف بعد أيام قليلة من إعلان نتائجه الطبية والمخبرية حتى وصل الأمر إلى أطباء القصر الملكي البريطاني الذين أبدوا اهتماما كبيرا بهذا البحث الطبي وجرت اتصالات بينهم وبين الباحث عبد القادر الديراني والفريق الطبي السوري للتعرف على الطريقة التي يمكن بها علاج مرض الناعور الوراثي (الهيموفيليا) المتفشي في الأسرة المالكة البريطانية، نظرا لما تحقق من نتائج باهرة على مستوى هذا المرض. وهذا ما صرحت به إذاعة لندن الرسمية BBC في نشراتها الأخبارية الرسمية. كما حضر وفد ياباني إلى سورية من أجل هذا الحدث الطبي العظيم.. أما الحكومة السويدية فقد طلبت رسميا من الحكومة السورية كتاب الحجامة وكافة علوم العلامة العربي السوري محمد أمين شيخو... وكذلك القصر الملكي السعودي أبدى بالغ الاهتمام بهذا الفن الطبي، وأرسل القصر الملكي السعودي مراسل صحيفة الرياض الشهيرة في دمشق لعقد مجلس صحفي للإطلاع العلمي الطبي الموثوق عن مضمون وفعالية هذا الدواء والتقصي واستلام التحاليل الطبية المخبرية والسريرية، ومقابلة مرضى الشلل والسرطان والناعور والتليف الكبدي وغيرها من الأمراض التي تم شفاؤهم شفاء تاما.

كما تناولت هذا الكشف الطبي الأوساط الطبية وأساطين الطب ووكالات الأنباء والإذاعات العربية والأجنبية والفضائيات العالمية بالعرفان بهذا الفضل وبثه وإذاعته على الناس كافة.. هذا وقد كانت النتائج الإيجابية على مستوى القطر السوري بأجمعه "مدنه وقراه" لمن تعاطوا الحجامة وما أكثرهم؛ مفيدة، ولم ينتج عنها أي ضرر على الإطلاق، وهذا العلاج الناجع لم يماثله أبدا أي علاج طبي.

وقد كتبت عن الموضوع كبريات الصحف والمجلات العربية والعالمية، فقد قامت وكالات الأنباء والصحف العربية والعالمية بإذاعة نبأ حول دراسة طبية سورية هامة قام بها الباحث عبد القادر يحيى الشهير بالديراني بالتعاون مع فريق طبي سوري كبير مؤلف من أكثر من (25) أستاذا في جامعة دمشق من اختصاصات مختلفة، بهدف إثبات جدوى وفائدة الفن العلاجي الجراحي البسيط المسمى (الحجامة)، وذلك اعتمادا على القواعد العلمية الدقيقة التي اكتشفها العلامة الدمشقي محمد أمين شيخو... لقد أثبتت الحجامة بقوانينها العلمية الصحيحة نجاحا كبيرا هز عروش الكثير من الأمراض المعضلة التي وقف أمامها الطب العصري عاجزا كالسرطان والشلل والناعور وأمراض القلب والعقم والشقيقة وغيرها كثير، والتي أبدت بالحجامة شفاء أو تحسنا كبيرا إلى الدرجة التي دفعت أفراد القصر الملكي البريطاني إلى الاهتمام بهذه الطريقة العلاجية لمعالجة مرض الناعور الوراثي

(الهيموفيليا) الذي يعانون منه.

وقد صدر في الآونة الأخيرة عن دار نور البشير بدمشق المرجع العلمي الطبي لأبحاث الحجامة للعلامة العربي السوري محمد أمين شيخو والمسمى بـ (الدواء العجيب الذي شفى من مرض القلب القاتل والشلل والناعور والشقيقة والعقم والسرطان)، وقد قام بتحقيق وجمع هذا الكتاب الباحث عبد القادر يحيى الشهير بالديراني وأشرف عليه طبيا أعضاء الفريق الطبي السوري المشارك في هذه الأبحاث.

تنبيهات هامة: عموما لا يوجد مانع أو مرض يمنع من عمل الحجامة ذلك لقوله ﷺ: (**إن في الحجم شفاء**) (متفق عليه) حتى مرضى الناعور ومرضى السكر لايمنعون من الحجامة، إذ أن الحجامة لهما شفاء.. ولكن تراعى بعض القواعد المهمة في ذلك منها:

قبل الحجامة يجب مراعاة الآتي:

- ان لايكون في حالة شبع أي على الأقل ان يكون امتنع عن الاكل لمدة ثلاث ساعات ولا جوع.
- وان لا يكون خائفا.
- وان لا يكون مريضا بالقلب (يستعمل جهاز لتنظيم ضربات القلب).
- ان لايكون مريضا بالفشل الكلوي (يقوم بعملية الغسيل).
- ان لا تكون حرارته مرتفعة أو ان يكون يشعر بالبرودة.
- ان يدلي بالعملومات الكاملة عن حالته الصحية بكل دقة فلكل مريض معاملة خاصة تناسب حالته.

أما بعد الحجامة فيجب

- ان يدفئ نفسه جيدا.
- ان لا يبذل أي مجهود ويرتاح على الأقل مدة أربع وعشرين ساعة.
- ان لا يستحم لمدة يوم وليلة الا عند الضرورة في جو دافىء .
- يجب ان يمتنع عن أكل مشتقات الحليب والأكلات الدسمة لمدة اربع وعشرين ساعة .

يجب على كل محتجم أي يحتجم بأدواته الخاصة.. وللحجامة هدفان لا ثالث لهما:

1. وقائية وهي تعمل بدون ان يحس الشخص بمرض معين وهي تقي بإذن الله من الأمراض مثل الشلل والجلطات وغيرها ويفضل عملها سنويا على الأقل.
2. علاجية وهي تكون لسبب مرضي فهناك العديد من الأمراض التي عولجت بالحجامة مثل الصداع المزمن وخدر وتنميل الأكتاف وآلام الركبتين والنحافة وآلام الرماتزمية والبواسير وعرق النسا وحساسية الطعام وكثرة النوم

وغيرها العديد من الأمراض المزمنه مثل الشلل بسبب الجلطة الدموية والتخلف العقلي.

وللحجامة مستحبات بينتها السنة المطهرة كما أسلفنا في الأحاديث أعلاه، منها مثلا: عن ابن عمر رضي الـلـه عنه قال ، قال رسول الـلـه ﷺ: (**الحجامة على الريق أمثل....**) (صحيح الجامع 3169).. يدل هذا الحديث الشريف على استحباب عمل الحجامة على معدة خالية ولا يشترط أن تكون في الصباح لأن المقصود بالريق هنا حالة المعدة وليس الوقت.

أما ادوات الحجامة الحديثة فهي:

اولا - كؤوس الهواء وهي عبارة عن كاسات خاصة بالحجامة تحتوي على بلف في اسفلها لسحب وتفريغ الهواء وهي تأتي في حقيبة خاصة بالاضافة للمكبس الذي يسحب الهواء من الكؤوس.

ثانيا - المشارط وهي تأتي بأحجام مختلفة بما يقارب خمسة عشر نوعا حسب سن المحتجم.

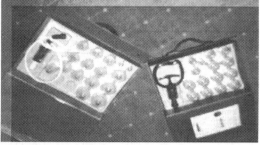

ادوات التعقيم للجرح: وهي المعرفة طبيا مثل الديتول والمسحات الطبية والقطن الطبي وبخاخ الجروح بالاضافة للزيت الطبيعي الذي يطري الجروح وشاش وبولستر طبي.

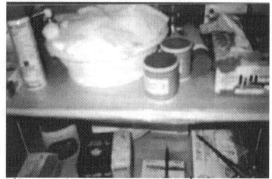

ادوات تعقيم الكاسات: إن أحدث ماتوصل له العلم في تعقيم الكاسات وبطريقة

سهلة وحديثة أولا بعد الانتهاء من استعمال كاسات الحجامة تغمس بمادة البودي دكس الكيميائية لمدة 5 إلى 10 دقائق لإذابة الدم من الكاسات وتسعمل لمرة واحدة فقط فلكل كاسات جديدة توضع كمية من المادة جديدة ثم توضع في المادة المعقمة وهي مادة كميائية خاصة بتعقيم الكاسات وهي مادة الكورسولكس لمدة 45 دقيقة إلى ساعة ثم تكون جاهزة للإستعمال مرة أخرى.

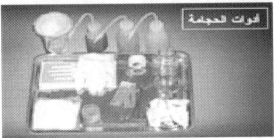

أدوات الحجامة البسيطة

- كؤوس الحجامة وهي المعروفة بـ (كاسات الهواء)، مصنوعة من الزجاج اليدوي ومتوفرة بالأسواق.
- معقمات طبية للجروح السطحية.
- قنديل أو شمعة.
- أقماع ورقية سهلة الاشتعال.
- قفازات طبية معقمة.
- شفرات طبية معقمة تماما.
- علبة من القطن والشاش الطبي المعقم.

آلية عمل كأس الحجامة أو ما يعرف بكاسات الهواء

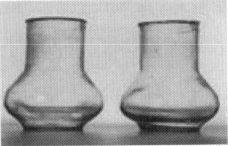

تعمل الحجامة على إحداث نوع من الاحتقان الدموي في منطقة الكاهل من الجسم باستعمال كؤوس خاصة مصنوعة من الزجاج تعرف بإسم (كاسات الهواء) ذات بطن منتفخ ثم عنق متطاول قليلا بقطر أصغر من البطن ينتهي بفتحة مستديرة منتظمة.

وقديما كانت هذه الكؤوس متخذة من القرون المجوفة لبعض الحيوانات أو مصنوعة

من عيدان النباتات الصلبة المجوفة مثل أغصان خشب البامبو (عند أهل الصين)، وقد تطورت فيما بعد إلى كؤوس مصنوعة من الزجاج اليدوي لسهولة تنظيفها وتعقيمها وشفافيتها التي تسمح للحجام برؤية الدماء المستخرجة من المحجوم.

نقوم بحرق قطعة ورقية مخروطية الشكل، أي بشكل قمع ويفضل أن تكون من أوراق الجرائد لسهولة اشتعالها بحجم يستطاع إدخاله في فوهة الكأس المستخدم.

بعد إدخال المخروط المشتعل داخل الكأس نلصق فوهة الكأس مباشرة على أسفل لوح الكتف (الكاهل) فيقوم المخروط الورقي المشتعل هذا بحرق جزء كبير من الهواء داخل الكأس وهذا يحدث انخفاضا في الضغط فيمتص الجلد ويجذبه من فوهة الكأس قليلا ليعدل هذا الإنخفاض الحاصل في الكأس ونتيجة لذلك يظهر **احتقان دموي موضعي**، إن هذا الجذب للجلد وهذه الحرارة المرتفعة قليلا داخل الكأس تحدث توسعا وعائيا سطحيا في منطقة الكاهل المثبت عليها كأسا الحجامة، حيث يخضع الدم أيضا للجذب فيزداد توارده لهذه المنطقة، ويساهم بقاء الكأس مدة كافية جاذبا للجلد بمنع اشتراك الدم المتجمع في الدورة الدموية نوعا ما. بعدها يقوم الحجام بتشطيبات سطحية لهذه المنطقة المحتقنة من الجلد (بعد نزع الكأس) بطرف شفرة حادة معقمة.. طبعا مع مراعاة كامل شروط عملية الحجامة الأخرى من حيث التوقيت والعمر والوضع الفيزيولوجي للجسم كما مرت في الأوراق السابقة التي أرسلت لكم.

الابحاث والدراسات حول الحجامة:

إن السبب الحقيقي لمعظم الأمراض هو تبيغ الدم وهيجانه ، عن انس بن مالك رضي الله عنه قال، قال رسول الله ﷺ: (**إذا هاج بأحدكم الدم فليحتجم ، فإن الدم إذا تبيغ بصاحبه يقتله**)، (الصحيحة 2747) .. (البيغ): هو ثوران الدم.. أي عندما يتبيغ الدم ويهيج فانه سوف يتسبب في أسوأ درجاته في قتل صاحبه بالأمراض القاتلة وفي درجاته الأدنى سيسبب الأمراض المختلفة البسيطة منها والمتوسطة. والدليل على ذلك أنه ﷺ أوتي جوامع الكلم فعندما يحذرنا من حدوث الأعلى فالأدنى أولى. ان ما نراه اليوم من انتشار للأمراض المختلفة هو نتيجة تركنا لهذه السنة العلاجية والوقائية العظيمة.

تعالج الحجامة عدة أمراض للرجال والنساء على حد سواء.. فهي تعالج للرجال أمراض الروماتيزم، أملاح القدم، عرق النسا، آلام الظهر، آلام الرقبة والآكتاف، ضعف المناعة، البواسير، الكحة المزمنة وأمراض الرئة، المعدة والقرحة، التبول اللاإرادي، التهاب فم المعدة، حساسية الطعام، قرح الساقين والفخذين والحكة بالالية، الصداع، عدم النطق..

أما أمراض النساء التي تعالجها الحجامة فمن أهمها : انقطاع الدورة الشهرية، لتنشيط المبايض، فضلاعن الأمراض السابقة للرجال نفسها.

لقد كشفت العديد من الأبحاث والدراسات التي اجريت حول الحجامة ان لها فوائد عظيمة يجهلها الكثير من الناس ، فقد اجرى الحجامة فريق طبي من خمسة عشر طبيبا من كلية الطب بجامعة دمشق لأكثر من ثلاثمائة شخص اعتمد على اخذ عينات من الدم الوريدي قبل وبعد الحجامة ، وبعد اخضاع هذه العينات لدراسة مخبرية كاملة تم التوصل إلى نتائج مذهلة ، لوحظ فيها اعتدال في ضغط الدم ، والنبض وانخفاض في كمية السكر في الدم ، وارتفاع عدد كريات الدم الحمراء بكشل طبيعي وارتفاع عدد كريات الدم البيضاء وزيادة الصفائح الدموية ، كما لوحظ اعتدال شوارد الحديد بالدم وانخفاض الكولسترول عند الاشخاص المصابين في ارتفاعة.

والحجامة التي تركها الكثير من الناس وقللوا من أهميتها وفوائدها فهي الآن تدرس في الجامعات الأوربية ولها العديد من المراكز المتخصصة .. يقول الدكتور علي رمضان في مقال له في مجلة صحتك العدد الحادي والعشرين ، إن الحجامة تنفع كثيرا بإذن الله تعالى في الحالات الآتية :

1. حالات الصداع المزمن الذي فشلت معه الوسائل الأخرى .
2. حالات آلالام الروماتيزمية المختلفة خاصة آلام الرقبة والظهر والساقين.
3. بعض حالات تيبس أو تورم المفاصل المختلفة .
4. الآلام والحرقان الموجود في الأطراف خاصة مرضى السكر .
5. الضغط المرتفع .
6. بعض الحالات النفسية وحالات الشلل .
7. وقد وجد بعض المعالجين بالقرآن الكريم أن قراءة القرآن أثناء الحجامة تساعد الكثير من المرضى .
8. آلام الظهر والمفاصل والنقرس وأمراض البطن " إمساك ، عسر هضم ، عدم شهية ".
9. الأرق والاكتئاب والتوترالعصبي.
10. أمراض النساء مثل تأخر الحمل بسبب ضعف في المبايض أو تكيسها وكذلك عدم انتظام الدورة الشهرية وآلآم الدورة الشهرية ومغص الدورة .

الحجامة عالجت علي سبيل المثال لا على سبيل الحصر: أمراض الدم، النقرس، ضغط الدم، السكر، أمراض القلب، الكبد، الكلية، السرطان، العقم، الضعف الجنسي، الجلطات والرومانتيزم، آلام الركبة والرأس، الديسك، الريو،البواسير، أمراض العين والأذن، الأمراض الجلدية، الإكتئاب، الخمول، أمراض النساء، الصرع، السحر...الخ.. الحجامة أثناء الحمل للمرأة تنفعها من التقلبات النفسية والتقيء وسلس البول والسقط المزمن وتثبت لها الجنين وتعالجه إن اعترض، حتى الولادة لها تكون سهلة وخفيفة.

جاء في كتاب الفواكه الدواني على رسالة ابن أبي زيد القيرواني في باب حكم التعالج (فوائد تتعلق بالحجامة) منها : أنه يستحب لمن أراد الحجامة أن لا يقرب النساء قبل ذلك بيوم وليلة وبعده كذلك , ومثل الحجامة في ذلك الفصادة . ومنها : أنه إذا أراد الحجامة في الغد يستحب له أن يتعشى في ذلك اليوم عند العصر , وإذا كان به مرة بكسر الميم فليذق شيئا قبل حجامته خيفة أن يغلب على عقله , ولا ينبغي له دخول الحمام في يومه ذلك . ومنها : أنه ينبغي أن لا يأكل مالحا إثر الحجامة فإنه يخاف منه القروح والجرب , نعم يستحب له إثرها الحلو ليسكن ما به ثم يحسو شيئا من المرقة ويتناول شيئا من الحلو إن قدر , وينبغي له ترك اللبن بسائر أصنافه ولو رائبا , ويقلل شرب الماء في يومه . ومنها : اجتناب الحجامة في نقرة القفا لما قيل من أنها تورث النسيان , والنافعة في وسط الرأس لما روي عنه عليه الصلاة والسلام أنه قال : { إنها في هذا المحل نافعة من وجع الرأس والأضراس والنعاس والبرص والجذام والجنون } ولا تنبغي المداومة عليها لأنها تضر . ومنها : أنه يستحب ترك الحجامة في زمن شدة الحر في الصيف , ومثله شدة البرد في الشتاء , وأحسن زمانها الربيع , وخير أوقاتها من الشهر عند أخذه في النقصان قبل انتهاء آخره .

وقد حدد أبوالقاسم خلف الزهراوي المتوفي سنة 404هـ في "كتابه التصريف لمن عجز عن التأليف" مواضع الحجامة بقوله والمحاجم التي تستعمل بالشرط وإخراج الدم له أربعة عشر موضعا من الجسم أحدها محاجم الفقرة وهو مؤخر الرأس والكاهل وهو وسط القفاء ومحاجم الأخدعين وهما صفحتا العنق من الجانبين جميعا ومحاجم الزمن وهو تحت الفك الأسفل من الفم ومحاجم الكتفين ومحاجم العصعص على عجب الذنب ومحاجم الزندين وهما وسط الذراعين ومحاجم الساقين ومحاجم العرقوبين ثم شرح الأمراض المختلفة التي تعالجها الحجامة وأنها مرتبطة بمواقع الحجامة فمثلا يقول عن حجامة الأخدعين إنها تنفع من الأوجاع الحادثة في الرأس والرمد والشقيقة والخناق ووجع أصول الاسنان وعن حجامة العصعص يقول انها تنفع من بواسير المقعدة وقروح الأسفل ثم تسير في نفس الفصل إلى كيفية الحجامة فيقول إن المحجمة "أداة الحجامة" توقع أولا فارغة وتمص مصا معتدلا ولا يطال وضع المحاجم وإنما توضع سريعا وتنزع سريعا لتتقبل الأخلاط إلى الموضع إقبالا مستويا ويكرر ذلك ويوالي حتى يرى الموضع وقد احمر وانتفخ وظهرت حمرة الدم فحينئذ يشرط ويعاود المص رويدا رويدا ثم ينظر في حال الأبدان فمن كان من الناس رخص اللحم متخلخل المسام فيشرط شرطة واحدة لا غير لئلا يتقرح الموضع ويوسع الشرط ويعمق قليلا ويعاد المص في رفق وتحريك لطيف فإن كان في الدم غلظ فيشرط مرتين في المرة الأول لفتح طريق لطيف الدم ومائيته وأما الثانية فلاستقصاء إخراج الدم الخليط وإن كان الدم الغليظ عكرا جدا فيكرر الشرط مرة ثالثة لتبلغ الغاية، ويصف الحد المعتدل في الشرط العميق بأنه

عمق الجلد فقط." نقلا عن جريد الرياض الاثنين 16 صفر 1423 العدد 12362 "
والحقيقة أن فوائد الحجامة أكثر مما ذكر ، والذي له معرفة في اللغة الإنجليزية فليبحث في الإنترنت عن كلمة cupping في عدة مواقع ليرى أقوال الباحثين في فوائد الحجامة .

تكرار الحجامة : أهمية تكرار الدواء إذا لم يحصل الشفاء: عن أبي سعيد الخدري - رضي الله عنه- أن رجلا أتى النبي ﷺ فقال: إن أخي استطلق بطنه ، فقال اسقه عسلا ، فسقاه ، ثم أتاه الثانية ، فقال: اسقه عسلا ، ثم أتاه الثالثة ، فقال: اسقه عسلا ، فقال: قد سقيته فلم يزده إلا استطلاقا ، فقال صدق الله ، وكذب بطن أخيك ، اسقه عسلا ، فسقاه فبرأ.

قال الإمام ابن قيم الجوزية رحمه الله تعالى :(وفي تكرار سقيه العسل معنى طبي بديع ، وهو أن الدواء يجب أن يكون له مقدار ، وكمية بحسب حال الداء ، إن قصر عنه، لم يزله بالكلية ، وإن جاوزه . أوهى القوى ، فأحدث ضررا آخر ، فلما أمره أن يسقيه العسل ، سقاه مقدارا لا يفي بمقاومة الداء ، ولا يبلغ الغرض ، فلما أخبره ، علم أن الذي سقاه لا يبلغ مقدار الحاجة ، فلما تكرر تردداه إلى النبي ﷺ، أكد عليه المعاودة ليصل إلى المقدار المقاوم للداء ، فلما تكررت الشربات بحسب مادة الداء ، برأ ، بإذن الله ، واعتبار مقادير الأدوية ، وكيفياتها ، ومقدار قوة المرض من أكبر قواعد الطب .. وفي قوله ﷺ: "صدق الله وكذب بطن أخيك" ، إشارة إلى تحقيق نفع هذا الدواء ، وأن بقاء الداء ليس لقصور الدواء في نفسه ، ولكن لكذب البطن ، وكثرة المادة الفاسدة فيه ، فأمره بتكرار الدواء لكثرة المادة. (زاد المعاد(35/4)).

هناك أمراض تشفى بإذن الله من أول مرة واخرى تشفى بعد عدة مرات وكل شخص يختلف عن الآخر بسرعة الاستجابة للحجامة فهناك أشخاص يتحسن أو يشفى من أول مرة وآخر لا يتحسن الا بعد مرتين أو ثلاث، والشافي هو الله سبحانه وتعالى .. وبعد فهذه بعض الأمراض التي تعالج بالحجامة وليست كلها: هناك حالات شفيت بإذن الله تماما، وهناك حالات تحسنت ولله الحمد، وهناك حالات لم يكتب لها الله الشفاء، فكل شيء بيد الله المرض والشفاء، هذا وأسال الله العلي القدير الشفاء لمرضانا ومرضى المسلمين إنه ولي ذلك والقادر عليه.

مفاهيم خاطئة عن الحجامة: ربما يعتقد الكثير أن الحجامة وقائية فقط بل والبعض يرى أنها طريقة قديمة غير مفيدة فهذا فهم خاطئ، فالحجامة مفيدة وقائية كانت أو علاجية فهي عالجت العديد من الأمراض التي يشكو منها الكثير من الناس مثل الصداع المزمن وخدر اليد والاكتاف وآلام الظهر والبواسير وغيرها الكثير بل عالجت وتحسن بعض ممن اصيبوا بالشلل النصفي والدليل على أهمية الحجامة اتجهت الكليات والمعاهد لإدخال

مادة الحجامة في مناهجها لما رأوا فيها من الفوائد الجمة وأصبحت تدرس مع مواد الطب البديل بل ومن أهمها.. ويتخوف الكثير من عمل الحجامة فلا يوجد مجال للخوف إذا اجريت بطريقة سليمة نظيفة فبإمكان الشخص يقرأ في كتاب أو جريدة وهو يحتجم لدرجة انه لا يشعر بعمل الحجامة إلا الشيء اليسير الذي لا يكاد يذكر خصوصا بوسائل الحجامة الحديثة حتى لو افترضنا أن الانسان لم يستفد من الحجامة لمرض به فهو مستفيد من ناحية تنقية دمه من الاخلاط وكريات الدم الهرمة التي تعيق تدفق الدم لخلايا الاعضاء وتعتبر أيضا وقائية له ومن الأشياء المهمة في هذا المجال أن الحجامة ليس لها آثار جانبية على الإطلاق كما للأدوية الحديثة التي لا بد ان تترك في الجسم بعض السموم حتى لواستفاد منها الانسان .

كفى بالحجامة فضلا وفائدة:قول نبي الإسلام محمد بن عبد الله ﷺوالذي زكاه، وأثنى عليه ربه في كتابه الكريم، فقال جل وعلا: ﴿ وَٱلنَّجْمِ إِذَا هَوَىٰ ۝١ مَا ضَلَّ صَاحِبُكُمْ وَمَا غَوَىٰ ۝٢ وَمَا يَنطِقُ عَنِ ٱلْهَوَىٰٓ ۝٣ إِنْ هُوَ إِلَّا وَحْيٌ يُوحَىٰ ۝٤ ﴾ [سورة النجم:آية:1-4] ... فقد ثبت عنه ﷺ في صحيح الأخبار أنه قال: ((**إن كان في شيء من أدويتكم خير،ففي شرطة محجم،أو شربة عسل، أو لذعة بنار توافق الداء،وما أحب أن أكتوي**)) ... وثبت في المسند، وسنن أبي داود،وابن ماجة، ومستدرك الحاكم عن أبي هريرة رضي الله عنه أن رسول الله ﷺ قال : ((**إن كان في شيء مما تداويتم به خير فالحجامة**)) ... وأخرج البخاري في الصحيح، وابن ماجة في السنن، وأحمد في المسند عن ابن عباس رضي الله عنهما عن النبي ﷺقال: ((**الشفاء في ثلاثة : شربة عسل ، وشرطة محجم ، وكية نار، وأنهى أمتي عن الكي**)) .. وفي الصحيحين من طريق حميد الطويل عن أنس رضي الله عنه : أنه سئل عن أجرة الحجام، فقال : احتجم رسول الله ﷺ،حجمه أبو طيبة، وأعطاه صاعين من طعام ، وكلم مواليه فخففوا عنه، وقال : ((**إن أمثل ما تداويتم به الحجامة ، والقسط البحري**)).. وأخرج البخاري ومسلم من حديث جابر بن عبد الله رضي الله عنه قال: سمعت رسول الله ﷺيقول **إن فيه شفاء**. (يعني الحجامة).

أخرج أحمد في المسند، والترمذي، وابن ماجة في السنن،والحاكم في المستدرك عن ابن عباس - رضي الله عنهما-، قال : قال رسول الله ﷺ: ((**ما مررت بملأ من الملائكة ليلة أسري بي إلا كلهم يقول لي : عليك يا محمد بالحجامة**)).. الحديث:حسنه الترمذي،وقال الحاكم : صحيح الإسناد،وقال الإمام الألباني في صحيح الترغيب (352/3) : صحيح لغيره ...

وأخرج الترمذي عن ابن مسعود - رضي الله عنه-، قال: حدث رسول الله ﷺعن ليلة أسري به أنه: ((**لم يمر بملأ من الملائكة إلا أمروه : أن مر أمتك بالحجامة**))... وأخرجه ابن ماجة من حديث أنس رضي الله عنه. والحديث بمجموع

طرقه يرقى إلى درجة الصحة،وانظر: السلسلة الصحيحة (رقم:2264) ، وصحيح الترغيب (352/3) ... وهذا الأمر من الملائكة الكرام:إنما هو أمر من اللـه جل في علاه ... ومما يدل على ذلك: أمرهم جميعا له ﷺ وتقريره لذلك، وظاهر الخبر أن الأمر من اللـه تعالى، إلا أن الأمر هنا:للمبالغة والتأكيد، وليس للوجوب كما ذكر ذلك أهل العلم-رحمهم اللـه. ثم إن في فعل الحجامة نوع تأس برسول اللـه صلى اللـه عليه وسلم.

فهذه الأحاديث التي عددناها آنفا وذكرنا بعضها هنا:حجة مسلمة الثبوت لا نقاش فيها،كيف لا،ونبينا ﷺ تحثه ملائكة الرحمن-حين أسري به- على استعمال الحجامة،بل وتأمره عليه الصلاة والسلام :أن يأمر أمته بالحجامة؟! .

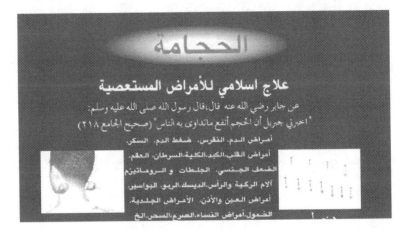

وأيضا فعل الحجامة ليس المقصود به حفظ الصحة الجسدية لا غير، بل للحجامة مقاصد إيمانية، منها: تهذيب النفس،وكبح جماحها، وتطهيرها من أدرانها،وجعلها تسير خاضعة لربها سبحانه جل وعلا،وهذه المقاصد: مطلب شرعي عظيم كما لا يخفى؟!. (كتاب ارشاد الأنام إلى فوائد الآحتجام ص 89-91 بتصرف). قال شيخ الإسلام ابن تيمية - رحمه اللـه- في مجموع الفتاوى (325/22) :(...فالإقتداء به يكون تارة في نوع الفعل ،وتارة في جنسه، فإنه قد يفعل الفعل لمعنى يعم ذلك النوع وغيره ،لا لمعنى يخصه، فيكون المشروع هو الأمر العام، مثال ذلك: احتجامه، فإن ذلك كان لحاجته إلى إخراج الدم الفاسد، ثم التأسي هل هو مخصوص بالحجامة، أو المقصود إخراج الدم على الوجه النافع ،ومعلوم أن التأسي هو المشروع)[1] .

(1) للاستفسار .. على البريد الالكتروني: farees9999@maktoob.com.. أو الاتصال على : 055390458.. أبو مساعد..... أو المجموعة السورية التي بينت تفاصيل الحجامة للعالم يمكن الاتصال بها على العنوان:

http://www.thingsnotsaid.org/media.htm.

الحجامة

علاج اسلامي للأمراض المستعصية

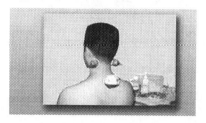

طريقة تطبيق عملية الحجامة:

يقوم الحجام بتحضير القصاصات الورقية قبل الحجامة ويلفها بشكل قمع مخروطي الشكل من أوراق الجرائد لسهولة اشتعالها.. وفي صباح يوم الحجامة:

1ـ يخلع الشخص الراغب بالاحتجام ملابسه العلوية ليبقى عاري الظهر بعد أن يدفأ المكان بمدفأة بحيث يصبح الجو دافئا (إن لم يكن دافئا). فالأفضل توفير الدفء المعتدل وليس الحر.

2ـ يجلس المحتجم جلسة عادية متربعا على رجليه أو حسب الوضع الذي يرتاح به جسمه، المهم أن يكون بوضعية جلوس بظهر منتصب نوعا ما.

3ـ يشعل الحجام الشمعة ويثبتها قريبا منه، ثم يرتدي القفازات الطبية المعقمة للبدء بالعمل.

4ـ بعد تعقيم المنطقة الجلدية جيدا يمسك الحجام كأسا من كؤوس الحجامة بيده اليمنى وبالأخرى يمسك مخروطا ورقيا ويشعله من الشمعة، ولما يصبح بأوج اشتعاله يدخله بسرعة داخل الكأس.. وبخفة وسرعة يثبت الكأس بمنطقة الكاهل بأحد الموضعين اليميني أو اليساري من المنطقة التي حددناها مسبقا (يحتاج العمل لخفة يد وسرعة يكتسبها الشخص من خلال الممارسة التجريبية، والعملية سهلة ويسيرة).

5 ـ ثم يمسك كأسا آخر وبنفس الطريقة يثبته بالموضع النظير للكأس الأول ويجب أن يتأكد من قوة تثبت الكأسين على الجسم وقوة شدهما للجلد، فإن لم يكن قويا يعيد تثبيت الكأس الضعيف الشد بنزعه وتفريغ ما بداخله من بقية الورقة المحروقة، ثم يعيد إشعال مخروط ورقي آخر ويدخله عند أوج اشتعاله بالكأس.

ملاحظات هامة:

- إن كان على ظهر المحجوم شعر في منطقة الحجامة، ليقم الحجام بإزالة الشعر بواسطة شفرة حلاقة في موضع الكأسين المتناظرين فقط ليكون تثبت الكأسين على الجسم جيدا، لأن الشعر لا يجعلهما بالتصاق تام مع الجلد مما يؤدي إلى تسرب الهواء وفشل عملية تثبيت الكأسين.

- يجب أن يحذر الحجام دائما أثناء انتظاره ليشتعل المخروط بأوج اشتعاله من تقريبه من فوهة الكأس لكي لا يسخنها فيؤذي ذلك الحرق جلد الظهر عند تثبيته عليه (حرقا بسيطا). ولدى إعادة العملية وعدم إجدائها (التثبيت غير القوي) فليغير الكأس بآخر فلربما العيب من الكأس (كون أنه مشعور فيسمح للهواء بالدخول، أو حافة فمه غير منتظمة تدخل الهواء من بينها وبين الجلد..).

المهم أن يكون شد الكأسين للجلد جيدا لنحصل على نتائج مفيدة للحجامة.

6ـ ينتظر الحجام (2ـ4) دقائق على الكأسين المثبتين بقوة على جسم المحجوم، ثم ينزع الأول منهما ويفرغه من بقايا الورقة المحروقة ويعيد تثبيته بإشعال مخروط ورقي جديد. وينزع الآخر بعد أن ثبت الأول ليعيد تثبيته ثانية وبسرعة قدر الإمكان لكي لا يذهب الدم المحتقن.

ملاحظة: عند نزع الكأس عن الجسم دائما نلجأ لمسكه بجعل بطنه في المنطقة بين الإبهام والسبابة ونضع اليد الأخرى على جسم المحجوم بالمنطقة الأعلى المجاورة تماما لفم الكأس ونضغط بها على الجلد بينما نشد الكأس الممسوك من بطنه للأسفل بحيث ننزع حافته العلوية أولا وتبقى السفلية مثبتة على الجسم. وعندما تبتعد الحافة العلوية للكأس عن الجلد ويتسرب الهواء للكأس عندها نبعده عن جسم المحجوم بسهولة.

7ـ بعد مضي (2ـ4) دقائق نعيد عملية النزع للكأسين والتثبيت ثانية (وهذه الإعادات (إعادتين) لكي لا يضعف شدهما مع الوقت).

8ـ خلال التثبيت الثالث (الأخير) للكأسين (طبعا إن رأى الحجام أن تثبيت الكأسين ضعيف ولم يكن بإمكانه أن يجعله أقوى يعيد التثبيت مرة رابعة) يقوم بتعقيم الشفرة الطبية جيدا، أو يكون قد عقمها مسبقا بوضعها منذ بداية عمله ضمن قطعة قطن مبللة بمحلول المعقم، ثم وبخفة وسرعة ينزع الكأس الأول ويعقم موضعه جيدا بمحاليل معقمة برذاذ معقم ويمسك مباشرة بين إبهامه وسبابته زاوية الشفرة تاركا قسما بسيطا منها بارزا عن قبضته لها ويشرط الجلد شرطات سطحية مبتعدا (0.5-1سم) تقريبا عن التشريطة السابقة عدة شرطات لطيفة من الأعلى إلى الأسفل مسميا بالله منذ بداية عمله هذا.

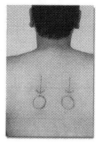

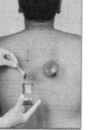

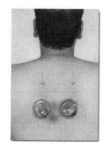

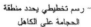

١- رسم تخطيطي يحدد منطقة الحجامة على الكاهل

٢- مرحلة وضع كأس الحجامة لإحداث الاحتقان الدموي

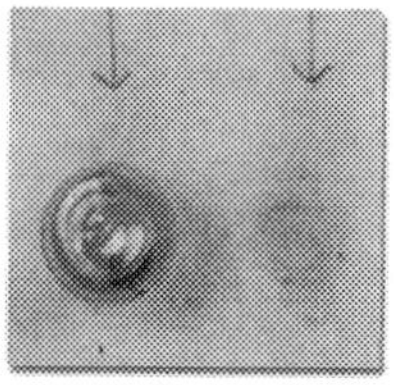

٣- منطقة الاحتقان الجلدي التي احدثها كأس الحجامة

٤- وضع كؤوس الحجامة في منطقة الكاهل لإحداث الاحتقان

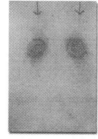

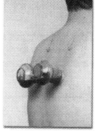

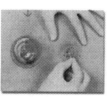

٥- إجراء التشطيبات الجراحية السطحية لإخراج الدم المحتقن الهرم

٦- سحب الدم الهرم بواسطة كأسي الحجامة

٧-التشطيبات الجراحية البسيطة بعد إنتهاء عملية سحب الدم الفاسد

ولدى انتهائه من التشريط اللطيف للموضع الأول يعود ويثبت الكأس بهذا الموضع بخفة وإتقان فيبدأ هذا الكأس بسحب الدم المشوب الفاسد.

ثم مباشرة ينزع الكأس الثاني ويعقم مكانه ويعيد نفس العملية بتشريط موضعه وإعادة تثبيت الكأس.

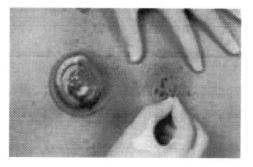

ملاحظة هامة: تستعمل الشفرة لشخص واحد حصرا، بعدها ترمى في مكان النفايات.. ولا يجوز أبدا استعمالها لشخص آخر حتى ولو تم تعقيمها بمحلول معقم.

- ينتظر الحجام ريثما يمتلئ الكأسان إمتلاء متوسطا فينزع الملئ منهما ويفرغه بوعاء مسبق الإعداد للنفايات ويعيد تثبيت الكأس بسرعة وخفة، ثم ينزع الآخر ويفرغه أيضا ويعيد تثبيته بدون أي تشريط ثان.

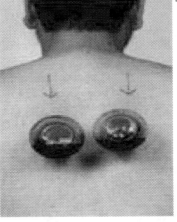

ملاحظات: - عملية نزع الكأس نفسها المشروحة مسبقا بوضع بطن الكأس بين الإبهام والسبابة واليد الأخرى على الجلد العلوي لفوهة الكأس فينزع القسم العلوي لفوهة الكأس تاركا القسم السفلي ملامسا للجلد، ثم يسحب القسم السفلي ممررا إياه على سطح الجلد المجروح جارفا به الدم البسيط المتبقي على الجلد لداخل الكأس مانعا بذلك سيلانه على جسم المحتجم، وبهذه الطريقة للنزع يعبأ كل الدم الذي كان عالقا على فم الجرح، يعبئه بالكأس ولا يمسح الجرح بأي قطعة من المحارم أو القطن، بل يعيد تثبيت الكأس مباشرة بحرقه لقطعة الورق.

- يكتفي المحتجم للمرة الأولى بأربع كؤوس من هذا الدم الفاسد (كأسين من الموضع اليميني وآخرين من الموضع اليساري) إلا إذا كان يعاني من أمراض قوية (عدا فقر الدم وهبوط الضغط) فنأخذ منه كأسين آخرين ويصبح المجموع 6 كؤوس على طرفي الكاهل.

إن كمية الدم الفاسد المستخرج بعملية الحجامة الطبية للمرة الأولى يكون حوالي (100-150) غ، بينما تصل كمية الدم المأخوذ عند التبرع بالدم إلى (450)غ. فعملية الحجامة إذا وفعاليتها الشفائية الرهيبة تكون بأبخس الأثمان الدموية الضارة حتما.

- ولمن سبق له أن نفذ الحجامة في سنوات سابقة فلا مانع أن يأخذ 6 كاسات بشكل عام أو ثمانية كحد أقصى لمن كان يعاني من أمراض: جلطة، تصلب شرايين، سرطان، ارتفاع ضغط، آلام المفاصل، شقيقة، آلام الرأس بشكل عام، آلام الظهر، إحمرار الدم، ارتشاح رئوي، قصور قلب احتقاني، ذبحة صدرية، سكري، نقص تروية، شلل، ارتفاع مستوى الحديد في الجسم عن الطبيعي، مرض الناعور، هبوط في مستوى عمل القلب،

ضعف عضلة القلب، أمراض عصبية بشكل عام، سرطان دم (ابيضاض دم).

ـ بالنسبة للمعمرين بالسن ضعيفي البنية وخصوصا النساء يكتفى بكأسين من كل طرف على الأكثر ولو كانوا ممن اعتاد على تنفيذها سنويا إلا إذا غلب نفع الحجامة وأصر المحجوم على الزيادة فلا ضرر ولا مانع.

10ـ وحين يرفع الكأسان الأخيران يعقم مكانهما (الجروح البسيطة) جيدا ، ويضع قطعة من الشاش المعقم برذاذ المحلول المعقم بواسطة بخاخ فوق مكان الجروح.

11ـ يتناول المحجوم صحنا من الخضراوات (فتوش) التي تم شرح طريقة تجهيزها فيما سبق، ومن رغب بأكلة سلطة أو تبولة.. فلا مانع.

وأعود لأذكر ثانية: يحظر على المحجوم تناول الحليب ومشتقاته طيلة يوم الحجامة وليلتها فقط لاحتواء الحليب على مادة الكالسيوم الذي يؤدي إلى اضطرابات في ضغط الدم.

12ـ تعقم الكاسات بعد الانتهاء من عملية الحجامة بشكل جيد وذلك إن أمكن، وإلا فيجب إتلاف هذه الكؤوس بشكل نهائي في مكان خاص بالنفايات.

ماذا ينبغي على المحجوم في يوم حجامته:

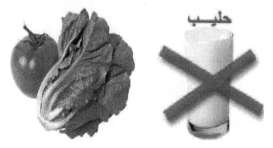

بإمكان المحجوم أن يتناول من الطعام النوع السهل الهضم والتمثل كالخضار والفواكه والسكاكر.. وعادة يقدم للمحجومين طبق من سلطة الخضار الممزوجة مع قطع من الخبز المحمر والمتبلة بالزيت والخل وهو ما يعرف بإسم (الفتوش) عند أهل الشام مصحوبا بطبق من الزيتون.

يحظر تناول الحليب ومشتقاته كالجبن واللبن والقشدة والأكلات المطبوخة مع أحد هذه الأنواع طيلة يوم الحجامة، أي: طوال نهاره وليله فقط.

وذلك لأن الحليب ومشتقاته على الغالب تؤدي للغثيان وتثير الإقياء وتعمل على اضطراب في الضغط بما يؤدي للضرر، وعموما نحن بغنى عن آثارها السلبية في الجسم بعد تحقق الشفاء بالحجامة.

احذروا المشعوذين واللاهثين خلف المال

لقد كنا في البداية نحارب ما يقوم به بعض الجهلة من ممارستهم لأمور الشعوذة وخلطها بالأمور العلمية الطبية المثبتة والتي قام بتحقيقها وإجرائها العلامة العربي محمد أمين شيخو لهذه العمليات الجراحية الطبية السهلة (الحجامة) التي تمارس ضمن أرقى

الإجراءات الطبية الحديثة والتي شهد بها أساطين الطب في هذا القرن من الحضارة العتيدة.. إلا أن الشيء العجيب والمستنكر أن نسمع بقيام بعض الأطباء اللامبالين باستغلال اهتمام الناس بعملية الحجامة في هذه الفترة ليحققوا من ورائها غاياتهم المادية حتى ولو كانت على حساب صحة المواطنين ضاربين بالقوانين العلمية الصارمة في الدقة للحجامة عرض الحائط..

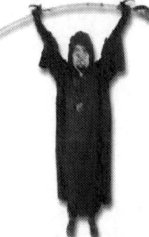

يقول رئيس الفريق الطبي السوري: ونحن بدورنا كفريق طبي سوري قام بإجراء دراسات طبية موسعة أثبت من خلالها أن أية مخالفة لأي شرط من شروط الحجامة التي وضحها العلامة العربي محمد أمين شيخو تؤدي إلى نتائج سلبية تؤثر على صحة الإنسان، نتبرأ من تلك الممارسات لعملية الحجامة والتي يشوه هؤلاء حقيقتها السامية ونفعها العميم للإنسانية نتيجة تجرؤهم بالقيام بمثل تلك العمليات بطرق تؤدي إلى ضرر الناس والطعن بالطب بأرقى مستوياته. لذا فحقيقة هذه العملية وسلامة تطبيقها والشفاء الذي بهر كبار الأطباء لأمراض عديدة هي السبيل السليم والقويم لإجراء هذه العملية بما يحفظ صحة المواطنين وسلامتهم وعدم التلاعب بحياتهم الغالية في إطار الجهل والشعوذة والابتزاز.

بعد هذه التفاصيل المهمة عن الحجامة يتبين أنها أساسية بالنسبة للمدخنين أكثر من غيرهم لسبب تركيز النيكوتين المباشر من جهة، وللأمراض التي يتسبب بها التدخين وتعالجها الحجامة من جهة أخرى. فتبديل الدم الفاسد المشبع بالنيكوتين ليتكون محله دم جديد نقي مع الالتزام بالإقلاع أثناء إجراء العملية سيكون كفيلا بتخليص المدمن من حاجته البيولوجية للنيكوتين.. وبالتالي تبدأ مرحلة كراهية الدخان ويتحول المدمن إلى رجل صالح فاعل مقلع عن الانتحار وقتل الغير وتدمير البيئة والمجتمع.

قصص من الحياة في حكايات التدخين والإقلاع عنه:

هناك الكثير من القصص حول مضار التدخين وأثرها النفسي والبدني والأسري والاجتماعي على إبطالها، ولعلنا ذكرنا بعضا منها هنا أو هناك في هذا الكتاب، كما وأن قصص الإقلاع هي الأخرى عديدة وسعيدة في أغلب أحيانها، سنتطرق لبعض من تلك الحكايات كنماذج مبتدئين بقصة المؤلف مع التدخين، كيف بدأ وكيف انتهى.

1. قصتي الشخصية: بدأت قصتي والتدخين مذ كنت طالبا في كلية الهندسة، ونظرا لأنني كنت أرى أقراني يدخنون، أحسست أنها منقصة ومذمة علي إن لم أدخن، إذ أن التدخين يعني الرجولة كما كنت أظن حينها، ولكني قاومت ذلك.. لكن مع مرور الوقت وبدء تأثير الدراسة الصعبة في الكلية على أعصابنا، بدأت أستسلم لضغوط شياطين الإنس من أصدقاء السوء.. وفي يوم كان لدينا امتحان صعب في الصف الأول خرجنا منه ونحن - "مزفتين" - فأخذت سيجارة من زميل لي من غير شعور وبدأت أدخن، وبدأت مأساتي مع التدخين.

استمر التدخين في الكلية خفيفا طيلة السنوات الأربع من عمر الدراسة، سيجارة أو اثنين وفي أقصى الحالات 5 سجائر يوميا. تخرجنا ودخلنا الجيش، وكان الجيش حينها يعني الحرب والجبهة، وكان أغلب أفراد القوات المسلحة يدخنون حتى أن الجيش كان يحث على التدخين ويوزع العلب بأسعار رخيصة على أفراده.. بدأ التدخين يصعد معي مع ازدياد المشاكل وازدياد المعاناة حتى وصل لعلبة وتعداها لعلبتين يوميا، وقد أثر ذلك على حياتي بشكل سلبي بل وأصبح مزعجا جدا في كثير من الأحيان رغم ادعائي الفارغ بأهمية السيجارة لي .

حاولت مرارا أن أترك، ولكني كلما عزمت لأترك لا ألبث أن أعود بعد فترة وجيزة، واستمر الحال هكذا طيلة 10 سنوات حتى عام 1995م، عندما عزمت بشكل نهائي على ترك هذا الداء لأنه أثر سلبا على صحتي ونشاطي وذاكرتي وأعصابي ونهمي في الأكل وحياتي كلها بشكل عام، فضلا على تأثيره الاقتصادي الكبير على مدخولي ومدخول أسرتي.

استشرت عدة أطباء فكان الرأي الأكثر قربا لنفسي ذلك التحليل الذي يتعلق بمسألة تركيز النيكوتين في الكريات الحمراء وعلاقة حرق الطاقة بذلك، وأن الترك خلال دورة رياضية مكثفة سيعينني على نسيان السجائر لأنه ببساطة سيقلل تركيز النيكوتين في كريات الدم الجديدة النقية وكما سبق أن فصلنا آنفا في طرق الترك العلاجية.

فعلا عزمت على الترك فدخلت دورة ترشيق ورياضة مكثفة مع الإقلاع، عانيت فيها لفترة لا تتجاوز الـ 10 أيام، ولكني بعدها ولله الحمد نسيت السجائر، وأصبحت كارها لريحها ومستخدميها وبائعيها وحامليها، ومن أشد المحاربين لها، والحمد لله رب العالمين.

إذن نجحت التجربة ونجحت النصيحة، لذلك أعتبر هذه الطريقة أو ما يعادلها كالحجامة التي بيناها آنفا من أنجح الطرق وأسرعها لترك السجائر، والأهم الاستمرار على الترك وعدم العودة مرة أخرى.

2. كتب أحد المختصين في مجال التدخين قصة عن الاستعانة بالمحامين لانقاذ الأمة وشبابها من الغزو التدميري الذي تقوم به شركات تصنيع الدخان والانتشار المهول لأماكن بيع (المعسل)، والجراك وغيرها من المواد المضرة.. يقول الرجل: لقد سعدت ومعي كل انسان يحب الخير للبشرية بالخطوة التي قام بها مستشفى الملك فيصل التخصصي ومركز الابحاث برفع دعوى قضائية في الولايات المتحدة ضد شركات التدخين ويعمل لرفع دعوى اخرى ضد شركات تصنيع المعسل والجراك وبما أن العمل الخيري لابد من التنويه به، ومع أننا كنا السباقين في الدعوة لمقاضاة شركات التدخين هناك في امريكا وأوروبا وهنا في المنطقة العربية وبالذات شركات تصنيع المعسل والجراك، الا اننا نشيد بخطوة مستشفى الملك فيصل التخصصي ونشد من أزره وندعو كل المستشفيات ومراكز الابحاث في المملكة والدول العربية برفع دعاوى قضائية مماثلة لمحاصرة هذا الوباء.. وباء التدخين وقطع دابره.. ولتعميم الفائدة وللتذكير قام الرجل بإعادة نشر المقالة (طلب مساعدة محام)، التي نشرت في نفس هذا المكان في 16ربيع الآخر من عام 1421هـ ـ :

طلب مساعدة محام... بالرغم من تشرفي بالعديد من الأصدقاء الذين يعملون في مجالات القضاء ومكاتب المحامين التي بدأت تنتشر في المدن السعودية تحت مسمى الاستشارات القانونية وهي ظاهرة جيدة تتوافق مع تشعب اهتمامات المجتمع وحاجيات الفرد... اقول بالرغم من صداقتي لعدد من المحامين الا أنني بحاجة إلى استشارة قانونية أرغب من كل الأخوة الاستشاريين القانونيين والمحامين مد يد العون وإسعافي حتى أتمكن من رفع دعوى أو قضية علي مستوردي السجائر ومصنعي الدخان في المملكة لا طمعا في الحصول على تعويض كالذي قرأناه قبل أيام حينما حكمت إحدى المحاكم الامريكية بتغريم شركات صناعة الدخان بدفع مئة وخمسة واربعين مليار دولار، ولكن حماية لصحتنا وصحة اطفالنا.. وأجواء بلادنا التي يكفيها لهيب الهواء الحار.

لنعد للمدعى عليهم.. مستوردي السجائر والدخان بكل أشكاله ومصنعي الدخان في المملكة.. وقد يستغرب البعض اتهام صناع الدخان في المملكة وهم يعلمون أن المملكة تمنع زراعة التبغ وتمنع تصنيعه، ولكن وليعرف الجميع وأولهم الامانات والبلديات واجهزة الرقابة الصحية والصناعية والأجهزة في وزارات التجارة والصناعة والبلديات والأجهزة التابعة لها أن الجراك الطائفي والمكي والحجازي يصنع ويصدر في صفائح إلى مدن المملكة

الأخرى، كما أن المعسل يصنع ويخلط في مدن عديدة، وفي الرياض تنتشر خلطة مشهورة اسمها خلطة أبو.. بنكهات الفواكه، التفاح والعنب والتوت، والنعناع وغيرها من الخلطات التي تعتمد على إضافة النكهات الصناعية ومثبتات الألوان لتصبح التوليفة خطرا مركبا يجمع ما بين النيكوتين والكرسلين والنكهات الصناعية ومثبتات الالوان وغيرها من الأخطار التي يملأ بها الشباب كل مساء أجوافهم ورئاتهم، وكل هذا يتم جهارا تحت بصر مراقبي البلدية والصحة والتجارة دون ان يحرك أي واحد من موظفي هذه الأجهزة ساكنا، ولم نسمع أن اعترض أحد على هذا الوباء الذي أخذ ينتشر بسرعة مذهلة بين أوساط الشباب، رجالا ونساء. اعرف أن هناك جمعيات لمكافحة التدخين، وأن كثيرا من المثقفين والشباب قد تطوعوا في هذه الجمعيات، ولكن هذه الجمعيات تظل عاجزة عن مواجهة اغراءات إعلانات شركات التدخين التي تتحايل على قوانين منع الإعلان عن التدخين فترعى سباقات السيارات التي تحمل السجائر وشعارات السجائر المشهورة.

الآن أمام جمعيات مكافحة التدخين فرصة لمقاضاة مستوردي سجائر الدخان، والدخان المصنع مثل المعسل والجراك، وأكرر هنا دعوتي لأصدقائي المحامين والمستشارين القانونيين للعمل معا لرفع دعوى دفاعا عن صحتنا وصحة أبنائنا وبيئتنا التي تخربها خلطة ابو... مراسلة الكاتب على البريد الالكتروني: jaser@al-jazirah.com.

3. كيف أقلع زوجي عن التدخين؟.. تقول صاحبة القصة: تزوجت قبل عشر سنوات من شاب مدخن دون علمي أنه يدخن .. ورغم ثقافته ورزانته وحسن تعامله, وكان محافظا على الصلاة مما جعلني أحبه إلا أنني ذقت الجحيم والمصائب من جراء تدخينه ورائحته النتنة ورائحة ملابسه , وحاولت معه لترك التدخين فكان يعدني خيرا ولكنه يماطل ويسوف .. واستمر هذا الوضع حتى كرهت نفسي , فقد كان يدخن في السيارة وفي المنزل وفي كل مكان حتى إنني فكرت في طلب الطلاق بسبب التدخين .. وبعد أشهر رزقني الـلـه بطفل كان يمنعني من طلب الطلاق .

أصيب طفلنا بالربو الشعبي وذكر الطبيب أن سبب ذلك يعود إلي التدخين وخصوصا حوله لأن والده يدخن بجواره .. ولم ينثن زوجي عن التدخين , وذات ليلة قمت من نومي على كحة طفلي الشديدة بسبب ربو الأطفال وقمت أبكي لحاله وحالي فعزمت أن أنهي هذه المأساة بأي ثمن , ولكن هاتفا أخذ يهتف بداخلي لماذا لا تلجئي إلى الـلـه ؟؟ قمت وتوضأت وصليت ما شاء الـلـه أن أصلي ودعوت الـلـه بأن يعينني على هذه المصيبة ويهدي زوجي لترك التدخين وقررت الانتظار .. وذات ليلة كنا نزور مريضا من أقاربنا منوما في أحد مستشفيات الرياض , وبعد خروجنا من زيارة المريض وأثناء توجهنا لموقف السيارات أخذ زوجي يدخن فكررت الدعاء له وبالقرب من سيارتنا لمحت طبيبا يبحث عن سيارته

هو الأخر داخل المواقف ثم فجأة قام بالاقتراب من زوجي وقال له: يا أخي أنا منذ السابعة صباحا وأنا أحاول مع فريق طبي إنقاذ حياة أحد ضحايا هذه السجائر اللعينة من مرض سرطان الرئة!! وهو شاب في عمرك ولديه زوجة وأطفال !! ويا ليتك تذهب معي الآن لأريك كيف يعاني هذا المريض , ويا ليتك ترى كيف حال أبنائه الصغار وزوجته الشابة من حوله , ويا ليتك تشعر بدموعهم وهم يسألوني كل ساعة عن وضع والدهم , ويا ليتك تحس بما يشعر به وهو داخل غرفة العناية المركزة حينما يرى أطفاله يبكون وترى دموعه تتساقط داخل كمامة الأكسجين , لقد سمحت لأطفاله بزيارته لأنني أعلم من خبرتي بأنه سيموت خلال ساعات إلا أن يشاء الله ويرحمه , ثم يا ليتك تشعر به وهو ينتحب ويبكي بكاء الأطفال لأنه يعلم خطورة حاله وأنه سيودعهم إلى الدار الآخرة !! أتريد أن تكون مثله لكي تشعر بخطورة التدخين !!؟ يا أخي أليس لك قلب !؟ أليس لك أطفال وزوجة !!؟ لمن تتركهم !!؟ أيهونون عليك لمجرد سيجارة لا فائدة منها سوى الأمراض والأسقام .. سمعت وزوجي هذه الكلمات , وما هي إلا لحظات حتى رمى زوجي سيجارته ومن ورائها علبة السجائر , فقال له الطبيب المخلص : عسى ألا تكون هذه الحركة مجاملة بل أجعلها صادقة سترى الحياة والسعادة !! ثم ذهب إلى سيارته وأنا أرمقه وبح صوتي وتجمعت العبرات في مقلتي . وفتح زوجي باب السيارة فرميت نفسي وانفجرت من البكاء حتى ظهر صوتي , وعجزت عن كتم شعوري ولم أتمالك نفسي وأخذت أبكي وكأنني أنا زوجة ذلك المسكين الذي سيموت, وأما زوجي فقد أخذه الوجوم وأطبق عليه الصمت ولم يستطع تشغيل سيارته إلا بعد فترة .. وأخذ يشكر ذلك الطبيب المخلص , ويكيل له عبارات الثناء والمدح , ويقول ياله من طبيب مخلص..ولم أستطع مشاركته إلا بعد فترة , وكانت هذه نهاية قصته مع التدخين . وأثني وأشكر ذلك الطبيب وأسجل له كل تقدير وإعجاب , وأدعو له في كل صلاة وكل مقام منذ ذلك اليوم الأبيض الذي ابيضت به حياتنا وتخلصت من المعاناة ,وسأدعو له وسأدعو لكل مخلص مثله...

تعلمت من هذه الحادثة فضل الدعاء وقدرة الله على تغيير الحال وتعلمت فضل الصبر مع الاحتساب والدعاء.. وتعلمت تقدير نعمة الله بأنه يهدي من يشاء وتعلمت فضل الإخلاص في القول والعمل من هذا الطبيب الذي أدى دوره وهو في مواقف السيارات . ما رأيكم لو أن كل شخص قام بعمله بهذه الطريقة وبهذا الإخلاص ؟؟ كم من المشاكل ستحل؟ وكم من المنكرات ستختفي ؟؟ ولكن المشكلة أن معظم الأطباء والمدرسين والموظفين يقوم بعمله كوظيفة من أجل الراتب فقط , وهذا سبب تخلفنا وسبب ضعف الطب والتعليم وتراكم الأخطاء.

4. إنها الناشطة العالمية آنا وايت في مجال مكافحة التدخين. من منظمة العمل الأساسي:

www.essentialaction.org/tobacco

عندما قابلتها في هلسنكي 2003 كانت كما علمتها عبر الميل امرأة لا تهدأ في نشاطها ودأبها في محاربة شركات التبغ ووقف اعتدائها على طفولة الإنسان البريئة ولكني لما رأيتها تشرف على فريق دولي من السود والبيض وغيرهم وتقودهم نحو عمل إنساني عظيم ضد مردة الظلم العالمي من شركات التبغ أحببت أن أدعوها للإسلام لنتشرف بها في ديننا العالمي الرحيم فلما سألتها عن دينها قالت ديني هو العمل فقلت لها سأحدث الناس عنك في بلاد المسلمين فأنت و اللـه قدوة ورجعت لبلادي وأنا أقول هي مسلمة ولكنها لا تعرف الإسلام ...فديننا دين العمل والعطاء والتضحية وأختنا أنا وايت من ذلك تملك الكثير ... إنها الشقراء الثانية التي أجبرتني على أن أحترمها بعد راشيل كوري .... أعتقد أن المسلمين يجب أن يكونوا منفتحين على حضارة الغرب وأن يميزوا الخبيث منها والطيب وأن يبنوا الجسور مع مواطن الخير فيها ليثبتوا حقيقة دينهم العالمي الذي جاء رحمة بالعالمين .. وأنهم مقصرون في ذلك الشيء الكثير و اللـه أعلم.

عوامل إضافية وإعجاز إسلامي:

وحيث أن العلم تراكبي تداخلي أي أن مؤثرا معينا مثل الغضب قد يؤثر في أثر التدخين والعكس صحيح، وكذلك السمنة والكآبة وغيرها من العوامل العديدة بايولوجية كانت أم نفسية أم بيئية.. وقد أثبتت التجارب أنه لا يوجد أمر منفصل عن أمر آخر، فكل الأمور تؤثر وتصب في مصب واحد ألا وهو النفس، أي علميا المخ البشري الذي تبدأ وتنتهي عنده الأفعال وردودها.. وعليه فإن جميع الفعاليات السلبية كالتدخين والإدمان والغضب والسمنة والكآبة وغيرها تتفاعل مع الفعاليات الإيجابية كالرياضة والتفاؤل والخير وغيرها لتشكل معادلات نفسية معقدة تنعكس كسلوك وصحة وغير ذلك.

لقد جاء رسول الإنسانية ﷺ بالحقائق العلمية ، وسط أمة أمية ليس لها من المعارف العلمية شيئا . وبعد أربعة عشر قرنا تأتي الدراسات العلمية والاكتشافات الطبية لتكون شاهدا على صدق النبوة وعظمة الإسلام، رغم أن القرآن لم يأت كتابا طبيا أو فلكيا أو في غير ذلك من العلوم. وكان لا بد أن يسند الأمر إلى قوى خارقة تعلو الإمكانيات البشرية ، فيقر أحدنا ، وهو خاضع في نفسه ، وأنه اللـه تعالى خالق كل شيء ، وأن ما أتى به الرسول ﷺ ما هو إلا وحي من لدن حكيم خبير . وهذه شذرات قليلة من فيض إعجاز القرآن والسنة العلمي.

هنالك بعض التوصيات التي أثبتتها التجارب الحديثة التي تدل على أنها من المؤثرات التي تقلل من آثار التدخين المدمرة، والتي أيضا سبق بها الإسلام بقرآنه وسنة نبيه ﷺ كما يوضح ذلك الأستاذ الدكتور حسان شمسي باشا في بحث قدمه للمؤتمر العالمي السابع للإعجاز بدبي للعام 1425هـ/2004م، منها مثلا:

1. **قيلوا .. فإن الشياطين لا تقيل** : في حديث عن المصطفى ﷺ حسنه الألباني (صحيح الجامع الصغير 4431). وقد أتى العلم الحديث ليؤكد فوائد القيلولة في زيادة إنتاجية الفرد ، ويحسن قدرته على متابعة نشاطه اليومي.. وأكد الباحثون في دراسة نشرت في مجلة " العلوم النفسية " عام 2002 أن القيلولة لمدة 10 – 40 دقيقة (وليس أكثر) تكسب الجسم راحة كافية ، وتخفف من مستوى هرمونات التوتر المرتفعة في الدم نتيجة النشاط البدني والذهني الذي بذله الإنسان في بداية اليوم . ويرى العلماء أن النوم لفترة قصيرة في النهار يريح ذهن الإنسان وعضلاته، ويعيد شحن قدراته على التفكير والتركيز ، ويزيد إنتاجيته وحماسه للعمل.. وأكد الباحثون أن القيلولة في النهار لمدة لا تتجاوز 40 دقيقة لا تؤثر على فترة النوم في الليل ، أما إذا امتدت لأكثر من ذلك ، فقد تسبب الأرق وصعوبة النوم.. وتقول الدراسة التي تمت تحت إشراف الباحث الأسباني " د. إيسكالانتي " : " إن القيلولة تعزز الذاكرة والتركيز ، وتفسح المجال أمام دورات جديدة من النشاط الدماغي في نمط أكثر ارتياحا " . كما شدد الباحثون على عدم الإطالة في القيلولة ، لأن الراحة المفرطة قد تؤثر على نمط النوم العادي . وأشار الدكتور " إيسكالانتي " إلى أن الدول الغربية بدأت تدرج القيلولة في أنظمتها اليومية ، وأوصى بقيلولة تتراوح بين 10 – 40 دقيقة .
2. **النوم في الظلام .. ينشط جهاز المناعة:** أكد باحثون من جامعة أريزونا الأمريكية في بحث علمي نشر في مجلة Science عام 2002أن النوم في الظلام مفيد للصحة ، ويحسن نشاط جهاز المناعة بصورة كبيرة . وذكر الباحثون أن الجسم يفرز في الظلام هرمون الميلاتونين الذي قد يلعب دورا هاما في الوقاية من الأمراض الخبيثة كسرطان الثدي والبروستاتا. .. وتشير الدراسات إلى أن إنتاج هرمون الميلاتونين – الذي يعيق نمو الخلايا السرطانية – قد يتعطل مع وجود الضوء في غرفة النوم . ويرى الباحثون أن هذه العملية الطبيعية التي أوجدها الله تعالى تساعد في الاستفادة من الليل المظلم للوقاية من أنواع معينة من السرطان. وكما ينشط الليل المظلم إفراز هرمونات معينة في الجسم ، فإن ضوء النهار ينشط هرمونات أخرى تقوي جهاز المناعة ، وتقي الجسم من عدد من الأمراض.. ألم يقل الله تعالى : ﴿ ٱللَّهُ ٱلَّذِى جَعَلَ لَكُمُ ٱلَّيۡلَ لِتَسۡكُنُواْ فِيهِ وَٱلنَّهَارَ مُبۡصِرًا ﴾ غافر 61... أليس في هذا إشارة لنا أن نخفت الأنوار في الليل وننام في هدوء وظلام ، لا أن نقضي الليل في سهر طويل على أضواء متلألئة وأصوات صاخبة ، ثم إذا لاح الصباح قمنا إلى صلاة الفجر ومن ثم نهضنا إلى أعمالنا بجد ونشاط ؟ أليس في هذا موعظة لمن يقلب ليله نهارا ونهاره ليلا ، فيحرم من نعم الباري تعالى وآلائه ، ويسير مخالفا لنواميس الكون التي وضعها الله تعالى رب العالمين ؟!

3. **الامتناع عن الزواج .. والموت المبكر** : أشارت دراسة سويدية نشرت في مجلة B.M.J. عام 2002 إلى أن الرجال العازفين عن الزواج والذين يعانون من عدم الاستقرار العاطفي والنفسي ، أكثر عرضة للموت المبكر من نظرائهم المتزوجين.. وتأتي هذه الدراسة بعد دراسات سابقة أكدت أن الرجال العازبين أشد عرضة للوفاة المبكرة ، إلا أن الدراسة الجديدة تشير إلى أهمية العوامل العاطفية في تعجيل الوفاة المبكرة ... ويعتقد العلماء أن العلاقة الزوجية تفيد صحة الرجل على المدى الطويل ، وذلك من خلال تحقيق الاستقرار النفسي والعاطفي ، مشيرين إلى أن العزوف عن الزواج يزيد من خطر الوفاة عند الرجال . وقد أجريت الدراسة على 5577 رجلا و5227 امرأة ، وتبين أن معدل الوفاة من أمراض القلب كان أعلى عن العازبين بالمقارنة مع المتزوجين، بينما لم ينطبق ذلك الاختلاف على النساء . ألم يقل المصطفى ﷺ : " من استطاع الباءة فليتزوج فإنه أغض للبصر وأحصن للفرج ومن لم يستطع فعليه بالصوم فإنه له وجاء " رواه الشيخان .

4. **وليس الذكر كالأنثى** : في مؤتمر عقدته الجمعية الأمريكية للطب النفسي عام 2001 ، عرض الباحثون نتائج دراسة تظهر أن الميول الغذائية لدى النساء تختلف عما هي عليه عند الرجال . فقد اكتشف الباحثون أن الاستجابات البيولوجية المختلفة عند النساء تجعلهن أكثر ميلا لتناول الوجبات الأقل ضررا على الصحة، لا بل تميل النساء بصورة أكبر لتناول الأغذية المفيدة كالخضار والفواكه. ويؤكد العلماء أن الميول الغذائية عند النساء تعود إلى حاجة الجسد وتركيبه أكثر من كونها تعود إلى قوة الإرادة ، كما قد يتصور البعض.. وقد درس الباحثون في جامعة بنسلفانيا الأمريكية نشاط عصب مهم يمر عبر عدد من الأعضاء الأساسية في الجسم كالقلب والرئتين والجهاز الهضمي . ولاحظ الباحثون عددا من الاختلافات في استجابة هذا العصب بين الرجال والنساء أثناء عملية الهضم . فقد تبين للباحثين أن النساء يفرزن مادة تدعى " البلوبتيان " من البنكرياس بمعدل أقل مما هو عليه عند الرجال ، وربما يسهم ذلك في تفسير اختلاف الميول نحو أنواع الطعام.. ومن المعروف أن النساء أكثر عرضة للإصابة بتشمع الكبد عند اللواتي يتناولن الخمور مقارنة بالرجال . فقد لاحظ الباحثون من جامعة بيتسبرغ الأمريكية أن هناك اختلافا جينيا (وراثيا) في آلية الدفاع الذاتي في الكبد ، حيث تعمل بكفاءة أقل عند الإناث بالمقارنة مع الذكور .

5. **الغاضبون أكثر عرضة لجلطة القلب**: أبدت دراسة حديثة نشرت في مجلة Archives of Internal Medicine أن الرجال سريعي التوتر والغضب أكثر عرضة من نظرائهم الأكثر هدوءا للإصابة بأزمة قلبية بحوالي ثلاث مرات ، وحتى وإن لم يكن لديهم قصة عائلية لجلطة في القلب... فقد قام الباحثون بتحليل معلومات مسجلة

عن 1300 طالب من جامعة جونز هوبكنز في الفترة ما بين 1948 – 1964 وتابعوا 1055 رجلا . وتبين للباحثين أن ذوي المزاج العصبي ، والذين يغضبون بسرعة كانوا أكثر عرضة للإصابة بمرض شرايين القلب التاجية. وكانت الدراسات السابقة قد أظهرت أن أصحاب الشخصيات العدوانية كانوا أشد تعرضا للإصابة بأمراض شرايين القلب والسكتات الدماغية .. روى البخاري رضي الـله عنه أن رجلا قال للنبي ﷺ أوصني قال :" لا تغضب " فردد مرارا قال : " لا تغضب".رواه البخاري.. ورغم أنه لا يمكن تحديد كيفية تأثير الغضب على القلب بدقة ، إلا أن الباحثين يعتقدون أن لذلك علاقة بالانطلاق المفرط لهرمون الأدرينالين والنور أدرينالين ، وهي الهرمونات التي تنطلق في الدم استجابة للشدة Stress أو الصدمة ، فتقبض الأوعية الدموية ، وتسرع القلب وتحفزه على العمل بصورة أقوى لتزويد الجسم بالدم .

6. **والغاضبون أكثر عرضة للإصابة بارتفاع ضغط الدم** : فقد أظهرت دراسة حديثة نشرت في مجلة JAMA في 22 أكتوبر 2003 أن الغاضبين والذين يتصفون بالعدوانية هم أكثر عرضة للإصابة بارتفاع ضغط الدم بنسبة الضعفين ... ويقول رسول الـله ﷺ: (إذا غضب أحدكم وهو قائم فليجلس فإن ذهب عنه الغضب وإلا فليضطجع) . رواه أبو داود في سننه ... هذا الحديث لم يكن أحد يدرك مغزاه من الناحية العلمية أو الطبية . وقد أكدت الدراسات العلمية أن هرمون الأدرينالين والنور أدرينالين يتضاعف مستواهما في الدم عندما يكون الإنسان في وضعية الوقوف ، ويزداد مستواهما أكثر عندما يكون الإنسان في حالة الغضب أو الانفعال . وهذان الهرمونان مسؤولان عن الفرار أو المواجهة Fight or Flight ، حيث يزيدان من عدد ضربات القلب ، ويرفعان ضغط الدم ، ويهيئان الجسم لوضعية المواجهة أو الهروب . وهكذا فعند تغيير وضعية الإنسان من الوقوف إلى الاضطجاع يخف مستوى إفراز هذين الهرمونين وتخف حدة الغضب . وهذا مصداق ما جاء به رسول الـله ﷺ قبل أكثر من 14 قرنا .

7. **الرضاعة من لبن الأم لحولين كاملين** : يقول الـله تعالى في كتابه العزيز : ﴿ وَوَصَّيْنَا ٱلْإِنسَٰنَ بِوَٰلِدَيْهِ حَمَلَتْهُ أُمُّهُۥ وَهْنًا عَلَىٰ وَهْنٍ وَفِصَٰلُهُۥ فِى عَامَيْنِ ﴾ (لقمان 14) . ويقول تعالى: ﴿ ۞ وَٱلْوَٰلِدَٰتُ يُرْضِعْنَ أَوْلَٰدَهُنَّ حَوْلَيْنِ كَامِلَيْنِ لِمَنْ أَرَادَ أَن يُتِمَّ ٱلرَّضَاعَةَ ﴾ (البقرة:233)... فلماذا حدد القرآن مدة الرضاعة بعامين اثنين ؟ وماذا في الطب من جديد ؟ .. فقد أقرت مؤخرا منظمة الصحة العالمية ومنظمة اليونسيف إلى أن الرضاعة الطبيعية يجب أن تستمر لعامين اثنين . وأصدرت دعوتها للأمهات في العالم أجمع أن يتبعن تلك التوجيهات . كما دعا مقال نشر في إحدى المجلات الأمريكية Pediatric Clinics of North America في عدد شهر فبراير 2001 ، دعا النساء في أمريكا .

إلى اتباع توصيات الأكاديمية الأمريكية لطب الأطفال ، والتي تدعو إلى الاستمرار في الرضاعة الطبيعية لمدة 12 شهرا على الأقل ، وأن الأولى من ذلك اتباع توصيات منظمة الصحة العالمية بالرضاعة لحولين كاملين . أليس هذا ما جاء في القرآن الكريم قبل أكثر من أربعة عشر قرنا من الزمن ؟ فالله تعالى يفرض للمولود على أمه أن ترضعه حولين كاملين ، لأنه سبحانه وتعالى يعلم أن هذه الفترة هي المثلى من جميع الوجوه الصحية والنفسية للطفل . وتثبت البحوث الطبية والنفسية اليوم أن فترة عامين ضرورية لنمو الطفل نموا سليما . ولكن نعمة الـلـه على المسلمين لم تنتظر بهم حتى يعلموا هذا من تجاربهم ، فقرر ذلك في قرآنه العظيم ، و الـلـه رحيم بعباده ، وبخاصة أولئك الأطفال الأبرياء. وقد أكدت الدراسات الحديثة أن الرضاعة الطبيعية المديدة من لبن الأم تقي من العديد من الالتهابات الجرثومية والفيروسية . كما أن الرضاعة المديدة تقلل من حدوث سرطان الدم عند الأطفال . وكلما طالت مدة الرضاعة الطبيعية ، زادت قوة الوقاية من هذا النوع من السرطان . وليس هذا فحسب ، بل إن الرضاعة المديدة تقي أيضا من سرطان آخر يصيب الجهاز اللمفاوي في الجسم ويدعى " ليمفوما " . وفوق هذا وذاك ، فقد أكد البحث الذي نشرته مجلة Pediatric Clinics of North America في شهر فبراير 2001 أن المدارك العقلية عند الطفال الذي رضعوا من ثدي أمهم رضاعة مديدة هي أعلى من الذين لم يرضعوا من ثدي أمهم . وأنه كلما طالت مدة الرضاعة الطبيعية زادت تلك المدارك العقلية في كل سنين الحياة .. وكانت مجلة اللانست البريطانية قد نشرت قبل أكثر من 10 سنوات أن أكثر من 95 % من النساء يستطعن أن يرضعن أولادهن إلى أكثر من 4 – 6 أشهر ، أو حتى إلى ما يتجاوز العام إذا ما رغبن في ذلك . فليس هناك حجة للنساء في الأحوال الطبيعية، في عدم استطاعتهن إرضاع أبنائهن اللبن الذي أوجده الـلـه لذلك الهدف .

8. **الختان وقاية .. وتوفير** : جعل الإسلام الختان إحدى سنن الفطرة ، وأكدت ذلك السنة النبوية المطهرة ، ففي الحديث الذي رواه الشيخان: " خمس من الفطرة : الختان والاستحداد وقص الشارب وتقليم الأظافر ونتف الإبط ". وروى أبو هريرة مرفوعا : " اختتن إبراهيم وهو ابن ثمانين بالقدوم " متفق عليه . فماذا يقول الطب الحديث ؟ ولماذا تراجع الغرب عن عدائه للختان ؟ .. فقد أكدت الإحصائيات العلمية الحديثة أن 60 – 80 % من أطفال الأمريكان يختتنون ، ونحن نعلم أن الغالبية العظمى من الأمريكيين من النصارى والنصارى عادة لا يختتنون . فماذا حدث في أمريكا؟ .. لقد بينت الدراسات العلمية التي بدأت تظهر في أمريكا قبل أكثر من عشر سنوات أن الأطفال المختونين هم أقل عرضة للإصابة بالتهاب المجاري البولية ، وأن غير المختونين أكثر عرضة للإصابة بهذا الالتهاب بـ39 ضعف منه عند المختونين ...

وفي دراسة حديثة نشرت في مجلة Pediatrics عام 2000 م ، وأجريت على 50.000 طفل ، أظهرت الدراسة أن 86 % من التهابات المجاري البولية عند الأطفال في سنتهم الأولى من العمر قد حدثت عند غير المختونين ، وأن الكلفة الكلية لمعالجة التهابات المجاري البولية بلغت عند الأطفال غير المختونين عشرة أضعاف ما هي عليه عند الأطفال المختونين . هكذا يحسبون ، وهكذا يقدرون ، والإسلام جاء بتلك الفطرة العجيبة ، والسنة الحميدة ، فاتبعها المسلمون في كل مكان ، اقتداء بهدي نبيهم العظيم ﷺ قبل أن يكتشف العلم الحديث الحكمة الصحية ، والتوفير الاقتصادي الذي يجنيه المختونون عندما يتبعون ذلك الهدي النبوي الشريف . واستنتج الباحثون أن ختان المولودين يلعب دورا هاما جدا في الوقاية من التهاب المجاري البولية ، وخاصة في الأشهر الثلاثة الأولى من العمر ، والتي يكون فيها غير المختونين أكثر عرضة لحدوث التهاب شديد في مجاري البول . ولهذا ، فقد أصدرت المنظمات الصحية لطب الأطفال في أمريكا توصياتها عام 1999 تدعو إلى ختان الأطفال بعد أن قررت أن خطر حدوث التهاب المجاري البولية في السنة الأولى من العمر عند غير المختونين يبلغ تسعة أضعاف ما هو عليه الحال عند الأطفال المختونين على الأقل . وأن سرطان القضيب نادر الحدوث جدا عند المختونين ، في حين يشاهد عند غير المختونين.. وليس هذا فحسب ، بل إن الأبحاث العلمية الحديثة أكدت أن الختان يقلل نسبة حدوث مرض الإيدز . فقد أكد بحث قدم في المؤتمر الثامن الذي عقد لبحث أمراض الفيروسات في 6 فبراير 2001 م أن خمس عشرة دراسة علمية أظهرت بوضوح أن الختان يقلل من فرص الإصابة بالإيدز ، وأن المختونين كانوا أقل عرضة للإصابة بهذا المرض الخبيث .. وبالطبع ليس معنى هذا أن المختونين ليسوا عرضة للإصابة بالإيدز إذا ما اقترفوا فاحشة الزنا أو اللواط ، ولكن الإحصائيات العلمية تقول إن فضائل الختان تتجلى حتى عند أولئك العاصين لربهم ، والمنزلقين في مراتع الرذيلة والفساد . وفي دراسة أخرى أجريت على 5507 أشخاص في أوغندة ، حيث يسرح وباء الإيدز ويميد في تلك المناطق من أفريقيا بسبب الاختلاط الجنسي والإباحية في العلاقات الجنسية عند غير المسلمين هناك ، أكدت الدراسات أن 97 % من المختونين كانوا مسلمين ، وأن الختان أسهم في وقاية الناس هناك من اكتساب فيروس الإيدز ، وأن تلك الوقاية شوهدت فقط عند الرجال الذي ختنوا قبل سن البلوغ .

قد يبدو للوهلة الأولى أن لا علاقة لهذه الأمور بالتدخين، لكن المتدبر لأعراض أو نتائج هذه االنقاط يجدها تتلاقى مع تلك التي يسببها التدخين، لذلك فإن تقليل أثر هذه لا بد وأن يقلل من أثر التدخين ولو بنسب بسيطة.

كما وأثبت أن الصيام قد يساعد كثيرا في التخلص من عادة التدخين لما له من

أثر مزدوج، فهو امتناع إجباري عن كل المفطرات من جهة، وهو مدرسة لتربية الإرادة والعزيمة من جهة أخرى.

وإذن أيها الأخوة بإمكاننا بالعزيمة والتوكل على اللـه بأن ننوي ترك هذه الجريمة العظيمة، ونعزم على فعل تطليقها إلى غير رجعة غير مأسوف عليها، وننصح الآخرين بتركها ونحثهم باستمرار حتى وإن قوبلنا بالجفاء والتقريع، لأننا نحب لهم الخير كما نحبه لأنفسنا، وكما هو معروف الناس أطفال مهما كبروا، فهم أطفال ولكن بحجم كبير يعاندون ويكابرون وهم يعلمون أنهم على خطأ، والناس أعداء ما جهلوا كما يقول المثل .

المصادر والمراجع التي اعتمدت
في الكتاب

1. القرآن الكريم.
2. الكتب والبحوث

1. أخطار التدخين، الطبعة / 1، هارلد شراياك، دار الشرق الأوسط للنشر.
2. الإشارات العلمية في القرآن الكريم بين الدراسة والتطبيق, أ.د. كارم السيد غنيم, دار الفكر العربي, ط1, القاهرة- مصر, 1415هـ-1995م .
3. تأثير الضوضاء العارمة على الإنسان، بحث مقدم إلى قسم هندسة البيئة، كلية الهندسة، الجامعة المستنصرية، إشراف الأستاذ الدكتور نزار الرواس، 2000م.
4. التدخين بين المؤيدين والمعارضين، الطبعة / 4، هاني عرموش، دار النفائس .
5. التدخين سم اجتماعي (Smoking : A social poison)، الطبعة / 1، محمد الجبالي، المكتب الإسلامي للطباعة والنشر.
6. التدخين عادة سيئة يهديها الاهل للأبناء-بحث ميداني، الطبعة / 3، جليل وديع شكور ، عالم الكتب للطباعة والنشر والتوزيع.
7. التدخين.. فتاك العصر كيف نحاربه، الطبعة / 1، محمد حمد خضر، دار خضر للطباعة.
8. التدخين القلب الجنس، الطبعة / 1، دار العودة.
9. التدخين مدى اضراره وكيفية علاجه، الطبعة / 2، سعيد بن خلفان بن سليمان النعماني، مكتبة ومطبعة الإشعاع الفنية.
10. التدخين هاجس العصر، الطبعة / 1، عبد الغني عرفة، دار الفكر المعاصر.
11. التدخين هذا المنحدر المشرع، الطبعة/1، زيدان كرم، مكتبة لبنان.
12. التلخيص في علوم البلاغة، الخطيب القزويني المتوفى سنة 739هـ دار الكتب العلمية، بيروت-لبنان، 1418هـ -1997م.
13. التلوث بالطيف الكهرومغناطيسي، جوزيف هـ باتوكليتي، ترجمة د.شاكر العبيدي ود. أنيس الراوي، مطبوعات وزارة التعليم العالي - جامعة بغداد، 1990م.
14. تلوث العراق الكهربائي المغناطيسي أيام العدوان الثلاثيني، بحث للدكتور أنيس الراوي، كلية البنات، جامعة بغداد.
15. تفصيل النحاس والحديد في الكتاب المجيد، الدكتور المهندس خالد فائق العبيدي، طبع دار الكتب العلمية، بيروت-لبنان.

16.الجديد في أمراض التدخين، الطبعة/1، نضال عيسى، دار المكتبي للطباعة والنشر والتوزيع.

17.الخمر وسائر المسكرات والمخدرات والتدخين تحريمها وأضرارها، الطبعة/7، أحمد بن حجر آل بوطامي، المكتب الإسلامي للطباعة والنشر.

18.سيكولوجية التدخين، الطبعة / 1، عبد المنعم شحاته، دار الكتب الحديثة.

19.سلسلة كتب المنهاج، الشيخ هاشم محمد، سلسلة بعدة أجزاء، دار البيان، الكويت، سنوات مختلفة.

20.سلسلة ومضات إعجازية من القرآن والسنة النبوية (15 كتاب)، الدكتور المهندس خالد فائق العبيدي، طبع دار الكتب العلمية، بيروت-لبنان.

21.الشباب والتدخين، الطبعة / 1، سمير مكاوي، مركز التعريب والبرمجة.

22.الشبكة المعلوماتية الدولية (الأنترنيت)، مواقع علمية وتحليلية رصينة، المواقع مبينة ضمن متن الكتاب والهوامش.. من أهمها موقع الخط الأخضر (green line)، موقع آش (ASH)، موقع هيئة الإذاعة البريطانية (bbc)، موقع مدرسة الإسلام اليوم ورئيسه الدكتور رامي، موقع الإسلام اليوم، موقع إسلام أون لاين، موقع الجزيرة العلمي، موقع الأستاذ عمرو خالد وغيرها الكثير.

23.شذا العرف في فن الصرف، الشيخ أحمد بن محمد الحملاوي المتوفى سنة 1315م, ط/4، دار الكتب العلمية، بيروت-لبنان، 1422هـ-2001م.

24.الشريعة الإسلامية ومكانة المصلحة فيها، القاضي فاضل دولان, مطبعة أنوار دجلة، بغداد, العراق, 1423هـ-2002م.

25.صفوة البيان، محمد حسين مخلوف، الطبعة الثالثة، 1402هـ – 1986م.

26.صفوة التفاسير، محمد علي الصابوني، 3 أجزاء، دار القرآن الكريم، ط2، بيروت 1401هـ – 1981م.

27.الطب النبوي، ابن القيم الجوزية، دار الكتب العلمية، بيروت، تحقيق عبد الغني عبد الخالق.

28.الطفل في حالة الصحة وفي حالة المرض، د. محمد صادق زلزلة، ط/2، دار السلاسل، الكويت، 1987م.

29.علوم الحديث، د.عبد الكريم زيدان/عبد القهار داود عبد الله، مطبعة عصام, بغداد، ط/2, 1409هـ- 1988م.

30.العلم والإعجاز، أبحاث علمية في ضوء القرآن والسنة، الدكتور دلاور محمد صابر، دكتوراه كيمياء حياتية من جامعة شتوتكارت، ألمانيا، وأستاذ الكيمياء الحياتية والطبية بجامعات صلاح الدين، السليمانية، دهوك، مطبعة خه بات،

دهوك، العراق، 1998.
31.علوم القرآن الكريم, الأستاذ الشيخ عبد الرحيم فرغل البليني, تحقيق الدكتور رشيد نعمان التكريتي, طبع دار الرشد, بغداد, 1423هـ 2002م.
32.فقه الأشربة وحدها أو حكم الإسلام في المسكرات والمخدرات والتدخين وطرق معالجتها، الطبعة / 1، عبد الوهاب عبد السلام طويلة، دار السلام للطباعة والنشر والتوزيع والترجمة.
33.في ظلال القرآن، 6 أجزاء، للسيد قطب، دار الشروق، بيروت.
34.قاموس المورد إنكليزي – عربي، منير البعلبكي، دار العلم للملايين، 1967.
35.القرآن منهل العلوم, د. خالد العبيدي, طبع الجامعة الإسلامية, بغداد, العراق, 1423هـ 2002م.
36.قنوات تلفازية فضائية وإذاعات مختلفة علمية وتحليلية رصينة.
37.القوانين القرآنية للحضارات – النسخة المختصرة -, د. خالد العبيدي, توزيع دار الرشد, بغداد 1424هـ 2003م.
38.اللآلي الحسان، محمد بن عبد العزيز المسند، الجزء الثالث.
39.الكون الذري، تأليف الأستاذ ايان دوكسبيرك (جامعة لندن)، ترجمة الدكتور موسى الجنابي، منشورات منظمة الطاقة الذرية العراقية، بغداد، العراق، 1987م.
40.كيف تقلع عن التدخين، الطبعة / 1، سامي القباني، دار العلم للملايين.
41.كيف تقلع عن التدخين، الطبعة / 1، سيمون مورجان، دار الرشيد.
42.كيف تقلع عن التدخين، الطبعة / 1، دار ومكتبة الهلال.
43.كيف يعمل التلفزيون، سلسلة كتب ليديبرد، كلود كاربي، ترجمة المهندس وجيه سلمان، ليديبرد بوك ليمتد ولونغمان هارلو، ط1، بيروت، لبنان، 1975م.
44.مجلة آفاق طبية العراقية /أعداد مختلفة.
45.. مجلة الأسرة السعودية/ أعداد مختلفة.
46.مجلة الإعجاز السعودية, إصدار مركز الإعجاز العلمي في القرآن والسنة/مكة المكرمة- أعداد مختلفة.. مجلة العربي - أعداد مختلفة.
47.مجلة البيان السعودية. / أعداد مختلفة.
48.مجلة التربية الإسلامية العراقية/ أعداد مختلفة.
49.مجلة علوم العراقية. / أعداد مختلفة.
50.مجلة علوم المستقبل العراقية / أعداد مختلفة.
51.مجلة العلوم السعودية. / أعداد مختلفة.
52.مجلة عالم المعرفة الكويتية / أعداد مختلفة.

53.مجلة الفتوى العراقية / أعداد مختلفة.
54.محاضرات لأساتذة متخصصين في مختلف المجالات.
55.المخدرات والتدخين ومضارهما، الطبعة / 1، حسان جعفر، دار الحرف العربي للطباعة والنشر والتوزيع.
56.مشكلة التدخين والحل، الطبعة / 1، لطفي عبد العزيز الشربيني، دار النهضة العربية للطباعة والنشر والتوزيع.
57.معجم تفسير كلمات القرآن, محمد عدنان سالم ومحمد وهبي سليمان, دار الفكر المعاصر, ط/2, بيروت, لبنان, 1421هـ-2000م.
58.معجم اللغة العربية، مختار الصحاح، الإمام محمد أبو بكر بن عبد القادر الرازي، مكتبة النهضة، بغداد - 1983.
59.معجم المصطلحات الفنية والهندسية، أحمد شفيق الخطيب، مكتبة لبنان، ط/5، 1981م.
60.المعجم المفهرس لألفاظ القرآن الكريم، محمد فؤاد عبد الباقي، دار الفكر، ط2، بيروت، 1401هـ - 1981م.
61.المعجم الوجيز، طبعة دار التحرير، 1989م.
62.المنظار الهندسي للقرآن الكريم، د. خالد العبيدي، دار المسيرة، عمان، 1421هـ-2001م.
63.المنهج الحديث في العلوم الإنسانية، الدكتور فاروق السامرائي، دار الفرقان للنشر والتوزيع، الطبعة الأولى، أربد - الأردن، 1416هـ - 1996م.
64.موسوعة الإعجاز العلمي في الحديث النبوي الشريف، عبد الرحيم ماريديني، ط/1، دار المحبة، دمشق-دار آية، بيروت، 1423هـ-2003/2002م .
65.الموسوعة الميسرة للأديان والمذاهب المعاصرة، الصادر عن الندوة العالمية للشباب الإسلامي التي عقدت بالرياض عام 1392هـ - 1972م.. ط/2، 1409هـ -1989م.
66.الوجيز في شرح القواعد الفقهية في الشريعة الإسلامية, الدكتور عبد الكريم زيدان, ط/1, مؤسسة الرسالة, بيروت, لبنان, 1418هـ- 1997م.
67.
The Complete Garlic Handbook contains all the latest scientific information published on the benefits of garlic in various medical conditions.. Written by our Director of Operations Mr .Peter Josling - this is the most comprehensive book you can buy on garlic.. 120pp.. GC163 - Price: $18.00

3. **برامج الحاسوب**

1. موسوعة الأحاديث القدسية، قرص مدمج.

2. برنامج الأطلس العالمي إنكارتا 2000, 2 قرص مدمج.

3. برنامج الحديث الشريف، تخريجات السيوطي والألباني، قرص 3.5 أنج.

4. برنامج سلسلة الإعجاز العلمي في القرآن الكريم, 10 أقراص ليزرية تتناول أوجه الإعجاز القرآني في مجالات العلوم المختلفة, صادر عن دار التراث, عمان, 1421 هـ 2000م.

5. برنامج القرآن الكريم على الحاسبة الإلكترونية، نسخة تحتوي تفاسير ابن كثير والقرطبي والجلالين، قرص مدمج، إصدار شركة صخر لبرامج الحاسوب، الإصدار السادس، 1991-1996م.

6. برنامج لسان العرب، 3-أجزاء، (النحو، الصرف، البلاغة، الإنشاء...)، صادر عن الجامعة العربية.

7. برنامج المترجم الوافي (ترجمة عربي - إنكليزي وبالعكس), ATA Software, الإصدار/2.

8. برنامج مصحف النور للنشر المكتبي, قرص 3,5 إنج, إصدار شركة سيمافور للبرامجيات, الإصدار الثاني.

9. برنامج المعجزة الخالدة، الجزء الأول، يحوي على مادة علمية تتعلق بالإعجاز العلمي في القرآن معد من أساتذة متخصصين من أمثال د. كارم غنيم، د. محمد أحمد علي كلول، مصطفى أبو زيد بدران، والشيخ خالد سليمان، الأساتذة في جامعة الأزهر. وتحوي على حوالي 40 مصدرا من أمهات مصادر كتب الإعجاز والتفسير، قرص مدمج، 1998م.

10. برنامج مكتبة أصول الفقه, قرص مدمج يحوي مئات المجلدات من أمهات كتب ومراجع الفقه وأصوله, إصدار دار التراث, عمان, الأردن.

11. برنامج مكتبة التفسير وعلوم القرآن, قرص مدمج يحوي أكثر من 400 مجلد من أمهات كتب ومراجع التفسير وعلوم القرآن المختلفة, إصدار دار التراث, عمان, الأردن.

12. برنامج المكتبة الألفية للسنة النبوية، نسخة تحوي على 1000 مجلد من كتب الحديث الشريف، قرص مدمج، دار التراث، الإصدار الأول.

13. برنامج مكتبة الحديث الشريف على الحاسبة الإلكترونية يحتوي على 450 كتاب من كتب الحديث الشريف، قرص مدمج، شركة العريس للكومبيوتر وأنظمة الحواسيب.

14. برنامج الموسوعة الإسلامية المعاصرة، قرص مدمج يحوي مئات الكتب من أمهات المراجع الشرعية والفقهية واللغوية، الإصدار الثالث، 1419هـ-1998م.
15. برنامج موسوعة إنكارتا 2003م, مجموعة 5 أقراص مدمجة لأحدث موسوعة أمريكية لعام 2002م.
16. برنامج موسوعة بريتانيكا 2002م, مجموعة 3 أقراص مدمجة لأحدث موسوعة بريطانية لعام 2002م.
17. الموسوعة البيئية Interactive Encyclopedia to Inviromental Biosphere--، قرص مدمج لأكبر الموسوعات البيئية الحديثة.
18. برنامج موسوعة الحديث الشريف على الحاسبة الإلكترونية، نسخة تحتوي على الكتب التسعة ومتونها، قرص مدمج، شركة صخر لبرامج الحاسوب.
19. برنامج الموسوعة الذهبية للحديث الشريف وعلومه، قرص مدمج، يحوي كل معاجم وشروح والمجلدات المعنية بعلوم الحديث الشريف، دار التراث، الإصدار الأول، 1418هـ-1997م.
20. برامج موسوعة الراصد (العلمية، الطبيعية، الفلكية، الطبية، التاريخية)، إنتاج شركة لاليه العالمية للبرامجيات، سنوات مختلفة.
21. برنامج موسوعة رسائل النور، الإمام النورسي رحمه اللـه تعالى، قرص مدمج.
22. برنامج موسوعة الطب النبوي، إنتاج شركة بيرسونال كومبيوتر سيستمز، 1998 م.
23. الموسوعة الطبية موسبي - Mosby Medical Encyclopedia-، قرص مدمج لأكبر الموسوعات الطبية الحديثة.
24. برنامج الموسوعة الميسرة في علوم القرآن، قرص مدمج.
25. برنامج موسوعة اليهود واليهودية والصهيونية، د. عبد الوهاب المسيري، بيت العرب للتوثيق العصري والنظم.
26. القرص المدمج حول وقائع المؤتمر العالمي السابع للإعجاز العلمي في القرآن والسنة المطهرة الذي عقد بدبي عام 1425هـ/2004م.

أعمال للمؤلف

أعمال منجزة
الكتب والبحوث

1. كتاب (المنظار الهندسي للقرآن الكريم)، دار المسيرة، عمان- الأردن، ط 1، 1422هـ – 2001م.

2. كتاب (المنظار الهندسي للقرآن الكريم)، دار المسيرة، عمان - الأردن، ط 2، 1426هـ – 2005م.

3. كتاب (أنت والانترنت- جل ما تحتاجه من خدمات الشبكة العالمية-)، دار الرشد، ط1، 1422هـ- 2001م.

4. كتاب (القرآن منهل العلوم)، طبع الجامعة الإسلامية، بغداد، ط1، 1423هـ- 2002م.

5. كراس (مواصفات الفحوص المختبرية لأعمال الهندسة المدنية)، مع مجموعة من المختصين،1423هـ- 2002م.

6. كتاب (القوانين القرآنية للحضارات -النسخة المختصرة-)، طبع ببغداد عام 1424هـ - 2003م.

7. سلسلة كتب (ومضات إعجازية من القرآن والسنة النبوية- 15 جزءا-)، دار الكتب العلمية، بيروت- لبنان، 1425هـ- 2004م.
   - أ. التأريخ والآثار.
   - ب. المادة والطاقة.
   - ت. الفلك.
   - ث. الأرض.
   - ج. الرياح والسحب.
   - ح. المياه والبحار.
   - خ. النبات والإنبات.
   - د.الحيوانات والحشرات.
   - ذ. الطب.
   - ر. الوراثة والاستنساخ.

ز. الصيدلة والأمراض.

س. الجملة العصبية والطب النفسي.

ش. الأحلام والباراسايكولوجي.

ص. الاقتصاد والاجتماع.

ض. آخر الزمان.

8. كتاب (القوانين القرآنية للحضارات - النسخة المفصلة-)، دار الكتب العلمية، بيروت- لبنان، 1425هـ- 2004م.

9. كتاب (تفصيل النحاس والحديد في الكتاب المجيد)، دار الكتب العلمية، بيروت- لبنان، 1425هـ- 2004م.

10. كراس تصاميم شبكات الخدمات المائية والصحية.

11. عدة بحوث في مجال الهندسة المدنية منشورة في مجلات ومؤتمرات هندسية مرموقة داخل العراق وخارجه.

12. عدة بحوث ومقالات في مجال الإعجاز القرآني منشورة في صحف ومجلات ومؤتمرات مرموقة داخل العراق.

المرئيات

مشارك بعدة حلقات تلفازية في محطات محلية وفضائية مثل:

1. (آيات وحوار-30 حلقة) عرضت على مجموعة شبكة قنوات (ART) قناة إقرأ، الأوائل، عين الأوائل، والعالمية التابعة للـ (ART) وكذلك قناة الديار العراقية مع نخبة من المختصين مثل الأستاذ الدكتور أنيس مالك الراوي والأستاذ رعد الخزرجي والدكتور أحمد عبد الغفور السامرائي.

2. برنامج (العلم في القرآن -30 حلقة) عرضت على العراقية الفضائية مع الأستاذ الدكتور أنيس الراوي.

3. حلقات (سر الحديد -30 حلقة) إنتاج شركة كوديا للإنتاج الفني، عرضت من على شاشات قنوات مؤسسة دبي للإعلام عام 2005م.

4. حلقات (آيات وعلوم-20 حلقة) عرضت من على شاشة قناة السياحة العربية عام 2005م.

5. لقاءات تلفازية في عدة محطات محلية وفضائية كبعض اللقاءات مع محطة الشارقة الفضائية على هامش معرض الكتاب الدولي عام 2004م، فضلا عن حوارات عديدة في صحف ومحطات تلفاز وراديو محلية.

مشاريع كتب

1. كتاب (القصة الكاملة للتدخين)، جاهز للنشر.
2. كتاب (لسنا بمأمن-لله جنود السماوات والأرض-)، جاهز للنشر.
3. كتاب (الإرساء في حقوق النساء)، ، قيد التأليف والإعداد.
4. كتاب (رياضيات التوحيد)، جهد مشترك مع باحث آخر، قيد الإعداد.
5. كتاب (استنباط الحلول من أسباب النزول)، قيد التأليف والإعداد.
6. كتاب جامعي عن المواد الهندسية، قيد التأليف الإعداد.
7. كتاب جامعي عن الحديد والتصاميم الحديدية، قيد التأليف.

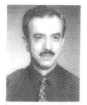

السيرة الذاتية للمؤلف

- الدكتور المهندس خالد فائق صديق العبيدي.
- مواليد بغداد 1964م.
- حاصل على شهادة البكولوريوس في الهندسة المدنية من كلية الهندسة- جامعة بغداد عام 1985م.
- حاصل على شهادة الماجستير في الهندسة الإنشائية / منشآت حديدية- من قسم هندسة البناء والإنشاءات- الجامعة التكنلوجية ببغداد عام 1990م.
- حاصل على شهادة الدكتوراه في الهندسة الإنشائية / منشآت معلقة- من قسم هندسة البناء والإنشاءات- الجامعة التكنلوجية ببغداد عام 1997م.
- عضو الهيئة التدريسية في قسم هندسة البناء والإنشاءات- الجامعة التكنلوجية بغداد، ومحاضر سابق في قسم الهندسة المدنية وقسم هندسة البيئة في كلية الهندسة – الجامعة المستنصرية ببغداد.
- عضو الهيئة الاستشارية لمركز الإعجاز العلمي في القرآن والسنة في الجامعة الإسلامية ببغداد.
- عضو المؤتمر العام لنقابة المهندسين العراقيين- الدورة 25- .
- عضو جمعية المهندسين العراقيين بدرجة استشاري.
- له عدة بحوث في مجال الاختصاص منشورة في مجلات مرموقة داخل العراق وخارجه.
- مشترك في عدة مؤتمرات في مجال الاختصاص داخل العراق وخارجه.
- له عدة كتب في مجال الإعجاز القرآني بعضها منشورة داخل العراق وخارجه وأخرى قيد النشر.
- له عدة بحوث ومقالات في مجال الإعجاز القرآني منشورة في مجلات وصحف مرموقة داخل العراق وخارجه.
- مشترك في عدة مؤتمرات وندوات ومحاضرات في مجال الإعجاز القرآني داخل العراق.
- مشترك في عدة حلقات مرئية تتعلق بالإعجاز العلمي في القرآن الكريم عرضت في محطات تلفازية محلية وأخرى فضائية عربية.
- حاصل على عدة كتب شكر من وزارات وهيئات ومؤسسات علمية عديدة في العراق.
- مصمم واستشاري لأكثر من 20 عاما في مشاريع مختلفة في العراق ودولة الإمارات العربية المتحدة.
- متزوج ولله عنده ذرية.

فهرس المحتويات